U0866344

青光眼 OCT 和视野解读

结构-功能面面观

〔印〕G. R. 雷迪　朱　然　钟　华　郝晓军　编著

天津出版传媒集团
天津科技翻译出版有限公司

图书在版编目(CIP)数据

青光眼 OCT 和视野解读：结构-功能面面观 / (印) G.R.雷迪等编著. -- 天津：天津科技翻译出版有限公司, 2025. 8. -- ISBN 978-7-5433-4801-1

Ⅰ. R775.1

中国国家版本馆 CIP 数据核字第 2025ED9599 号

青光眼 OCT 和视野解读：结构-功能面面观
QINGGUANGYAN OCT HE SHIYE JIEDU：JIEGOU-GONGNENG MIANMIANGUAN

出　　版：天津科技翻译出版有限公司
出 版 人：方　艳
地　　址：天津市和平区西康路 35 号
邮政编码：300051
电　　话：(022) 87894896 (发行科) (022) 87895660 (营销部)
网　　址：www.tsttpc.com
印　　刷：雅迪云印(天津)科技有限公司
经　　销：新华书店
版本记录：889mm×1194mm　16 开本　15.25 印张　320 千字
2025 年 8 月第 1 版　2025 年 8 月第 1 次印刷
定价：168.00 元

(如发现印装问题，可与出版社调换)

序言

能为《青光眼OCT和视野解读：结构-功能面面观》撰写序言，我深感荣幸。此前有幸审阅G. R.雷迪编写的《视野解读实用指南》一书，其行文简洁、图例丰富、通俗易懂，深受住院医师及青光眼专科进修医师喜爱。如今，本书编著者倾注大量心血，提出关于青光眼不同阶段的全新见解，并付梓成书。据我所知，目前尚无如此简明易懂的同主题著作。

书中简明介绍光学相干断层扫描(OCT)之后，作者将开角型青光眼划分为三种类型，这对临床处理大有裨益。尤为值得称赞的是，本书精心汇集了大量OCT图像、眼底照片及视野检查结果，对三种检查技术进行了全面对比，并进行了清晰的阐释。此外，本书通过临床病例，详细分析、讲解了OCT在视野前期青光眼及病情进展监测中的应用。

对我而言，阅读《青光眼OCT和视野解读：结构-功能面面观》收获良多。我深信，本书将成为青光眼专科医师、进修医师及住院医师的重要参考，能够帮助他们深入理解OCT与视野的关系，掌握其在青光眼各阶段的应用，从而以更加科学、精准的方式管理青光眼患者。

Dr. Ramakrishnan
Aravind 眼科医院

前言

撰写本书时,我也在展望青光眼的未来及其治疗方向。从微观层面理解一种疾病的病理学机制至关重要。Humphrey 视野检查一直是青光眼诊断和治疗中的金标准。我曾撰写过一本名为《视野解读实用指南》的书,该书自 2003 年问世以来,已更新至第 4 版。视野检查反映的是视觉功能储备,而 OCT 则能从微观层面分析结构的病理学变化。临床工作中,我开始将 OCT 与视野检查结果进行对照分析,从而产生了一些新的理念,它们或将改变青光眼的诊疗思路。

过去,OCT 主要被用于早期青光眼的检测。如今在设定目标眼压方面,OCT 不仅与 Humphrey 视野检测几乎同等重要,还有助于监测青光眼的进展。将 OCT 与视野检查进行对照分析,在青光眼临床管理中颇具开创性。与分区域解读视野的方法类似,对 OCT 检查的视网膜神经纤维层(RNFL)和神经节细胞(GCA)进行分区域解读,有助于消除伪影。

青光眼是一种潜在的致盲性疾病,病情进展素难确知。因此,亟须更为确切的诊断方法。《青光眼 OCT 和视野解读:结构-功能面面观》一书简洁明了,图文并茂,旨在帮助住院医师和眼科医生理解 OCT 检查中 RNFL 和 GCA 与视野的对应关系,以及其在青光眼治疗中的价值。

消除伪影是青光眼诊断中的关键——本书前面章节着重介绍了 ONH-RNFL 和 GCA 检查。同时,书中还阐述了原发性开角型青光眼(POAG)/正常眼压性青光眼(NTG)从早期到晚期的不同阶段和 OCT 检查的作用,强调了根据 RNFL 和 GCA 分区的数值来设定目标眼压并进行进展分析。

总而言之,OCT 报告并非仅仅呈现彩色图像,其核心价值在于对厚度数值的解读。通过阅读本书,读者可以了解 GCA 的信息与 ONH-RNFL 检查结果同样至关重要。本书将 OCT 与 Humphrey 视野检查相结合的分析方法,有望为青光眼诊疗带来开创性的变革。

在此,由衷感谢我的父母——Sri G. Subbi Reddy 与 Jaya Lakshmi,是他们培养了我的理性思维,这不仅帮助我完成了两部著作,也让我成为一名优秀的临床医生。还要感谢我的妻子 Lakshmi 女士,她始终如一地支持我的工作。此外,感谢我的孩子们——Jaya Madhury 与 Sandeep Reddy,他们为我完成本书提供了不可或缺的支持。

衷心感谢 Aravind 眼科医院的 Dr. Ramakrishnan 为本书撰写序言。

G. R. 雷迪

目　录

共同交流探讨
提升专业能力

智能阅读向导为您严选以下专属服务

【推荐书单】 推荐专业好书，助您精进专业知识。

【读者社群】 与书友分享阅读心得，交流探讨专业知识与经验。

操作步骤指南

微信扫码直接使用资源，无需额外下载任何软件。如需重复使用可再扫码，或将需要多次使用的资源、工具、服务等添加到微信“收藏”功能。

扫码添加
智能阅读向导

第 1 章

OCT 基础

光学相干断层扫描(OCT)是一种非接触式、非侵入性的成像技术,能够提供目标组织的高分辨率横截面和三维图像。所有 OCT 设备都是基于光波的干涉特性进行检查的,即借助已知频率的参考光束,分析背散射光波的干涉状况。

一、原理

OCT 成像时,光束通过眼球结构。由于不同组织的特性不同,光束可以被透射、部分或全部吸收,或被反射回接收器。反射通常发生在具有不同折射率的组织或物质的交界处,如玻璃体视网膜界面,这些光线最终以散射的形式反射。与入射光束传播方向相反的部分散射光,被称为背散射光。OCT 检测到的即是散射光的背散射部分(图 1.1)。OCT 图像中,吸收度较高的组织看起来较暗,而散射度较高的组织看起来较亮。高反射层有内界膜(ILM)、视网膜神经纤维层(RNFL)、内丛状层(IPL)、外丛状层(OPL)、外界膜(ELM)、视网膜色素上皮层(RPE)、视网膜色素上皮层-脉络膜毛细血管复合体;低反射层有神经节细胞层、内核层、外核层(图 1.2)。

图像采集速度在不同的设备中有所差异,主要取

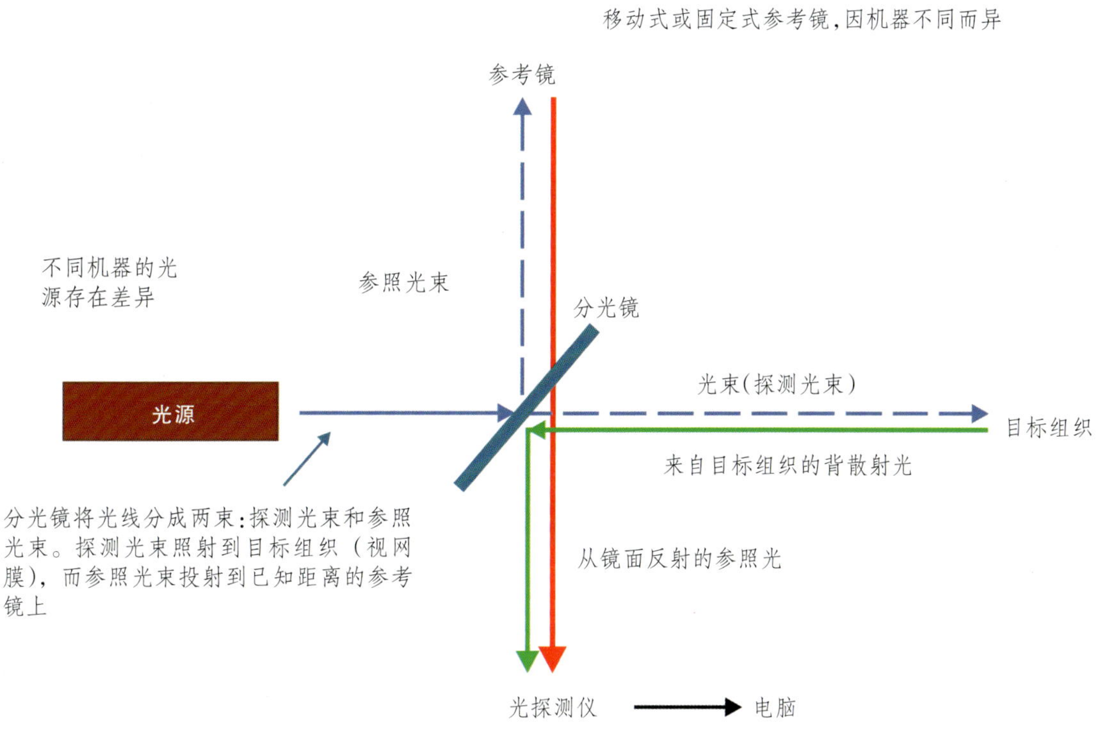

图 1.1

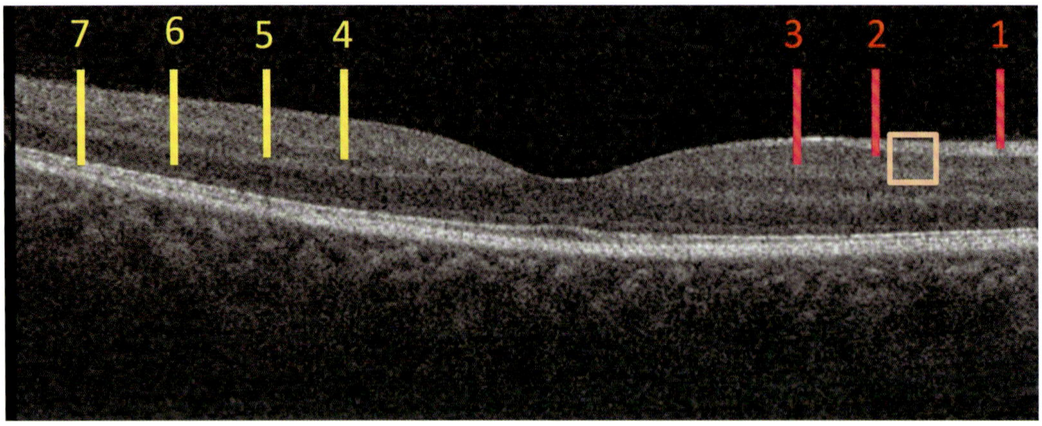

CIRRUS HD-OCT 6000；右眼；扫描模式，黄斑容积扫描 512×128

1.视网膜神经纤维层
2.神经节细胞层
3.内丛状层

} 使用青光眼 OCT 容积扫描程序测量这 3 层的厚度

4.内核层
5.外丛状层
6.外核层
7.色素上皮层

图 1.2

决于三大因素：光源、参考镜类型（移动式或固定式），以及最重要的背散射光波干涉分析系统。上述因素在各种类型的设备中都有所不同。采集速度与能否获取高分辨率、无伪影的高质量图像密切相关。将受检组织（视网膜）各层的反射光回声延迟时间与参考镜反射光的回声延迟时间相比较，利用光探测器对此进行分析，生成一系列可对比的回声时间延迟数据。干涉仪对测得的 2mm 深度的多个数据点进行整合，构建出视网膜结构的断层扫描图像。

二、OCT 设备类型（图 1.3）

傅里叶域 OCT 技术能够在更短时间内生成更高质量的图像。在时域技术中，依次测量各个光回波，而在傅里叶域技术中，同时测量不同光回波。采用傅里叶域技术时，A 型扫描分析的是快速收集到的 A 型扫描数据和容积数据。对患者、技术人员和临床医生来说，傅里叶域 OCT 技术更节省时间。

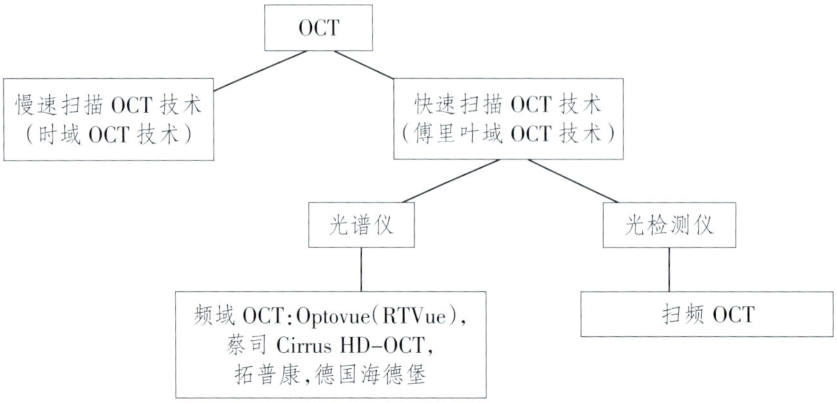

图 1.3

(一)慢速扫描 OCT 技术(时域 OCT 技术)

慢速扫描 OCT(时域 OCT)技术的原理见图 1.4，工作流程见图 1.5。

蔡司 STRATUS 是首次被应用于临床的 OCT，A 型扫描速度为 400 次/秒，轴向分辨率为 8~10μm，横向分辨率为 20μm。时域 OCT 每 1.6 秒可完成一次 B 型扫描(即每秒 400 次 A 型扫描)。

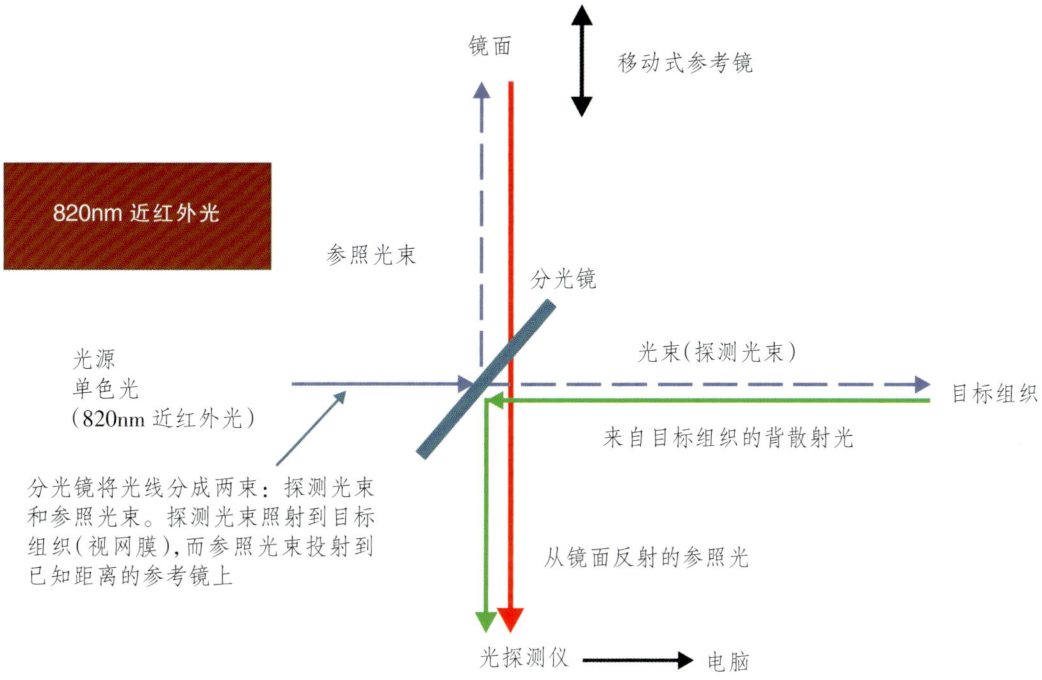

图 1.4

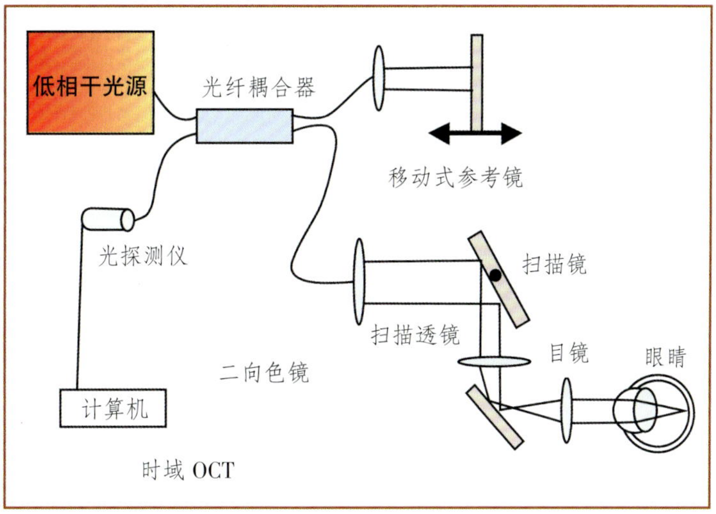

图 1.5

(二)快速扫描 OCT 技术(傅里叶域 OCT 技术)

1.频域 OCT

频域 OCT 技术原理见图 1.6，工作流程见图 1.7。

频域 OCT 的图像采集速度是时域 OCT 的 200 倍，达到每秒 27 000 次 A 型扫描，因此，减少了眼动造成的伪影。该设备自上而下快速采集 200~512 次 B 型扫描图像，并将 B 型扫描图像整合在一起，构建 3D 视网膜图像。其轴向分辨率为 5~7μm。

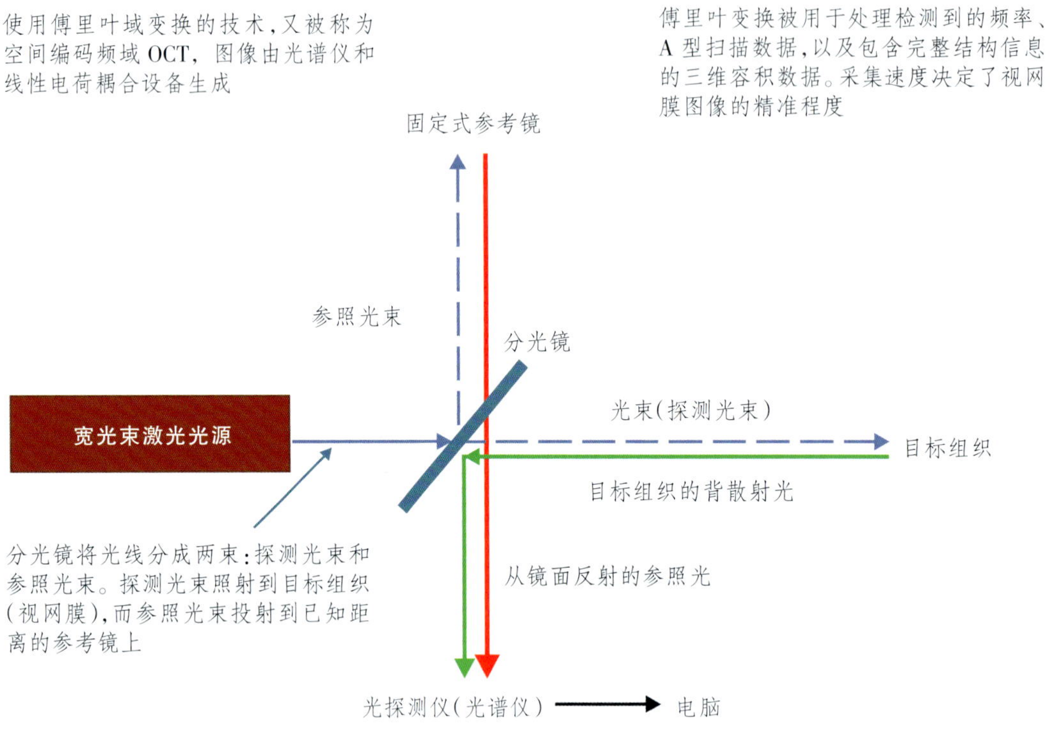

图 1.6

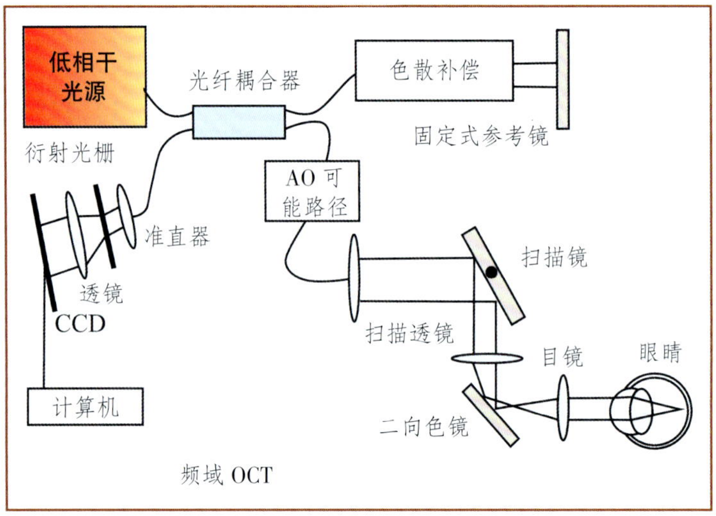

图 1.7

2.扫频 OCT

扫频 OCT 技术的原理见图 1.8,工作流程见图 1.9。

扫频 OCT 的轴向分辨率为 5~7μm,图像质量更高,成像速度较频域 OCT 快 100 倍,因为入射光波长更长,所以穿透深度更大。

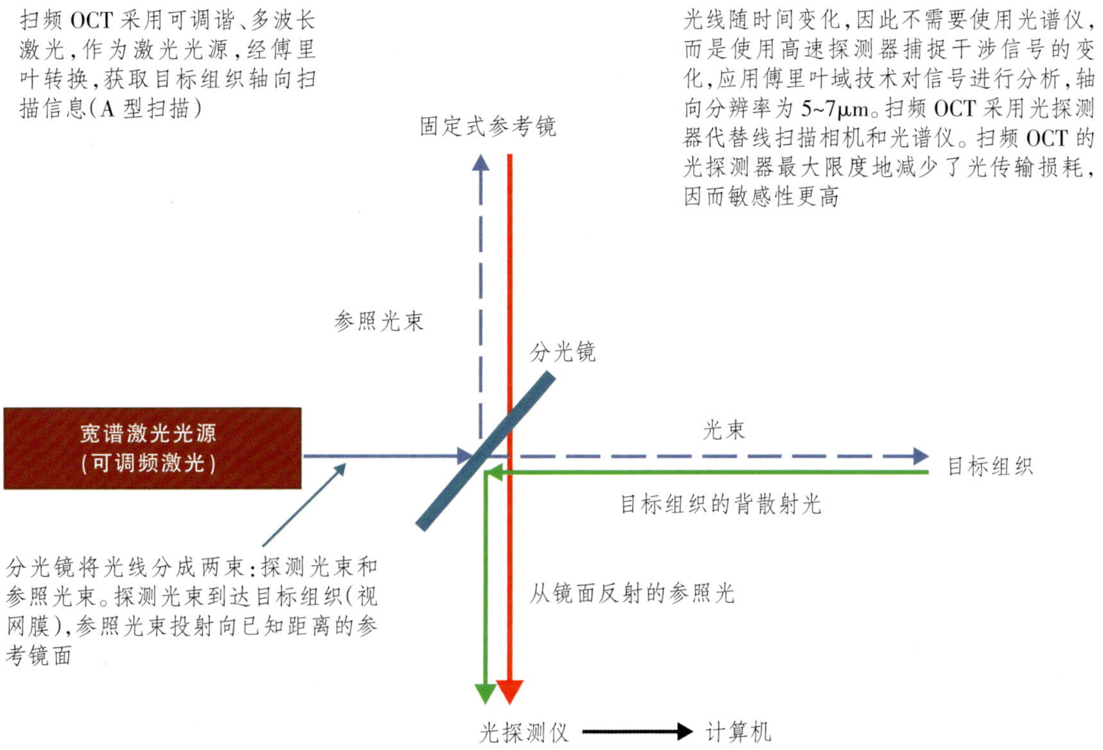

图 1.8

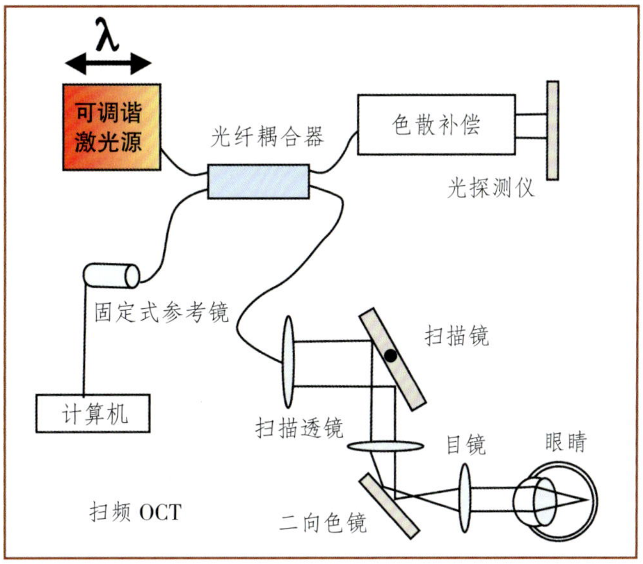

图 1.9

第 2 章

青光眼的 OCT 扫描方法

一、OCT－青光眼成像扫描方法(容积扫描)(图 2.1)

(一)测量视盘参数的算法

视盘边界以黑色显示,内界膜和视杯边界以红色显示(图 2.2)。

1.视盘分析方法

视盘分析有两种方法：基于参考平面的算法、与参考平面不相关的算法，以得到盘沿厚度和其他视盘-视杯参数(图 2.3)。

(1)基于参考平面的测量视盘盘沿算法:该算法先确认视盘的外界(色素上皮的终点)和内界(内界膜),将色素上皮的终点连线,该线即为参考平面。在时域 OCT 系统中,在参考平面上方约 200μm 处绘制另一条平行线,该线上方的组织为视盘盘沿,而下方的组织为视杯(图 2.4)。

(2)与参考平面不相关的视盘盘沿算法:CIRRUS™ HD-OCT 视神经分析软件提供了以下算法,用来识别重要的视网膜标记。

2.视盘边界和视杯边界的识别

该算法先识别出 BMO 位置(视盘边界)和内界膜

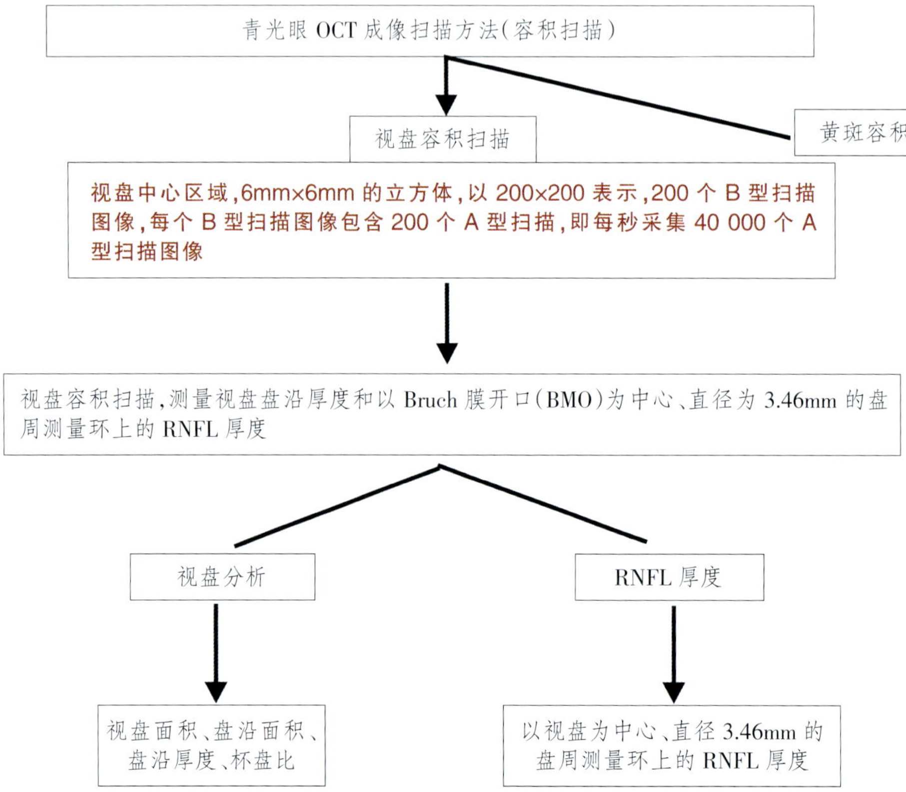

图 2.1

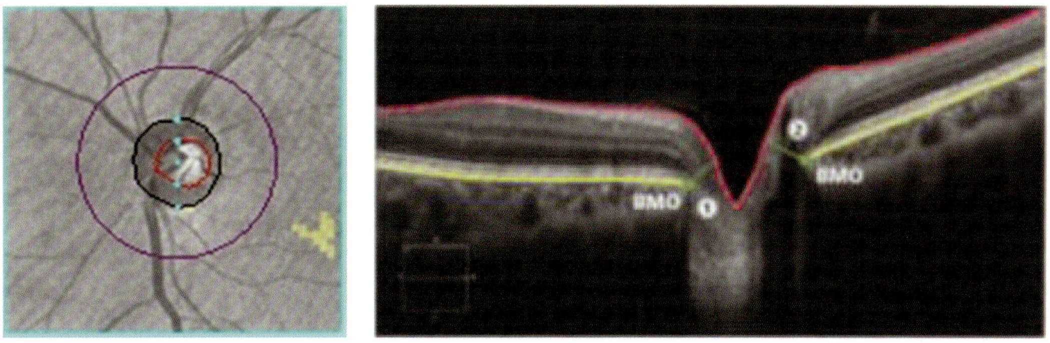

图 2.2

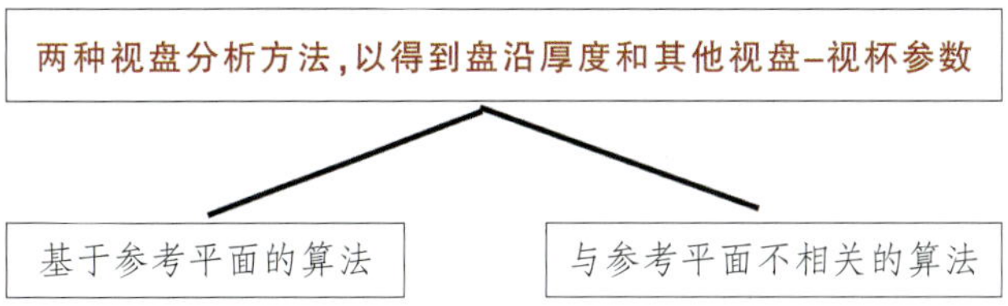

图 2.3

（视杯边界）的边缘，以确定视盘中心。CIRRUS 系统采用一种定制算法，测量视盘面积、视盘盘沿面积和厚度，以及杯盘比，具体方法是在 BMO 平面上，将视盘分为 180 个 2°的片段，然后计算 BMO 和内界膜之间的最小距离（红线）。这种方法测量的视盘和盘沿面积，基本与解剖学结果一致。视盘测量数据，加上 RNFL 数据，可被用于检测青光眼的进展状况，但诊断准确性偏低。然而，如果视盘盘沿正常，只是 RNFL 偏薄，则提示为非青光眼性视神经病变。

(二)测量 RNFL 厚度的算法

1. RNFL 厚度测量环

CIRRUS OCT 有另一种定制算法，围绕视盘中心（即以 BMO 为中心）绘制一个直径为 3.46mm 的RNFL 厚度测量环（图 2.5）。即使扫描时没有对准视盘，RNFL 测量环也会自动定位，确保定位精准和可重复性。Auto Center™ 功能会自动将直径为 3.46mm 的测量环居中，从而实现精确定位并确保可重复进行。测量环的定位与操作者无关，保证了定位精准和可重复性。

将直径 3.46mm 的圆周分为 256 个点，每个点上进行一次 A 型扫描，扫描速度每秒 27 000 次，分辨率为 5μm，由此测量得到 RNFL 的厚度。

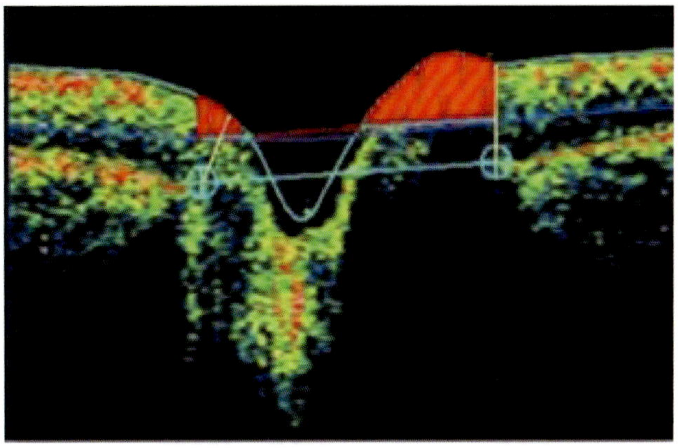

图 2.4

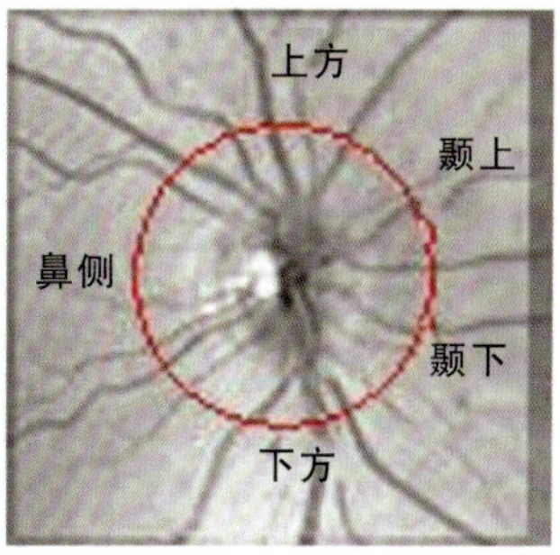

RNFL 厚度测量环

图 2.5

二、黄斑容积扫描

（一）黄斑容积扫描方法（图 2.6）

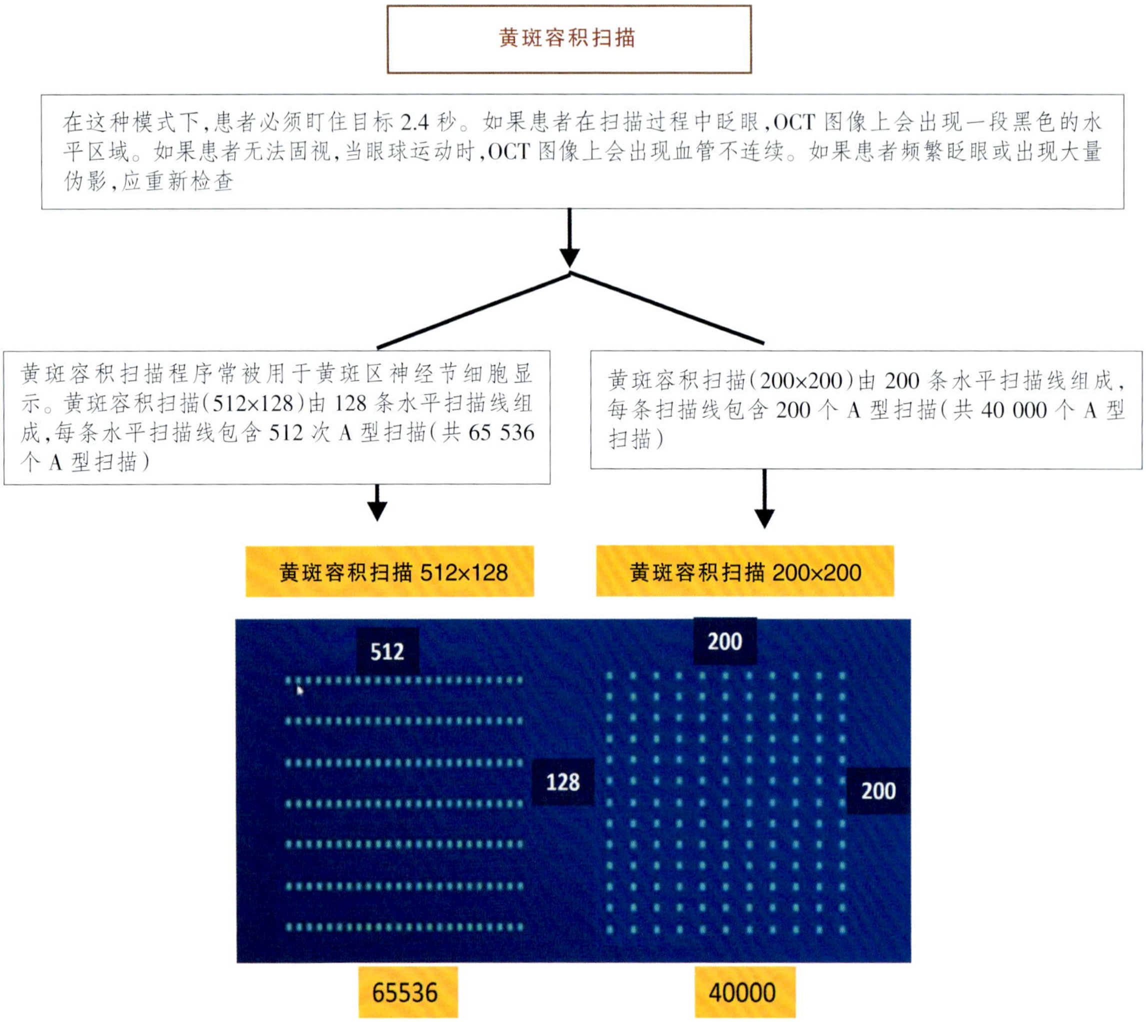

图 2.6

（二）黄斑容积扫描范围

黄斑区视网膜神经节细胞（RGC）复合体占全眼 RGC 总数的 40%以上，患青光眼后，这些细胞会明显减少。黄斑容积扫描的主要缺点是黄斑易伴发其他疾病，因此，假阳性率偏高。黄斑容积扫描无法对整个 10°范围内的黄斑进行扫描，测量的是以黄斑中心凹为中心、垂直 5°和水平 7°范围内的 RGC 复合体（神经节细胞和内丛状层）的厚度。扇形图将环形的厚度图划分为 6 个区域：上方和下方各有三个等大的扇区，随 P 值不同而被赋予不同颜色（图 2.7）。

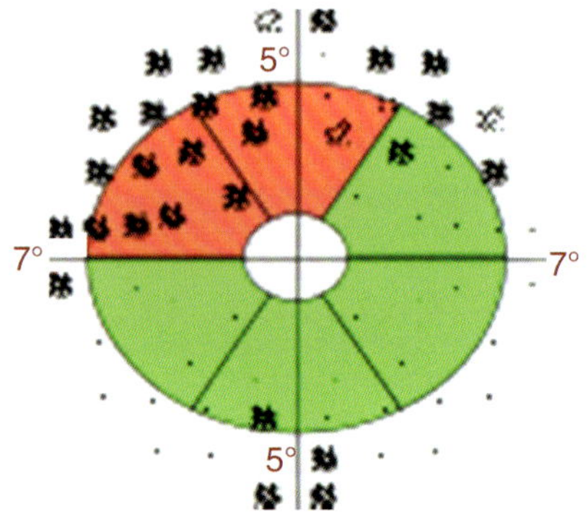

图 2.7

三、OCT 扫描——青光眼容积扫描

(一)流程(图 2.8)

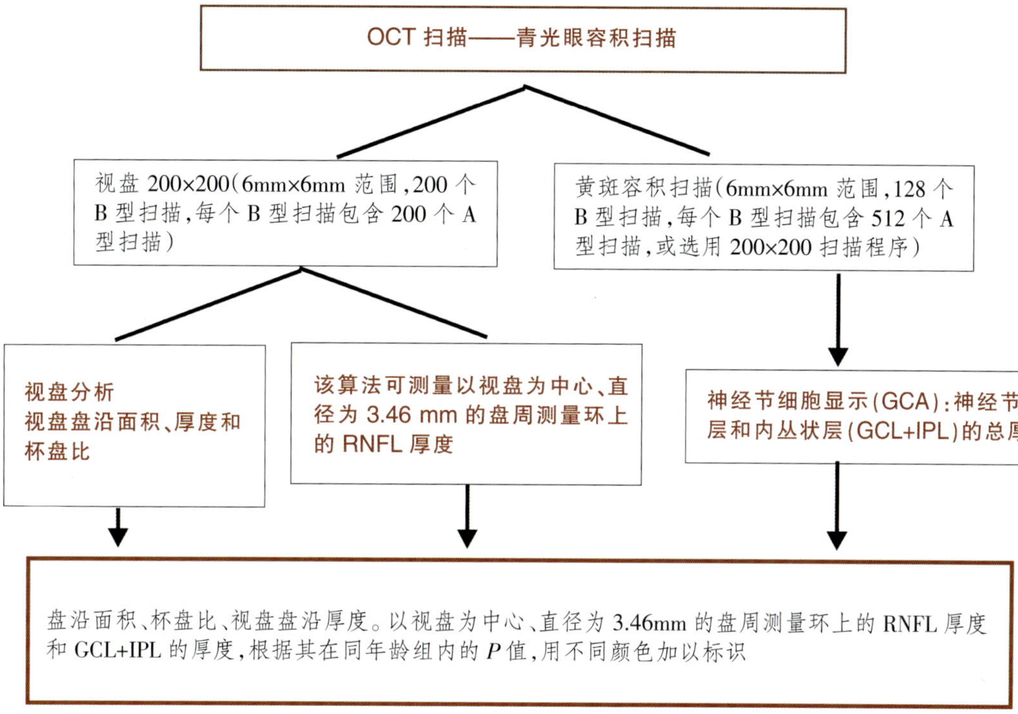

图 2.8

(二)亚洲人正常值分布(图 2.9)

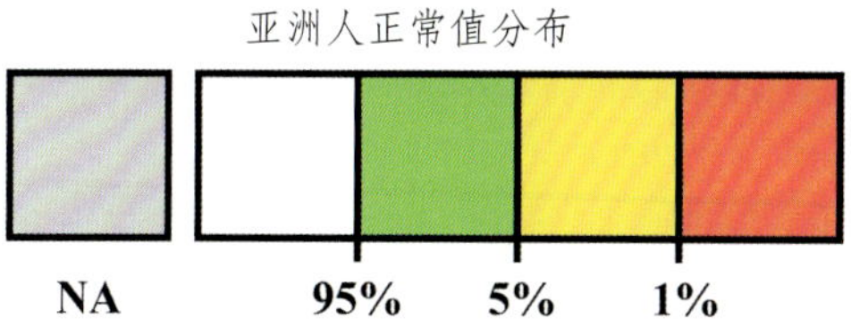

图 2.9

P 值:OCT 设备有不同年龄组的盘周测量环上 RNFL 厚度和黄斑 GCL+IPL 厚度值数据库。按年龄分组,是因为 RNFL 和 GCL+IPL 厚度随年龄增长而变薄。将测量得到的 RNFL 和 GCL+IPL 厚度,与同年龄组数据库进行比较,根据 *P* 值情况,用不同颜色标识。

P 值<1%(红色):代表所测量的数据在同年龄组数据库中的占比<1%。

P 值为 1%~5%(黄色):代表所测量的数据在同年龄组数据库中占比 1%~5%。

P 值为 5%~95%(绿色):代表所测量的数据在同年龄组数据库中占比 5%~95%。

P 值为 95%~100%(白色):代表所测量的数据在同年龄组数据库中占比 95%~100%。

四、三维结构信息获取

信号强度在扫描过程中有着重要作用。信号强度是指 OCT 图像中信号像素的平均强度值。为了获得良好的信号强度，设备需维持良好状态，光学部件洁净，避免空调气流或强光直接照射到患者的眼睛上。所有年龄组的 RNFL 厚度、视盘参数和 GCA 标准化 *P* 值数据都被存储在系统中，以颜色编码方式呈现。将测得的 RNFL、视盘盘沿及黄斑 GCL+IPL 的厚度，与同年龄组数据库中数据进行比较，依 *P* 值不同，以不同颜色标识。

检查对操作员的技术要求较高，经验丰富的技术人员往往能获得高质量的扫描结果，当然患者的配合也至关重要。应告知患者，在扫描过程中不要眨眼或移动眼球，最好在扫描前为患者使用润眼液。若无医嘱，不应扩瞳。患者信息（姓名、年龄、屈光不正情况等）应准确录入系统。对焦准确，有助于获得高质量扫描图像（图 2.10）。

眼球震颤、干眼症、小瞳孔伴屈光介质混浊（白内障），都会影响测量 RNFL 厚度，这种情况在皮质性白内障中最为显著，其次为后囊下白内障，核性白内障的影响较小。此外，多焦点人工晶状体可能会干扰图像采集，同心环之间的焦点不一致，可能导致线性扫描时产生波状的水平伪影，表现为中心区域间隙较宽，周边区域较窄。其他因素，如玻璃体积血、星状玻璃体混浊、视网膜劈裂、玻璃体混浊、部分和完全性 PVD，以及玻璃体视网膜界面异常，都可能产生伪影。这些伪影可表现为信号强度低、扫描区域遗漏，或算法故障，造成所谓的“红色异常/假阳性”或“绿色异常/假阴性”。解剖变异，如常见于高度近视眼的 RNFL 偏移和裂隙，B 型扫描和黄斑厚度图有助于识别类似病变，包括视盘倾斜、视盘水肿、有髓神经纤维和葡萄膜炎。近视眼的 RNFL 纤维束和血管往往有颞侧偏移，与颞-上-鼻-下-颞（TSNIT）标准图的正常数据存在偏差，导致上方和下方象限被错误标记为变薄区域。

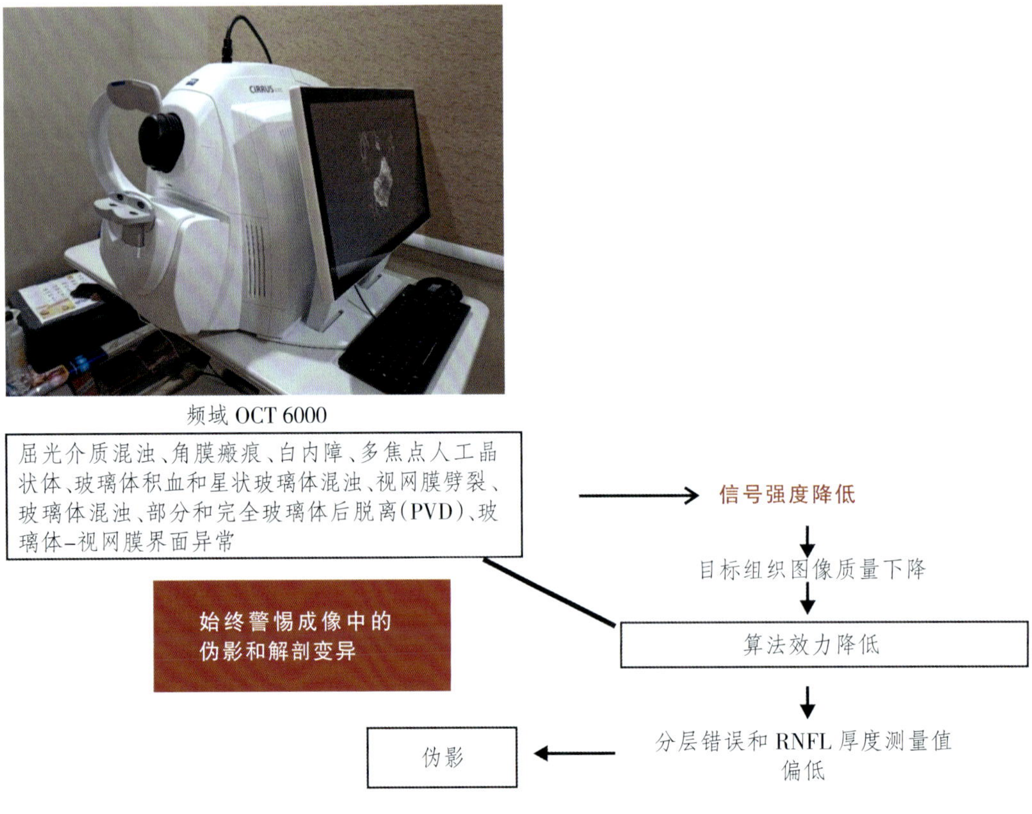

图 2.10

五、视盘容积扫描 200×200(扫描范围 6mm×6mm,200×200)(图 2.11)

视盘和 RNFL 分析报告
(报告包含 RNFL 厚度和视盘 RNFL 参数)

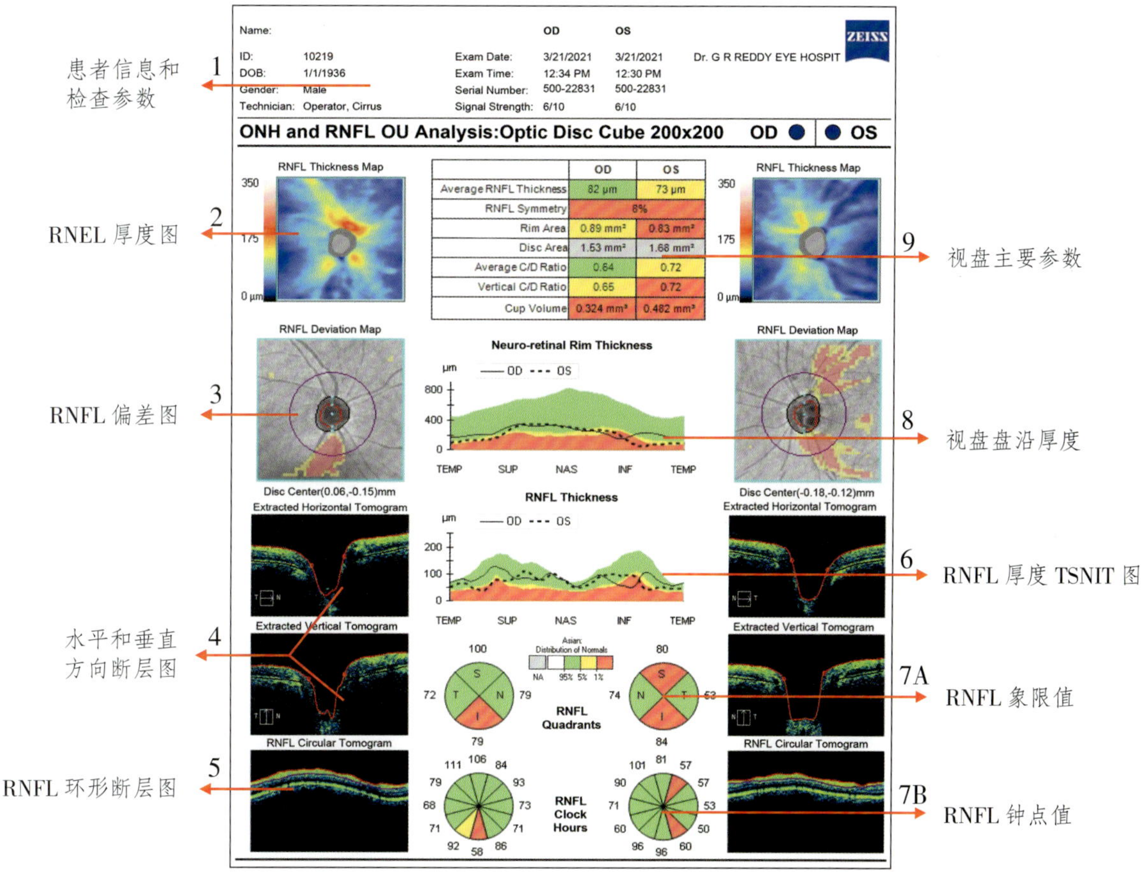

视盘和 RNFL 分析报告可分为两大类

区域 1~6 显示扫描图片质量,有助于识别伪影、解剖结构和生理变异

区域 7 和区域 8 提供了以微米为单位的 RNFL 及盘沿厚度。区域 9 以列表方式显示了 RNFL 和视盘的主要参数

图 2.11

为了便于理解,报告可分为几个部分,本章稍后将做详细讨论。区域 6(TSNIT 图)对于识别伪影、RNFL 解剖或生理变异非常重要。区域 2、3、5 显示的缺损部位,应与 TSNIT 图相对应,才能对 RNFL 厚度(区域 7)进行解读。切勿直接通过 TSNIT 图来评估 RNFL 的厚度。RNFL 准确的厚度值见区域 7A 和 7B。

六、黄斑容积扫描(扫描范围 6mm×6mm,512×128)

(一)GCA 显示报告

黄斑容积扫描(6mm×6mm,512×128)常被用于测量 GCL 和 IPL 的总厚度(图 2.12)。

1.双眼厚度图

黄斑容积扫描(6mm×6mm)得到的 GCL+IPL 厚度值,范围是以黄斑中心凹为中心的椭圆形环形区域。

2.偏差图

突出显示黄斑容积扫描中测得的GCL+IPL 变薄区域,*P* 值<1%的区域标记为红色,*P* 值为 1%~5%的区域标记为黄色。

3.厚度值表

显示椭圆环内的厚度平均值和厚度最小值。

4.扇形图

将厚度图中的椭圆环分成 6 个区域:上方和下方区域各分为 3 个等大的扇区,根据其 *P* 值赋予颜色。

5.水平 B 型扫描图

其提供了大量信息,可用于识别红色或绿色异常。

红色异常/假阳性:OCT 显示红色,将正常的 RNFL 标识为变薄。绿色异常/假阴性:OCT 显示绿色,意味将青光眼患者的 RNFL 标识为厚度正常。

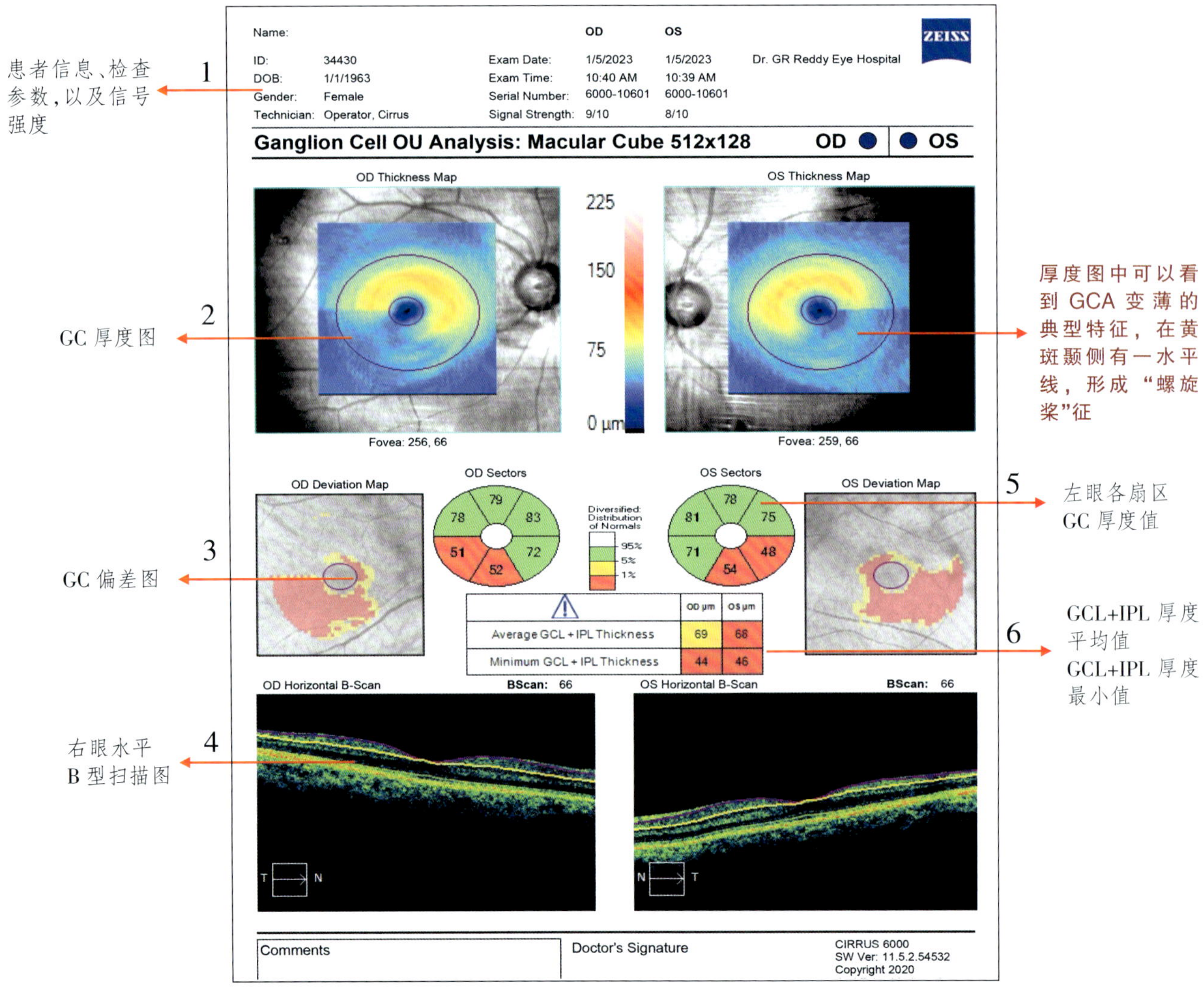

图 2.12

(二)GC 厚度扇形图中乳斑束区的识别

黄斑 GCA 扫描报告中,GCL 厚度图被划分为 6 个扇区,识别出乳斑束(PM)区及颞侧易损区,是判断重点之一(图 2.13 和图 2.14)。

例 1

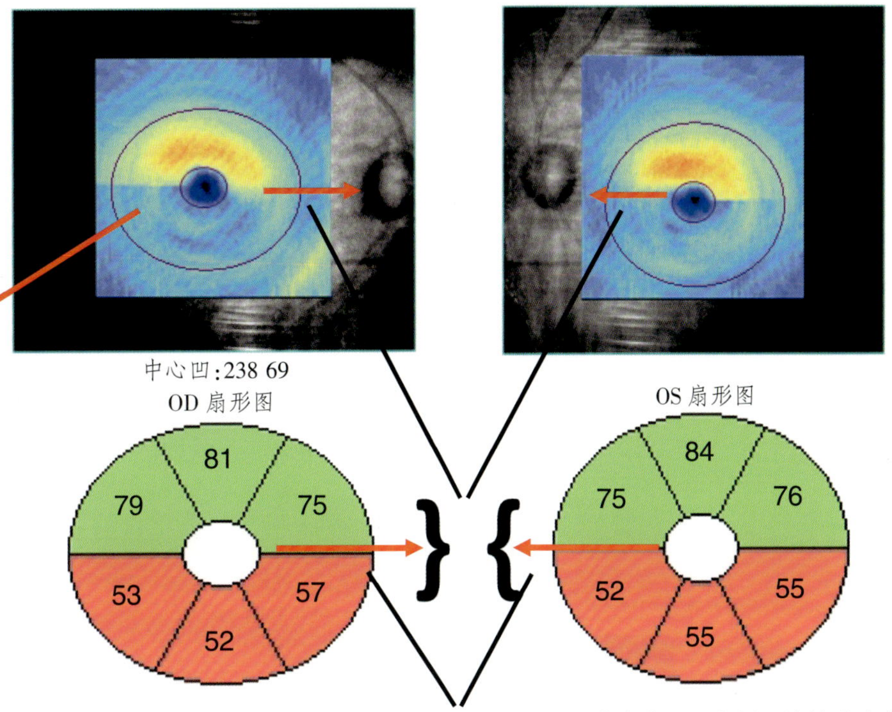

以中心凹颞侧水平线为参照,观察到 GCA 变薄,为青光眼的典型表现

GC 厚度图的鼻侧两个扇区,为 PM 纤维所在区域,位于右眼厚度图的 3 点钟方向,左眼厚度图的 9 点钟方向

黄斑中心凹颞侧区域被称为黄斑易损区,尤其是颞下扇区

右眼黄斑厚度图各扇区的测量值:上方 PM 75μm,下方 PM 57μm,下中扇区 52μm,颞下黄斑易损区 53μm,颞上扇区 79μm,上中扇区 81μm

图 2.13

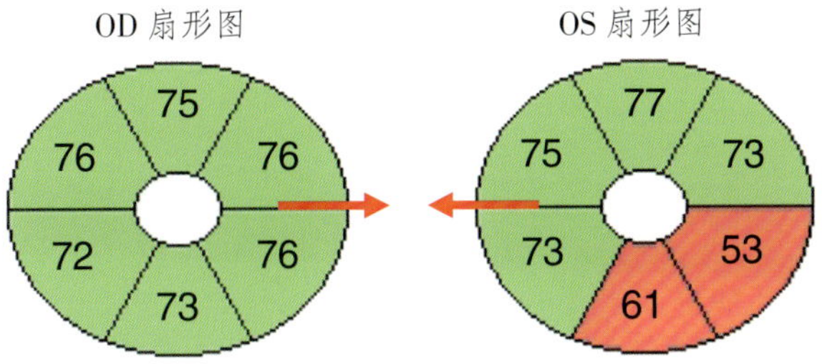

GC 厚度图的鼻侧两个扇区,为 PM 纤维所在区域,位于右眼厚度图的 3 点钟方向,左眼厚度图的是 9 点钟方向

例 2

右眼黄斑厚度图各扇区的测量值:上方 PM 76μm,下方 PM 76μm,下中扇区 73μm,颞下黄斑易损区 72μm,颞上扇区 76μm,上中扇区 75μm

左眼黄斑厚度图各扇区的测量值:上方 PM 75μm,下方 PM 73μm,下中扇区 61μm,颞下黄斑易损区 53μm,颞上扇区 73μm,上中扇区 77μm

图 2.14

(三)打印报告颜色

报告中共有 3 类不同的颜色标识,重点是要理解颜色标识的意义(图 2.15 和图 2.16)。

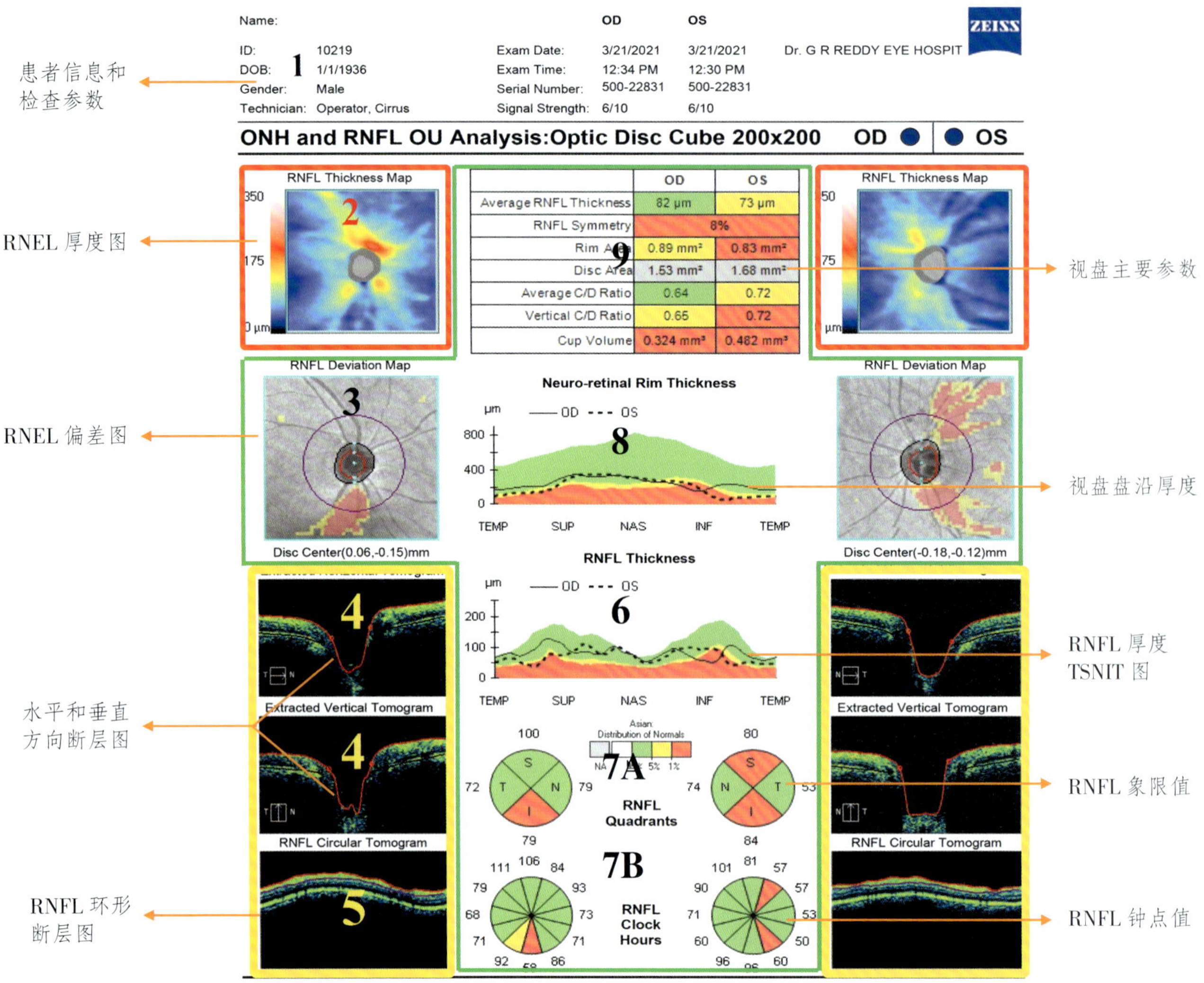

图 2.15

RNFL 报告的颜色标识

厚度图(地形图)颜色标识:区域 2 中,暖色(红色和黄色)代表厚度较厚,冷色(蓝色和绿色)代表厚度较薄,黑色代表未扫描到的区域

如图所示,厚度为 0~350μm,在色码图上表现为由蓝色渐变为白色

统计学颜色标识:区域 3、6、7A、7B、8、9,根据统计学比较结果进行颜色标识,测得的 RNFL 或视盘的厚度值与同年龄组的标准数据进行比较,因 *P* 值不同,以不同颜色表示 RNFL 或视盘厚度值

反射强度颜色标识:区域 4A 水平方向断层图、区域 4B 垂直方向断层图和区域 5 的 RNFL 环形断层图,均以不同颜色表示不同的反射强度。红色代表高反射强度,黑色代表低反射强度

图 2.16

(四)视盘和 RNFL 显示报告、GCA 打印报告

(图 2.17 和图 2.18)

对于年龄<18 岁和>84 岁、屈光不正球镜度数超过+8.00D 和-12.00D 的患者,暂无数据库进行标准 *P* 值比较。视盘区域因缺少标准数据库而全部显示为灰色。如果视盘面积<1.30mm² 或>2.50mm²,与视盘有关的参数均显示为灰色,也是因为标准数据不足。

虽然缺乏标准数据库,厚度和反射强度仍可以以不同颜色标识。没有标准数据库的情况,如年龄<18 岁和>84 岁,屈光不正球镜超过+8.00D 或-12.00D,依赖统计比较的颜色标识也只好缺如。

GCA 报告中,区域 2 用颜色表示厚度,区域 4 用颜色表示反射强度,区域 3、5、6 用颜色表示统计学比较结果。若无标准数据,则区域 3、5、6 不显示颜色。

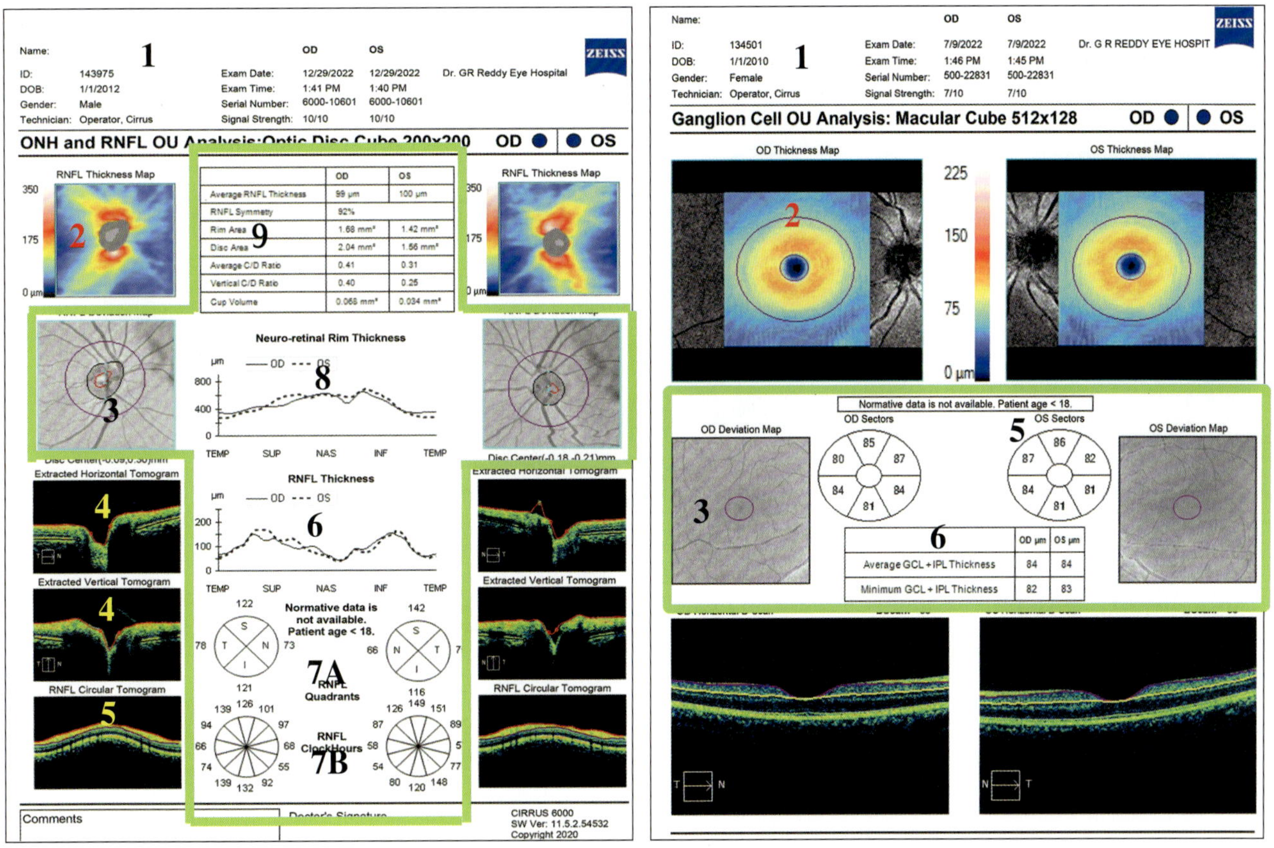

图 2.17

RNFL 报告的颜色标识

- **厚度图(地形图)颜色标识:**区域 2 虽然没有标准数据库,但是厚度图仍可以标识为彩色
- **反射强度颜色标识:**区域 4 水平和垂直方向断层图和区域 5 RNFL 环形断层图,虽然没有标准数据库,反射强度仍可以标识为彩色
- **统计学颜色标识:**区域 3、6、7A、7B、8、9,因为没有相应的标准数据库,无法用颜色加以标识

图 2.18

（五）全景分析报告

全景分析报告包括 RNFL 和 GCA 检查结果，左、右眼各一张（图 2.19）。

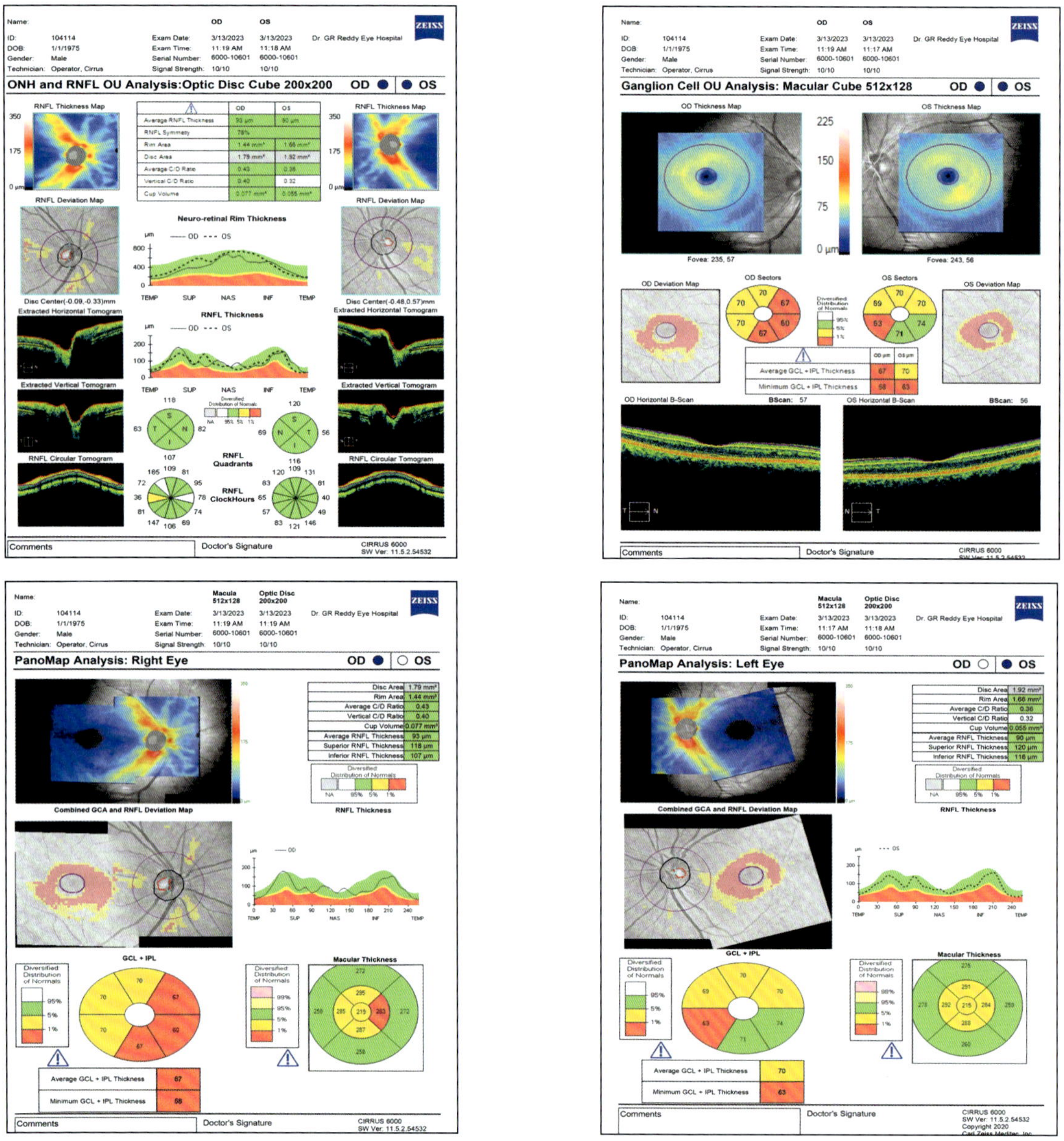

右眼的全景分析报告，包括右眼的 RNFL 偏差图和 GCA 偏差图

左眼的全景分析报告，包括左眼的 RNFL 偏差图和 GCA 偏差图

全景分析报告：左、右眼全景分析报告，包括对应眼的 RNFL 和 GCA 厚度图、偏差图，可以更精确地将视盘周围 RNFL 改变，与黄斑区 GC 丢失情况对应起来。借助全景分析报告，可以识别出早期青光眼和视野前期青光眼，因而具有重要价值

图 2.19

第 3 章

视盘和 RNFL 分析报告解读

为了加深理解，将报告分为 9 个区域，逐一解读。视盘和 RNFL 分析报告可分为两大类：第一类由区域 1~6 组成，包括扫描质量，以及识别伪影、解剖结构和生理变异。第 2 类包含区域 7~9，包括视盘和 RNFL 的厚度（单位：μm）及其他参数。

一、区域 1（图 3.1）

患者信息和检查参数：确保患者姓名、出生日期和屈光不正情况录入准确。将沿测量环测得的 RNFL 厚度、盘沿 RNFL 厚度，以及黄斑 GCL+IPL 厚度，与同年龄组数据进行比较，根据统计学结果，以不同颜色标识。若患者年龄<18 岁或>84 岁，屈光不正球镜度数超过+8.00D 或-12.00D，无相应数据库。

信号强度：SD-OCT 的最低可接受扫描质量水平应>6（最大 10），信号强度不足会使 RNFL 测量值偏小。

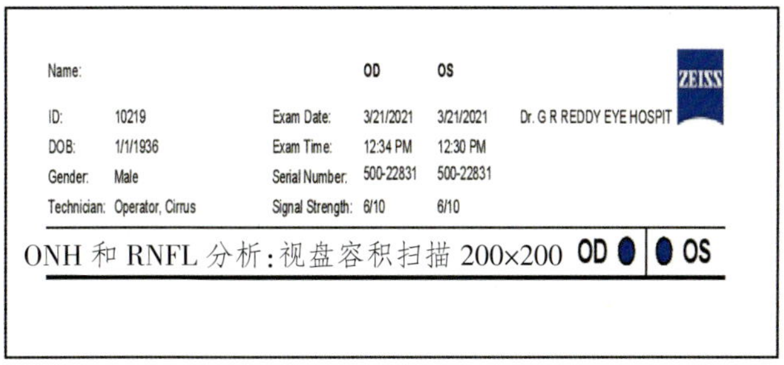

图 3.1

二、区域 2（图 3.2）

RNFL 厚度图：基于容积扫描数据计算出厚度值，采用类似地形图的标识方法，用不同颜色标识不同厚度——冷色代表较薄的区域，暖色代表较厚的区域。颜色标识表示从零（蓝色）到 350μm（白色）的厚度。其中，红色代表厚区域，蓝色代表薄区域，而未被扫描到的区域标识为黑色。正常 RNFL 的下方象限最厚，其次为上方、鼻侧和颞侧象限。下方和上方象限厚度的正常范围为 90~145μm。深红色代表 RNFL 厚度在 200μm 左右，这是因为除了 RNFL 自身厚度以外，还叠加了血管厚度。

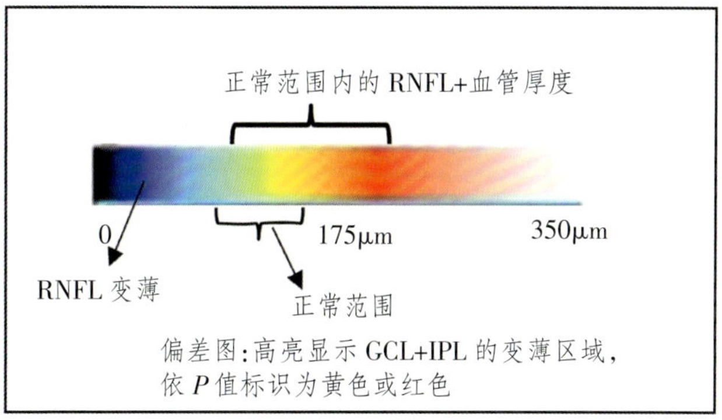

图 3.2

RNFL 束的形态、走行和部位,主要取决于视盘周围主要血管的位置和分支方式。我们应该尝试在 TSNIT 图中识别解剖变异,如 RNFL 裂隙或偏移,这些变异会导致伪影(图 3.3)。

仅通过厚度图,很难识别早期和细微的 RNFL 变化,因为厚度值是 RNFL 和血管厚度叠加的结果

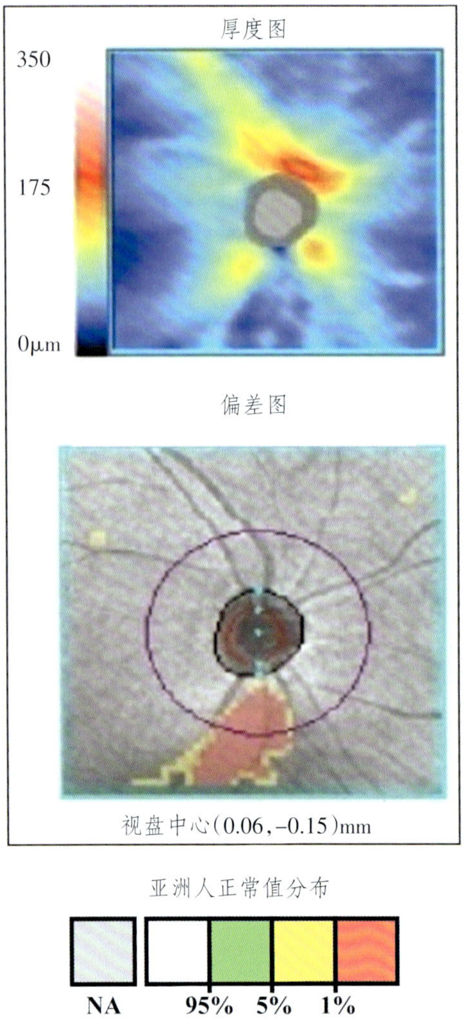

图 3.3

三、区域 3

1. RNFL 偏差图

这是一种 Enface 扫描激光眼底检查(SLO)图像,多数 OCT 设备提供这种视网膜图像,以协助扫描定位。由偏差图中的视盘、视杯和测量环的标识情况,可以了解扫描的质量,视盘边界为黑色,视杯边界为红色,测量环为玫红色。将测得的 RNFL 数据,与同年龄组标准数据库进行比较,可以确认阳性区域。测量值与同年龄组标准数据库的比较结果,以 *P* 值表示。其实,从未计算过正常数据库的偏差值,因此,将该图命名为偏差图并不准确。RNFL 厚度值的标准 *P* 值适用于 18 岁以上的患者。RNFL 及视盘参数的标准参考厚度数据,采用统计色标显示同年龄组统计学显著性分布数据(*P* 值),其对应关系如下。

P 值为<1%(红色):若测得的 RNFL 厚度低于同年龄组标准数据库的 1%,标记为红色。

P 值为 1%~5%(黄色):若测得的 RNFL 厚度位于同年龄组标准数据库的 1%~5%区间,标记为黄色。

P 值为 5%~95%(绿色):若测得的 RNFL 厚度位于同年龄组标准数据库的 5%~95%区间,标记为绿色。

P 值为 95%~100%(白色):若测得的 RNFL 厚度超过标准数据库的 95%,标记为白色。

偏差图也是厚度图,仅突出显示 *P*<1%(红色)和 *P* 值为 1%~5%(黄色)的 RNFL 厚度值。因此,在偏差图中,我们只看到两种颜色和灰色背景。注意,未扫描到的区域也显示为红色。厚度图中用白色标识的最厚区域,在偏差图上显示为深灰色,血管也显示为深灰色的线条。偏差图中血管不连续,提示扫描期间存在眼球运动。务必同时查看厚度图和偏差图,将区域 3 和区域 2 的检查结果对应起来,才能准确地判读这两幅图(图 3.4)。

RNFL 厚度图

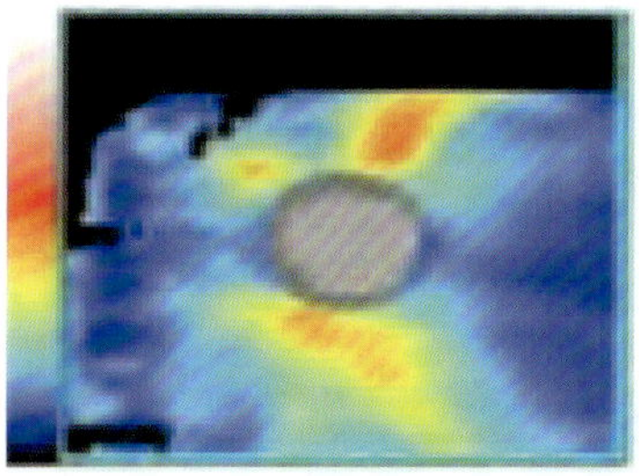

RNFL 偏差图

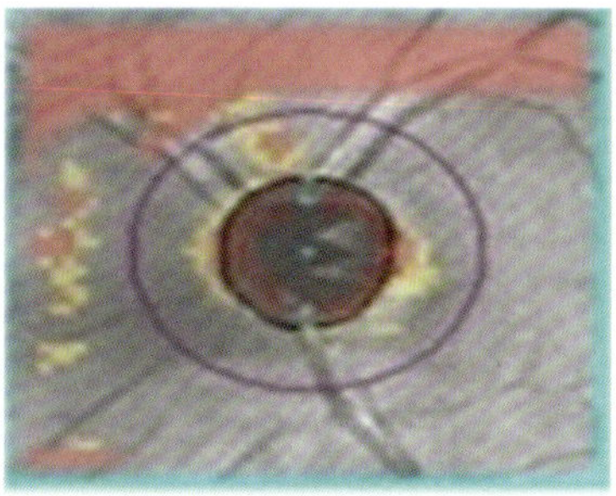

视盘中心(0.00,-0.03)mm

(1)厚度图的作用

- 结合 TSNIT 图，识别未扫描到的区域和解剖变异，如 RNFL 裂隙或 RNFL 偏移

(2)偏差图的作用

- 高亮显示 *P* 值<1%(红色)，以及 *P* 值 1%~5%(黄色)的变薄区域
- 高亮显示扫描质量

(3)厚度图和偏差图的作用

- 未扫描到的区域，在厚度图中显示为黑色，在偏差图中显示为红色。但是偏差图中的红色区域大多是 *P* 值<1%的变薄区域，与厚度图中的蓝色区域相对应。如果偏差图中的红色区域，与厚度图中的黑色区域对应时，则确认其为未扫描到的区域。这也是需要同时查看厚度图和偏差图的原因之一

图 3.4

2.不同阶段青光眼的厚度图和偏差图

见图 3.5 至图 3.7。

接下来通过 3 个实例来说明厚度图和偏差图在青光眼不同阶段的表现情况

例 1：正常视野和正常 OCT

RNFL 厚度图

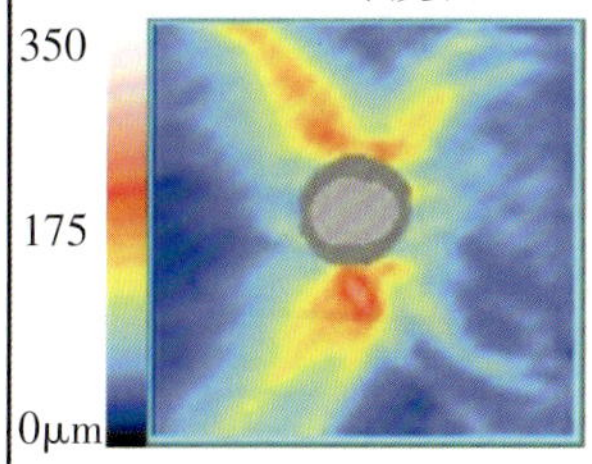

RNFL 偏差图

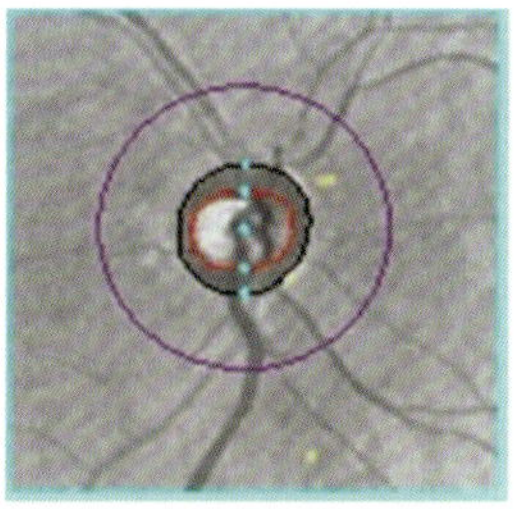

视盘中心(-0.15,0.33)mm

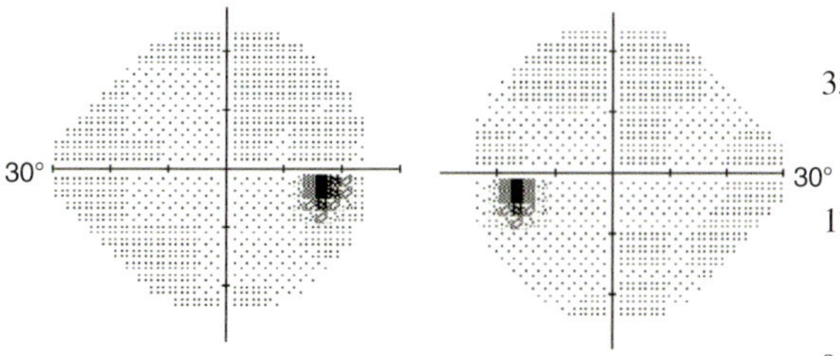

右眼 24-2 灰度图　　左眼 24-2 灰度图

RNFL 厚度图

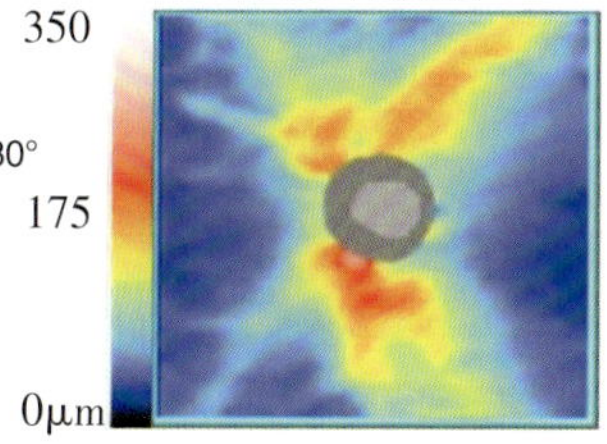

RNFL 偏差图

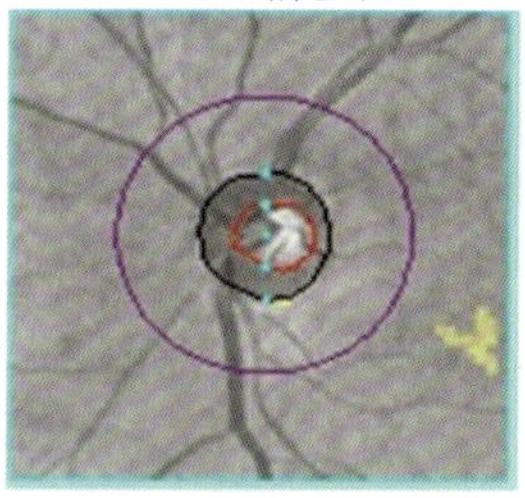

视盘中心(0.03,0.18)mm

例 1 展示了标准的厚度图和偏差图。偏差图中没有红色和黄色区域，说明没有变薄的区域。视盘、视杯和测量环均居中。厚度图上未见明显变薄的区域，RNFL 束的形状取决于血管的部位和分布，这一特点很容易识别

图 3.5

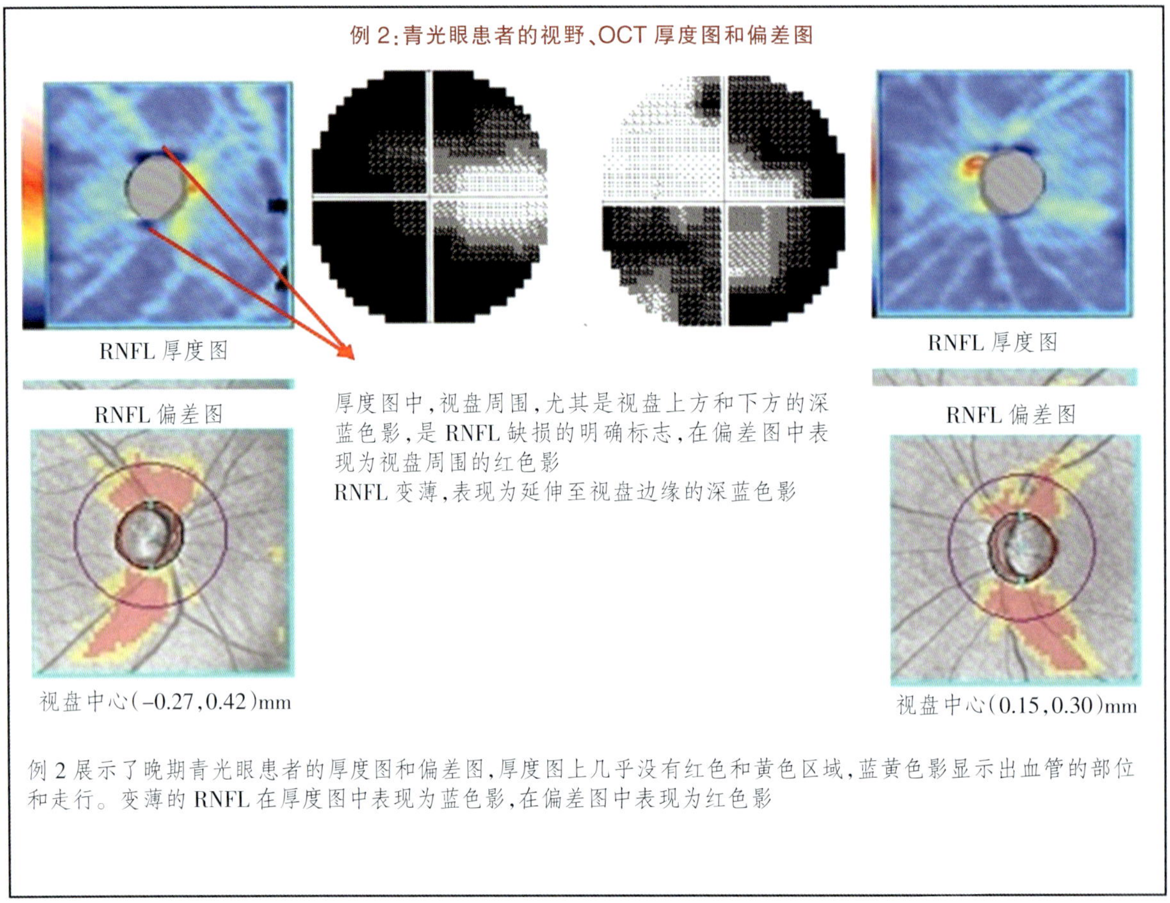
例 2：青光眼患者的视野、OCT 厚度图和偏差图
RNFL 厚度图
RNFL 厚度图
RNFL 偏差图
厚度图中，视盘周围，尤其是视盘上方和下方的深蓝色影，是 RNFL 缺损的明确标志，在偏差图中表现为视盘周围的红色影
RNFL 变薄，表现为延伸至视盘边缘的深蓝色影
RNFL 偏差图
视盘中心(–0.27，0.42)mm
视盘中心(0.15，0.30)mm
例 2 展示了晚期青光眼患者的厚度图和偏差图，厚度图上几乎没有红色和黄色区域，蓝黄色影显示出血管的部位和走行。变薄的 RNFL 在厚度图中表现为蓝色影，在偏差图中表现为红色影

图 3.6

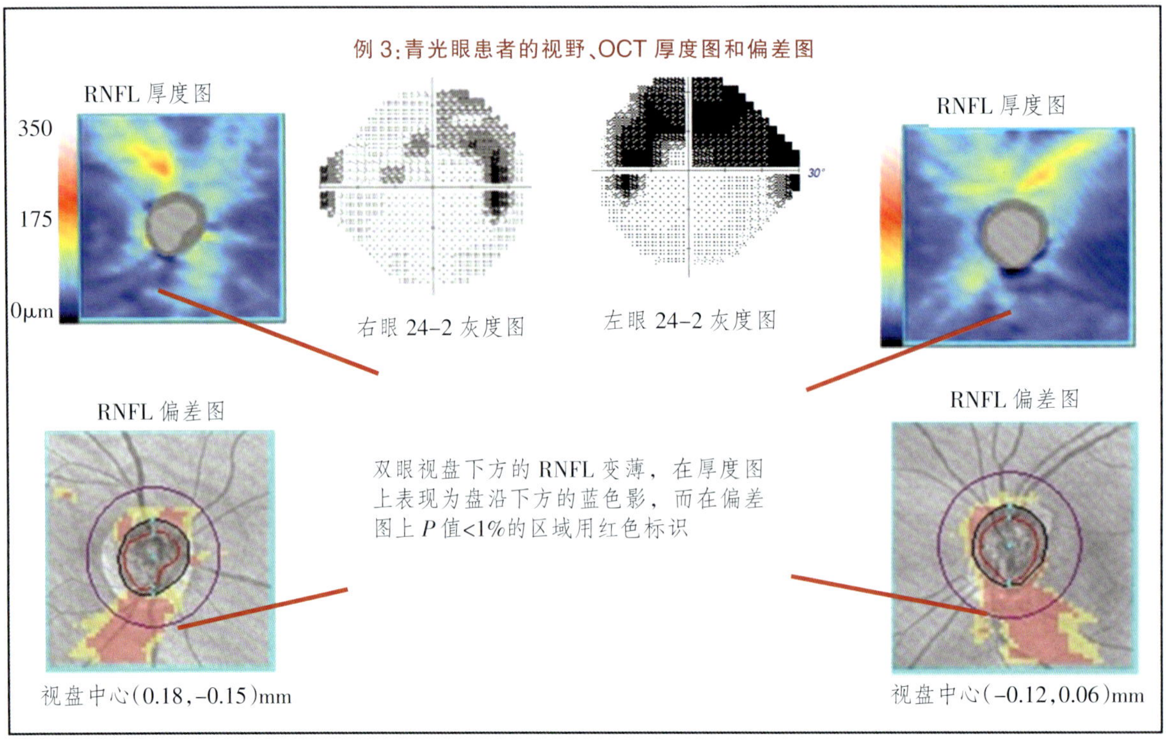
例 3：青光眼患者的视野、OCT 厚度图和偏差图
RNFL 厚度图
350
175
0μm
30°
RNFL 厚度图
右眼 24–2 灰度图
左眼 24–2 灰度图
RNFL 偏差图
RNFL 偏差图
双眼视盘下方的 RNFL 变薄，在厚度图上表现为盘沿下方的蓝色影，而在偏差图上 P 值<1%的区域用红色标识
视盘中心(0.18，–0.15)mm
视盘中心(–0.12，0.06)mm

图 3.7

四、区域 4：视盘水平方向和垂直方向的断层扫描图像（图 3.8 至图 3.10）

由断层图像的 BMO 和内界膜的标识情况，可以得知 OCT 算法是否准确，也可以借此评估扫描质量。

标记出视盘和视杯边界后，参考平面独立算法计算盘沿宽度，自动居中功能将自动确定以 BMO 为边界、圆心是视盘中心的 3.46mm 直径的盘周测量环。确定测量环后，可保证 RNFL 厚度测量的准确性和可重复性。

> 解读视盘和 RNFL 报告时，始终从这些断层扫描图像开始。断层扫描图像有助于发现视盘异常和视盘倾斜。

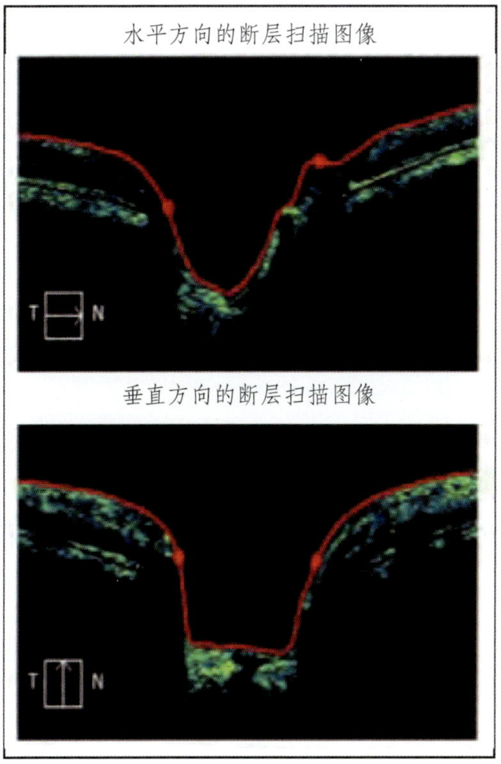

图 3.8

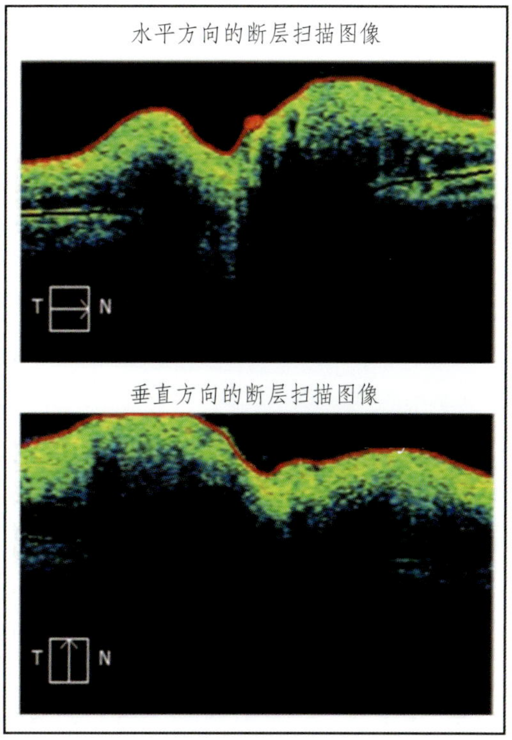

良性颅内高压

图 3.9

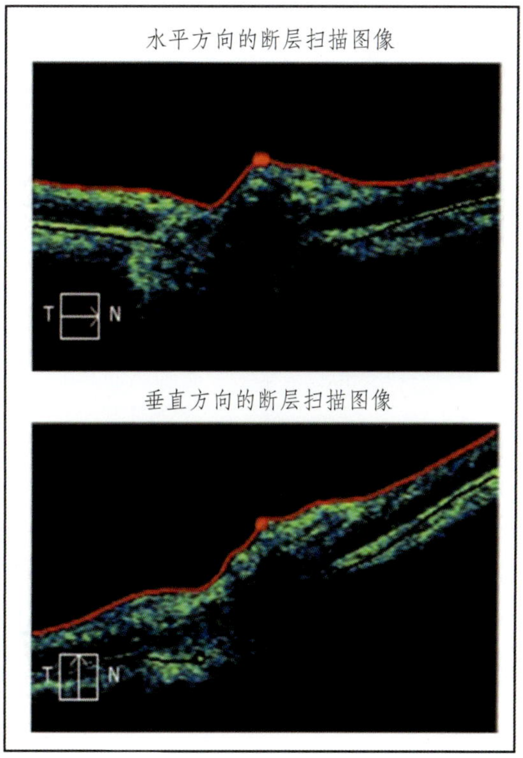

视盘倾斜

图 3.10

五、区域 5：RNFL 环形断层图像

1. RNFL 环形断层图像分层（图 3.11 至图 3.18）

频域 OCT 先用红线标记出内界膜，用玫红色线标记出 RNFL 边界，两线之间为 RNFL 厚度。TSNIT 图的所有数据均由此图计算得来。不同设备确定 RNFL 边界及处理血管的方法有所差异，因此，不同设备的测量结果无法直接比较。

分层错误：RNFL 分层是指将 RNFL 与视网膜的其他层加以区分。需要仔细查看 SD-OCT 软件算法生成的分层线是否准确。如果分层线重叠在一起，RNFL 的厚度就是 0。分层线错位时，RNFL 厚度值会偏低或偏高。

分层错误常见于信号强度差、视盘倾斜、葡萄肿、视盘周围大范围萎缩、视网膜前膜和玻璃体后脱离等情况。有研究发现，相比时域 OCT，频域 OCT 的分层错误发生率较低。

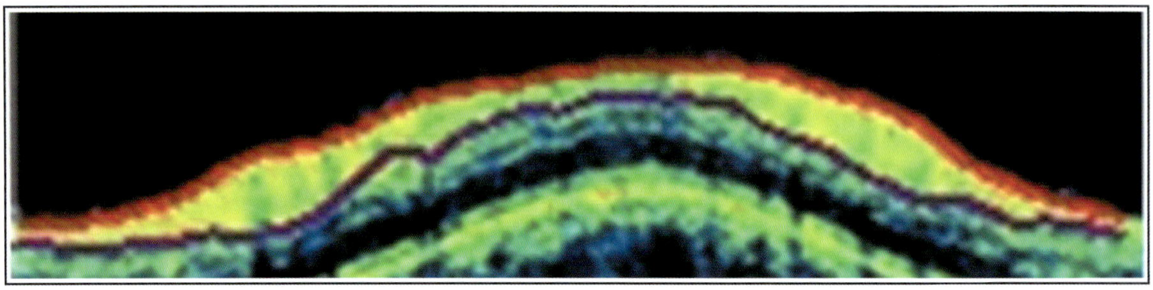

图 3.11

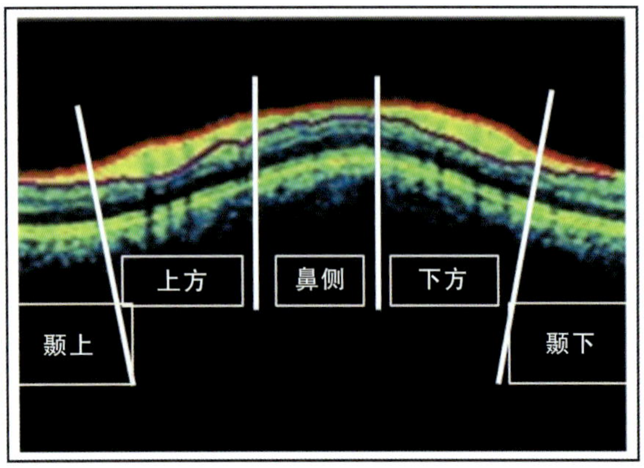

图 3.12

RNFL 环形断层图像：扫描和分层质量均可

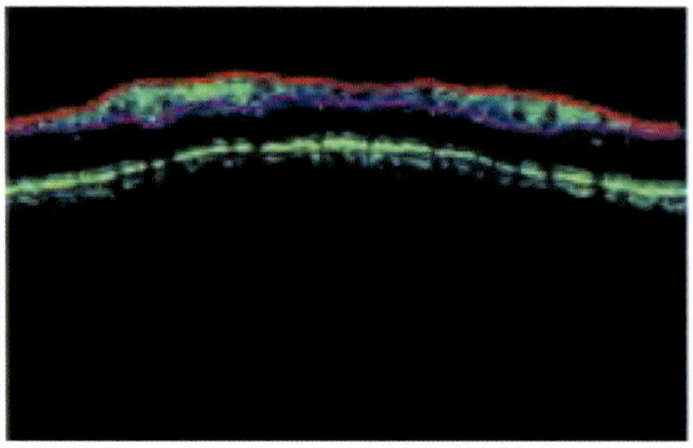

图 3.13

RNFL 环形断层图像：未能扫描到鼻侧 RNFL

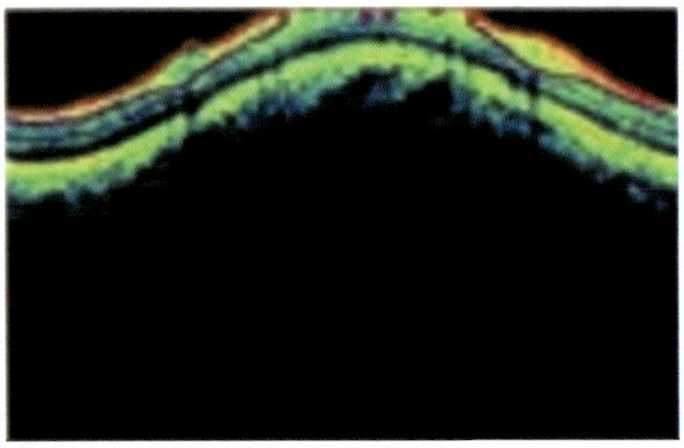

图 3.14

RNFL 环形断层图像：表面增殖膜

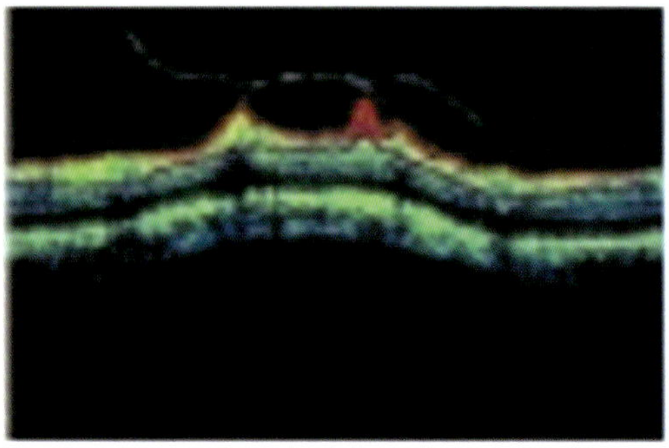

图 3.15

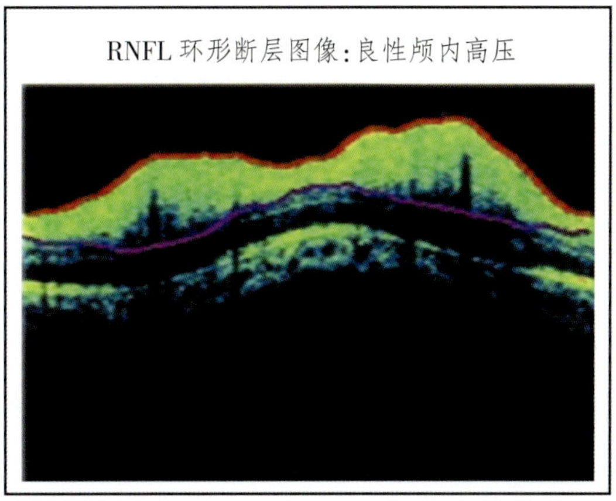

图 3.16

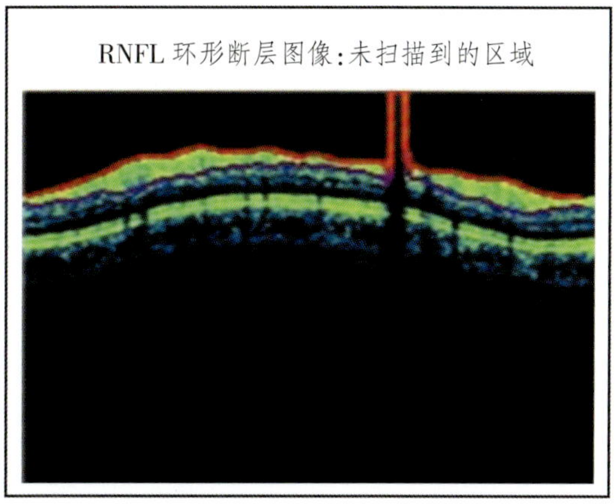

图 3.17

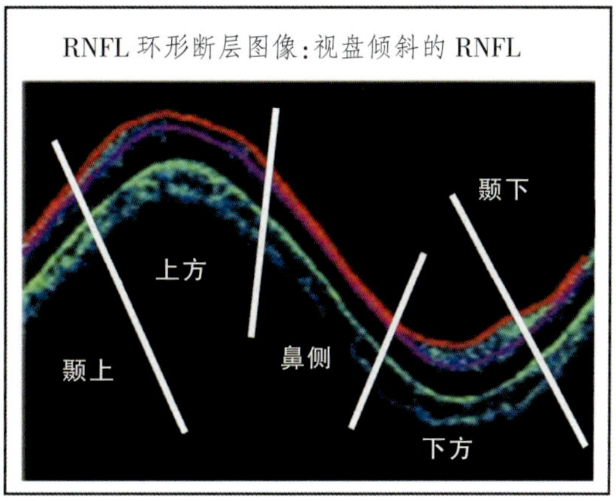

图 3.18

2. TSNIT 格式的 RNFL 厚度图

见图 3.19 和图 3.20。

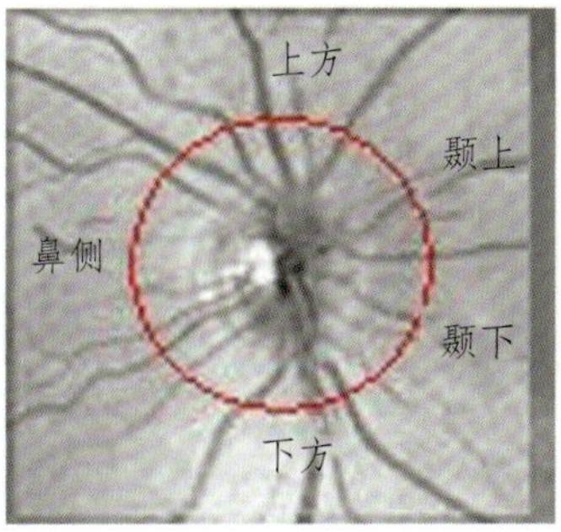

RNFL 厚度测量环。

图 3.19

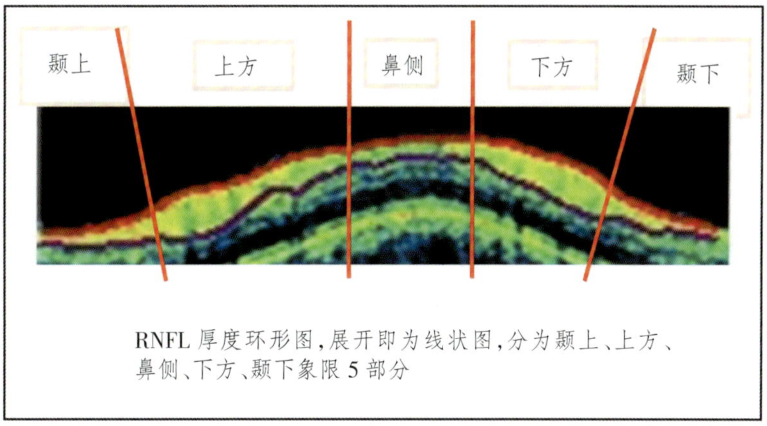

图 3.20

六、区域 6:RNFL 厚度的 TSNIT 图

1. TSNIT 图(图 3.21 至图 3.23)

正常眼的 TSNIT 图应有特征性的“双峰”征,下方和上方的 RNFL 测量值最厚。TSNIT 图对于识别引起假阳性或假阴性的伪影非常重要,也有助于发现 RNFL 裂隙或偏移。TSNIT 图中,测量环上未扫描到的区域,会高亮显示。

区域 2、3、8 中观察到的情况,也会反映在 TSNIT 图中。只有将区域 1~5 的数据综合起来,再分析 TSNIT 图,才能确定所测 RNFL 厚度是否真实。

TSNIT 图的主要作用是识别假阴性(患者为青光眼,但 OCT 表现正常)和假阳性(正常眼的 OCT 表现为青光眼)、RNFL 裂隙、RNFL 偏移和未扫描区域。通过 TSNIT 图排除假阴性/阳性异常后,才可以认为象限图或钟点图显示的 RNFL 厚度值可靠。

RNFL 的 TSNIT 图可以改为 NSTIN 图,OCT 6000 设备有这项功能。

TSNIT 图从颞上象限开始,依次显示上方、鼻侧、下方象限,最后是颞下象限。鼻侧象限位于图形中间,颞侧象限在 TSNIT 图中未作为单独的部分显示。颞侧象限包含 PM,应该以整体形式显示,不应割裂。如果以鼻上象限开始,则是 RNFL 图的另一种展现模式——NSTIN 图。

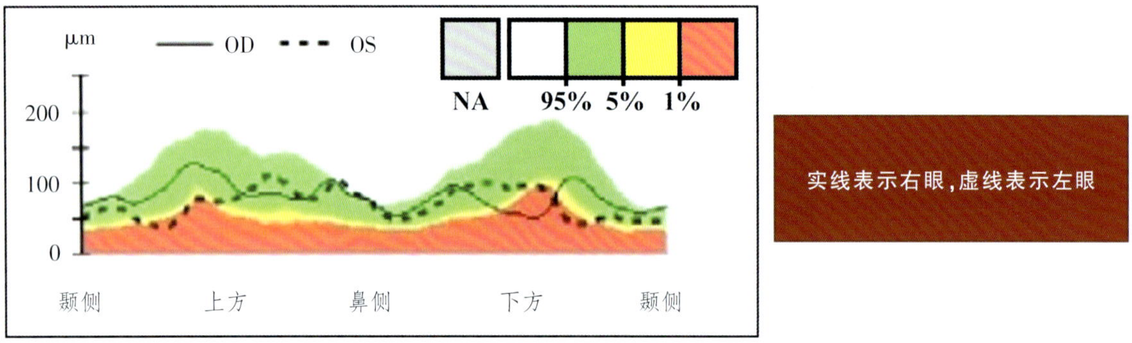

图 3.21

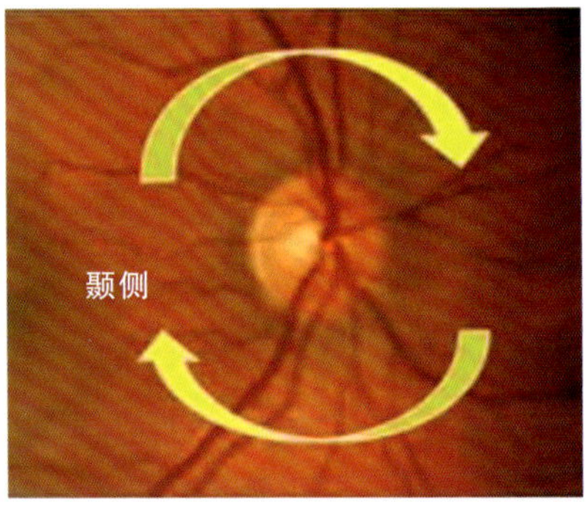

图 3.22

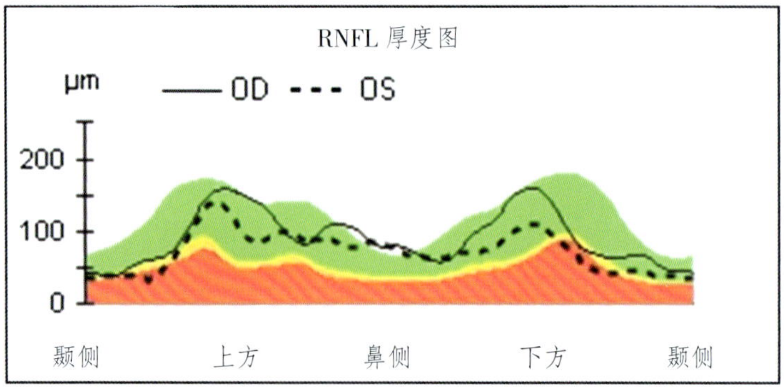

图 3.23

2. NSTIN 图

NSTIN 图由 TSNIT 图转变而来（图 3.24 和图 3.25）。从鼻上象限开始，依次为上方、颞侧、下方象限，最后是鼻下象限，颞侧区域位于 NSTIN 图的中间。

NSTIN 图中，位于颞侧区域的 PM 被突出展示。OCT 6000 设备可以提供该图片模式的报告。

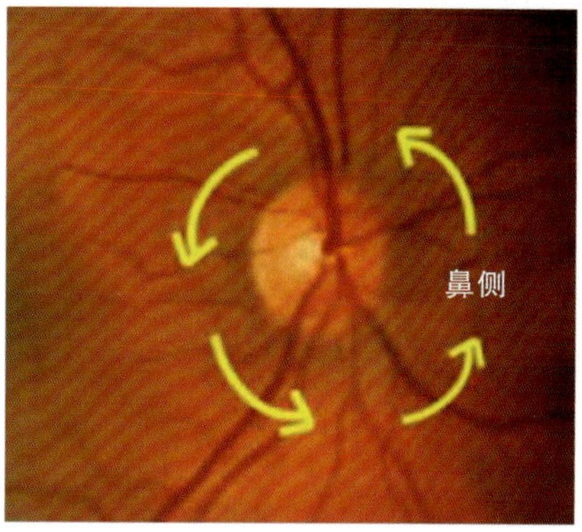

图 3.24

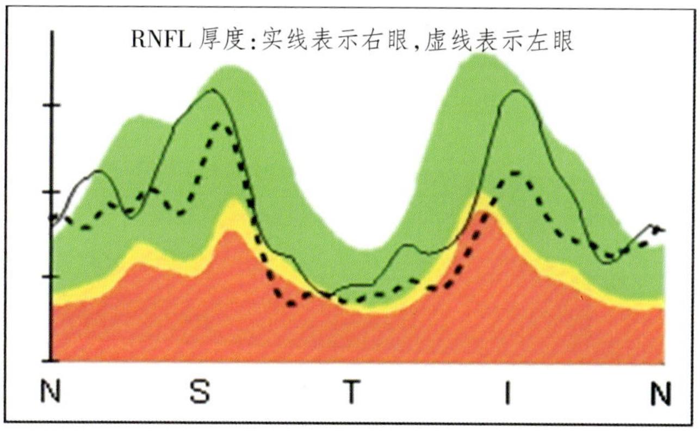

图 3.25

七、区域 7：RNFL 厚度的象限值和钟点值

未展开的 RNFL 厚度环形图可以通过象限值和钟点值直接呈现。

区域 7A：以象限来区分不同位置的 RNFL 厚度（图 3.26 和图 3.27）。

区域 7B：以钟点方向区分不同位置的 RNFL 厚度（图 3.28 和图 3.29）。

RNFL 偏差图

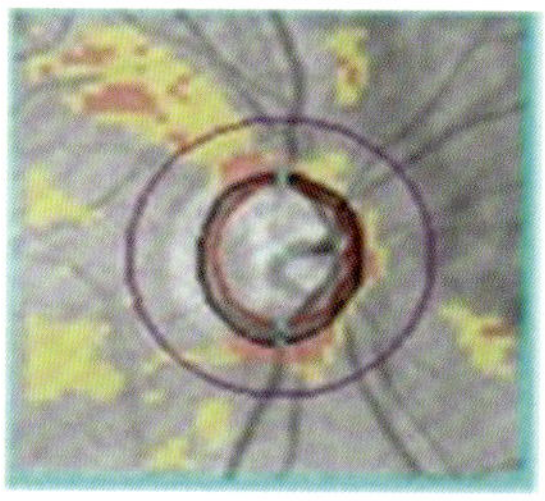

图 3.26

RNFL 偏差图

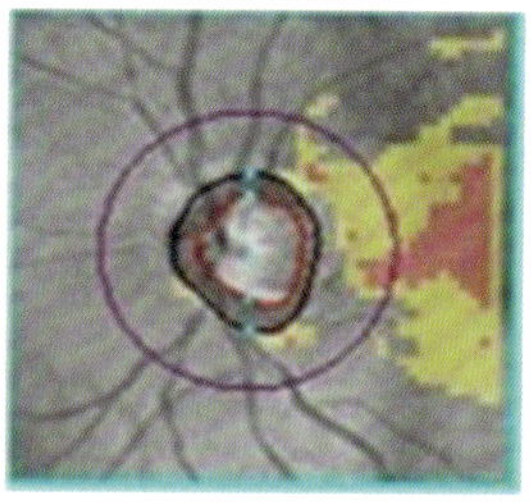

图 3.27

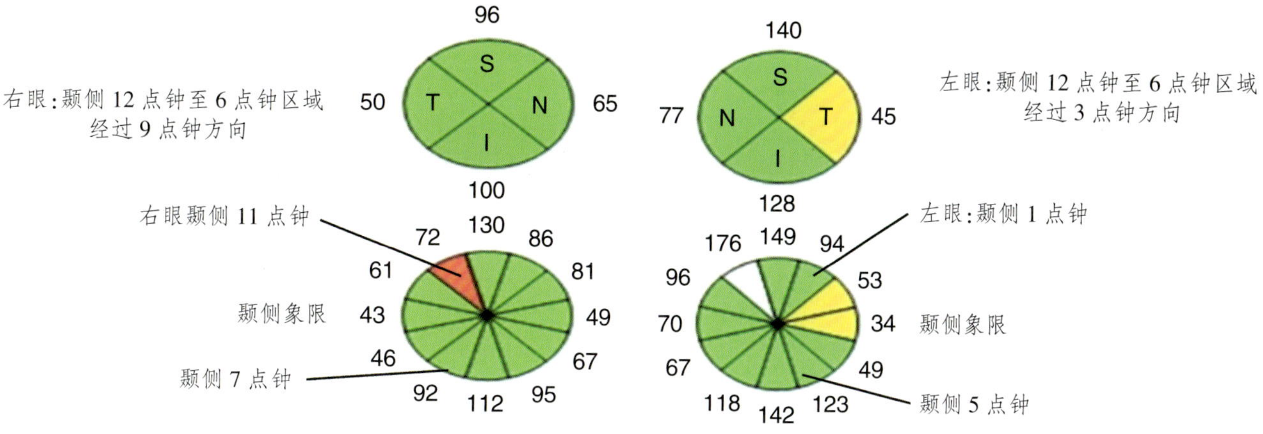

图 3.28

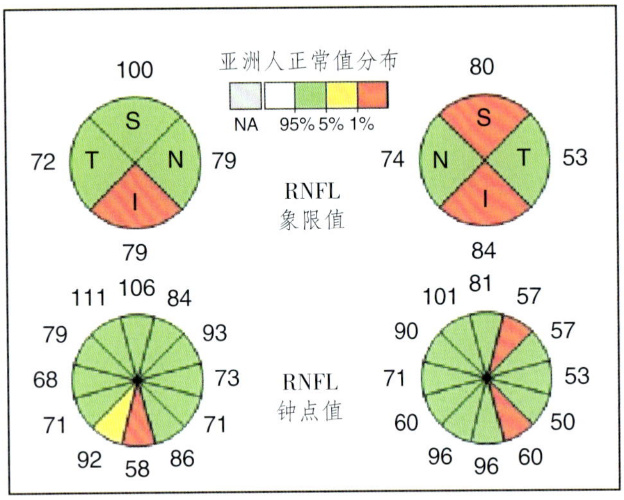

图 3.29

RNFL 厚度分析的主要目的是确定测量环处 RNFL 的厚度值(μm)，并根据 *P* 值进行颜色标识。如果没有伪影，可确定测量环上的 RNFL 厚度值是准确的。如果厚度的 *P* 值<1%，用红色表示。如果 5%<*P* 值<95%，则用绿色表示。视野检查中，对光敏度正常或者超较好的区域不做分析。但在 OCT 中，由于部分青光眼患者受到某些视网膜病变的影响，也可记录到较厚的 RNFL 厚度值(假阴性)。因此，对于看起来正常的 OCT，需要加以验证其是否真的正常。一些视网膜病变使 RNFL 变厚，造成青光眼漏诊。因此，评估 RNFL 厚度时，识别出伪影至关重要。伪影主要由以下原因造成：

- 信号强度低(区域 1)。
- 分层误差(区域 5)。
- 一些区域未能扫描到(区域 2、3、5、6，表现为地板效应)。
- 运动伪影(区域 3)。
- RNFL 偏移和裂隙(区域 2 和区域 6)。
- 视盘解剖变异(区域 4 和区域 8)。

八、区域 8：视盘盘沿厚度图

(图 3.30)

视盘盘沿(NRR，TSNIT 格式)厚度以 μm 为单位，根据与年龄匹配的标准数据库 *P* 值，予以颜色标识。CIRRUS HD-OCT 视盘容积扫描(200×200)中，用最小面积而非距离来确定最小盘沿宽度。除了盘沿面积，还能计算视盘面积、平均 C/D 值、垂直 C/D 值和视杯容积。

将测得的 TSNIT NRR 厚度值与同年龄组的标准数据库进行比较，根据 *P* 值进行颜色标识(图 3.31)。

P 值<1%：测得的厚度值在同年龄段正常人群中占 1%以下，标记为红色。

1%<*P* 值<5%：所测厚度值在同年龄组正常人群中占 1%~5%，标记为黄色。

5%<*P* 值<95%：测量的厚度值在同年龄组正常人群中占 5%~95%，标记为绿色。

95%<*P* 值<100%：测量的厚度值在同年龄组正常人群中占 95%以上，甚至达到 100%，标记为白色。

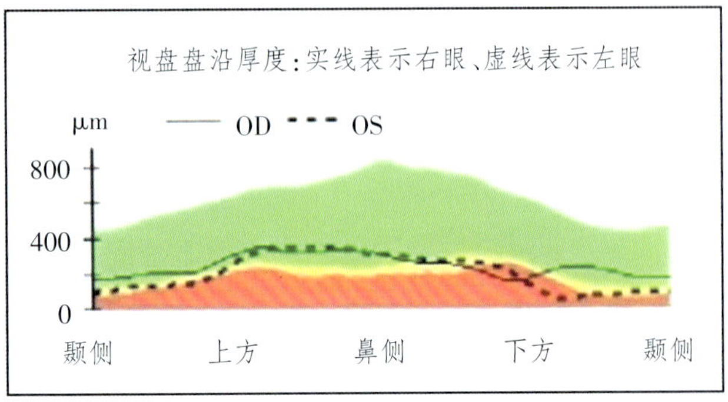

图 3.30

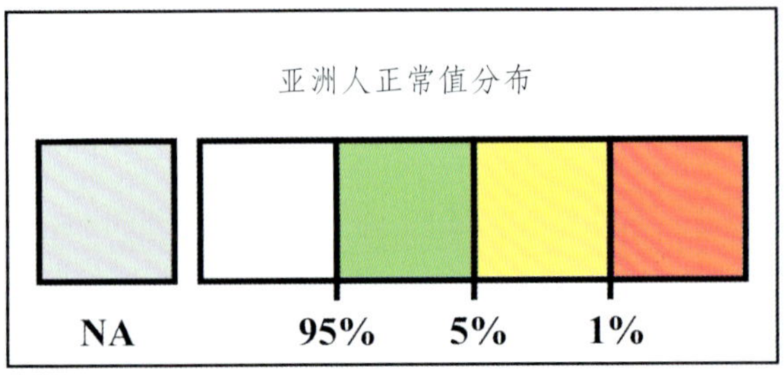

图 3.31

九、区域 9:视盘和 RNFL 参数

1.分类(图 3.32)

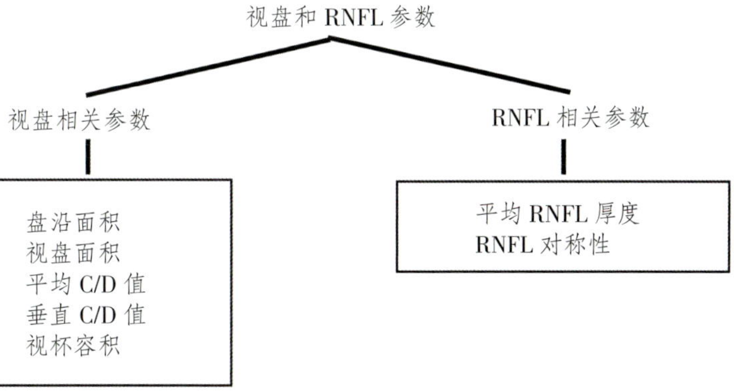

	OD	OS
平均 RNFL 厚度	85 μm	73 μm
RNFL 对称性	8%	
盘沿面积	0.89 mm^2	0.83 mm^2
视盘面积	1.53 mm^2	1.68 mm^2
平均 C/D 值	0.64	0.72
垂直 C/D 值	0.65	0.72
视杯容积	0.324 mm^2	0.482 mm^2

RNFL 厚度参数表列举了 RNFL 的一些重要参数,这些数据根据 *P* 值进行颜色标识。
正常平均值:80~90μm
可能偏低:75~80μm
早期青光眼:约 70μm
中、重度青光眼:<70μm

视盘面积始终显示为灰色(无标准数据)。若视盘面积<1.30mm^2 或>2.50mm^2,所有与视盘相关的参数都将显示为灰色,因为标准数据库中缺乏这些区域的参考数据。视盘和 RNFL 参数在病情进展分析中极具价值,尤其适用于双眼杯盘比不对称的开角型青光眼疑似病例的评估

图 3.32

2. NRR 和视盘参数在评估可疑青光眼 C/D 差异中的作用

杯盘比差异是眼科临床中常见的表现。评估杯盘比差异前,了解视盘大小至关重要。光学相干断层扫描-视盘(OCT-ONH)分析报告可提供视盘面积、盘沿面积、视杯容积、杯盘比等关键参数,有助于评估开角型青光眼疑似病例的双眼杯盘比差异。

基于杯盘比差异,本例患者被列为青光眼疑似病例:右眼垂直 C/D 为 0.6,左眼无可见视杯。左眼视盘较右眼小。通过 OCT-ONH 分析报告(图 3.33 至图 3.35)可获取以下参数:

- 视盘面积。
- 视杯容积。
- 杯盘比值。
- 盘沿面积。

（1）视盘面积正常数据库说明：当视盘面积为 1.30~2.50mm^2 时，视盘盘沿厚度等参数可使用 *P* 值统计学颜色编码进行标注（注：视盘面积始终显示为灰色，表示无正常值数据库）。

（2）视盘大小：右眼 2.21mm^2，左眼 2.06mm^2。左眼视盘较小。

右眼盘沿面积：1.37mm^2。

左眼盘沿面积：1.88mm^2。

（3）视盘大小，与视盘盘沿厚度有一定关联。小视盘的盘沿厚度会大一些，大视盘的盘沿厚度会小一点。但是，RNFL 厚度值与视盘大小无关。

RNFL 的厚度测量，是以 BMO 为中心、直径为 3.46mm 的环形扫描结果测得的。本例双眼 RNFL 对称性达 91%。右眼平均 RNFL 厚度 87μm，左眼 89μm。

【临床建议】

对于小视盘病例，应结合 OCT–ONH 分析和 RNFL 厚度测量进行综合评估。

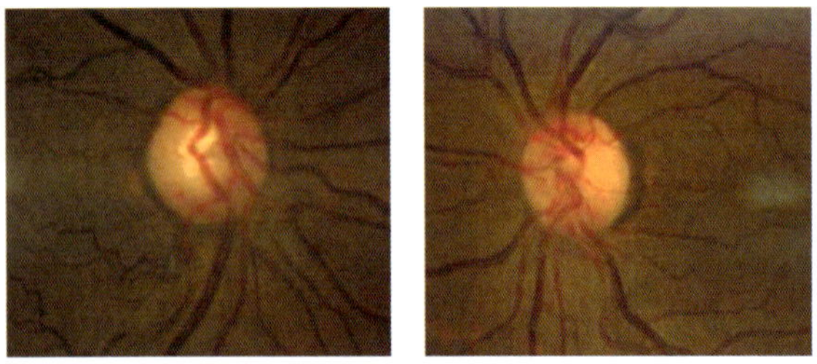

图 3.33

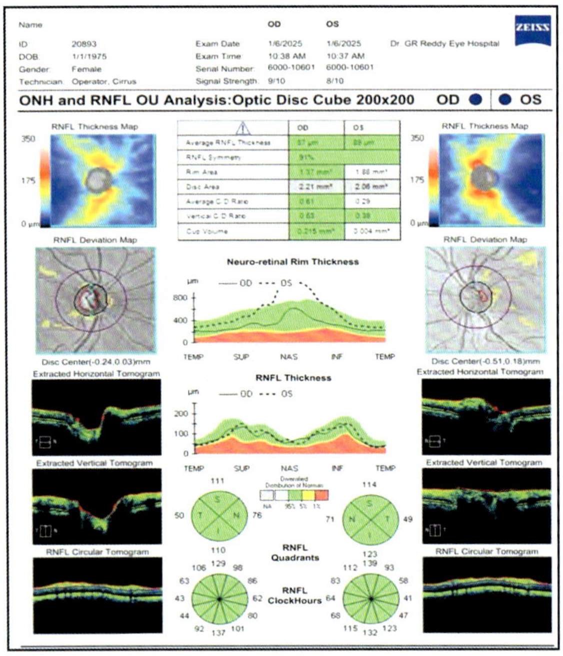

图 3.34

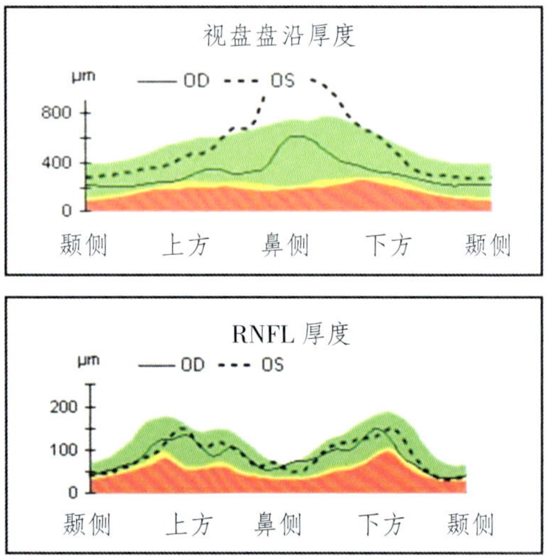

	OD	OS
平均 RNFL 厚度	87μm	87μm
RNFL 对称性	91%	
盘沿面积	1.37mm^2	1.88mm^2
视盘面积	2.21mm^2	2.06mm^2
平均 C/D 值	0.61	0.29
垂直 C/D 值	0.63	0.38
视杯容积	0.215mm^2	0.004mm^2

图 3.35

第 4 章

伪影的识别

在解读 OCT 报告时最大的难点就是伪影的识别。针对每个病例，都应该遵守严格系统化的方法，检查变薄的区域是否与眼底和视野缺损相对应。单张 OCT 打印报告可显示双眼的扫描结果，始终从右眼开始分析，必要时将双眼的结果进行对比分析。

始终从 RNFL 厚度的象限值和钟点值开始解读 OCT 结果（图 4.1 和图 4.2）。

右眼钟点值显示，6 点钟方向可见 58μm（红色）的变薄区域，7 点钟方向可见 92μm（黄色）的变薄区域。现在，我们需要判断 RNFL 的厚度测量值是否准确。

通过以下步骤评估扫描质量：

（1）患者信息——核对患者的年龄和姓名，信号

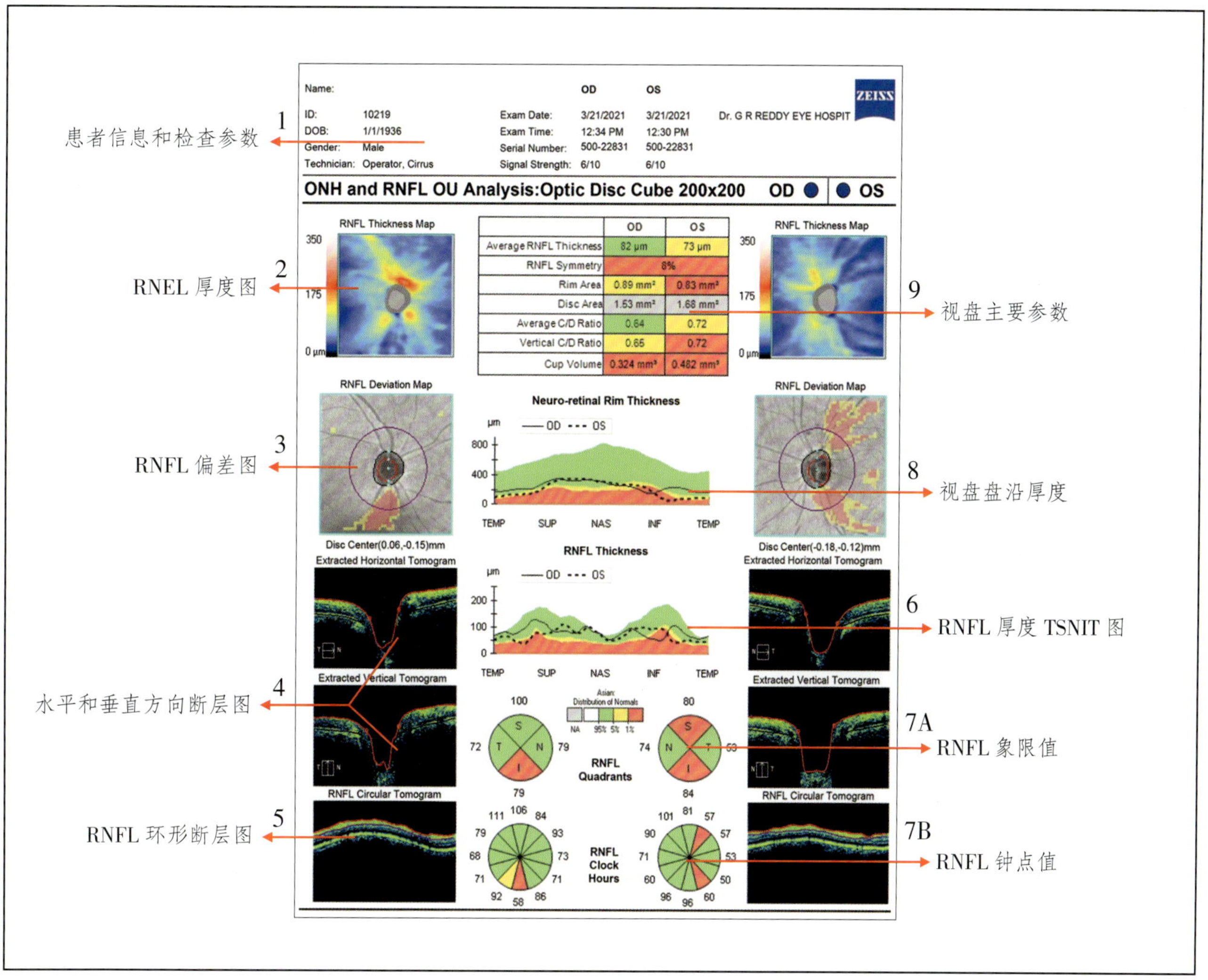

图 4.1

强度应大于6。

（2）核对视盘断层扫描图（区域4）、RNFL测量环断层扫描图（区域5）、厚度图（区域2）和偏差图（区域3）、视盘水平和垂直方向断层扫描图（区域4），了解视盘边缘和盘沿厚度的标记是否准确。从这些断层扫描图像可以看出视盘有无解剖变异。

1）RNFL环形断层扫描图（区域5）——在该图中需要注意两点：RNFL是否分层准确，以及RNFL测量环360°范围内，是否有未扫描到的区域。

2）偏差图（区域3）：通过视杯边缘、视盘边缘和测量环的标识是否正确来评估扫描质量。

3）厚度图（区域2）：可以识别出RNFL的解剖变异，如RNFL裂隙和偏移。应同时查看区域2厚度图和区域3偏差图，以识别未扫描区域：未扫描区域在偏差图中显示为红色阴影，在厚度图中显示为对应位置的黑色阴影。

（3）最终参考TSNIT图表，以确定所测量的RNFL厚度是否准确，需结合区域1~5的数据才能判定。通过识别区域1~6中RNFL的解剖变异（表现为RNFL分裂和厚度偏移的RNFL位移）来判定扫描质量。测量环上未扫描到的区域在TSNIT图表中表现为地板效应。该区域对于识别造成假阴性和假阳性的伪影至关重要。

钟点图的RNFL厚度值应准确，且与眼底图像相对应。本例中，右眼6点钟和7点钟方向分别显示为红色和黄色，厚度图对应位置表现为深蓝色阴影，偏差图对应位置表现为红色影（P值<1%），TSNIT图上表现为与眼底缺损相对应的RNFL下方象限变薄（红色）。

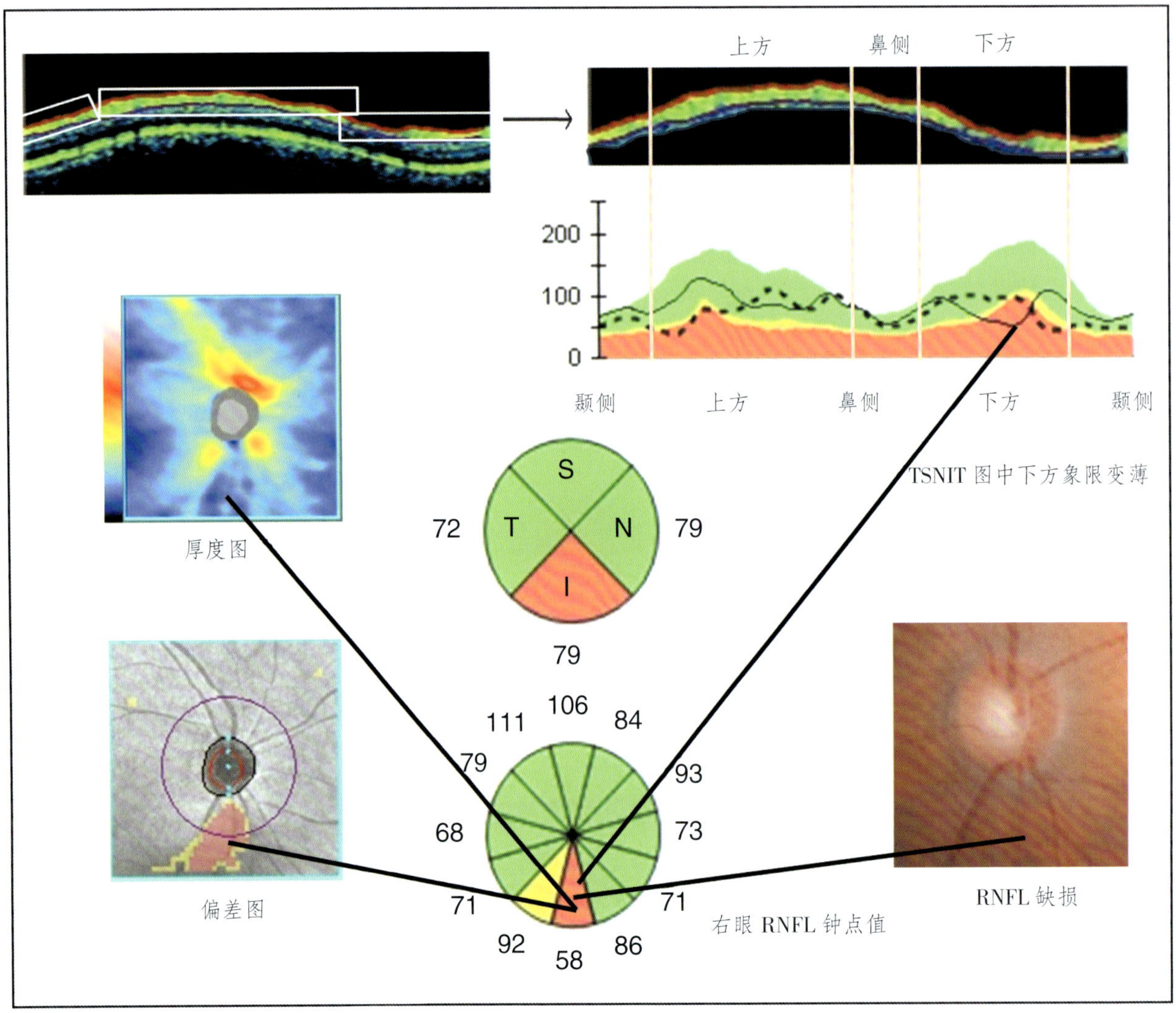

图 4.2

一、低信号强度导致的伪影

1.例 1(图 4.3)

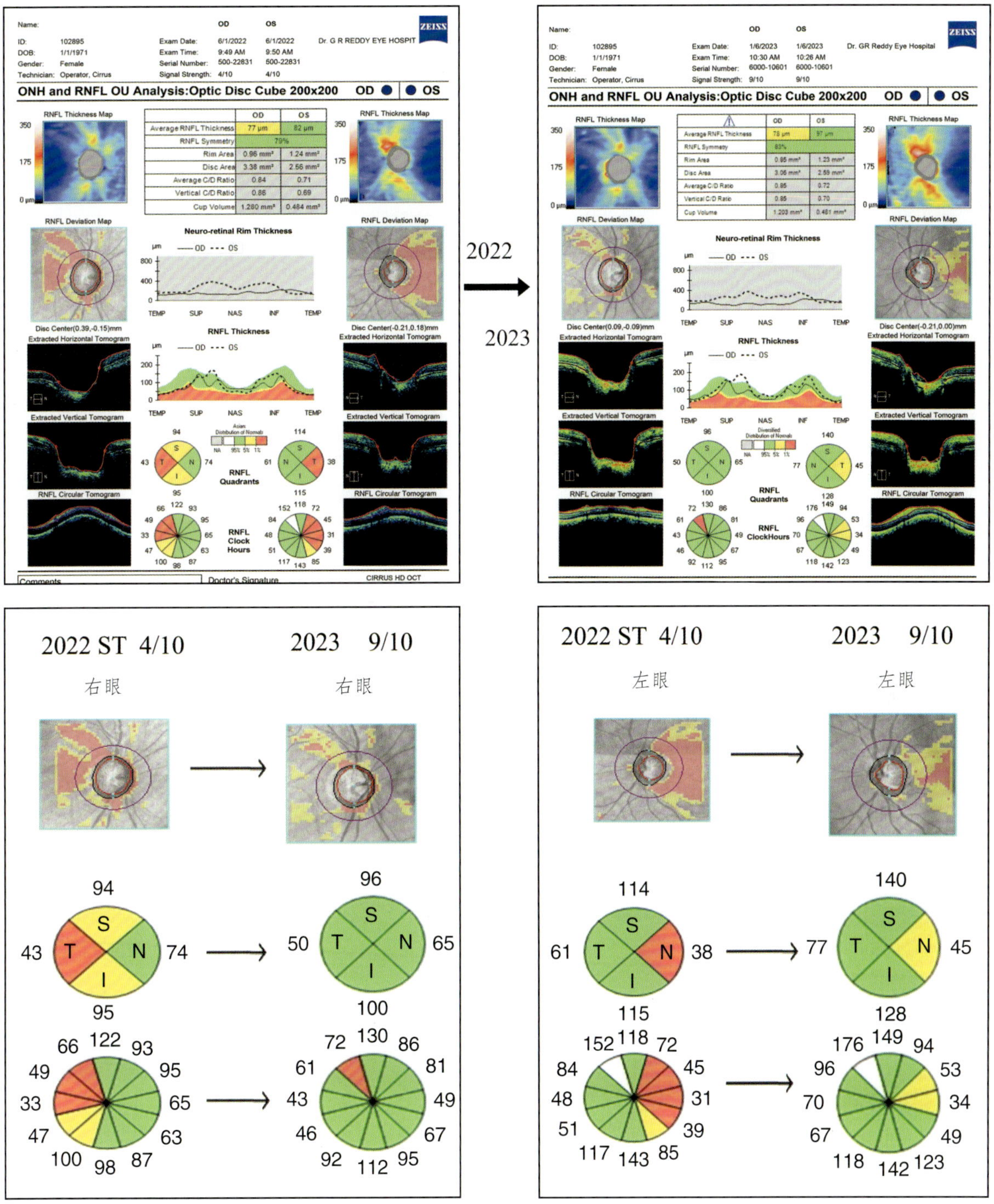

右眼:2022 信号强度 4/10。在颞侧 7 点钟至 11 点钟位置明显变薄
右眼:2023 信号强度 9/10。仅见颞侧 11 点钟位置变薄

左眼:2022 信号强度 4/10。在颞侧 1 点钟至 5 点钟位置明显变薄
左眼:2023 信号强度 9/10。仅见 2 点钟至 3 点钟位置变薄

图 4.3

2.例 2(图 4.4)

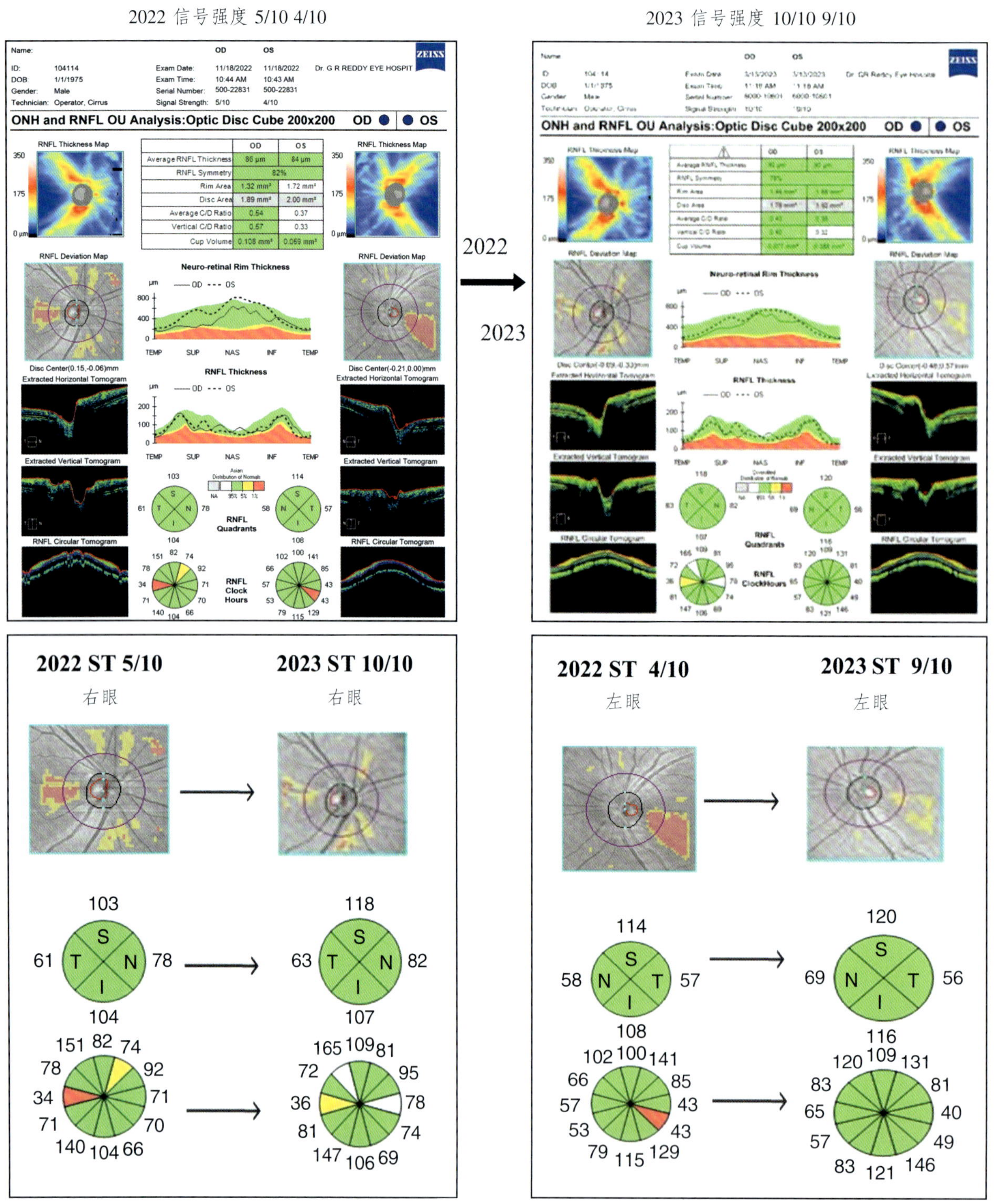

右眼：2022 信号强度 5/10。颞侧 9 点钟方向厚度为 34μm
右眼：2023 信号强度 10/10。颞侧 9 点钟方向厚度为 36μm

左眼：2022 信号强度 5/10。颞侧 4 点钟方向厚度为 43μm
左眼：2023 信号强度 10/10。颞侧 4 点钟方向厚度为 49μm

图 4.4

3.例 3(图 4.5)

低强度信号所致伪影

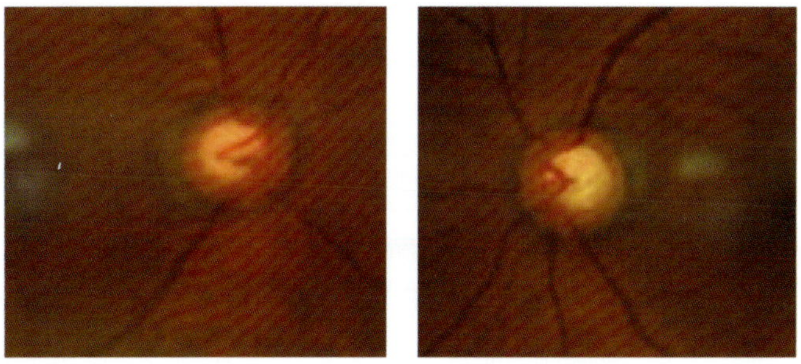

以下两例说明识别伪影非常重要，这种伪影在 OCT 扫描中很常见

检查日期:2021–10–9
信号强度:右眼 4/10,左眼 6/10

复查日期:2023–9–25
信号强度:右眼 7/10,左眼 9/10

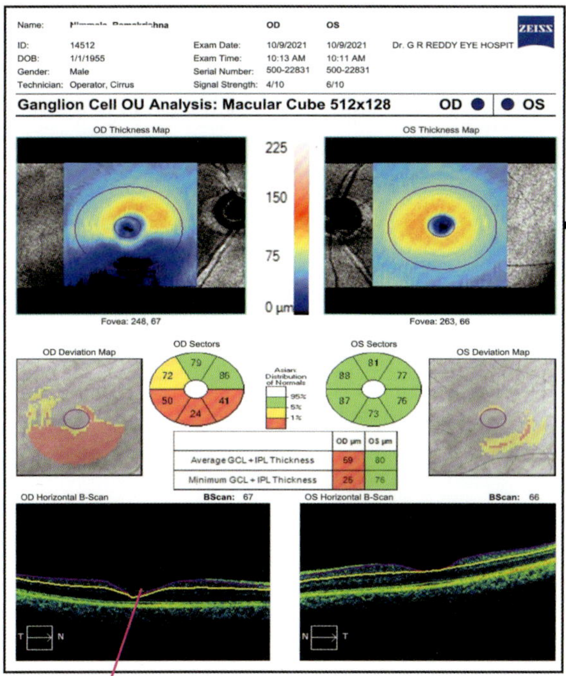

扫描图像质量不佳

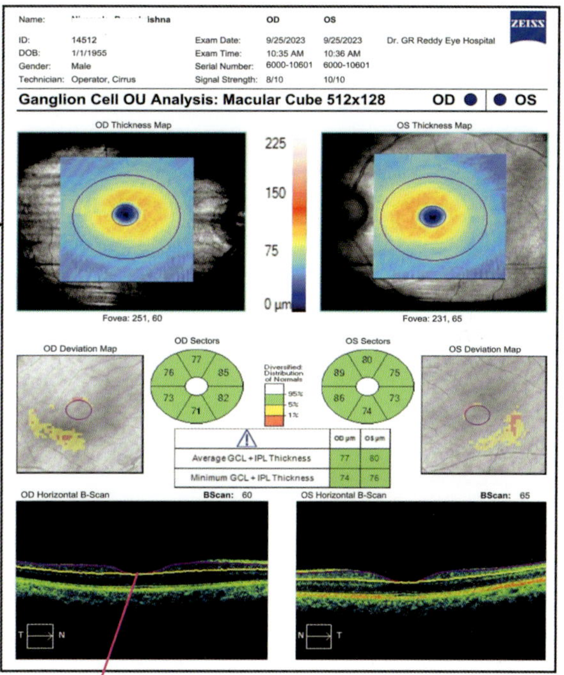

扫描图像质量较好

检查日期:2021–10–9
信号强度:右眼 4/10,左眼 6/10
通常即使信号强度仅为 4/10,只要屈光介质清晰、设备维护良好且技术人员经验丰富,仍能获得优质图像,但本次扫描质量欠佳。因此,我们重新扫描了一次

当评估 GCL+IPL 的分层质量时,需要将厚度图和水平方向 B 型扫描结果结合起来

图 4.5

4.例 4（图 4.6）

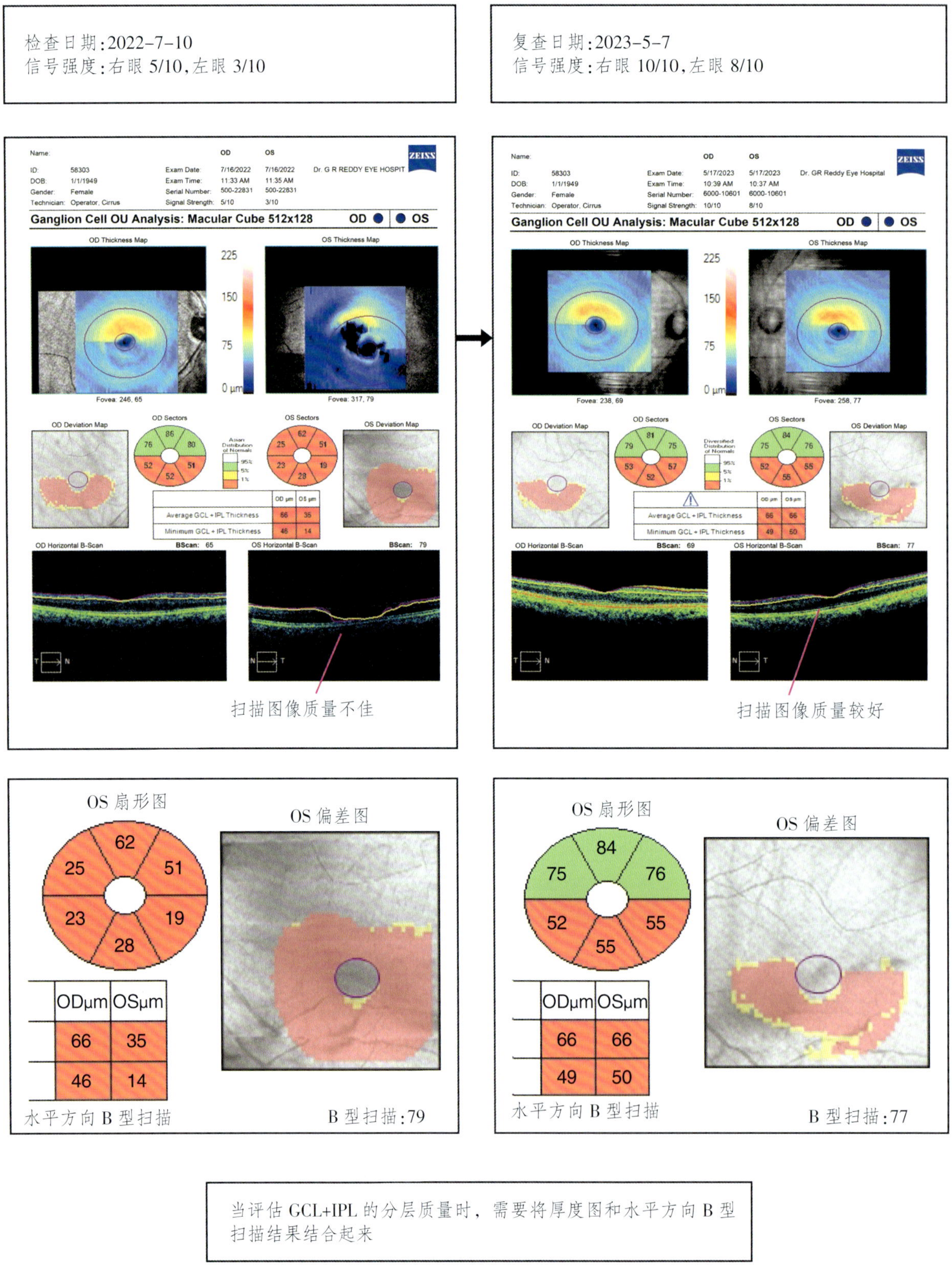
检查日期：2022-7-10
信号强度：右眼 5/10，左眼 3/10
复查日期：2023-5-7
信号强度：右眼 10/10，左眼 8/10
Ganglion Cell OU Analysis: Macular Cube 512x128
扫描图像质量不佳
扫描图像质量较好
OS 扇形图
OS 偏差图
62
25
51
23
19
28
ODμm
OSμm
66
35
46
14
水平方向 B 型扫描
B 型扫描：79
84
75
76
52
55
55
ODμm
OSμm
66
66
49
50
水平方向 B 型扫描
B 型扫描：77
当评估 GCL+IPL 的分层质量时，需要将厚度图和水平方向 B 型扫描结果结合起来

图 4.6

二、分层错误导致的伪影(图 4.7)

分层错误所致伪影

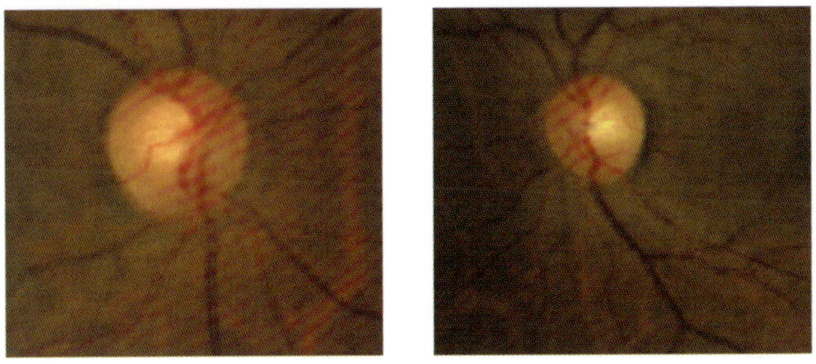

可以看出，信号强度高，不代表扫描质量就一定好

检查日期：2023-3-8
信号强度：右眼 10/10，左眼 9/10

→

同一天的复查结果
检查日期：2023-3-8
信号强度：右眼 10/10，左眼 10/10

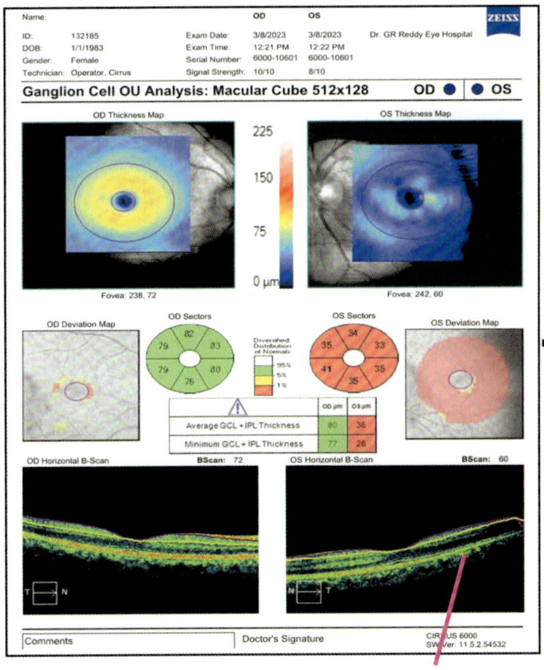

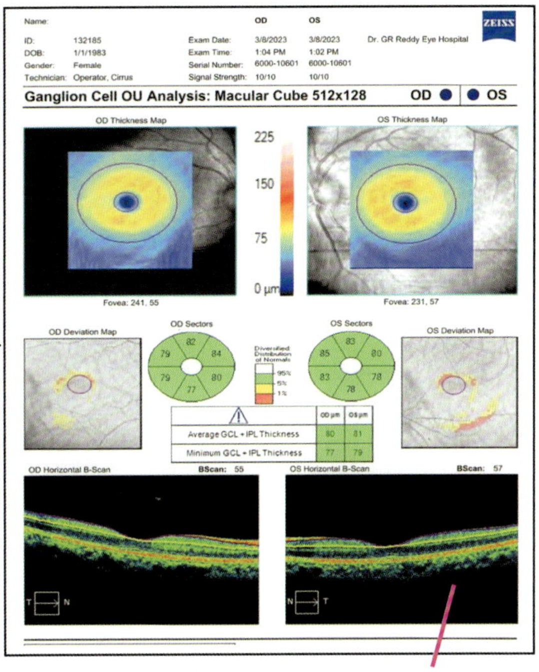

错误分层　　正确分层

检查日期：2023-3-8。本例左眼信号强度为 8/10，但扫描质量较差。厚度图一定要和水平方向 B 型扫描图结合起来看，以判读 OCT 结果

晚期青光眼病例的厚度图

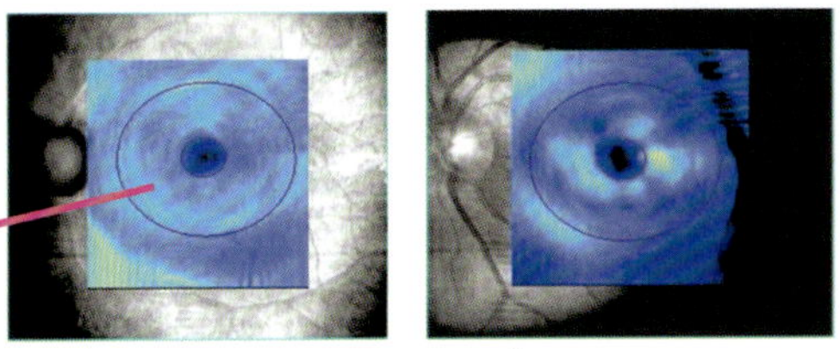

中心凹：273，55　　中心凹：242，60

上述病例的厚度图出现冷色，由分层错误所致

图 4.7

三、未扫描到的区域所致伪影（图 4.8）

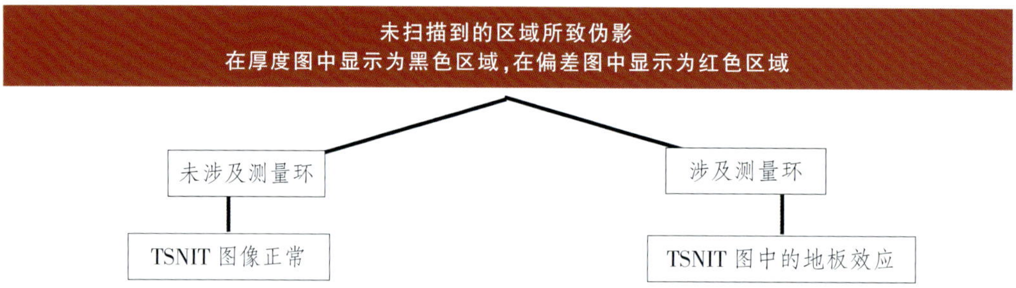

图 4.8

（一）未涉及测量环

1.例 1（图 4.9）

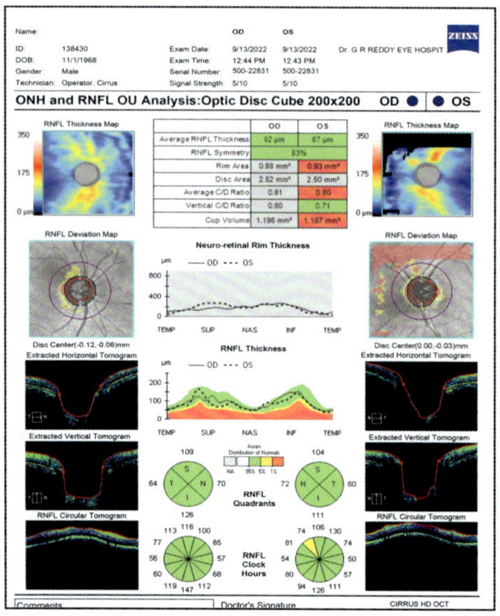

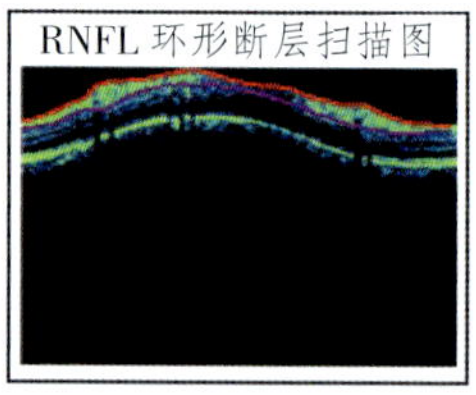

在没有分析 RNFL 环形断层图的情况下，不要去解读 RNFL 象限值和钟点值

未扫描区域在厚度图中显示为黑色区域，在偏差图中显示为红色区域。如果测量环不在未扫描到的区域内，且扫描质量良好，TSNIT 图上看不到地板效应。只要信号良好，象限图和钟点图的 RNFL 厚度值即可采信，无须重复扫描

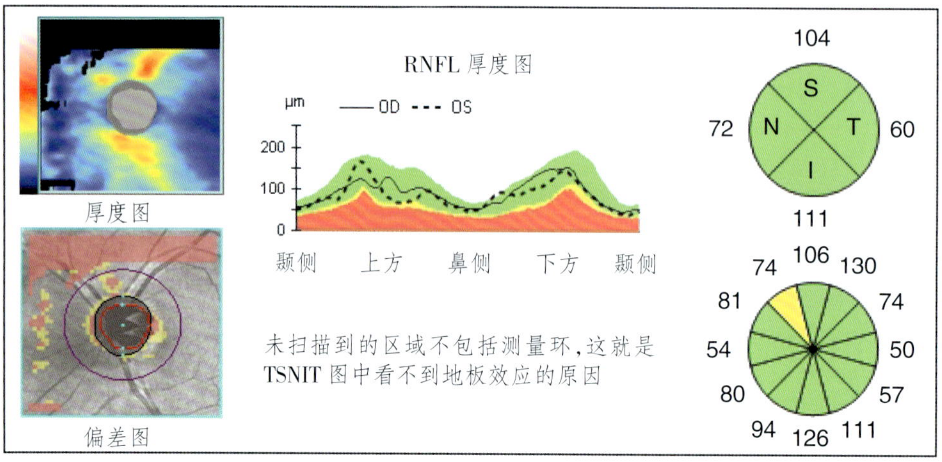

图 4.9

2.例 2(图 4.10)

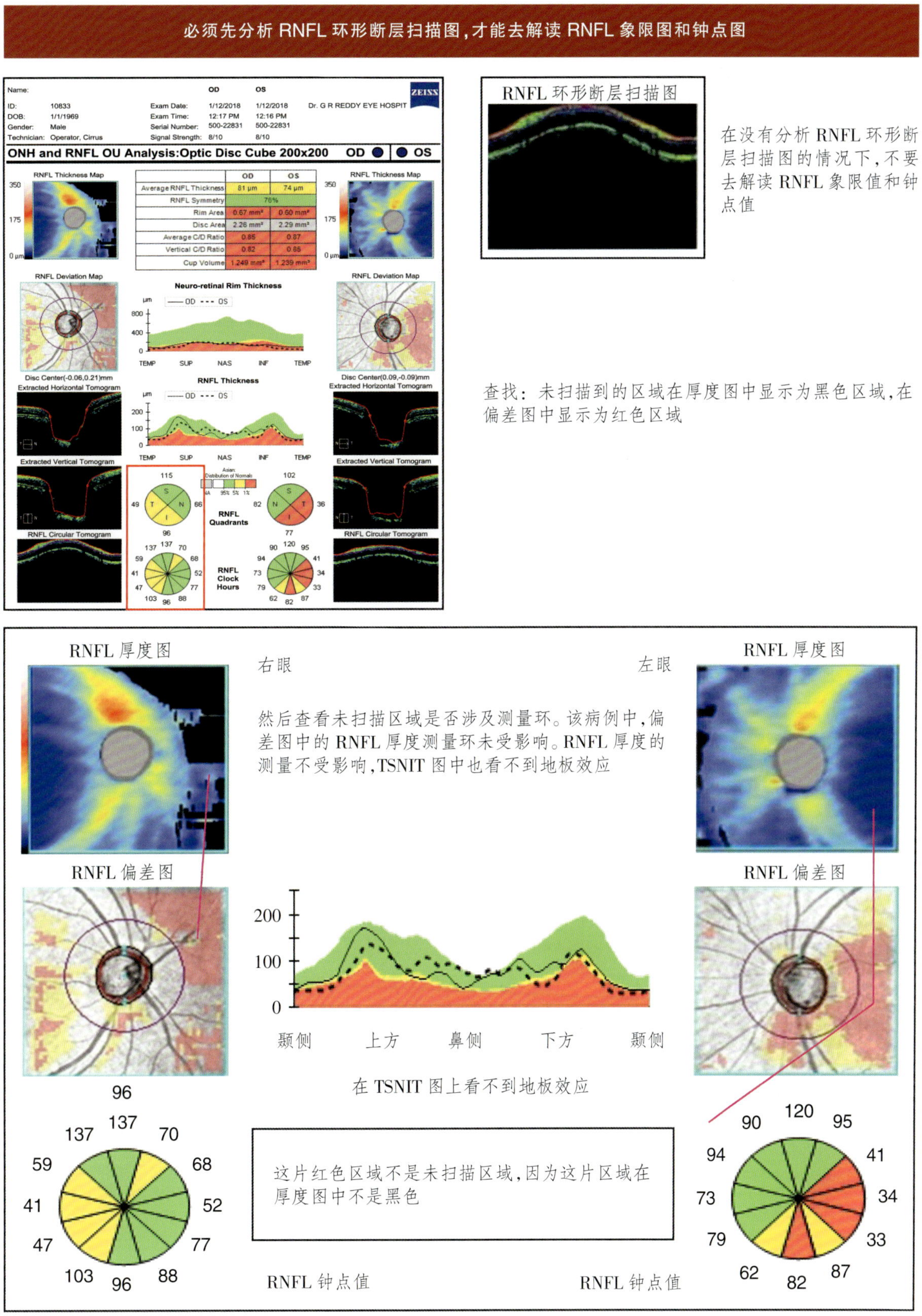

图 4.10

(二)涉及测量环

1.例 1(图 4.11)

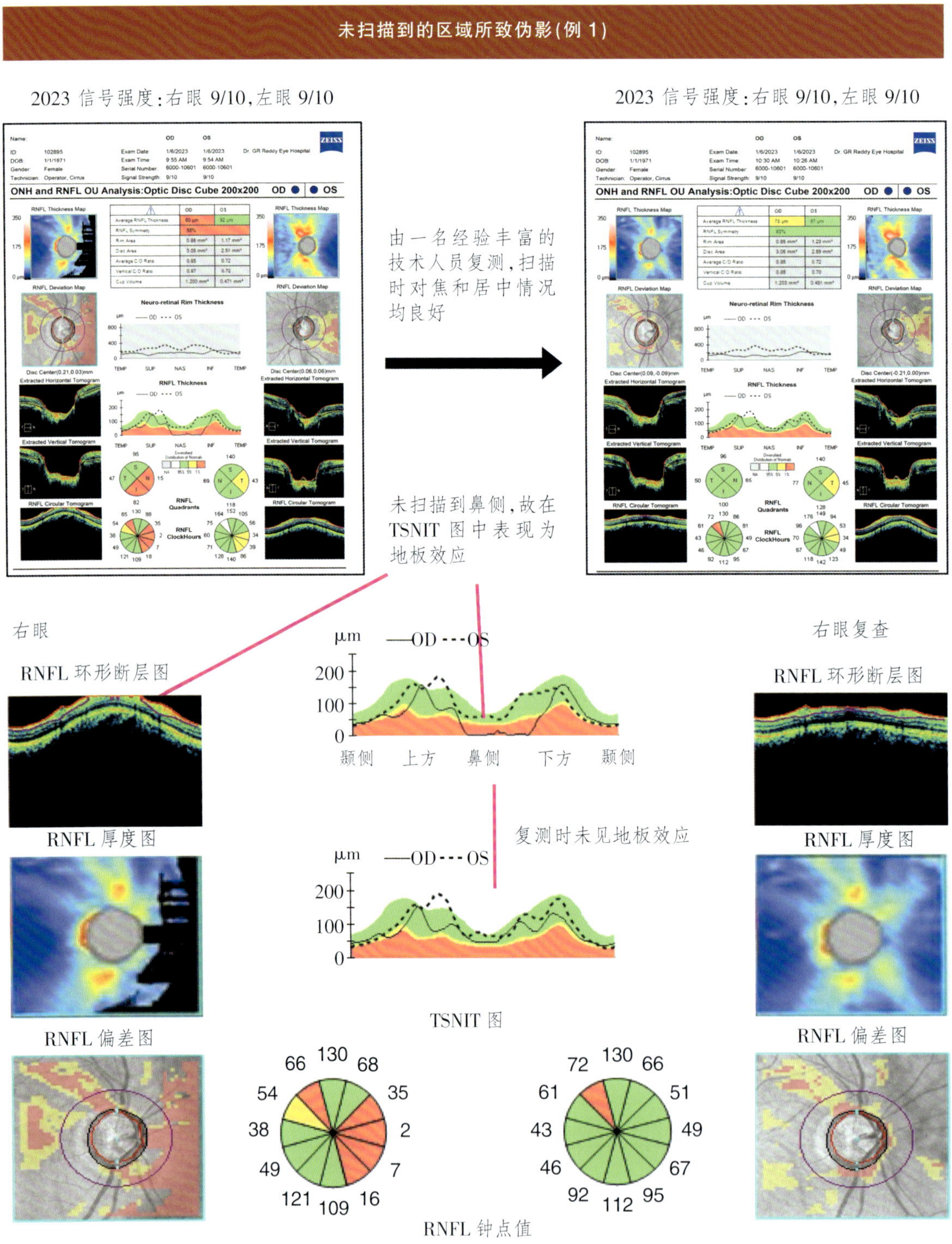

偏差图以高亮方式显示视盘周围的 RNFL 变薄区域，这些区域在偏差图中显示为红色，在厚度图中显示为深蓝色。未扫描到的区域在偏差图中显示为红色，而在厚度图中显示为黑色

图 4.11

2.例 2(图 4.12 和图 4.13)

未扫描到的区域所致伪影(例 2)

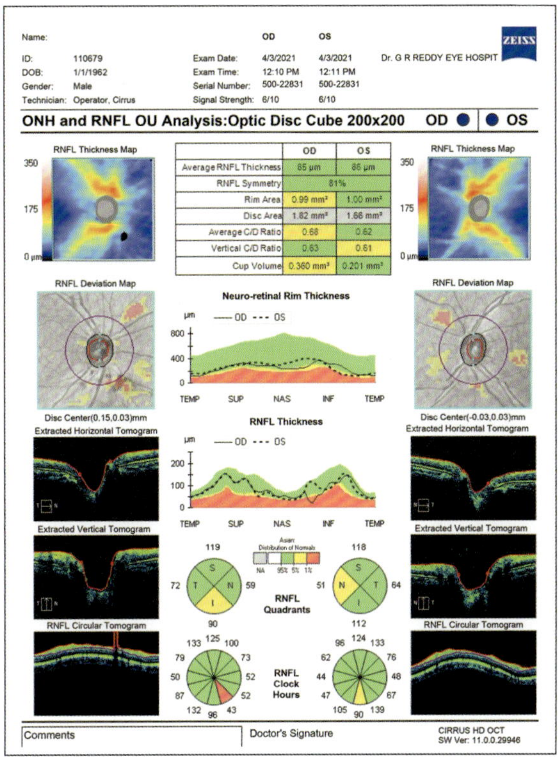

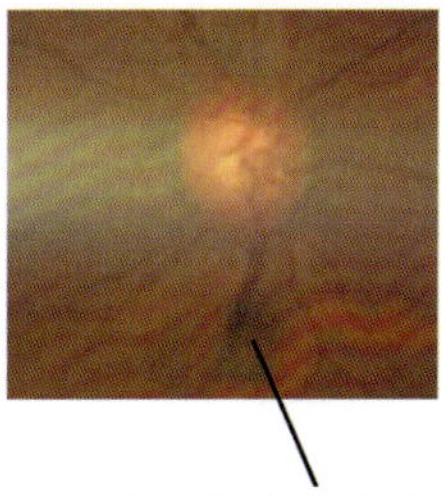

右眼眼底照相发现玻璃体混浊

检查日期:2021-4-3
信号强度:右眼 6/10,左眼 6/10

玻璃体混浊造成未扫描到的区域在厚度图中显示为黑色,相应区域在偏差图中显示为红色。因未扫描区域涉及测量环,在 TSNIT 图和 RNFL 钟点值中均可见其影响

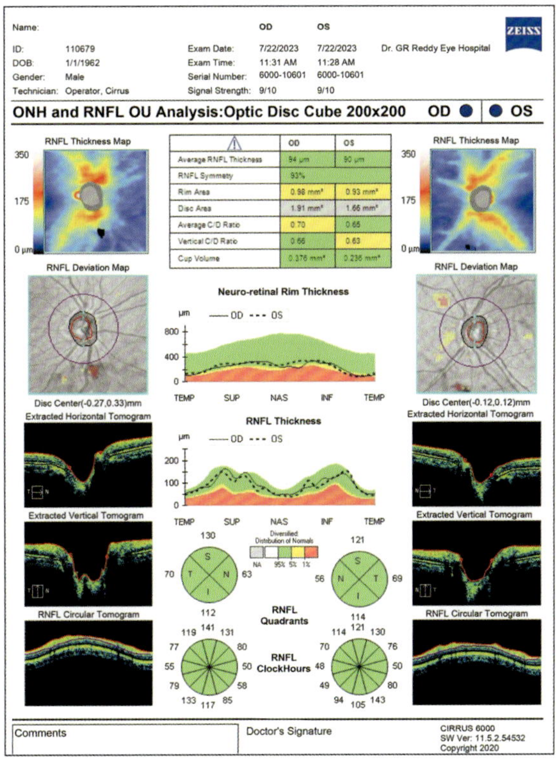

对同一人进行扫描
检查日期:2023-7-22
信号强度:右眼 9/10,左眼 9/10

玻璃体内漂浮物下移,不在测量环上

未扫描到的区域在厚度图中显示为黑色,在偏差图中显示为红色。因为漂浮物下移,未出现在测量环上,所以不影响 RNFL 图和 RNFL 钟点值

图 4.12

未扫描到的区域涉及测量环

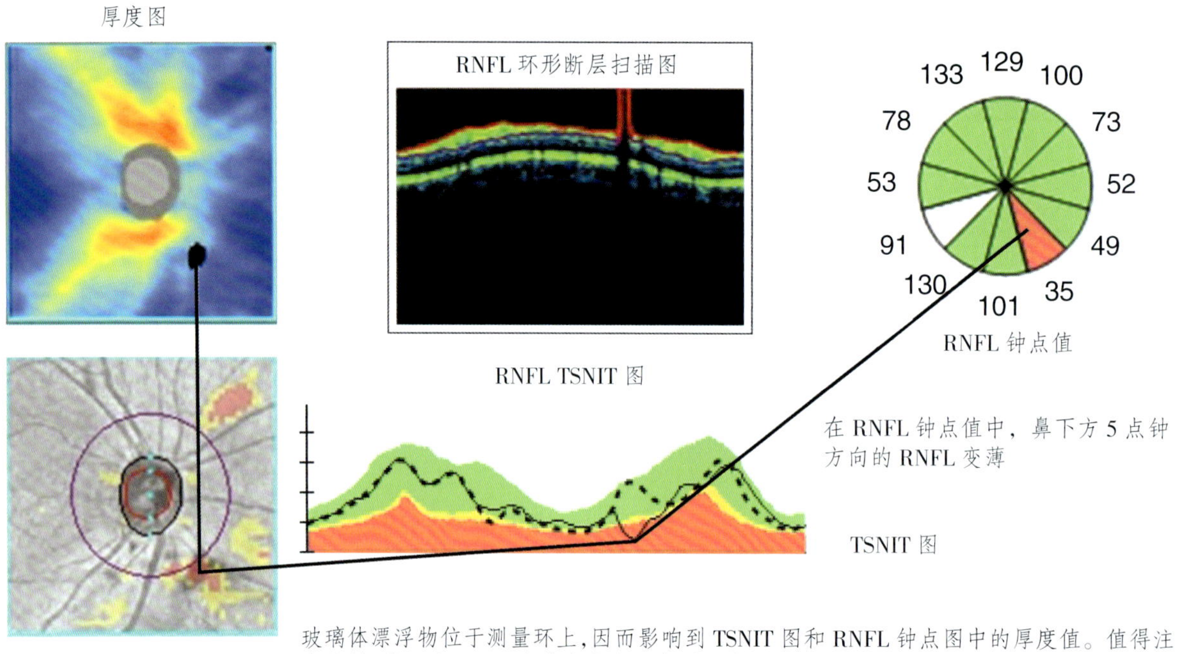

玻璃体漂浮物位于测量环上，因而影响到 TSNIT 图和 RNFL 钟点图中的厚度值。值得注意的是，鼻下方 RNFL 变薄在青光眼中并不常见

未扫描到的区域不涉及测量环

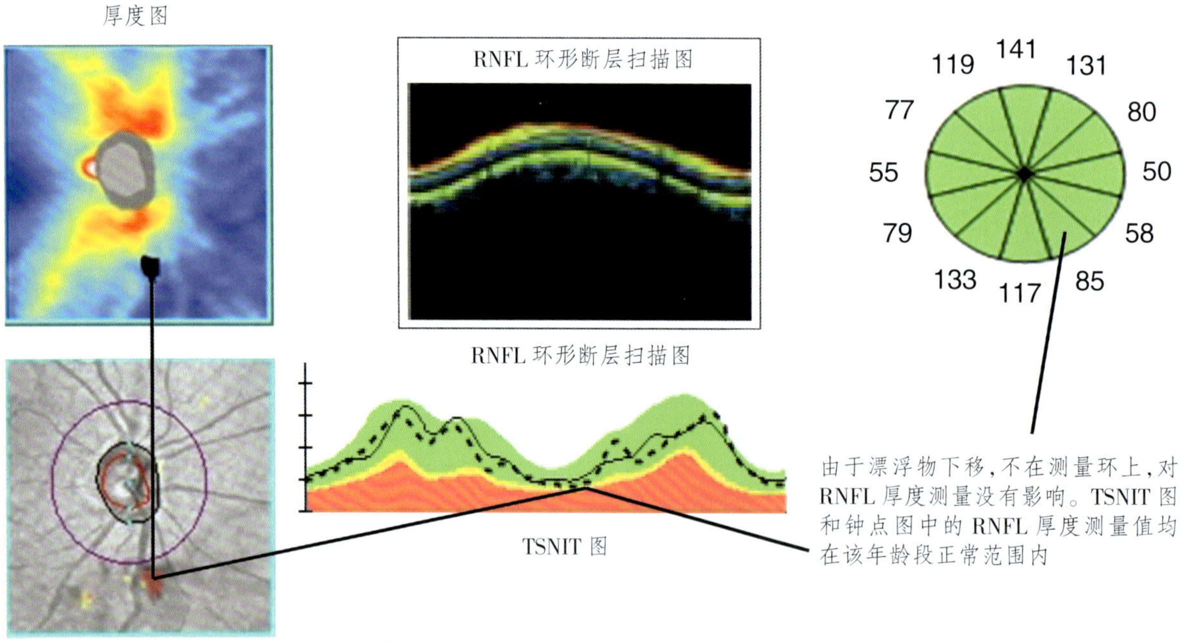

未扫描到的区域在厚度图中显示为黑色，在偏差图中显示为红色。漂浮物下移，未出现在测量环上

图 4.13

四、白内障造成的未扫描区域所致伪影（图 4.14 和图 4.15）

右眼白内障术前
检查日期：2023-7-29
信号强度：右眼 4/10，左眼 9/10

右眼白内障术后
检查日期：2023-10-1
信号强度：右眼，9/10，左眼 9/10

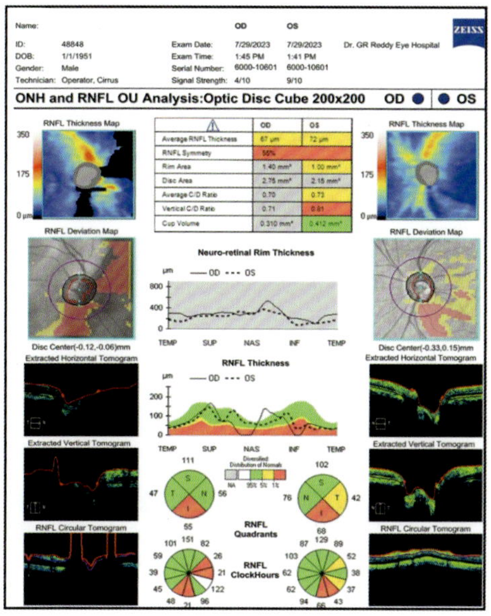

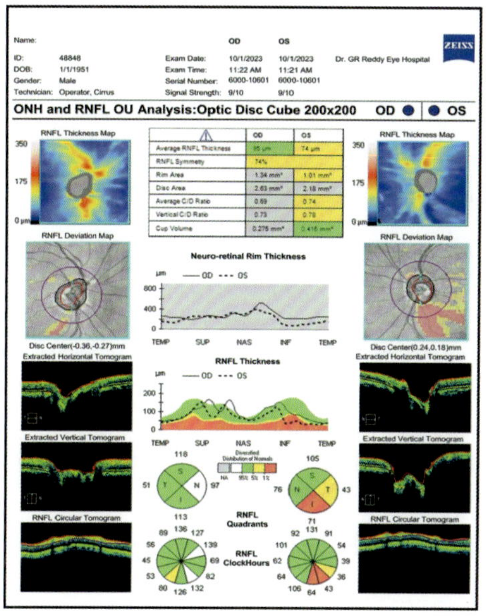

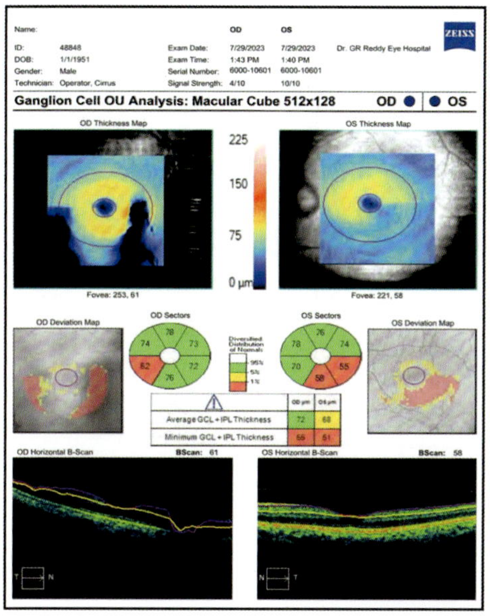

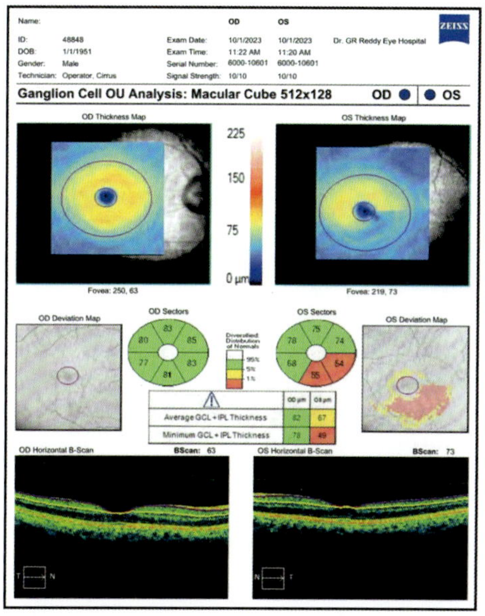

右眼白内障术前
检查日期：2023-7-29
信号强度：右眼 4/10，左眼 9/10

右眼白内障术后
检查日期：2023-10-1
信号强度：右眼 10/10，左眼 10/10

白内障是导致信号强度下降的重要原因之一

图 4.14

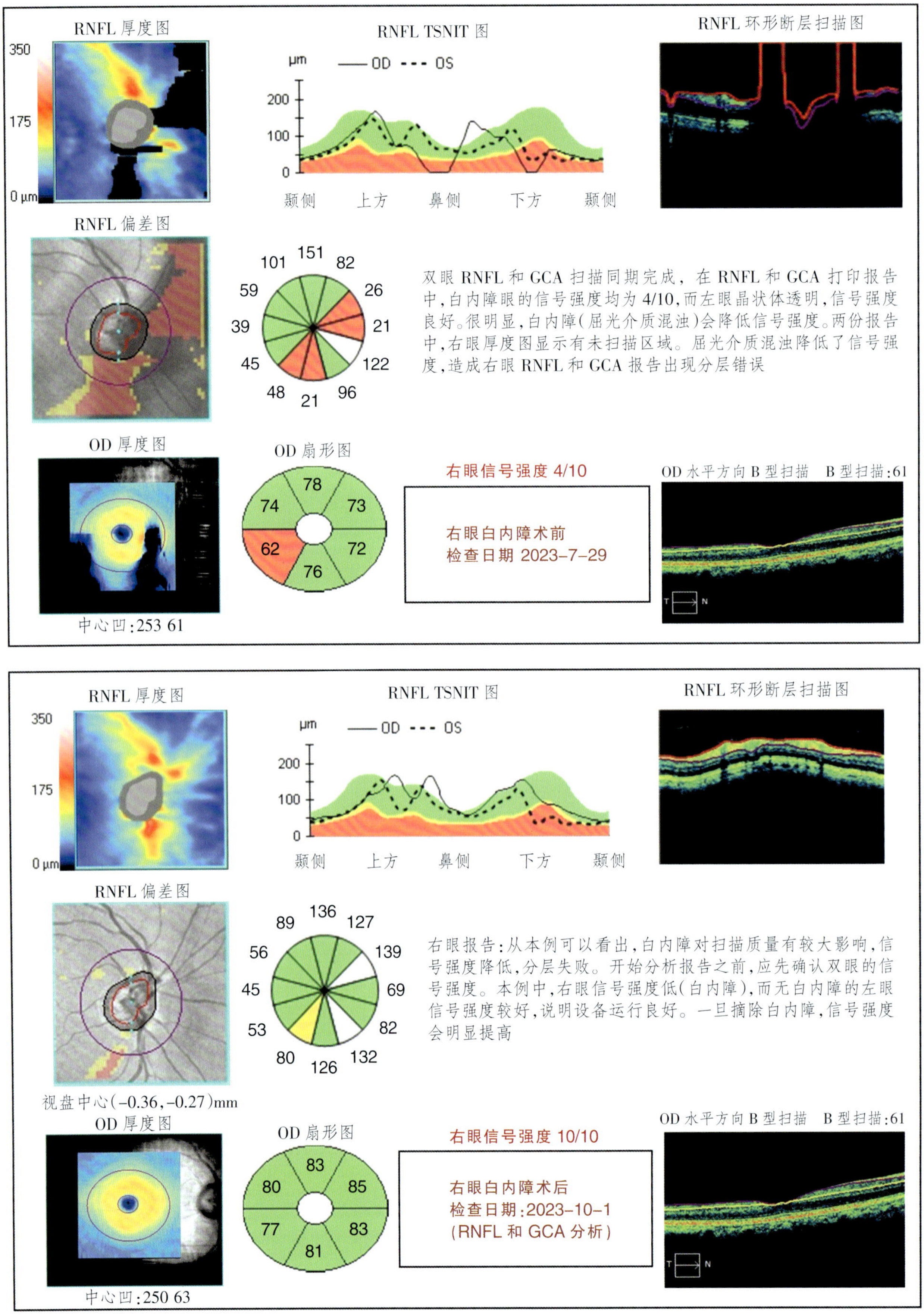
RNFL 厚度图
350
175
0 µm
RNFL TSNIT 图
µm
OD OS
200
100
0
颞侧 上方 鼻侧 下方 颞侧
RNFL 环形断层扫描图
RNFL 偏差图
101 151 82 59 26 39 21 45 122 48 21 96
双眼 RNFL 和 GCA 扫描同期完成，在 RNFL 和 GCA 打印报告中，白内障眼的信号强度均为 4/10，而左眼晶状体透明，信号强度良好。很明显，白内障（屈光介质混浊）会降低信号强度。两份报告中，右眼厚度图显示有未扫描区域。屈光介质混浊降低了信号强度，造成右眼 RNFL 和 GCA 报告出现分层错误
OD 厚度图
中心凹：253 61
OD 扇形图
78 74 73 62 72 76
右眼信号强度 4/10
右眼白内障术前
检查日期 2023–7–29
OD 水平方向 B 型扫描 B 型扫描：61
T N
RNFL 厚度图
350
175
0 µm
RNFL TSNIT 图
µm
OD OS
200
100
0
颞侧 上方 鼻侧 下方 颞侧
RNFL 环形断层扫描图
RNFL 偏差图
89 136 127 56 139 45 69 53 82 80 126 132
右眼报告：从本例可以看出，白内障对扫描质量有较大影响，信号强度降低，分层失败。开始分析报告之前，应先确认双眼的信号强度。本例中，右眼信号强度低（白内障），而无白内障的左眼信号强度较好，说明设备运行良好。一旦摘除白内障，信号强度会明显提高
视盘中心(–0.36，–0.27)mm
OD 厚度图
中心凹：250 63
OD 扇形图
83 80 85 77 83 81
右眼信号强度 10/10
右眼白内障术后
检查日期：2023–10–1
（RNFL 和 GCA 分析）
OD 水平方向 B 型扫描 B 型扫描：61
T N

图 4.15

五、RNFL 裂隙和 RNFL 偏移所致的伪影

1.例 1(图 4.16)

RNFL 裂隙和偏移是常见的解剖学变异,两者都会产生伪影

RNFL 有裂隙而无偏移

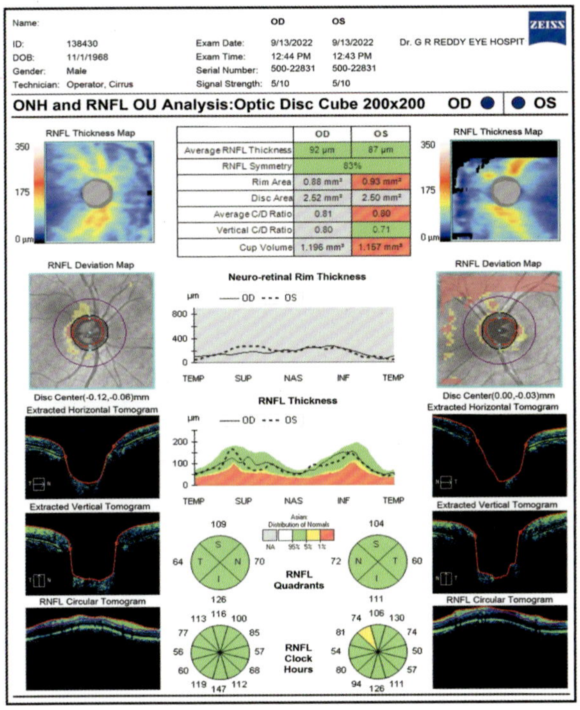

RNFL 厚度图

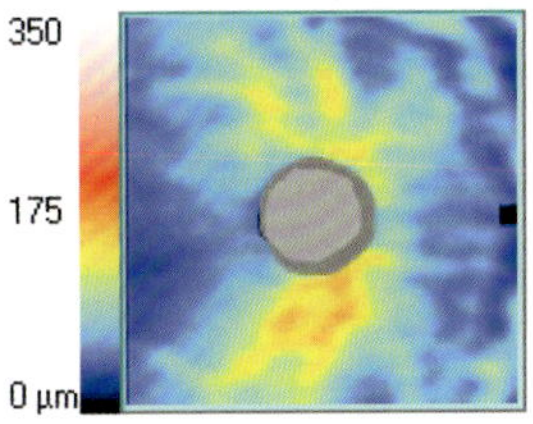

右眼上方 RNFL 束分为 3 部分

厚度图和 TSNIT 图中可见,RNFL 束在进入视盘之前,被分为 3 部分

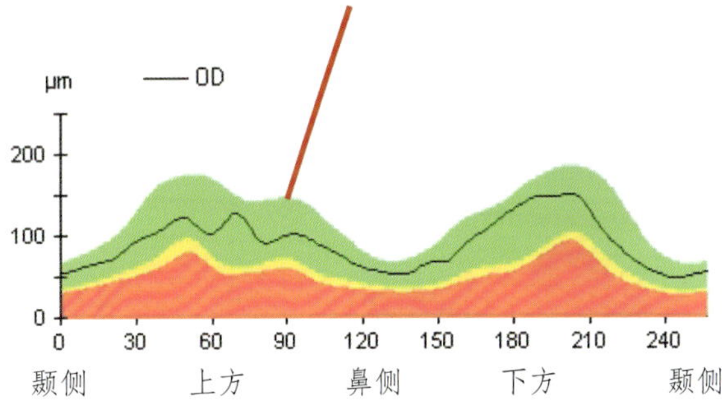

RNFL 裂隙的厚度图

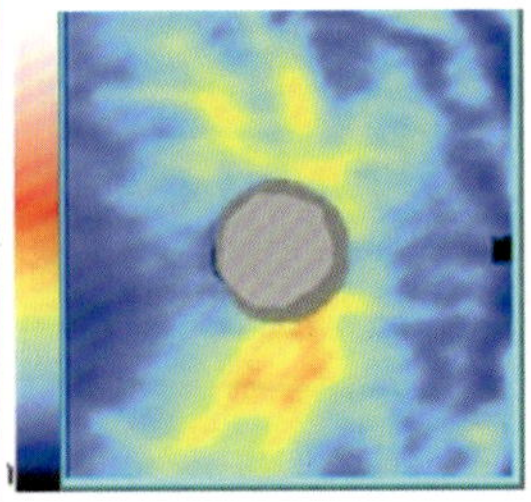

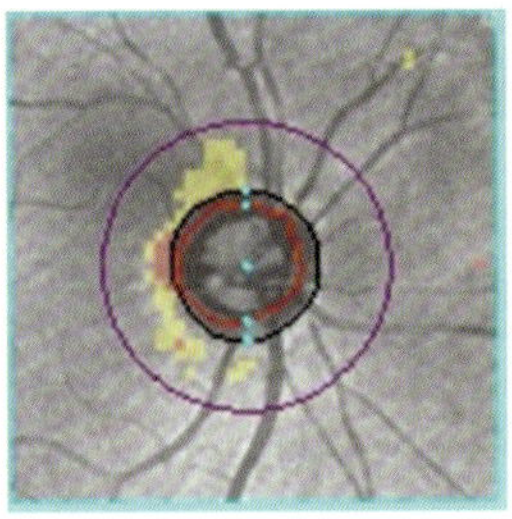

RNFL 裂隙的偏差图

无论是上方还是下方的 RNFL 束,在进入视盘之前分成多束(出现裂隙),厚度图和偏差图上可能显示为正常。有时裂隙一直延续到视盘边缘,导致偏差图上显示为红色,厚度图上显示为蓝色,从而误判为疾病(假阳性)。RNFL 束的形态、走行及位置主要取决于周围主要血管的分布与分支模式

注意图中的血管分布,在 RNFL 裂隙的厚度图中,上方象限有三条大血管,彼此相距较远,而在下方象限只有两条大血管,相互邻近。在厚度图上,这些血管对 RNFL 厚度及其颜色标识有很大影响,而且不同的设备对血管的处理,以及计算各象限和各钟点方向 RNFL 厚度的方法并不相同,测量结果不能互通

正常 RNFL 的厚度图

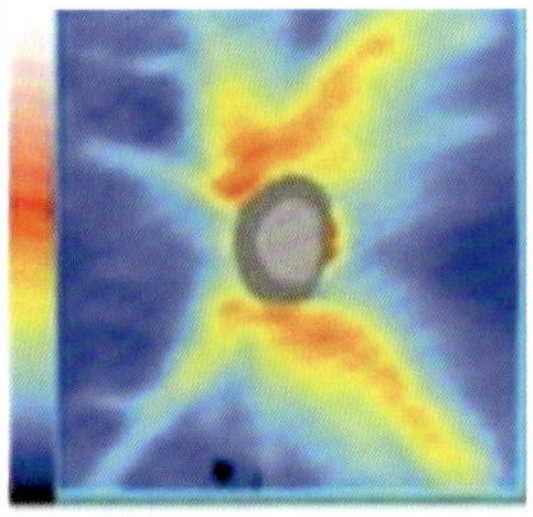

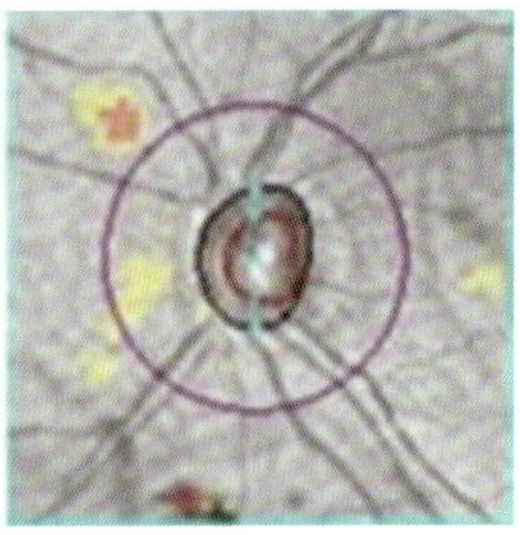

正常 RNFL 的偏差图

图 4.16

2.例 2(图 4.17 和图 4.18)

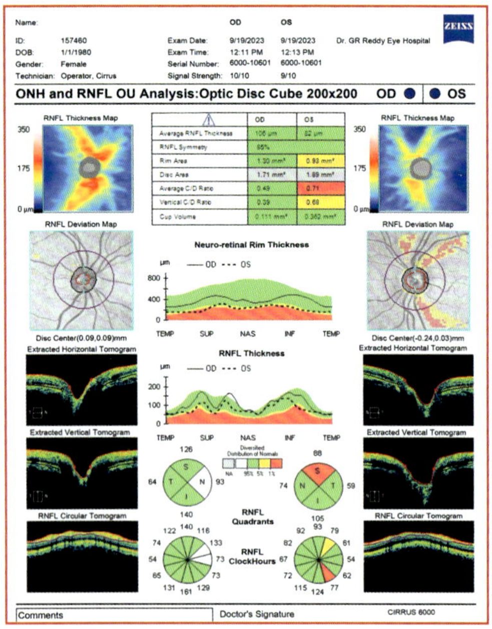

RNFL 裂隙和 RNFL 偏移所致的伪影(右眼)

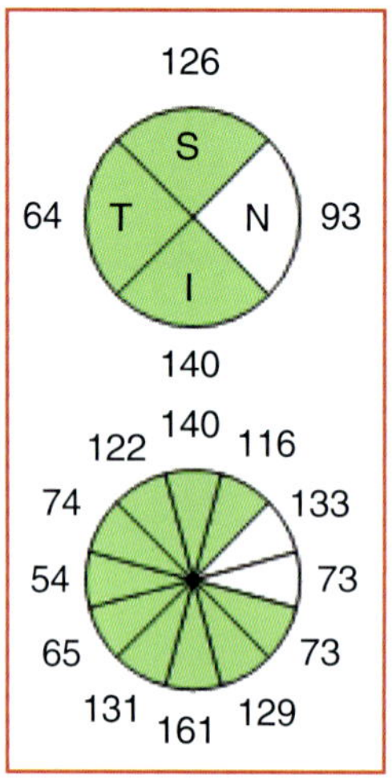

右眼:
先检查 RNFL 的环形断层扫描图,是否有“双峰”征,再检查 TSNIT 图,是否有偏向鼻侧或偏向颞侧的水平偏移。本例中,鼻侧象限显示为白色,P 值>95%,厚度图和 TSNIT 图上均可观察到上方 RNFL 束向鼻侧偏移所致的伪影

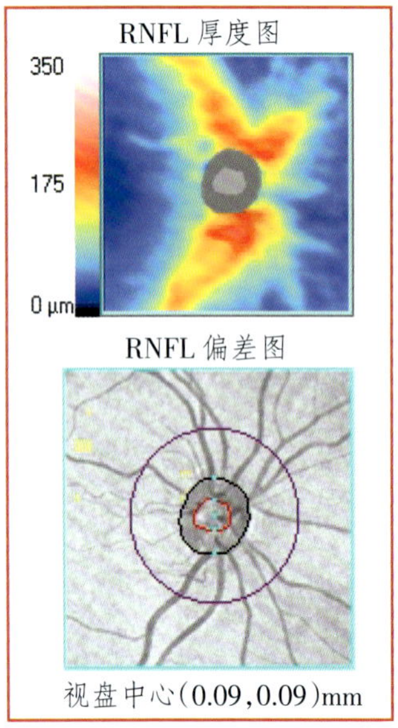

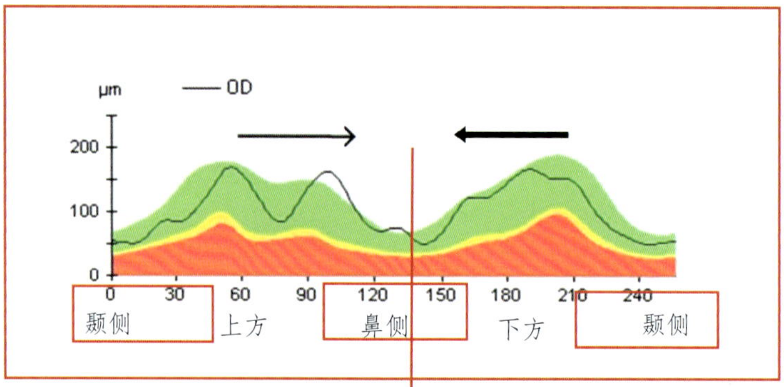

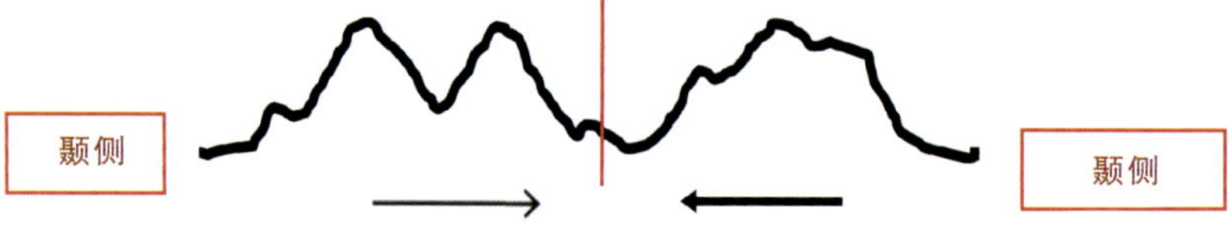

上方和下方的 RNFL 都向鼻侧偏移。TSNIT 图中,上方的部分 RNFL 束移至正常数据库范围之外,导致鼻侧象限和 1 点钟、2 点钟方向的 RNFL 显示为白色。下方 RNFL 也存在偏移,但没有如此突出,仍在绿色区域范围内

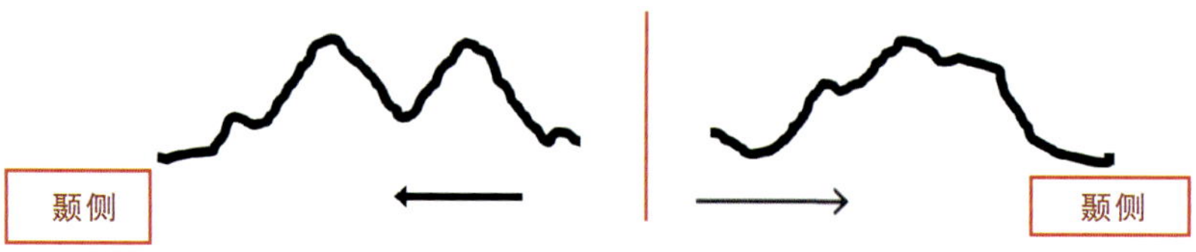

如图所示,如果将上方和下方的 RNFL 束分别向颞侧移位,就可以看出“偏移”的 RNFL 束回归到正常数据库范围内,伪影消失

图 4.17

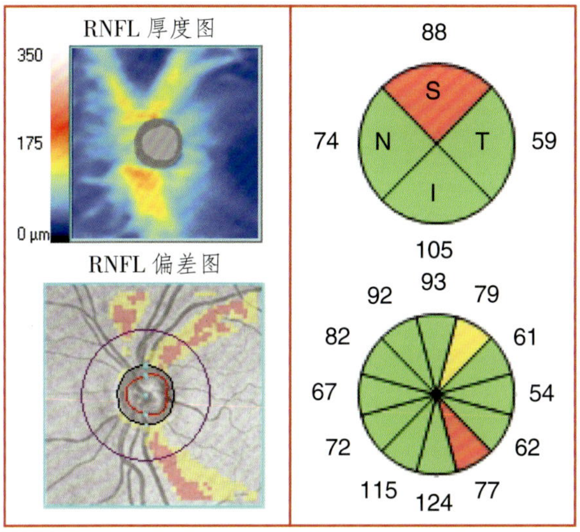

RNFL 裂隙和 RNFL 偏移所致的伪影(左眼)

左眼:如 RNFL 象限值所示,上方 RNFL 变薄,*P* 值<1%,显示为红色

如 RNFL 钟点值所示,颞侧 1 点钟方向显示为黄色,1%<*P* 值<5%,颞侧 5 点钟方向显示为红色,*P* 值<1%

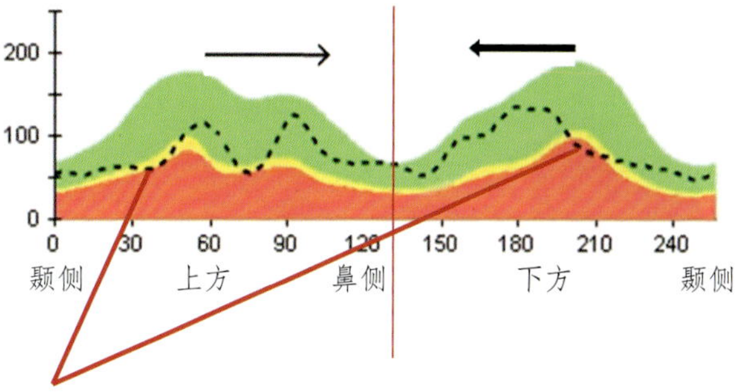

上方和下方 RNFL 束向鼻侧偏移
TSNIT 图中的颞上方 RNFL 束移向黄色区域,而且 RNFL 钟点值上颞侧 1 点钟方向误显示为白色
同样,TSNIT 图中颞下方 RNFL 束移向红色区域,而且 RNFL 钟点值上颞侧 5 点钟方向误显示为红色
如图所示,如果将上方和下方 RNFL 束向颞侧移位,TSNIT 上误标识的上方和下方 RNFL 束就会回归到正常区域,大部分伪影也会消失

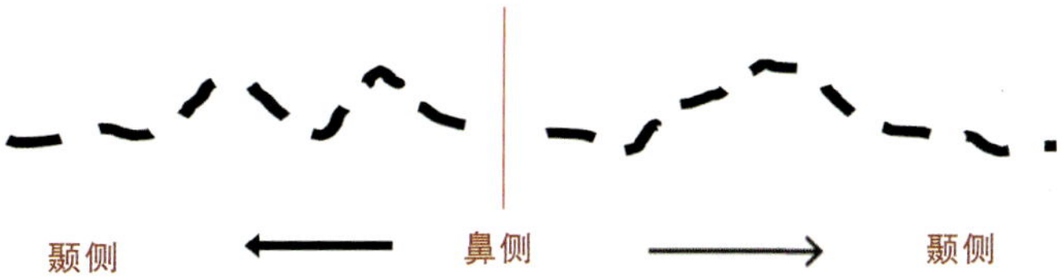

左眼

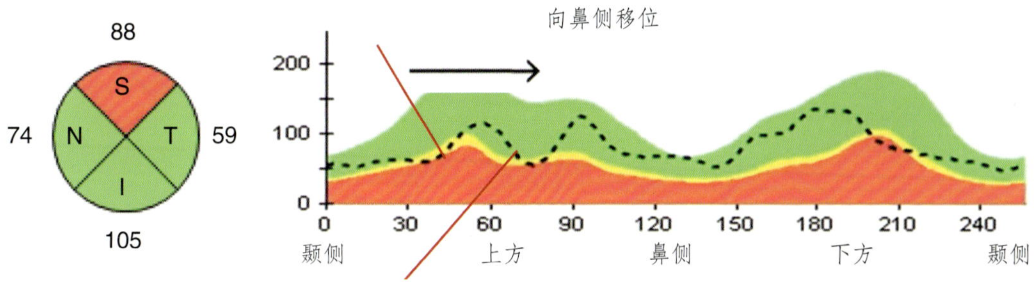

左眼:厚度图和 TSNIT 图上均可见上方 RNFL 裂隙,RNFL 象限值显示上方象限为红色,由上方 RNFL 束裂隙和鼻侧偏移所致

区分 RNFL 裂隙和 RNFL 偏移所致的伪影很重要,否则就可能误判为青光眼所致的 RNFL 变薄。本例是典型的假阳性。假阳性,是指受检者并无青光眼,OCT 检查显示其有青光眼改变。假阴性,是指受检者患青光眼,但是 OCT 检查结果显示正常

图 4.18

3.例 3(图 4.19 和图 4.20)

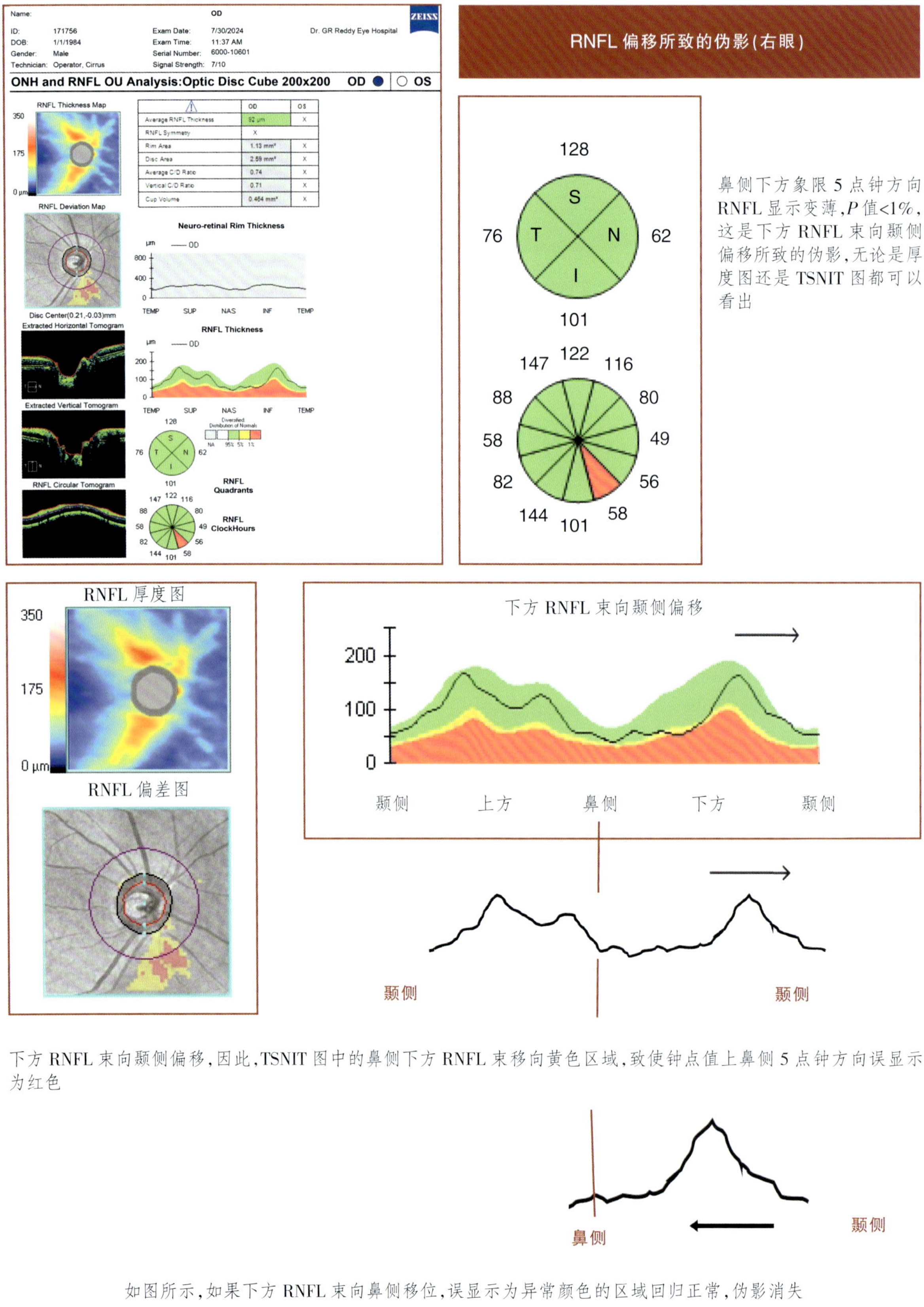

图 4.19

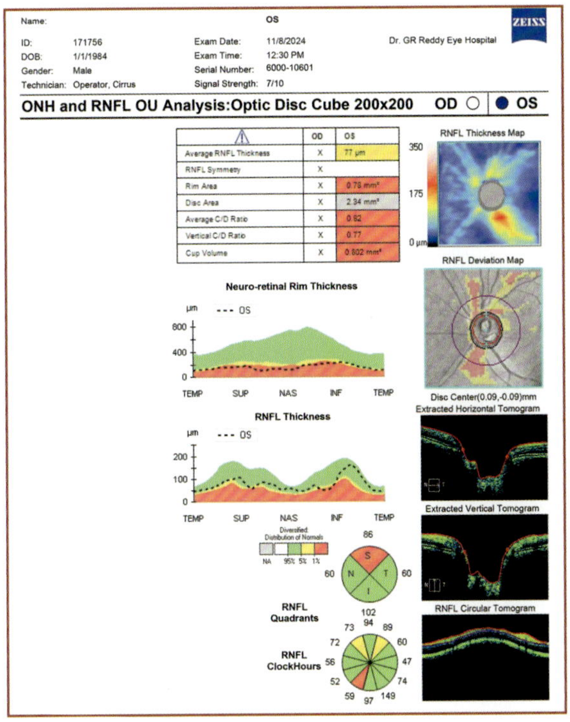

RNFL 裂隙所致的伪影(左眼)

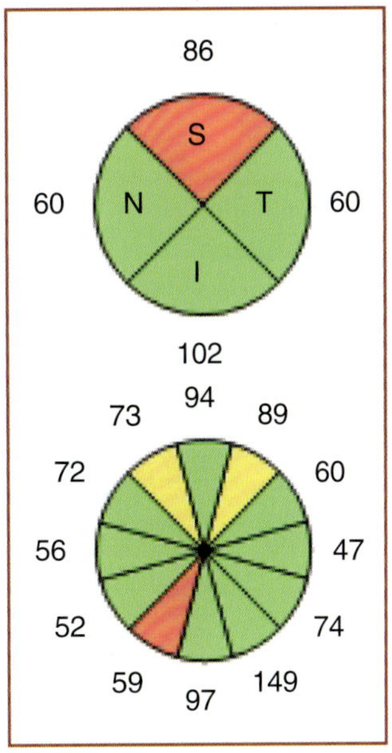

左眼鼻侧下方象限 7 点钟方向显示为红色，P 值<1%，此为伪影，原因是下方 RNFL 束向颞侧偏移，厚度图和 TSNIT 图上都可以看出

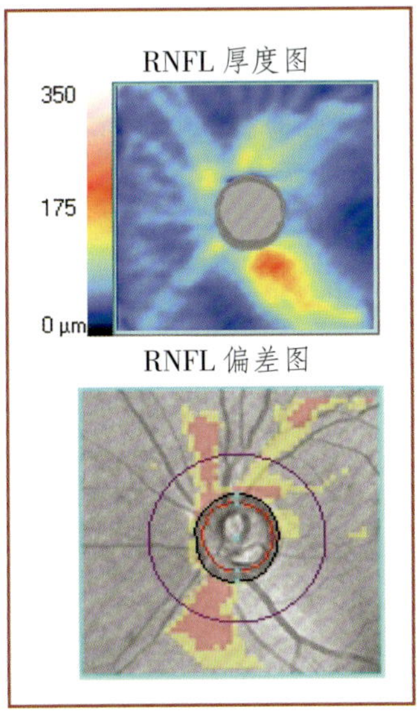

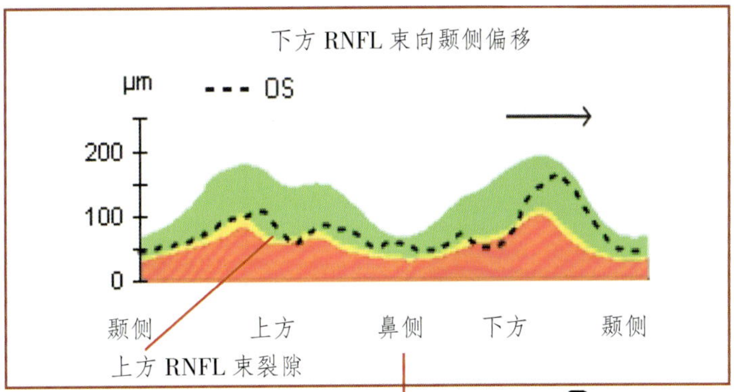

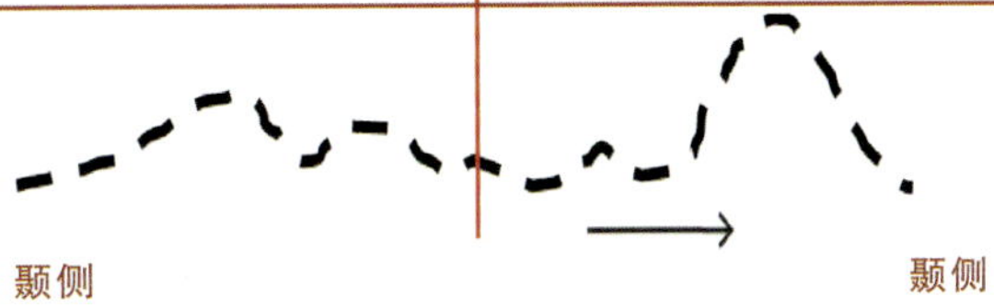

下方 RNFL 束向颞侧偏移，因此，TSNIT 图上的下方 RNFL 束移向红色区域，致使 RNFL 钟点值上 7 点钟方向误显示为红色

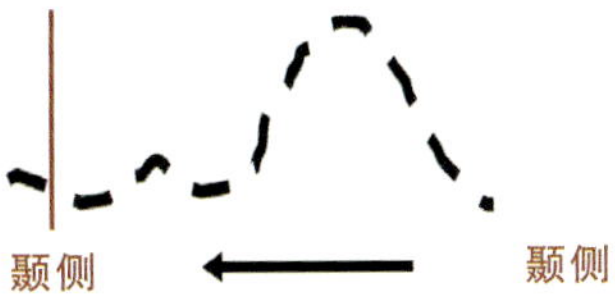

如图所示，将下方 RNFL 束向鼻侧移位，移向红色区域的纤维束回归正常，伪影消失

图 4.20

4.例 4（图 4.21 和图 4.22）

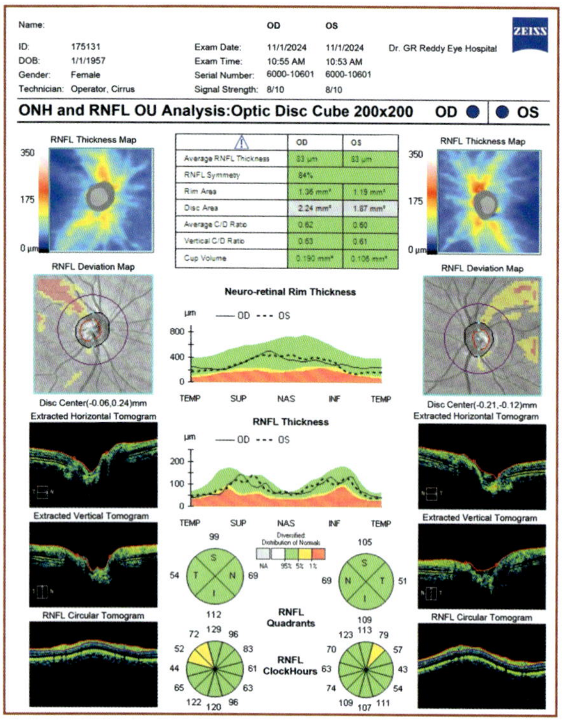

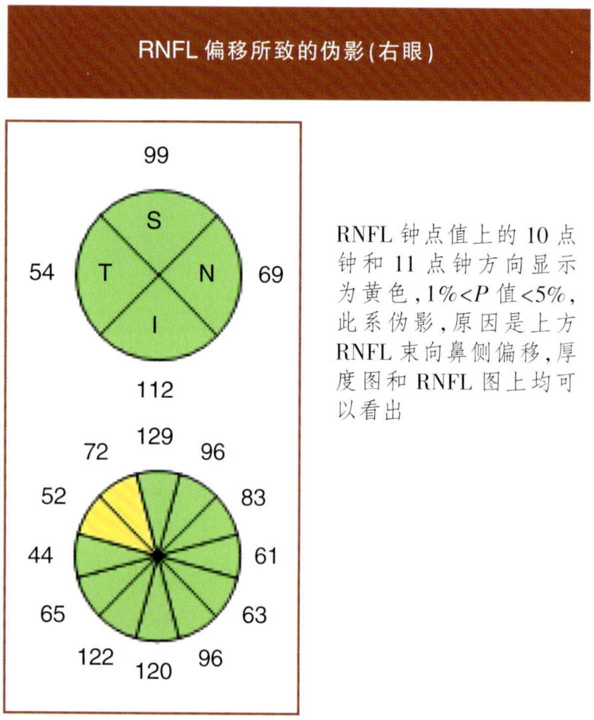

RNFL 钟点值上的 10 点钟和 11 点钟方向显示为黄色，1%<*P* 值<5%，此系伪影，原因是上方 RNFL 束向鼻侧偏移，厚度图和 RNFL 图上均可以看出

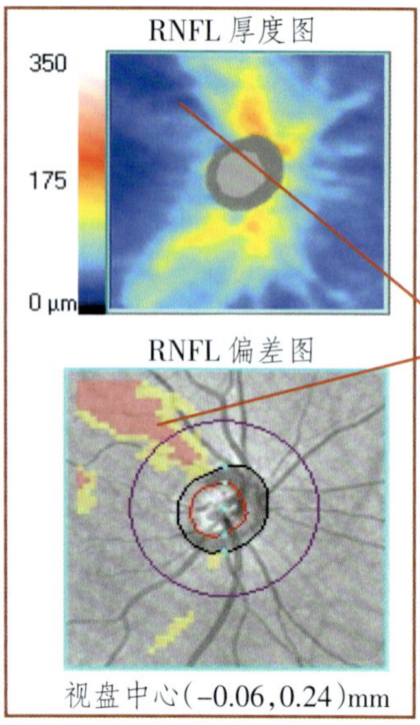

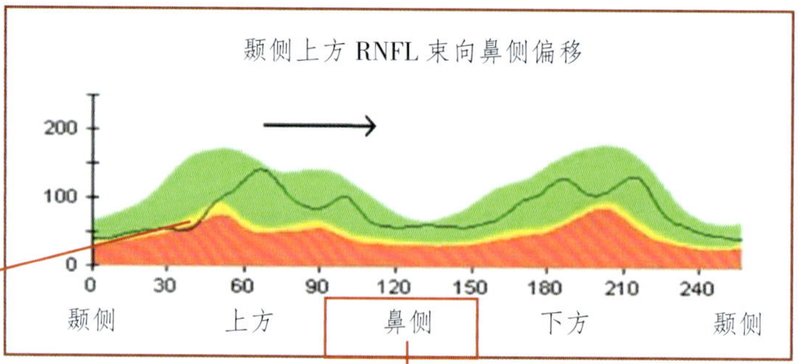

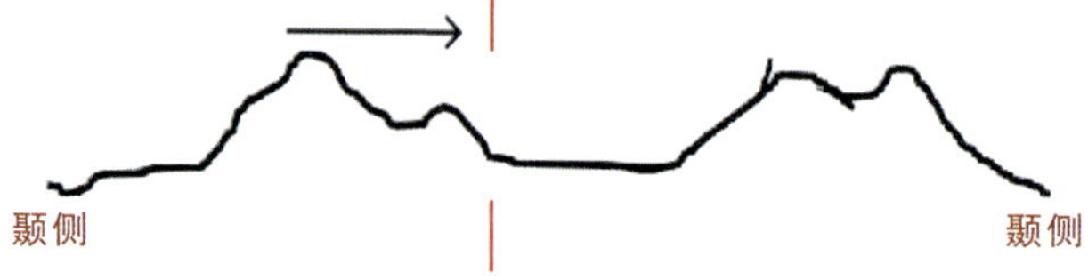

上方 RNFL 束向鼻侧偏移，因此，TSNIT 图上的颞侧上方 RNFL 束误显示为黄色，同时 RNFL 钟点值上颞侧 10 点钟和 11 点钟方向误显示为黄色

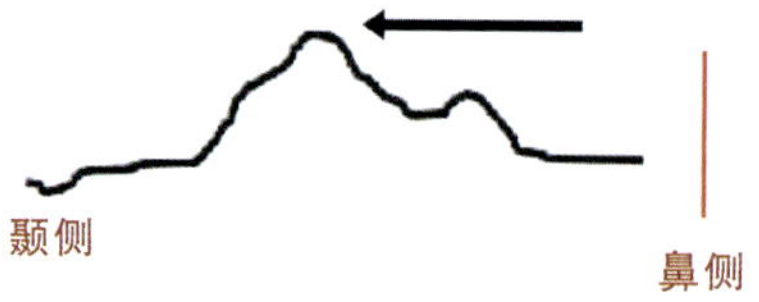

如图所示，上方 RNFL 束向颞侧移位后，颞侧上方 RNFL 束由黄色区域恢复成绿色，RNFL 钟点值上颞侧 10 点钟和 11 点钟方向也显示为绿色

图 4.21

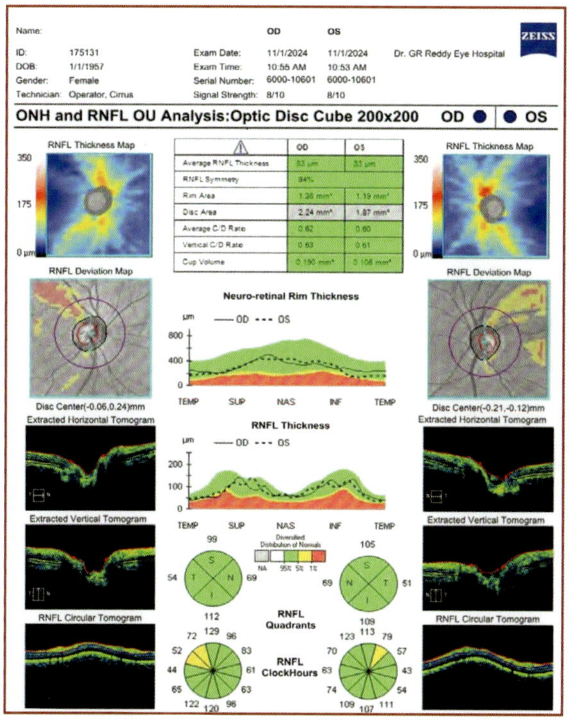

RNFL 偏移所致的伪影(左眼)

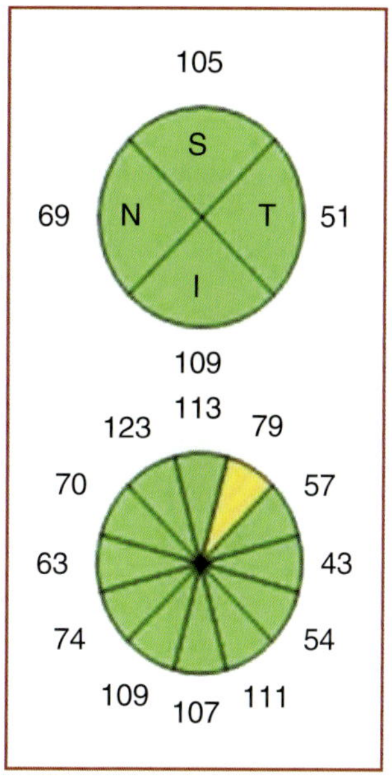

RNFL 钟点值上颞侧 1 点钟方向显示为黄色，这是上方 RNFL 束向鼻侧偏移造成的伪影，厚度图和 TSNIT 图上都可以看出

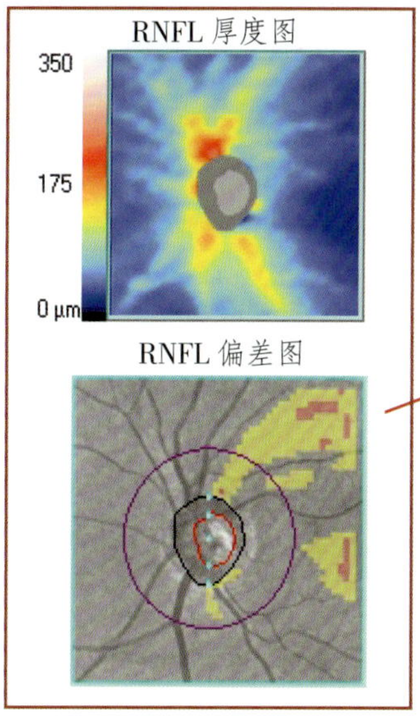

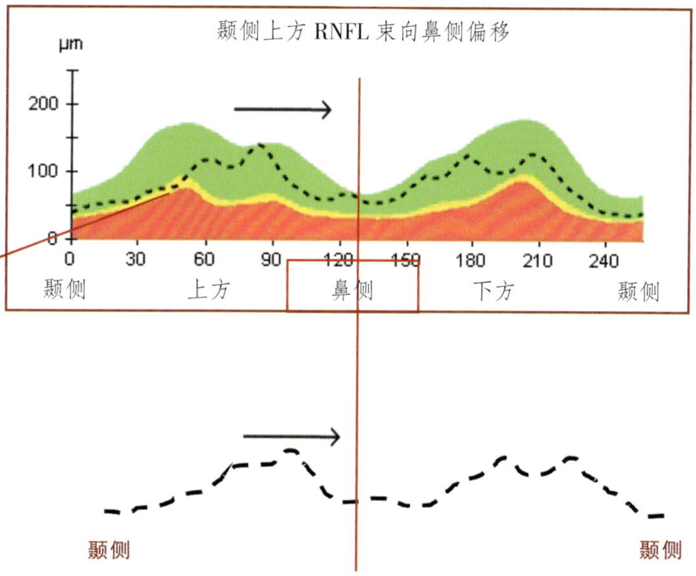

上方 RNFL 束向鼻侧偏移，颞侧上方 RNFL 束移至 TSNIT 图中黄色区域。RNFL 钟点值上颞侧 1 点钟方向显示为黄色

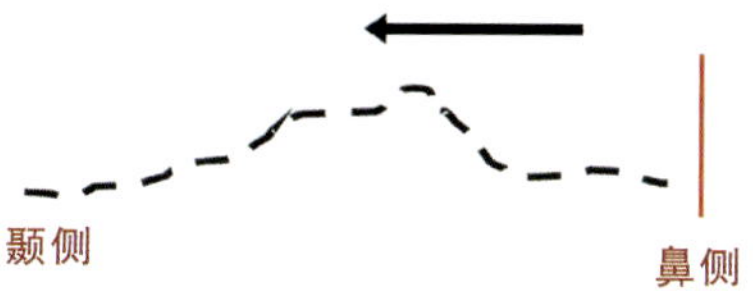

如图所示，上方 RNFL 束向颞侧移位后，颞侧上方 RNFL 束会由黄色区域恢复成绿色，RNFL 钟点值上颞侧 10 点钟方向也显示为绿色

图 4.22

5.例 5(图 4.23 和图 4.24)

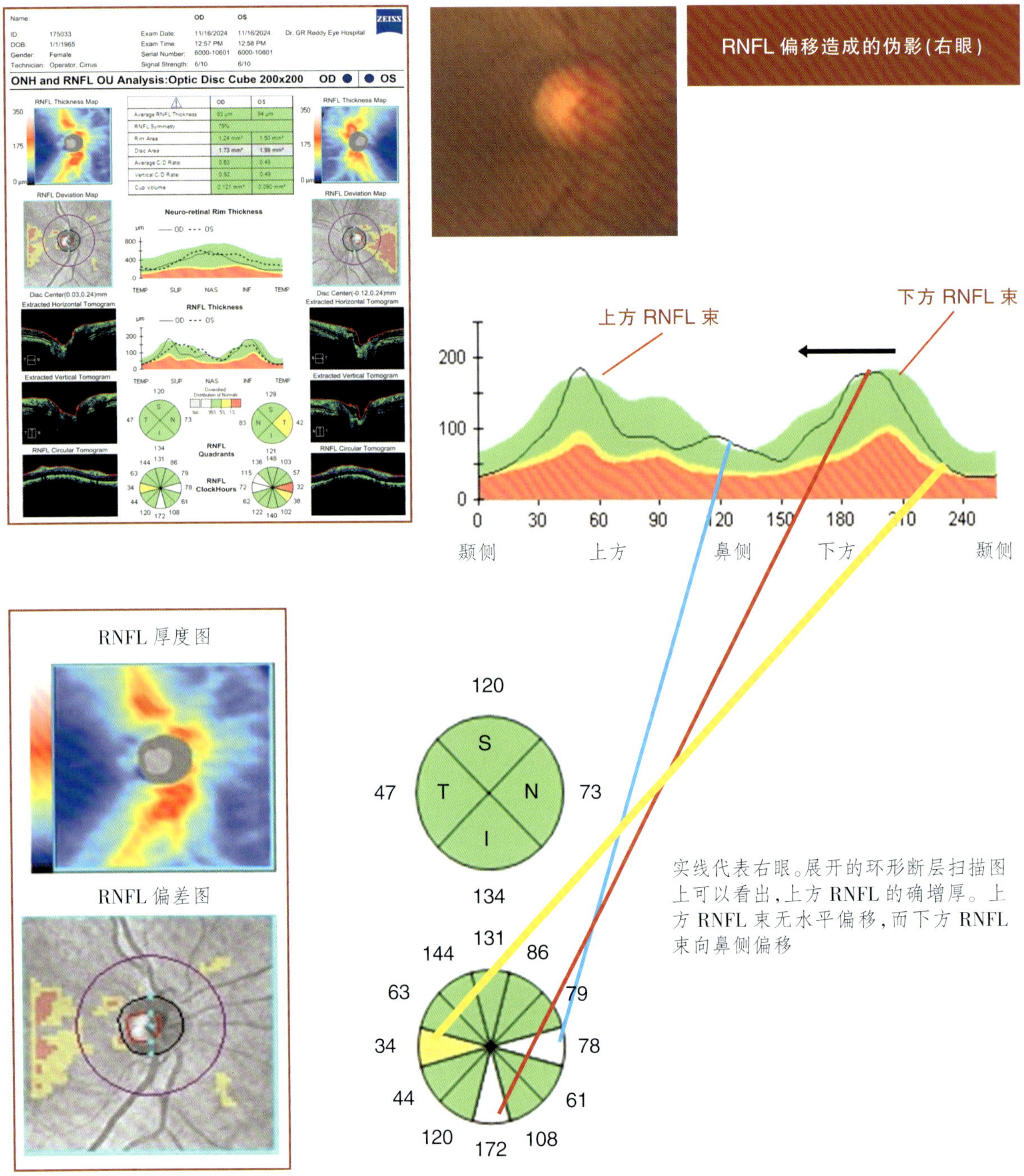

RNFL 钟点图上颞侧 9 点钟方向显示为黄色,1%<P 值<5%,这是下方 RNFL 束向鼻侧偏移造成的伪影,无论是厚度图还是 TSNIT 图都可以看出

识别 RNFL 裂隙和 RNFL 偏移所致的伪影很重要,否则可能误判为青光眼所致

假阳性是指在受检者正常的情况下,OCT 显示有青光眼改变

假阴性是指在受检者有青光眼的情况下,OCT 结果显示正常

图 4.23

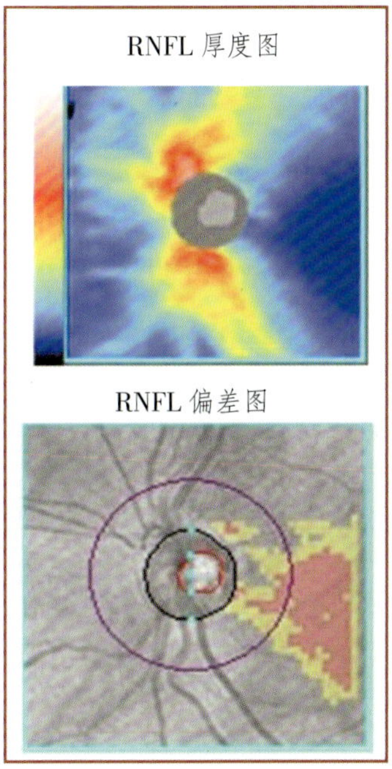

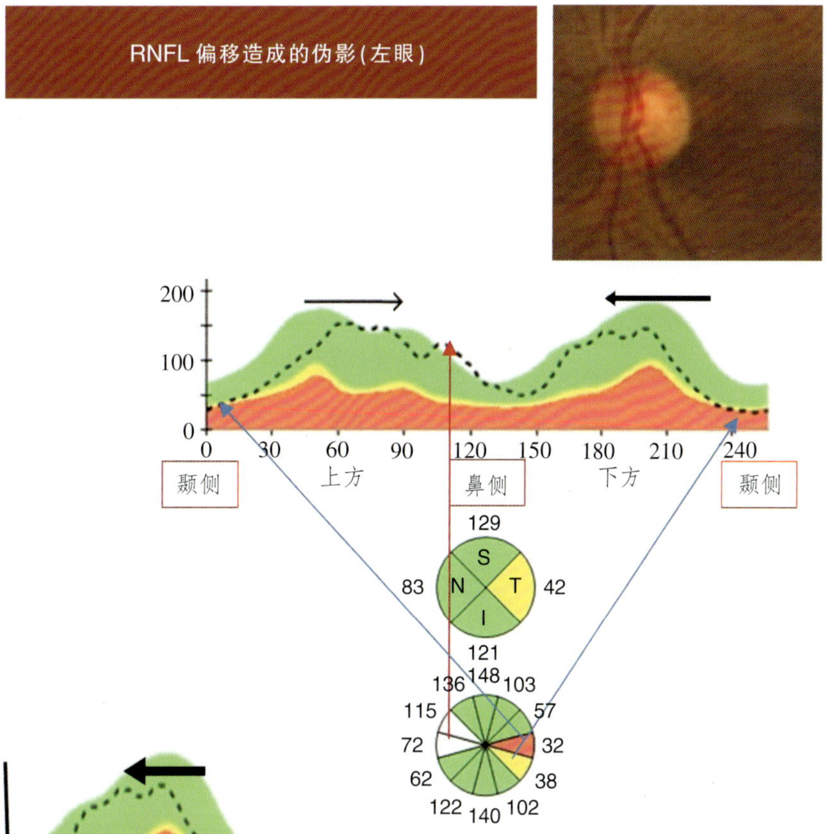

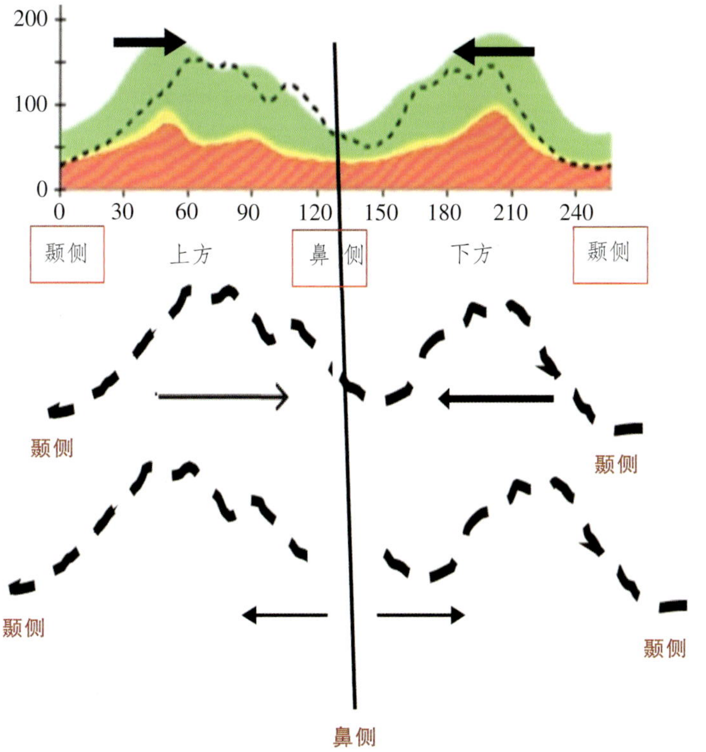

左眼(虚线所示)上方和下方 RNFL 束向鼻侧偏移，造成 TSNIT 图上颞侧上方和颞侧下方 RNFL 束移向红色区域和黄色区域，RNFL 钟点值上颞侧 3 点钟和 4 点钟方向也误显示为红色和黄色

如图所示，将上方和下方 RNFL 束向颞侧移位，TSNIT 图上误显示为异常的区域将回归到绿色正常范围，伪影随之消失

图 4.24

6.例 6（图 4.25 和图 4.26）

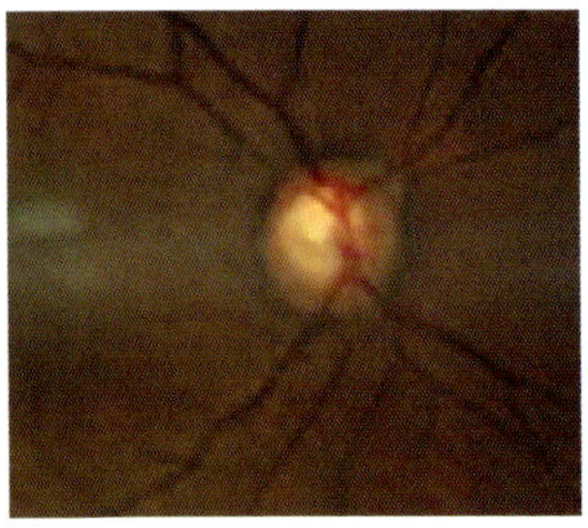

右眼眼底

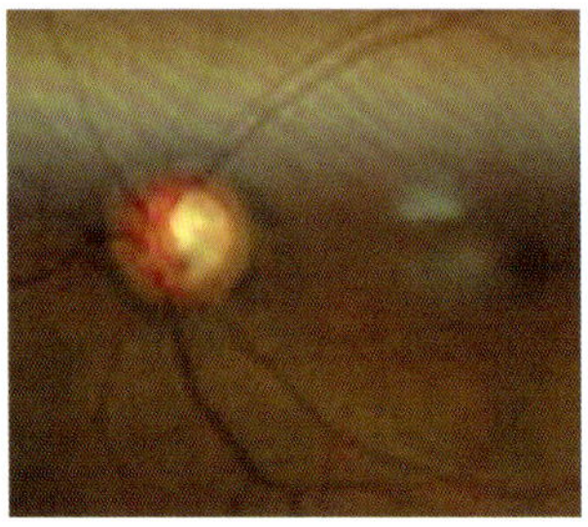

左眼眼底

RNFL 裂隙和 RNFL 偏移所致的伪影

右眼上方和下方 RNFL 束裂隙，左眼上方和下方 RNFL 束向颞侧偏移

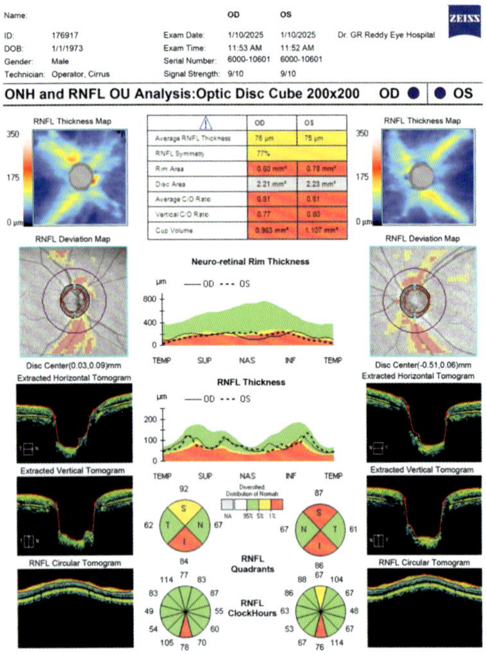

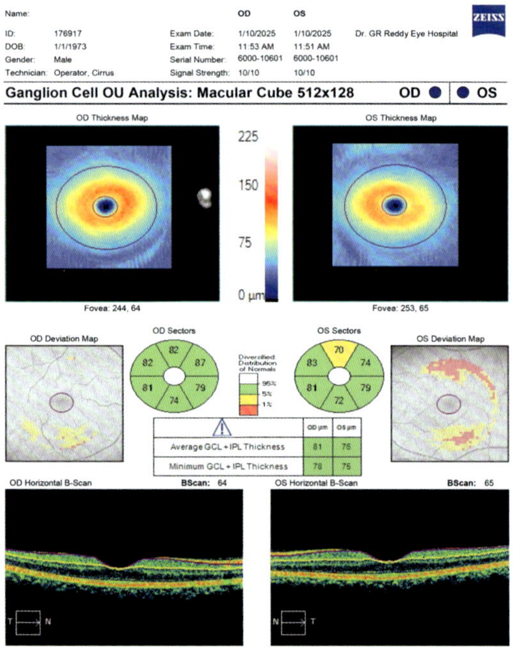

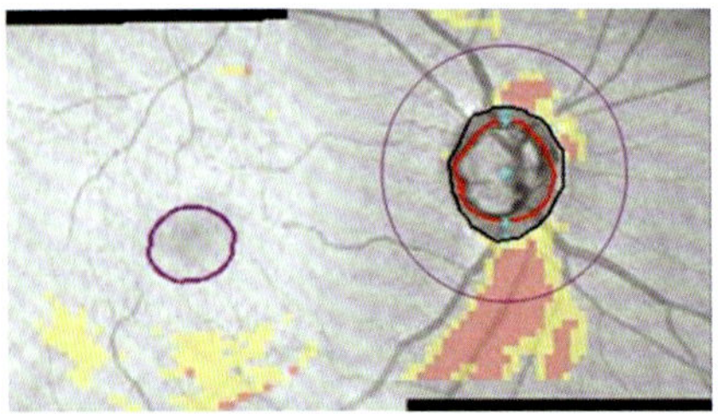

RNFL 和 GCC 变薄，但其变薄形态与视野前期青光眼的典型特征不符

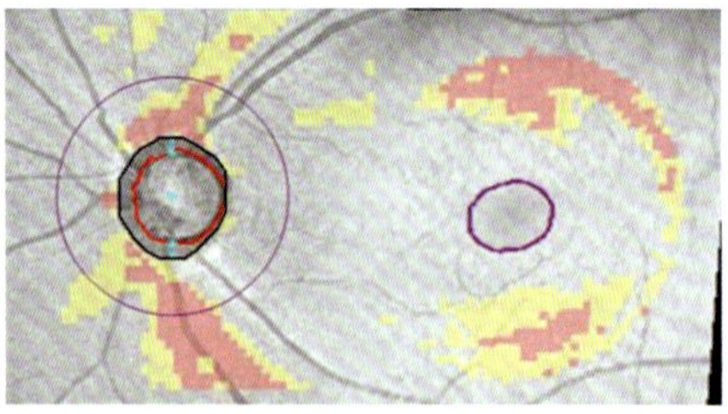

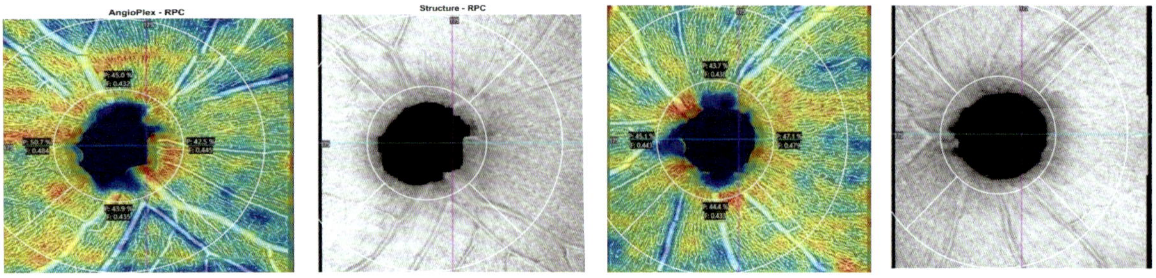

OCTA：盘周放射状毛细血管扫描，未显示任何青光眼视野缺损前期的证据

图 4.25

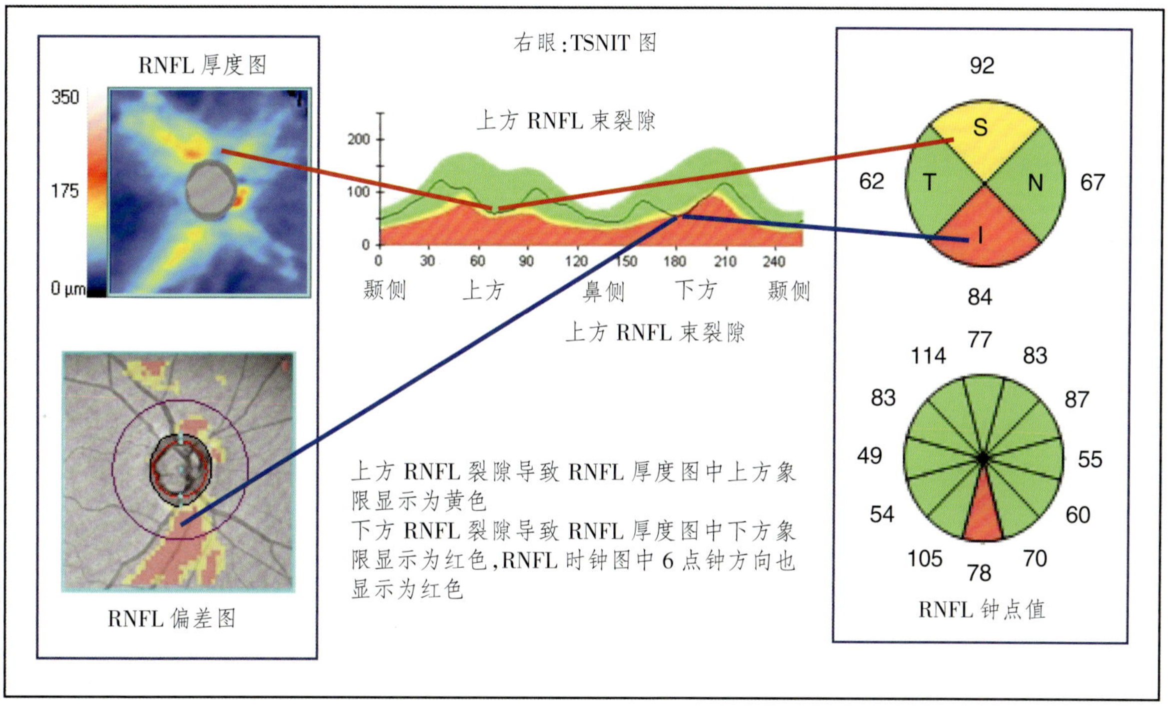

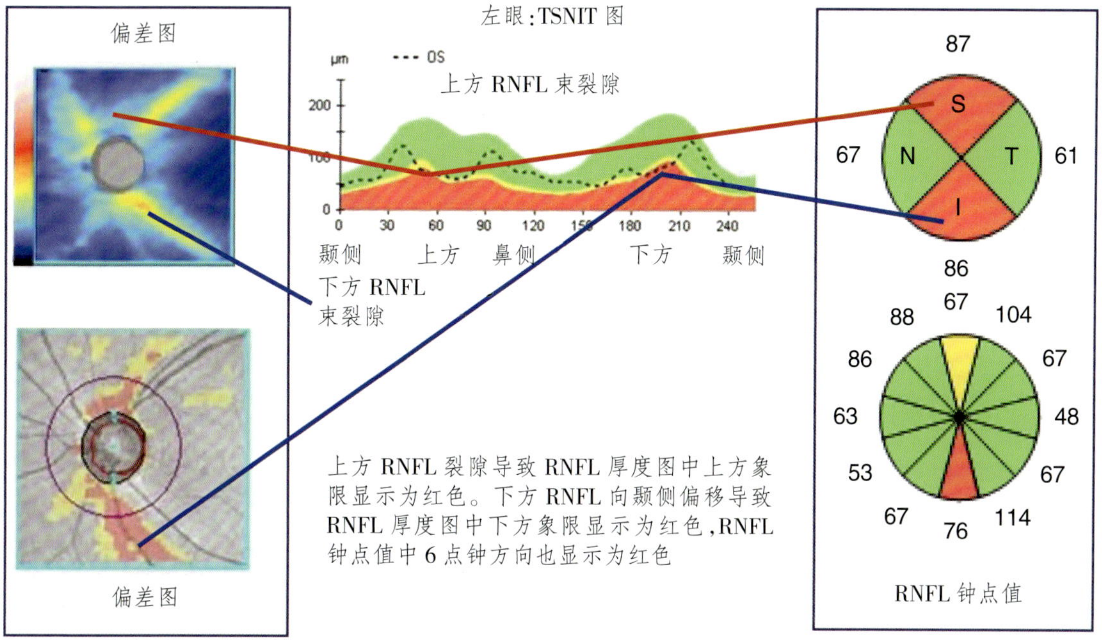

RNFL 裂隙或偏移是常见的临床现象，会导致假阳性。因此，准确识别这些伪影很重要，否则会误判为青光眼导致 RNFL 变薄。识别这些情况的主要线索为视盘周围大血管的分布位置和分支形态，这些特征与 RNFL 测量环密切相关

图 4.26

六、眼球运动引起的伪影(图 4.27)

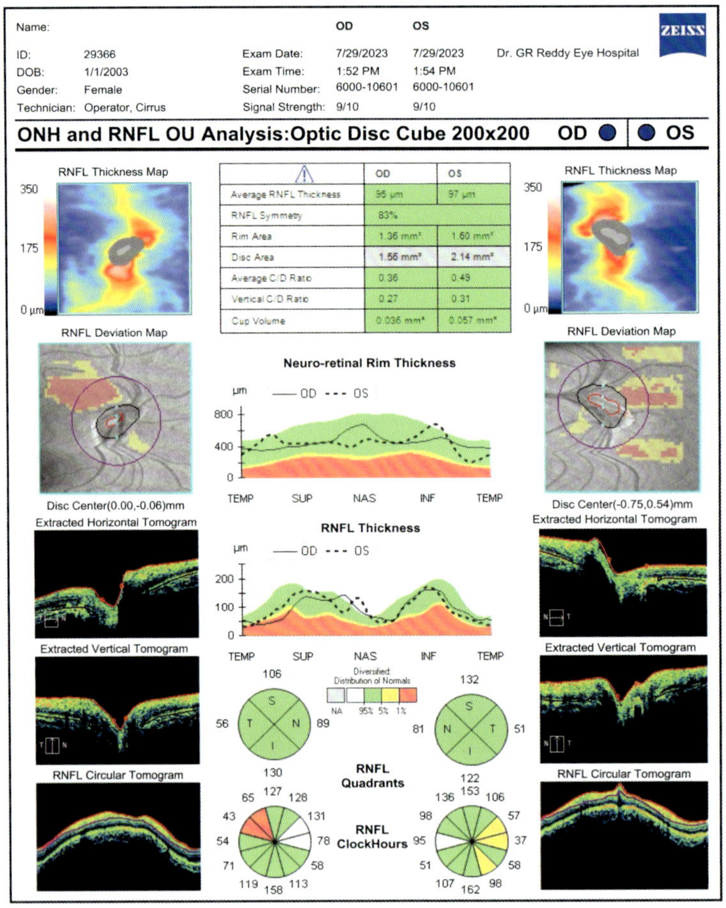

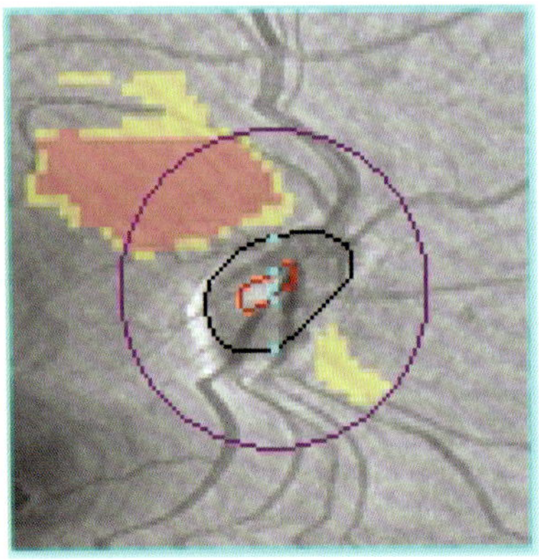

偏差图

只有分析偏差图,才能发现眼球运动对 OCT 扫描质量的影响

注意观察图中的血管,血管不连续,提示扫描过程中存在眼球运动

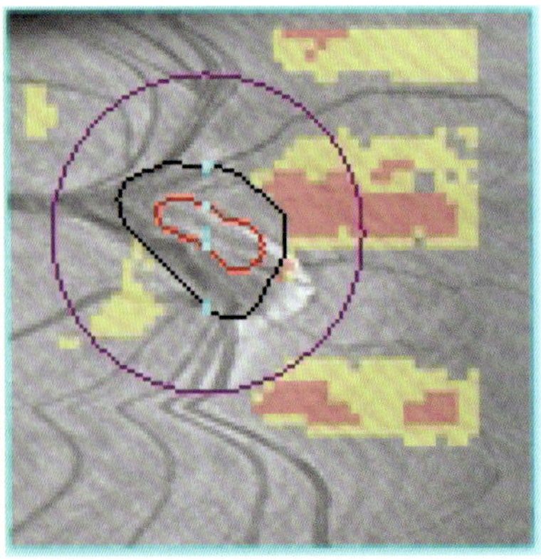

偏差图

RNFL 扫描过程中,B 型扫描由多个并排的 A 型扫描构成,多个 B 扫描组成容积扫描。当眼球运动或眨眼时,扫描可能无法对准,造成 RNFL 厚度测量错误,可能会误判为进行性变薄。新版 SD-OCT 内置眼球追踪功能,可以通过对准血管或虹膜追踪来弥补眼球运动。眼球追踪功能显著提高了 RFNL 测量的可重复性

图 4.27

七、小瞳孔伴屈光介质混浊造成的伪影(图 4.28)

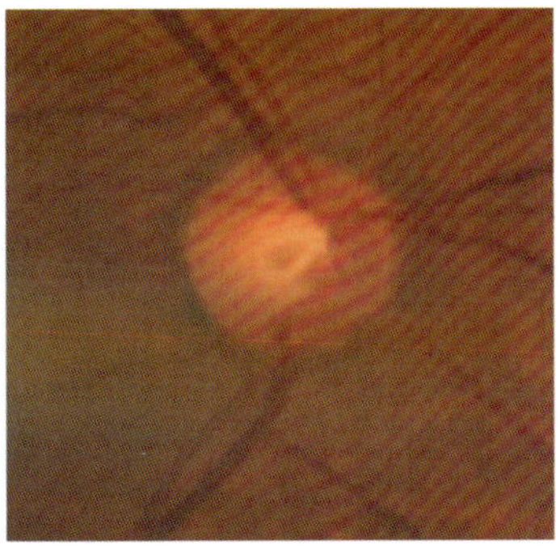

屈光介质混浊，多见于小瞳孔伴白内障病例，会影响 RNFL 厚度测量。这种影响在皮质性白内障中最为明显，其次是后囊下白内障。核性白内障的影响较小

右眼小瞳孔伴白内障

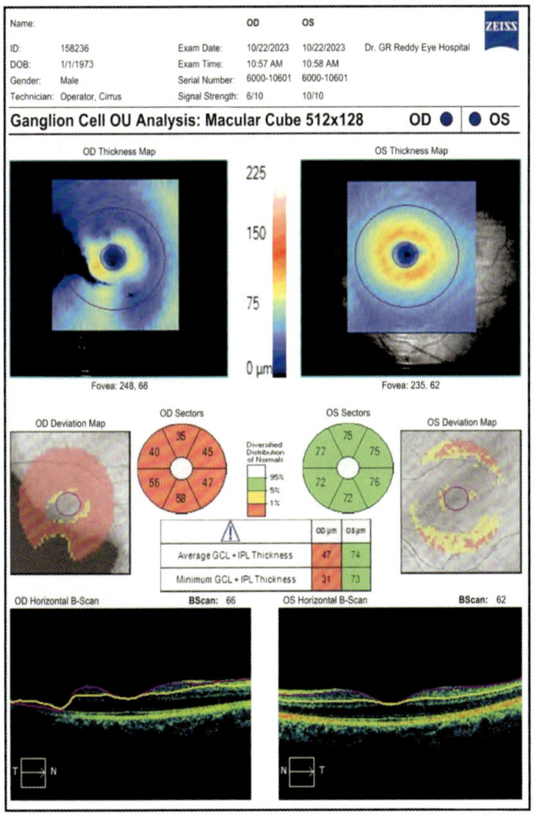

散瞳后复查

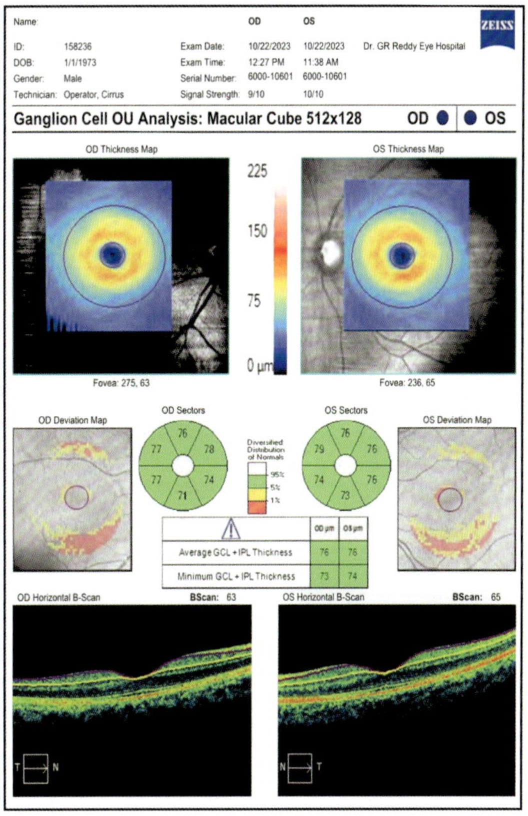

新版 SD-OCT 具有内置的眼球追踪功能，可通过对准血管或虹膜追踪来弥补眼球运动。因此，当无明确指征时，无须散瞳

图 4.28

八、视网膜前膜造成的伪影（图 4.29 和图 4.30）

详细的眼后段检查很有必要。判读 OCT 图像时，最难的是确定扫描图像是否可靠。OCT 检查结果无论是正常还是异常，都必须确认其是否真实可靠。GCA 报告中，视网膜前膜引起黄斑中心凹轮廓改变，水平 B 型扫描中表现得尤为明显。

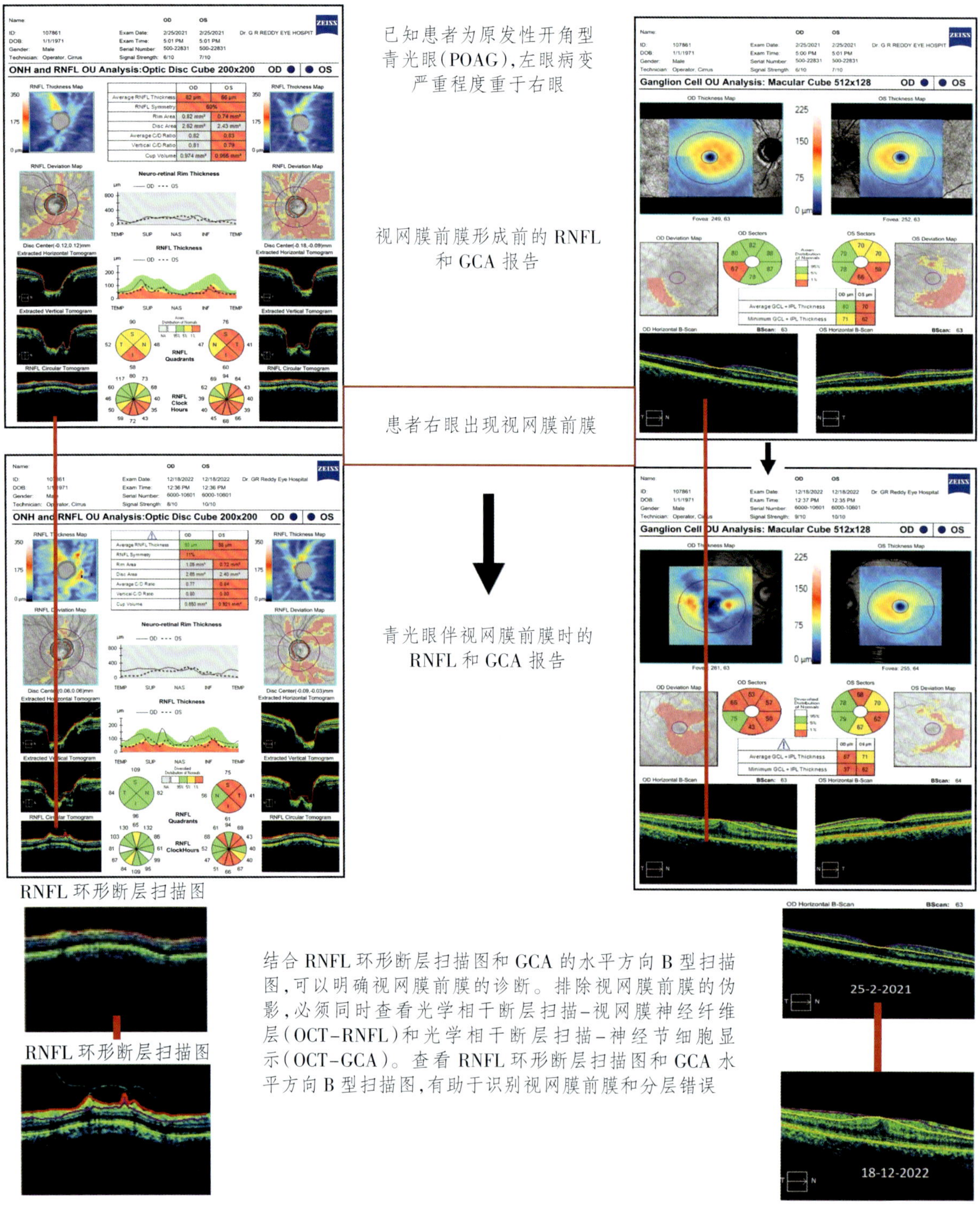

图 4.29

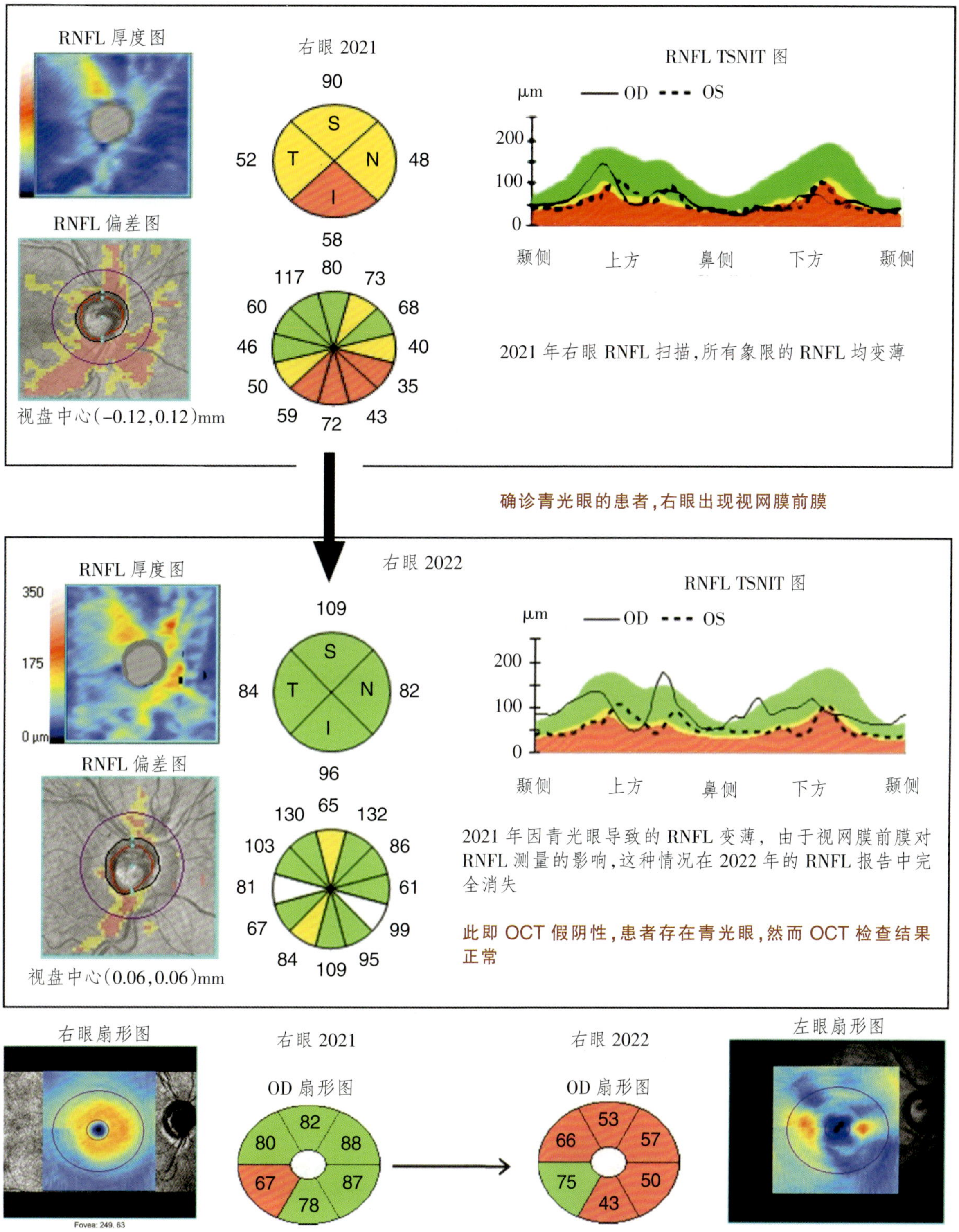

从本例可以看出视网膜前膜对 GCA 扫描巨大影响。由于分层错误,本来厚度正常的区域看似变薄。由于牵拉效应,青光眼原先偏薄的区域看起来厚度正常。这例 GCA 报告中,既有假阴性,也有假阳性

图 4.30

九、玻璃体视网膜界面病变(图 4.31)

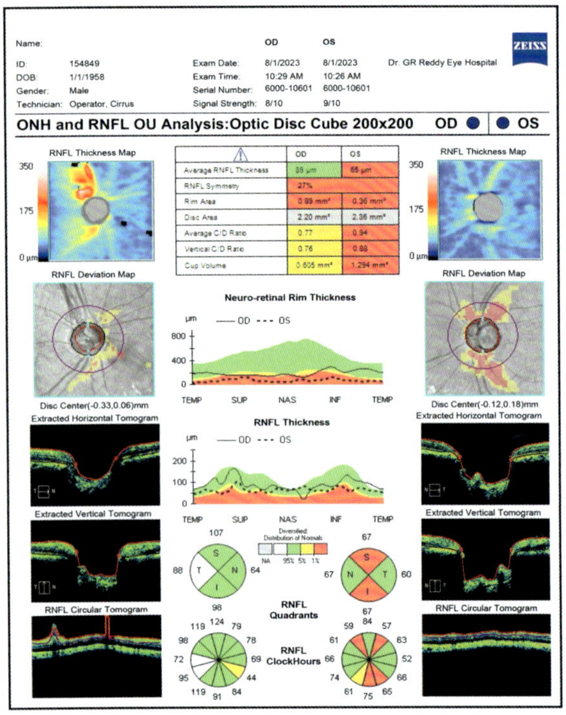

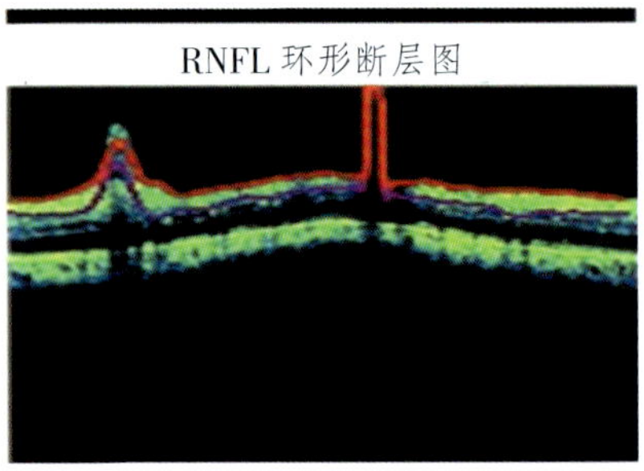

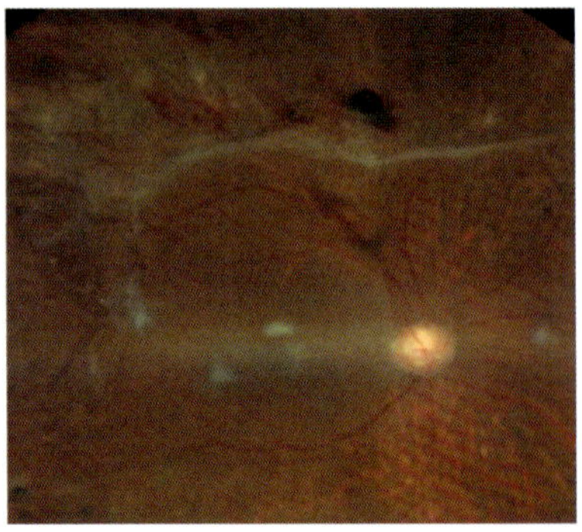

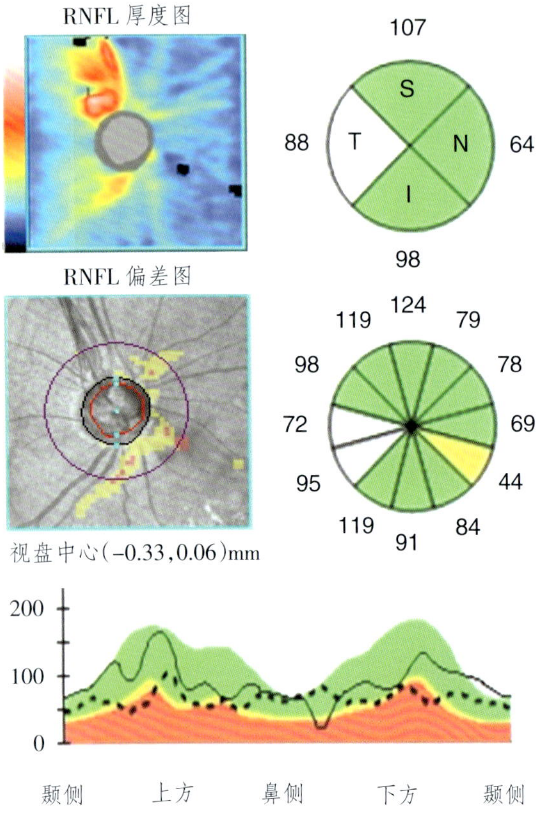

增殖性糖尿病视网膜病变对 POAG 患者 RNFL 分析的影响。RNFL 环形断层图像显示颞上方和鼻侧区域分层错误 RNFL 厚度分析：由于视网膜出血，厚度图显示上方 RNFL 较厚。POAG 患者因为玻璃体牵拉和出血,RNFL 厚度值显示为正常,这是典型的假阴性。右眼虽为青光眼,但是 OCT 检查结果显示正常

绿色异常/假阴性:OCT 显示正常,患者其实是青光眼

红色异常/假阳性:OCT 显示青光眼,患者本身是健康状态

图 4.31

十、右眼有髓神经纤维(图 4.32 和图 4.33)

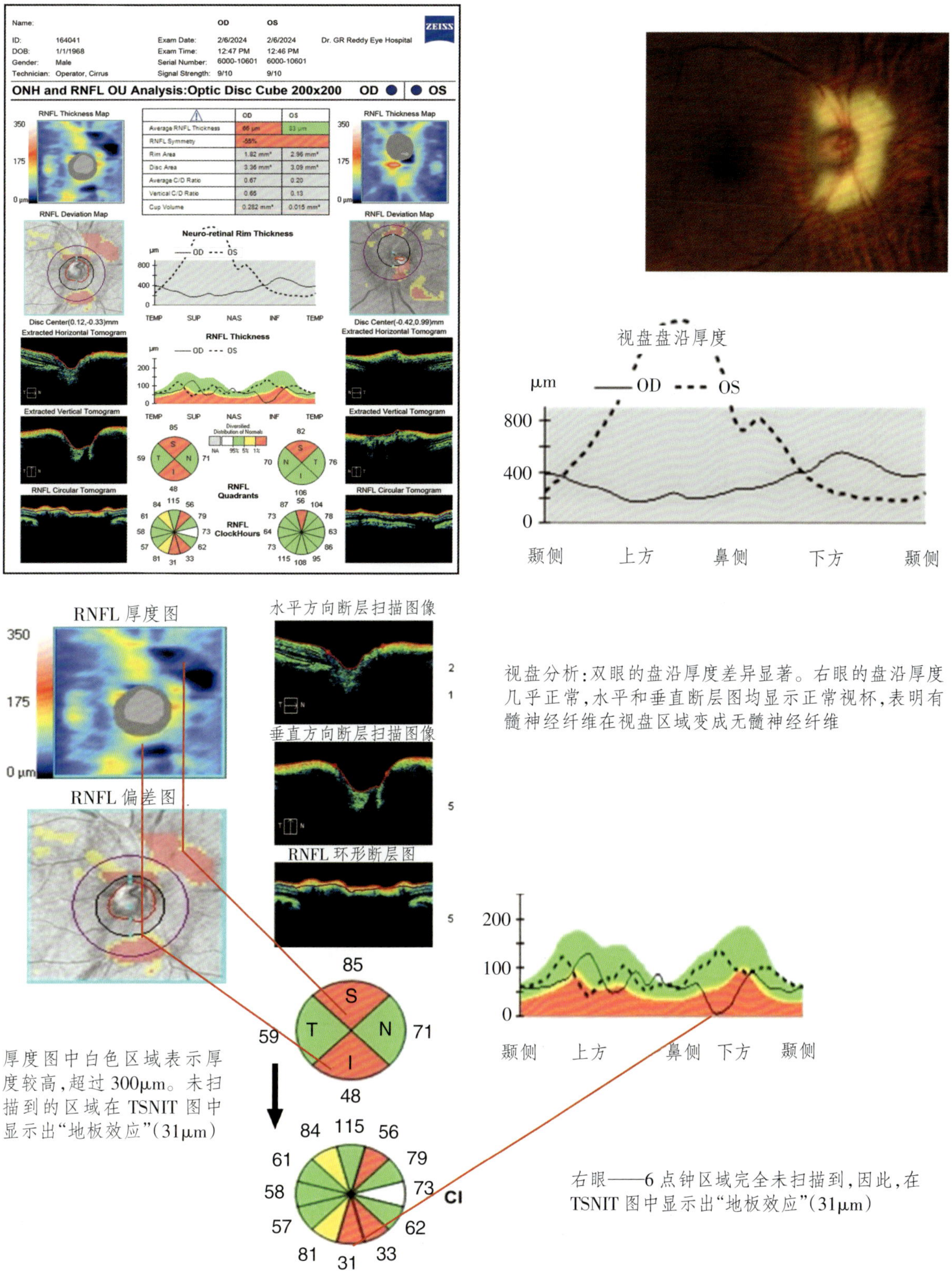

图 4.32

左眼有髓神经纤维

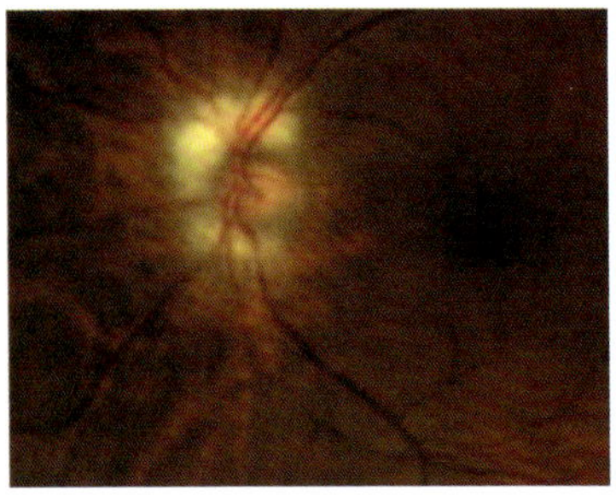

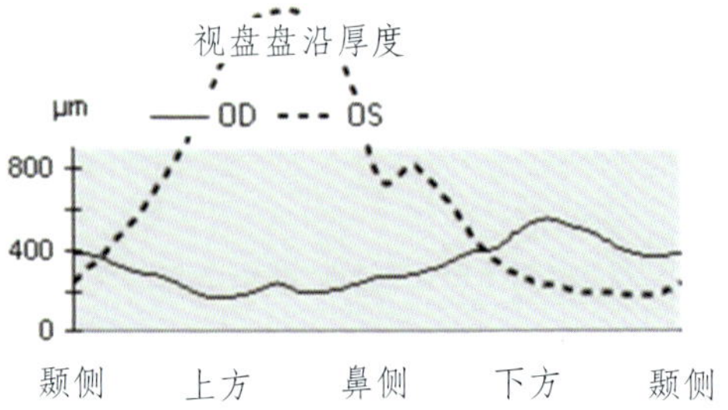

视盘分析：双眼的盘沿厚度差异明显，左眼的水平和垂直断层图显示，视盘内视杯已近完全遮蔽，表明盘沿由有髓神经纤维构成，盘沿厚度因此增加

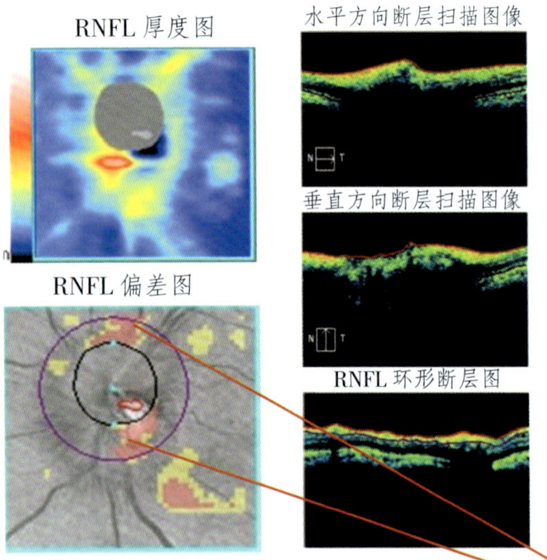

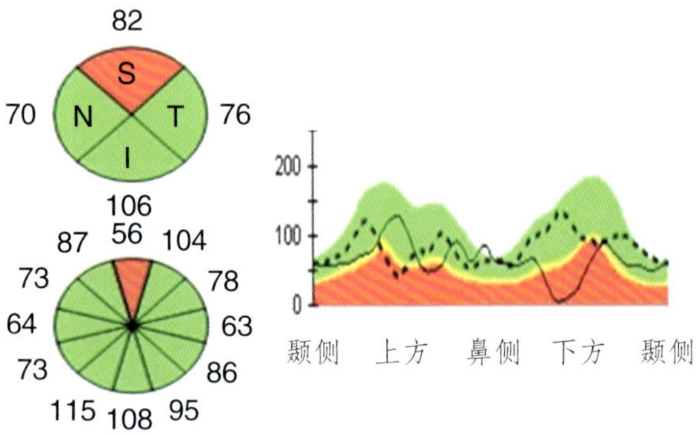

左眼未扫描区域，不涉及 RNFL 厚度测量环

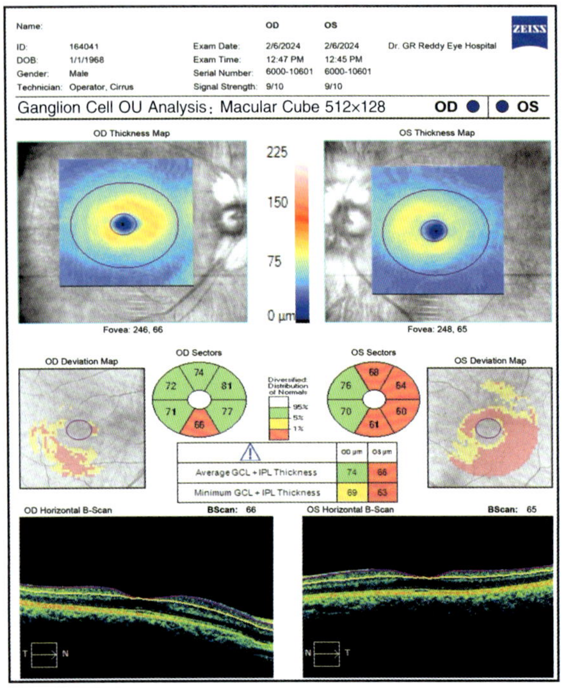

这种情况下，只有依靠黄斑容积扫描——GCA 报告。GCA 显示，除了乳斑束区域外的所有象限厚度均变薄，变薄可能是由于筛板层面的机械压力

图 4.33

十一、视盘倾斜(图 4.34)

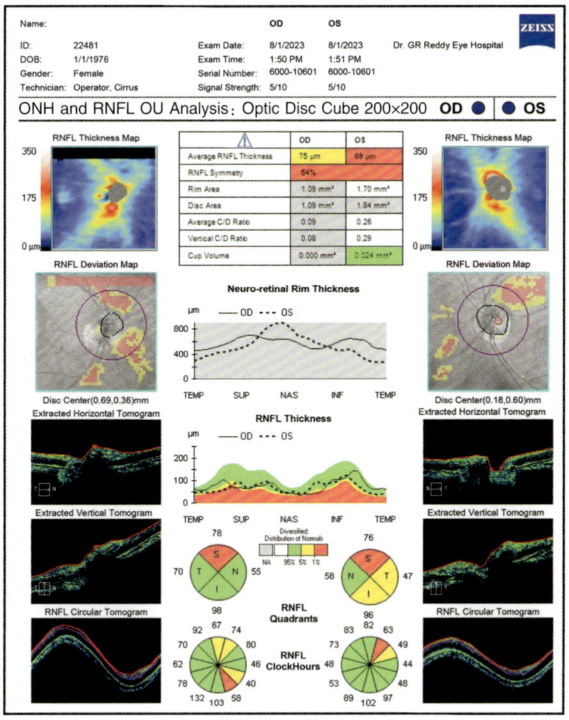

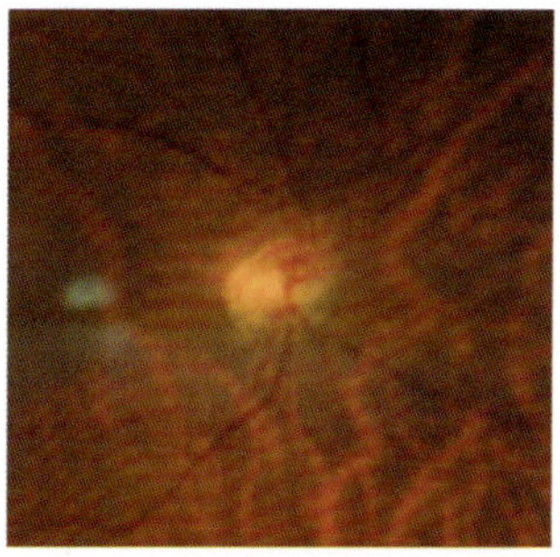

RNFL 环形断层图

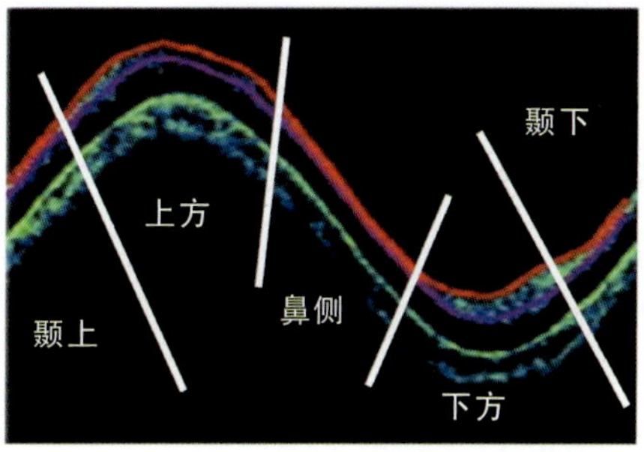

右眼视盘倾斜:视盘倾斜时,最需关注的是 RNFL 环形断层图像,该图形状有助于视盘倾斜的诊断

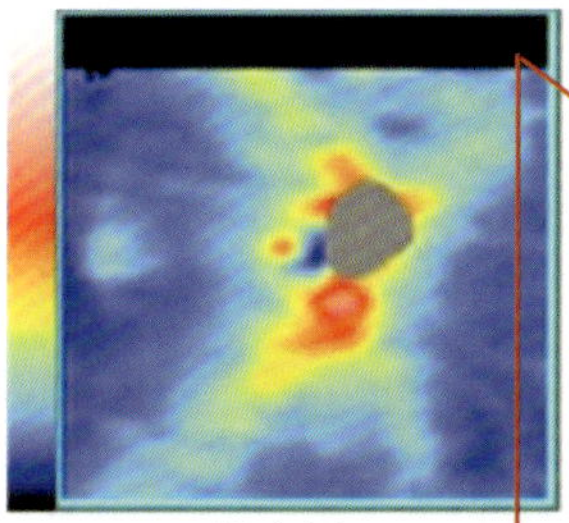

厚度图

未扫描区域(厚度图中黑色区域,偏差图中红色区域)位于周边,未涉及 RNFL 厚度测量环。因此,在 TSNIT 图中未见“地板效应”

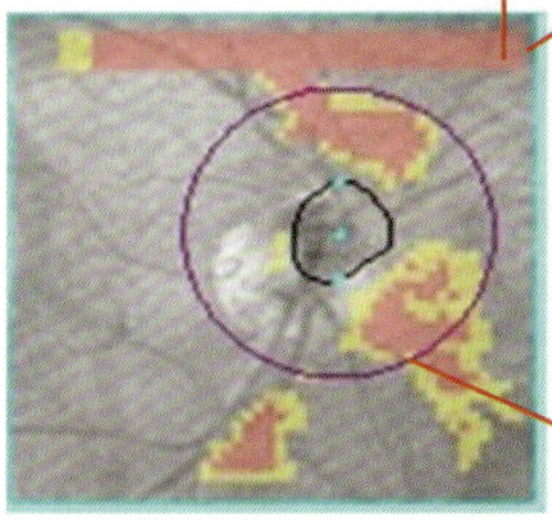

偏差图

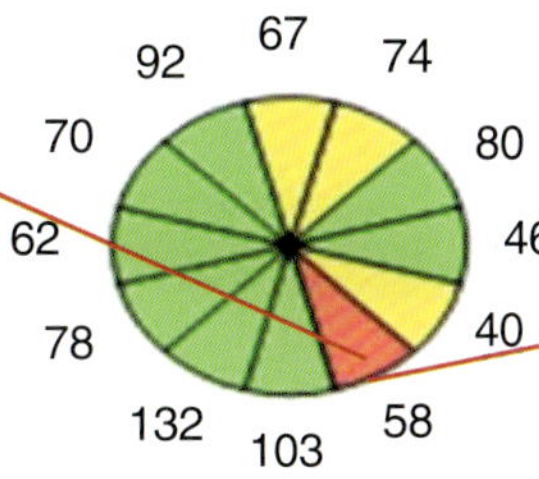

右眼 RNFL 钟点值

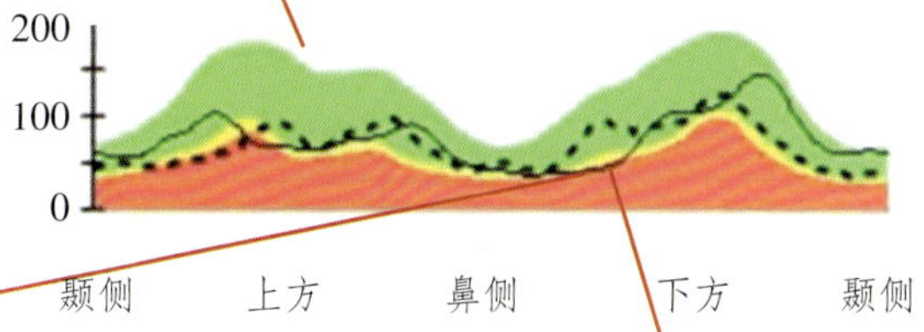

鼻侧 5 点钟方向处可见变薄,但鼻侧象限变薄的意义不大

图 4.34

第 5 章
HFA 视野概述

本章简要介绍有关视野检查的重点内容。青光眼检测常用的位点模式包括 30–2、24–2、24–2C SITA Faster、10–2 和黄斑模式(图 5.1 和图 5.2)。

30–2 位点模式:共 76 个位点,分布在以中心凹为圆心的 30°圆周区域。水平和垂直子午线上无检查点,位点之间的间隔为 6°,中心 3°内没有位点。

24–2 位点模式,其实是 30–2 位点模式的缩小版。将 30–2 模式最外 1 周的位点删去,只保留鼻侧的两个位点,构成 24–2 模式。所以 24–2 模式的总点数为 54 点(76–22=54)。

24–2 C 位点模式的总点数为 64 点,中心 10°区域内增加了 10 个位点,固视点 3°范围内无位点。开发这种模式,主要是为了避免漏诊先从 10°范围内开始出现缺损的 POAG/正常眼压性青光眼(NTG),因为在 24–2/30–2 位点模式中,固视点 10°内检测的位点甚少,对这类患者容易漏诊。

10–2 位点模式:以中心凹为圆心的 10°范围内排列 68 个位点。水平和垂直子午线上均无位点,位点之间的间隔为 2°,中心 1°圆内没有位点。因此,10–2 程序检查的是固视点区域。若要评估中心凹,必须检查 10–2 视野。黄斑模式实际是 10–2 模式的缩小版,将 10–2 位点模式的最外围 3 组位点剔除,就是黄斑模式。因此,黄斑模式是在固视点 3°范围内 16 个 10–2 的中心位点。在青光眼晚期病例中,为了评估黄斑中心凹状态或确认有无黄斑劈裂,需用黄斑模式检查,可选用Ⅲ号或Ⅴ号视标。

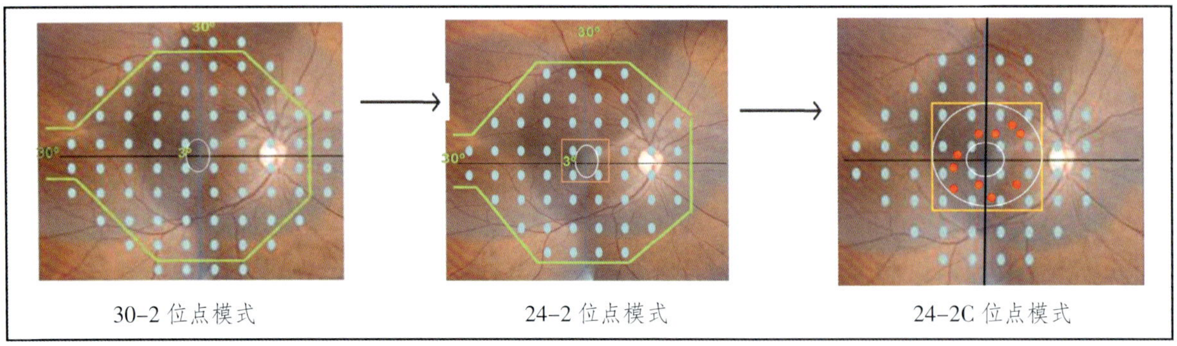

图 5.1

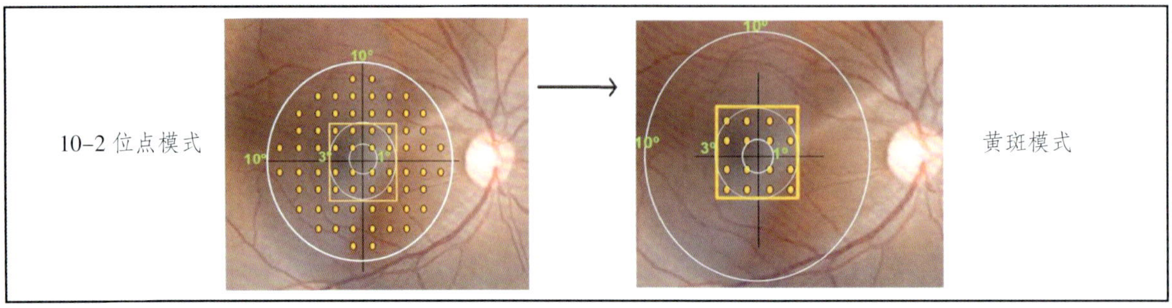

图 5.2

单视野分析报告的阅读(图 5.3 至图 5.7)

视野检查是青光眼领域的必须标准之一,不仅用于诊断,还有助于我们将单视野报告分为两大类、11 个区域。

第 1 大类:与标准数据库和 STATPAC 分析无关的部分。

区域 1 患者资料/检查参数

区域 2 可靠性指标

区域 3 原始数据

区域 4 灰度图

区域 11 固视追踪

第 2 大类:与标准数据库和 STATPAC 分析相关的部分。

区域 5 总体偏差数值图(TDNP)

区域 6 总体偏差概率图(TDPP)

区域 7 模式偏差数值图(PDNP)

区域 8 模式偏差概率图(PDPP)

区域 9 总体视野指数

区域 10 青光眼半视野检测(GHT)

区域 1 患者资料/检查参数

患者资料/检查参数,必须与检查医嘱单相同。应准确录入患者年龄,因为检查结果需与年龄组标准数据库相匹配。

区域 2 和区域 11 可靠性指标和固视追踪

此两者衡量患者视野检查中的表现。假阳性错误、假阴性错误和固视丢失率的值越低,表明可信度越高。其中,假阳性错误最重要也最有用,假阳性错误>15%说明检查结果不准确,应重复检查。检查疑似青光眼病例时,可靠性指数应尽可能地好。固视追踪图中,向上偏离表示固视错误,向下偏离则表示瞳孔图像或角膜反光缺失(通常由眨眼引起)。

区域 3 原始数据

原始阈值数值,是指某个位点测量的视网膜光敏度,单位为 dB。数值越大,视网膜光敏度越高。“<0”表示绝对暗点。数值前有“<”,表示需更换灯泡,或需要校准设备。24-2 模式检查时,如果中心 16 个位点的光敏度较低(正常情况下此区域应该较高),说明需要

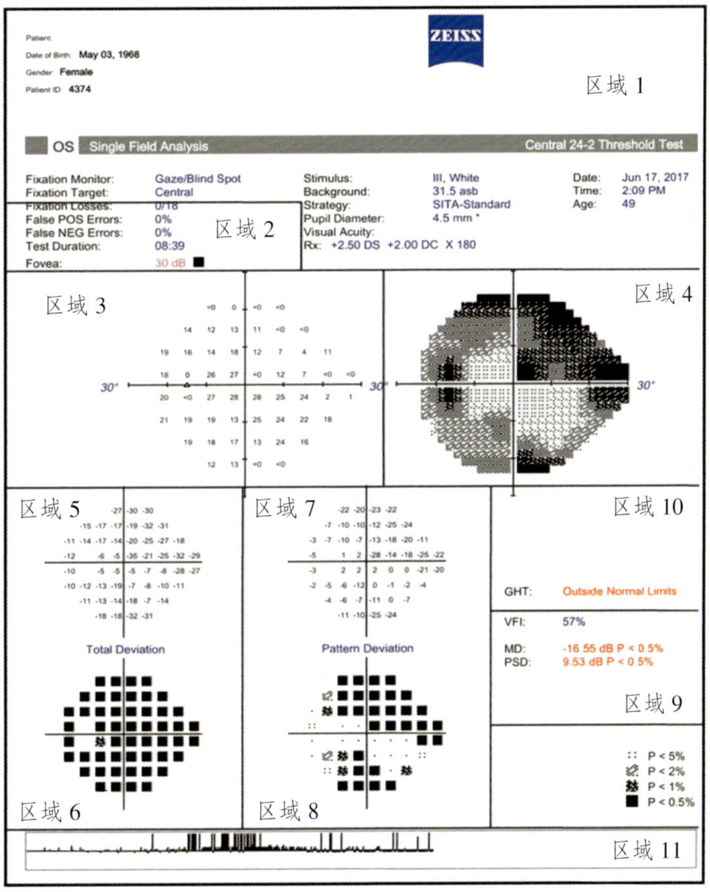

图 5.3

用 10–2 模式进行复测，以评估青光眼缺损是否起始于中心 10°区域。

区域 4 灰度图

灰度图是用图像形式展示原始阈值数值，不同灰阶代表不同的光敏度。灰度图提供了大量有价值的信息，包括视野缺损模式、青光眼的多中心起源、暗点的深度（灰度增加），以及后续随访时水平和垂直方向的进展情况。灰度图的主要缺点是，疾病早至中期时，中心 10°内的光敏度下降甚微，在灰度图上难以体现出来。

区域 5 总体偏差数值图（TDNP）

TDNP 是原始数值与标准参考值的差值（偏离正常视岛的程度），反映暗点的确切深度。

如图 5.4 所示，1（红）、2（黄）和 3（绿）处的标准数值分别是 33dB、30dB 和 30dB（标准数值–原始数值=总体偏差数值）。

如图 5.5 所示，位于正常等视线上的点，表示光敏度正常。位于正常等视线之上的点，表示光敏度优于正常。位于正常等视线以下的点，表示光敏度下降。

如图 5.6 所示，TDNP 的数值可以分为三类。第 1 类：无临床意义的偏差值（黄色圆点），这些位点的光敏度优于正常，位于视岛的上方。第 2 类：0 偏差（绿色圆点），这些位点的光敏度正常，位于视岛上。第 3 类：带有“–”号的偏差值（红色圆点），这些位点的光敏度下降。偏离值越高，暗点越深，反之亦然。偏差越小，暗点越浅，越接近视岛的正常斜面。需要注意的是，TDNP 中可很少出现第 1 类情况。早期仅有局部暗点时，大部分位点数值都位于视岛的斜面上，即第 2 类。

区域 6 总体偏差概率图（TDPP）

TDPP 显示视野缺损的范围和形态，而非缺损的深度。STATPAC 计算光敏度下降位点的 P 值，TDNP 上每一个位点因其 P 值不同，转译成相应的阴影符号，由此绘制出总体偏差概率图。较浅暗点的 P 值为 1%~5%，较深的暗点 $P<0.5\%$，以黑色方格表示。黑色方格表示光敏度下降程度较重，常下降 6~8dB，甚至更多。罹患白内障时，大部分位点有 6~8dB 的光敏度损失。典型的白内障患者视野概率图上表现为弥漫性压陷，大部分位点都是黑色方块。如果该患者因青光眼或其他原因，出现局部视野缺损，在 TDPP 上将无法识别，因为大多数位点已经是黑色方块了。因

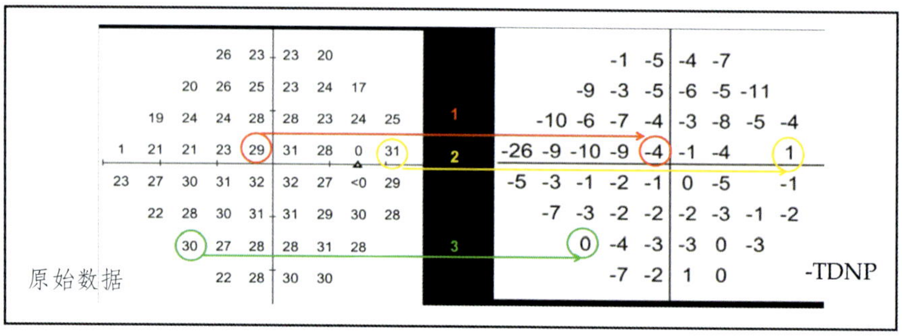

图 5.4

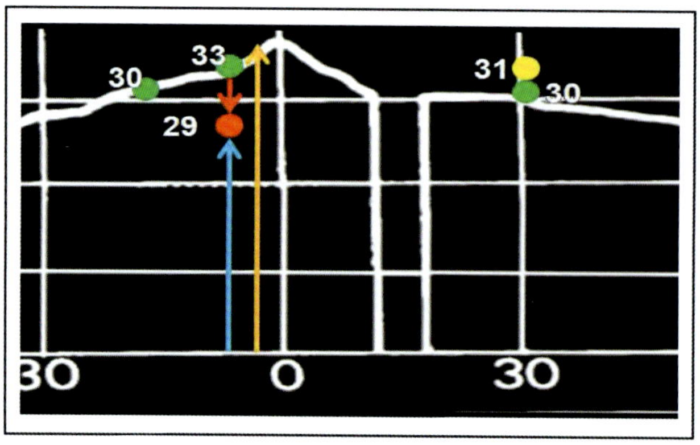

图 5.5

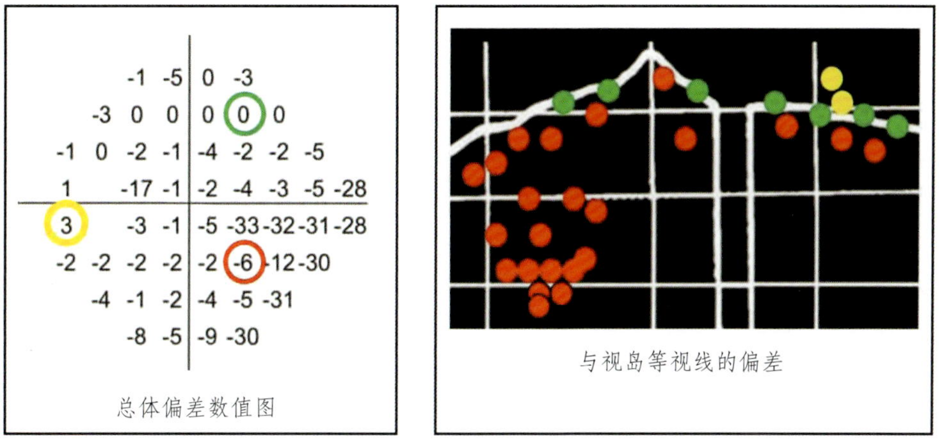

图 5.6

此，设计了模式偏差图以识别弥漫性压陷中的局部缺损。这种局部缺损实际上可以在原始数据、灰度图和 TDNP 中观察到，但在 TDPP 中被弥漫性压陷所掩盖。

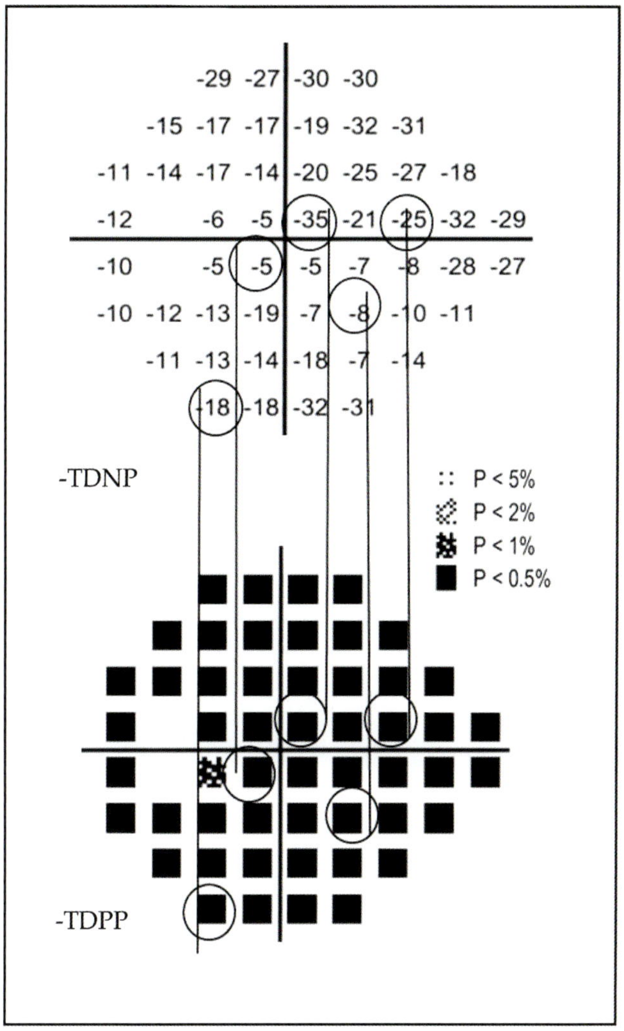

图 5.7

P 值（图 5.8）

P<5%表示少于 5%的正常人群会出现此类光敏度下降。以 *P*<5%表示。

P<2%表示少于 2%的正常人群会出现此类光敏度下降。以 *P*<2%表示。

P<1%表示少于 2%的正常人群会出现此类光敏度下降。以 *P*<1%表示。

P<0.5%表示少于 0.5%的正常人群会出现此类光敏度下降，以 *P*<0.5%表示。

区域 7 和区域 8 模式偏差数值图（PDNP）和模式偏差概率图（PDPP）

模式图的基本理念，是在 TDNP 的基础上去除弥漫性压陷。将光敏感度第 7 高的位点提高到正常光敏度位点、即转换为（0）偏差位点所需的 dB 数值，加到 TDNP 中的所有位点上，TDNP 即转换为 PDNP。

第 7 高位点优于任何其他点，因为 TDPP 中约 15%的点不会由 PDPP 中的任何 *P* 值符号表示。如果选择更高的数值，则近期发生的暗点将不会显示出任何 *P* 值的暗点符号，这样会遗漏病情进展方向。

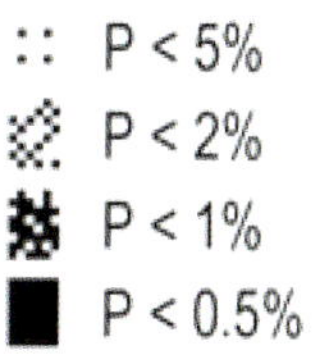

图 5.8

TDNP 到 PDNP 的转换（图 5.9 至图 5.11）

第一步 TDNP 中第 7 个最佳位点的识别

TDNP 转换为 PDNP，最关键的是确定 TDNP 第 7 个最佳偏差点，在确定 TDNP 的第 7 个最佳偏差点之前，需要注意以下几点：

1.在 30–2 位点模式中，只考虑 24–2 模式中的位点。

2.在 30–2 和 24–2 位点模式中，忽略生理盲点区域的三个位点。

3.在 10–2 点模式中，将所有的 68 个位点纳入考虑（生理盲点在中心 10°范围之外）。

这张 TDNP 中，所有位点的偏差值前都有（–）号，这些位点的光敏度下降。–4dB 为该 TDNP 的最佳偏差位点（最高光敏度位点），–23dB 为该 TDNP 的最差偏差位点（最低光敏度位点）。该 TDNP 中未见光敏度正常或高于正常的位点。计算机根据与标准数据的偏差值，按先后顺序排列总体偏差图的位点。第一个位点为最佳光敏度位点或最小偏差位点，最后一个位点为最大偏差位点。计算机按顺序选择第 7 个最佳偏差点，以上计算都由视野分析软件完成。

在 PDNP 中变得比标准数据值好的 TDNP 的偏差值用黄色点表示，在 PDNP 中变为正常的偏差值用绿色点表示。

即–4dB 位点用黄色圆点表示。–5dB 位点用绿色圆点表示，光敏度损失大于 5dB 的位点用红色圆点表示。第 7 个位点即最佳偏差点是–5dB。

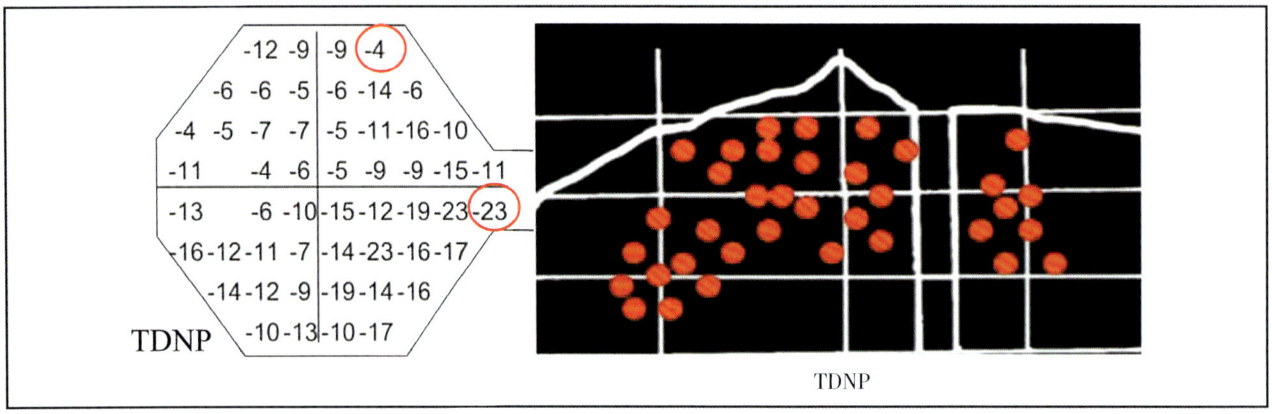

图 5.9

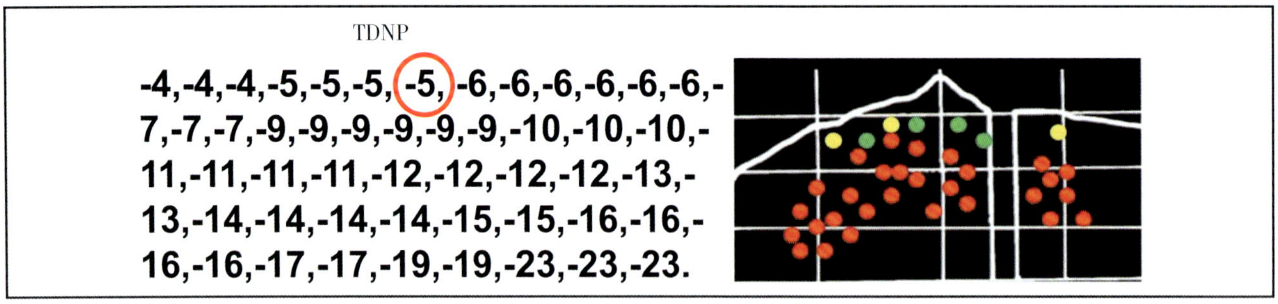

图 5.10

第二步　将第 7 个最佳偏差点转换为零(0)偏差点，或者说将第 7 个最佳偏差点转换为正常视岛线上的点。由于第 7 个最佳偏差点为−5dB，必须加上(+)5dB，才能使第 7 个最佳偏差点转变为正常光敏度位点。

第三步　TDNP 的所有点加上(+)5dB，将TDNP 转换为 PDNP。

TDNP 的黄色圆点(优于第 7 个最佳偏差值的位点)，成为 PDNP 中无符号标记的位点。TDNP 的绿色圆点(第 7 个最佳偏差值点)，成为 PDNP 中的 0 偏差点；TDNP 中的红色圆点(低于第 7 个最佳偏差值的偏差值)，在 PDNP 中表现为紫色圆点(浅部暗点)和红色圆点(深部暗点)。每个位点的光敏度提升 5dB，使得第 7 个偏差点变为正常(0 偏差点)。本次报告的 PDNP 中，TDNP 的前 6 个最佳点分别变为 1、1、1、0、0、0。由此可知，PDPP 绝不会出现弥漫性视野压陷，因为 PDPP 中至少会有 7 个位点的光敏度正常或高于正常。任何情况下，PDPP 都可以用来评估视野缺损的类型及范围。分析 PDPP 中的浅部暗点（*P*<0.5%除外)，可以了解视野缺损的进展方向。

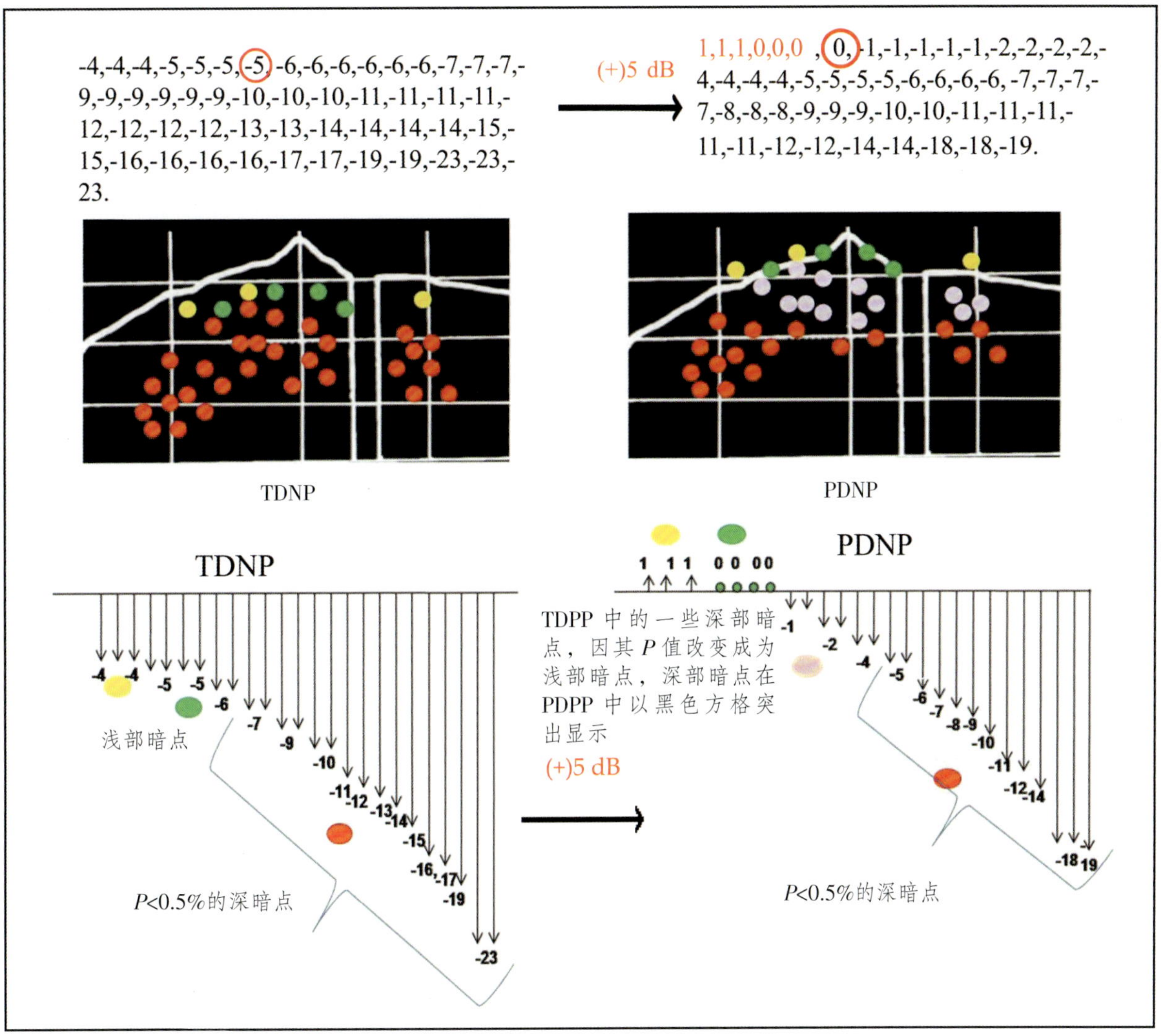

图 5.11

总体偏差图到模式偏差图的转换(图 5.12 至图 5.22)

利用第 7 个位点将 TDNP 转换为 PDNP 后，PDPP 中将至少 15 %的位点具有正常光敏度，因此，PDPP 始终显示有局部暗点。这些位点 *P* 值转为正常或优于正常后，TDPP 中弥漫性光敏度降低所隐藏的视野缺损，其模式和进展方向得以显现出来，这就是为何选择第 7 个最佳位点、将 TDNP 转换为 PDNP 的原因。如果选择的不是第 7 个位点，而是第 10 个位点进行转换(0 偏差点)，使之位于视岛的正常斜面上，24–2 位点模式中将至少有 10 个位点(约 20%的位点)，显示为光敏度正常或高于正常。如果选择在第 25 个位点将 TDNP 转换为 PDNP，即第 25 个位点为 0 偏差点，使之位于视岛的正常斜面上，24–2 位点模式中将至少有 25 个点(约 50%的位点)，在 PDPP 中显示为光敏度正常或高于正常。

选择越是靠右的偏差点，意味着更多的位点变为正常，因此，大部分浅部暗点(新出现的暗点)在 PDPP 中无法得以呈现，也就无法判断视野缺损的进展方向，这是选择第 7 个最佳偏差点将 TDNP 转换为 PDNP 的原因。

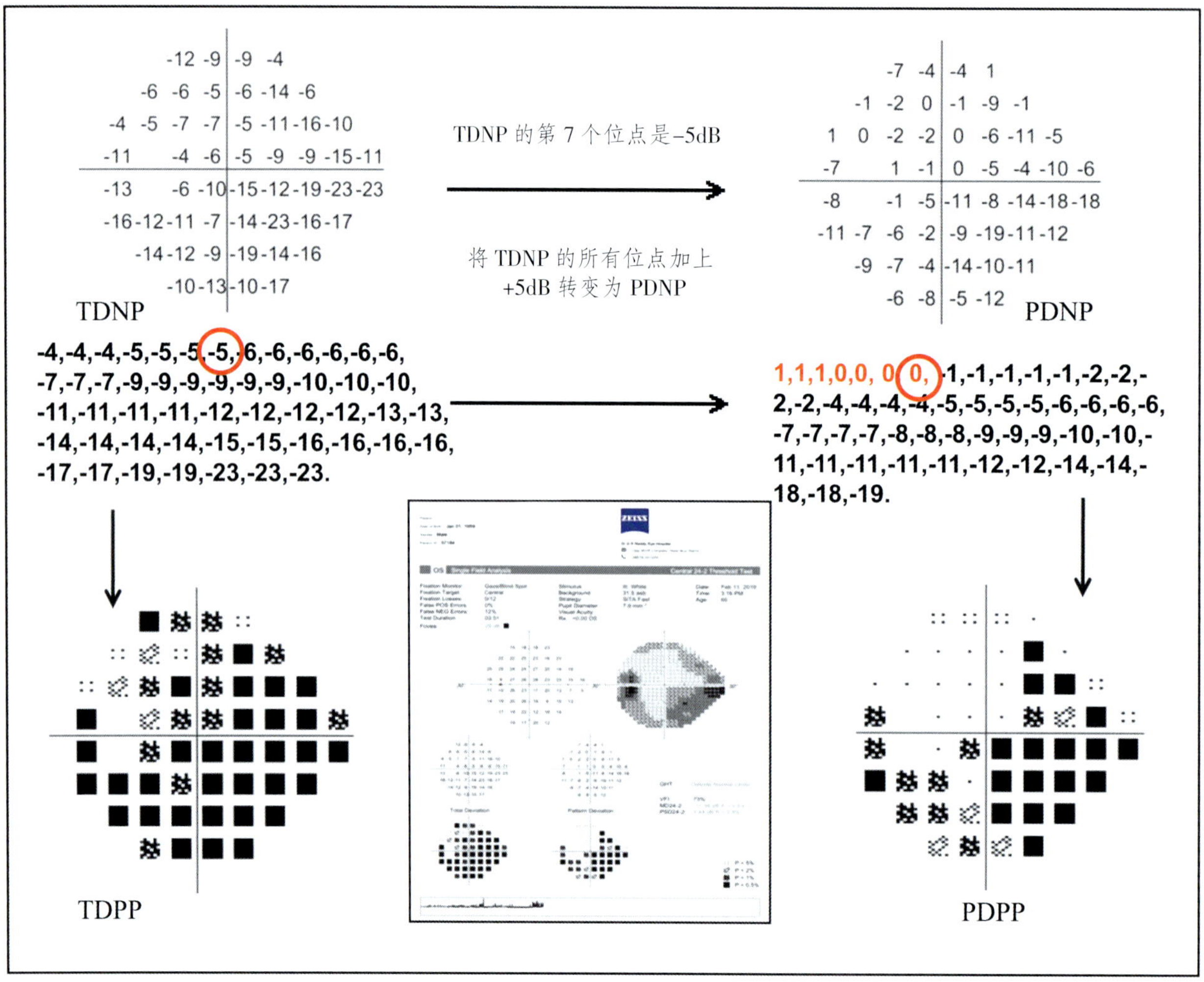

图 5.12

不规则的弥漫性视野缺损，在 TDPP 中表现为弥漫性压陷，而在 PDPP 中表现为局部视野缺损。

以白内障伴青光眼为例，介绍总体偏差图如何转换为模式偏差图。

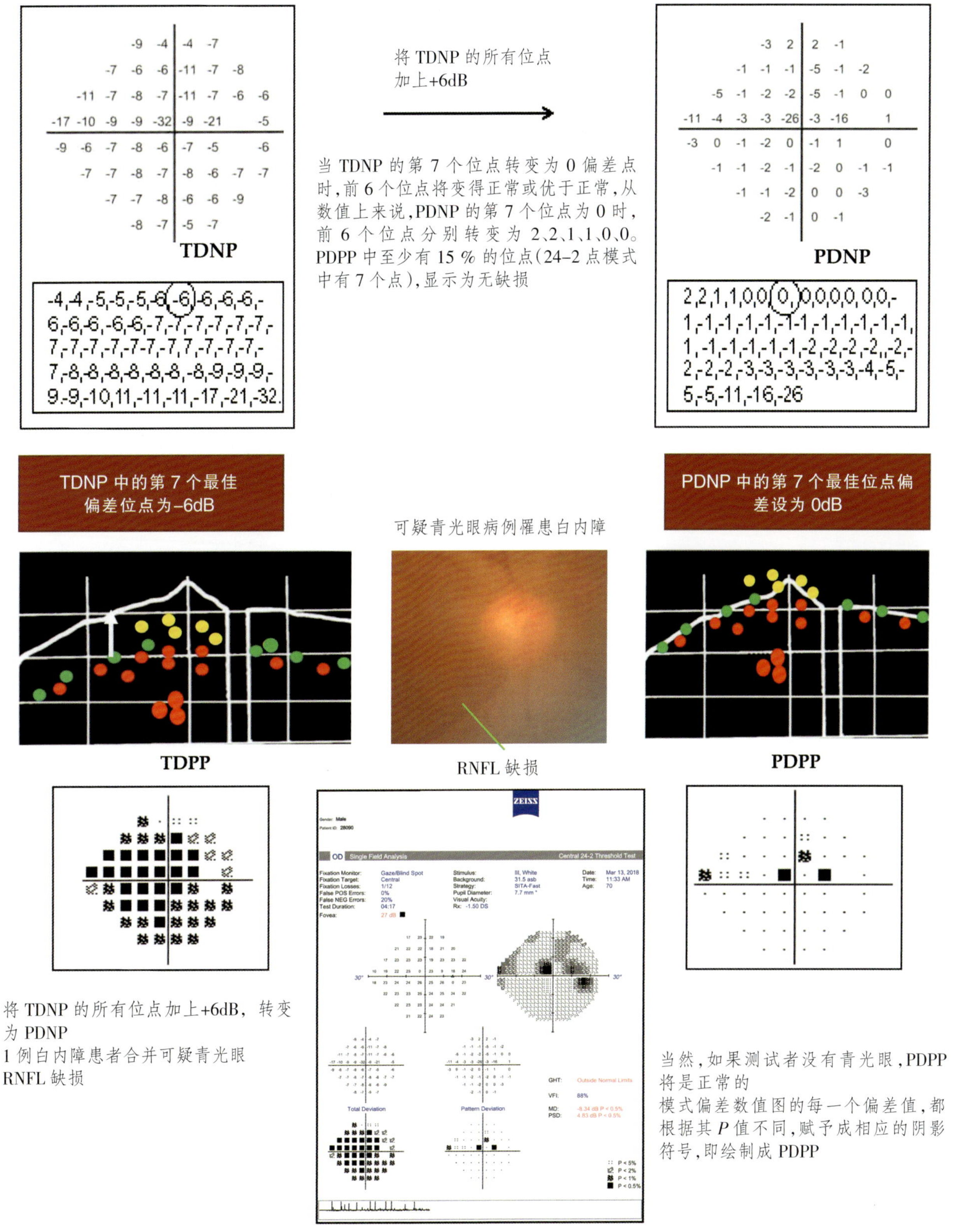

图 5.13

罹患白内障时，视野多为均匀一致的弥漫性缺损。

视野报告中，TDPP 显示弥漫性压陷，而 PDPP 正常，表明是均匀一致的弥漫性视野缺损。出现这种情况时，首先考虑白内障、屈光介质混浊，以及未予矫正的屈光不正。除青光眼外，一些神经系统疾病，如前部缺血性视神经病变、枕叶梗死等，也可以根据视野缺损的情况得到诊断。

当怀疑白内障合并有上述疾病时，PDPP 对发现这些疾病有重要作用。正如本例所示，如果 PDPP 未显示任何视野缺损（仅有均匀一致的弥漫性视野缺损），我们就可以排除合并这些疾病。如果 PDPP 显示局灶性视野缺损（不均一的弥漫性视野缺损），则可根据视野缺损的情况进行诊断。

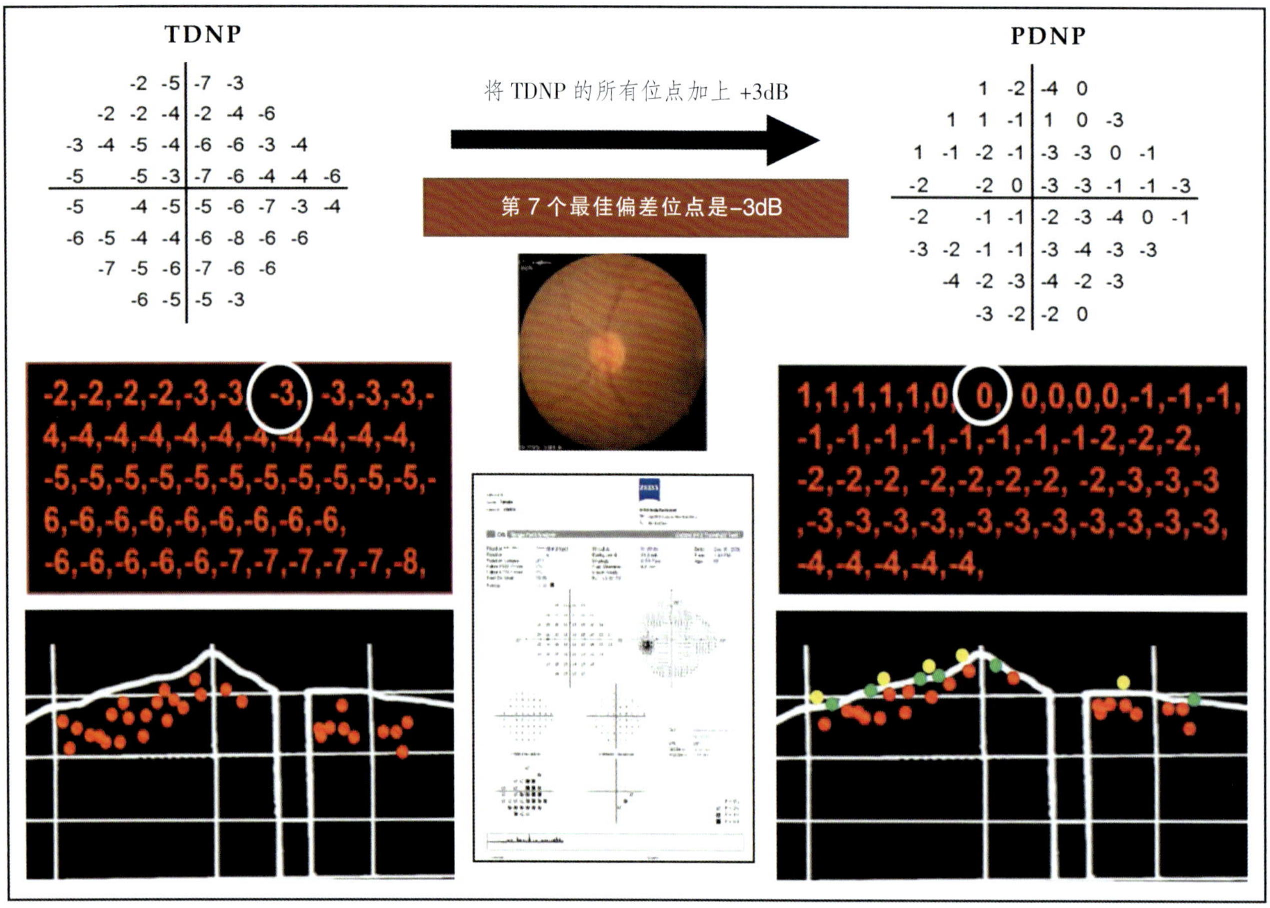

图 5.14

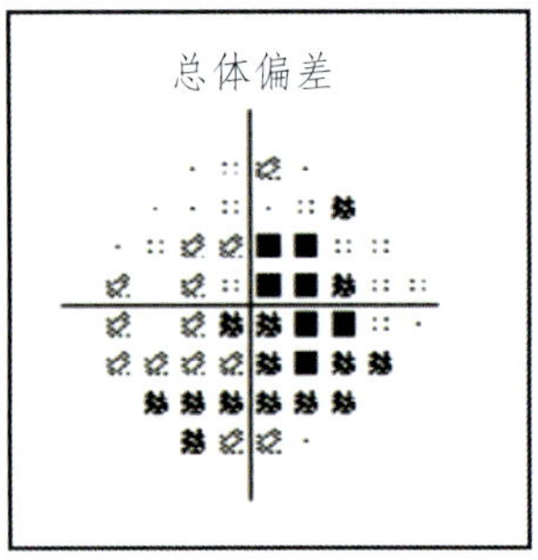

通过给每个位点的光敏度增加 3dB，使 TDNP 中的第 7 个最佳敏感度位点恰好落在视岛斜面上，而 TDNP 的前 5 个位点（黄色圆点）则位于视岛面以上。PDNP 中其余数值大多在–4dB~0dB。所以 PDNP 中大多数位点的光敏度都在正常范围内，所有 *P* 值均无病理意义，PDPP 正常

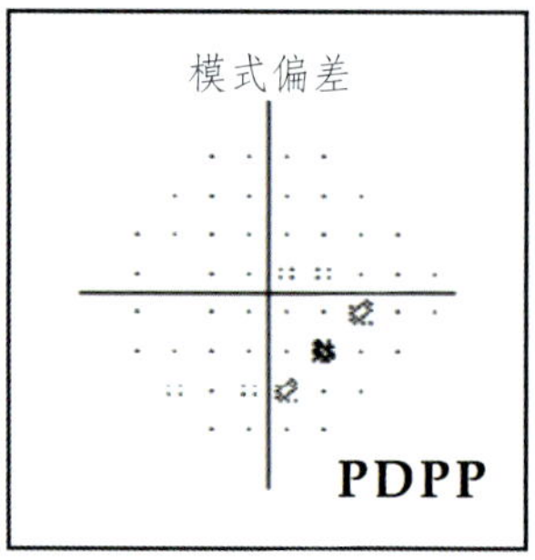

图 5.15

两种概率图(TDPP 和 PDPP)的局部视野缺损相似时。

当 TDNP 中的第 7 个最佳偏差点为(0)或者为最小偏差值时，两种概率图(TDNP 和 PDNP)的局部视野缺损相似。由于将 TDNP 转换为 PDNP 时所加的 dB 值为零或很小，TDNP 和 PDNP 几乎相同，TDPP 和 PDPP 也几乎相同。均一的广泛性视野缺损，在 TDPP 中表现为弥漫性压陷，而 PDPP 正常。这种情况下，所有位点的光敏度损失情况相似，将第 7 个最佳偏差点转换为正常视岛的 dB 值时，其他所有位点也达到或接近视岛，因此，在 PDPP 中不会有异常显示。不规则的弥漫性视野缺损，在 TDPP 中表现为弥漫性压陷，而在 PDPP 中表现为局限性缺损。这里能使第 7 个最佳偏差点达到正常视岛斜面，即转换所需的 dB 值，加到其他点位后新出现的暗点会更接近正常值，不能充分显现出来，不过较深的暗点仍保留其 *P* 值，在 PDPP 中仍然凸显为深部暗点。

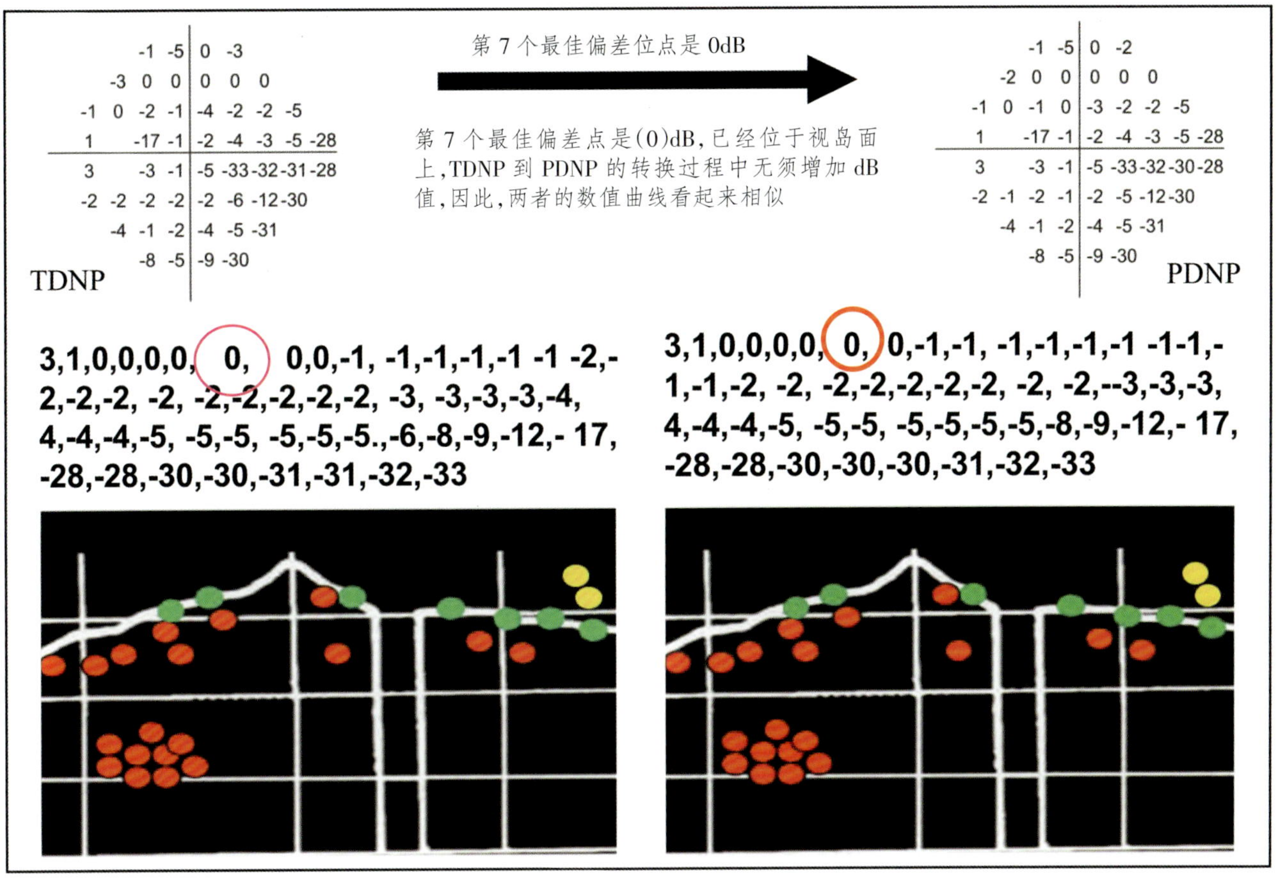

图 5.16

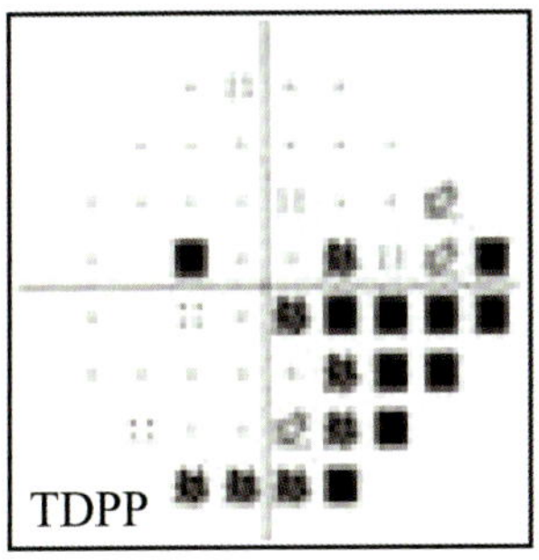

在这个例子中，TDNP 的偏差值从-33dB 至 3dB 不等。TDNP 的第 7 位点偏差值为 0，第 15 位点偏差值为-1dB，第 25 位点偏差值为-2dB。局部暗点中，大多数位点的偏差值都很小，因此都接近视岛斜面。本例的第 7 个最佳偏差位点是 0dB，位于视岛轮廓线上，在将 TDNP 转换为 PDNP 的过程中，无须增加 dB 值，所以两个数值图看起来相似，两个概率图看起来也相似

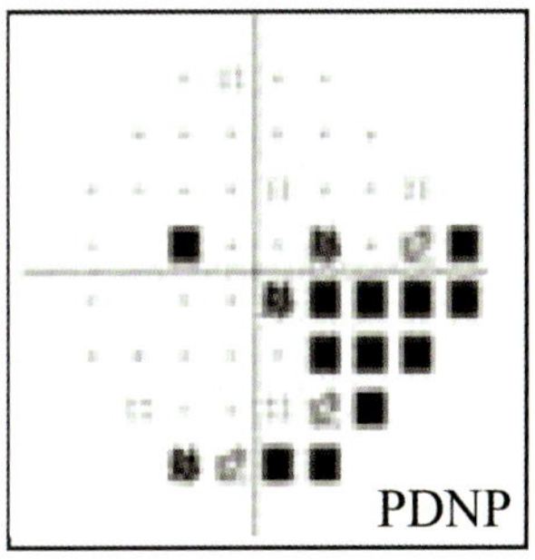

图 5.17

假阳性错误较高时，PDPP 比 TDPP 出现更多的暗点，为什么？

本例中，TDNP 的第 7 个最佳偏差点为+18dB（高于正常数值），当 TDNP 转换为 PDNP 时，所有位点上需增加-18dB 的负值，PDNP 中所有位点的光敏度下降，因此，我们在 PDPP 中看到了比 TDPP 更多的黑色方格。

这就是说，如果 TDNP 的第 7 个最佳偏差点高于标准数值，那么我们就会在 PDPP 中看到比 TDPP 更多的黑色方格。

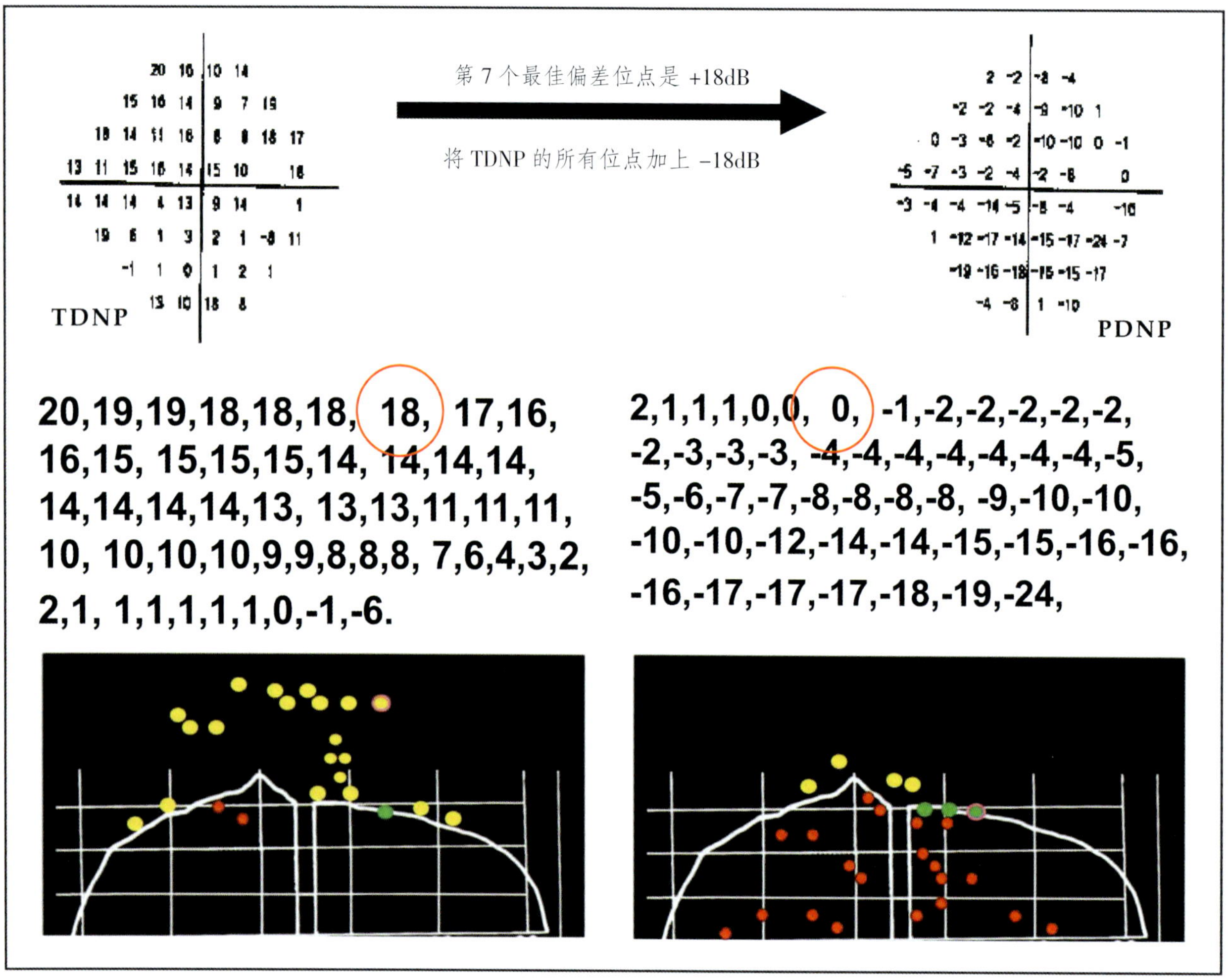

图 5.18

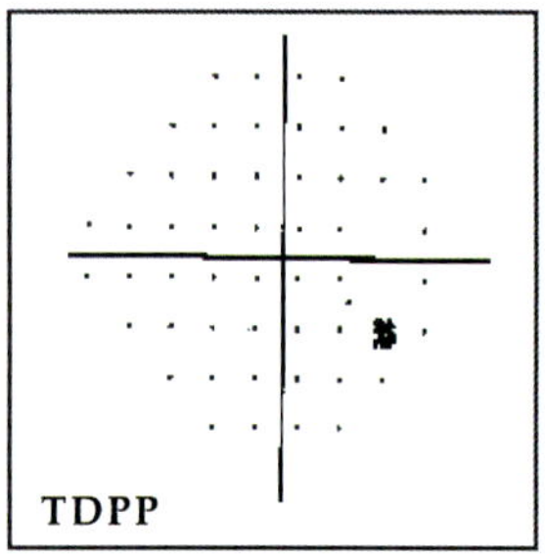

高光敏度的位点并不常见，也无法获取这些位点的 *P* 值，因为 *P* 值只针对光敏度降低的位点进行计算，概率图上也没有符号表示具有异常高敏感度的位点

通常情况下，在 TDNP 转换为 PDNP 的过程中，各个位点的光敏度会被提高。如果 TDNP 中第 7 个最佳偏差点的光敏度高于正常数值，说明其位于视岛的轮廓线之上。为了使位点回落在视岛上，我们必须降低各个位点的光敏度

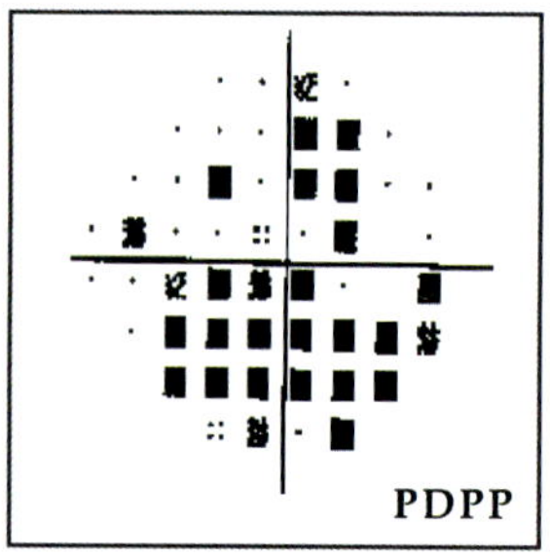

图 5.19

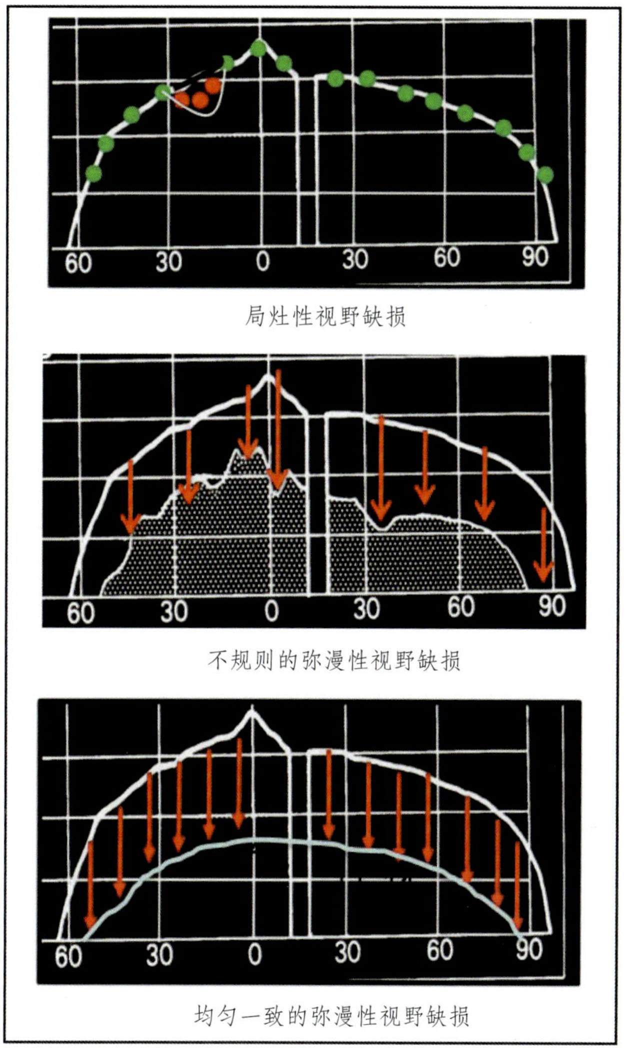

图 5.20

区域 9　总体视野指数

1.平均偏差(MD)。

2.模式标准偏差(PSD)。

3.视野指数(VFI)。

MD 是 TDNP 中，除生理盲点范围内两点数值外所有偏差值的平均值，是表现视野整体缺损程度的指标，其值与视野缺损的程度成正比。值得注意的是，MD 指数的值总是小于局灶性视野缺损的实际深度(局灶性缺损被平均后变“浅”)。

局灶性视野缺损时，即使随访中 MD 只是小幅增加，也应怀疑视野缺损是否在进展。在均一的弥漫性视野缺损中，MD 是表示视野缺损程度的真实指标，在某种程度上，它也能表示不规则的视野整体缺损的真实值。

PSD 是由 TDNP 发展而来，表示视岛的形态是平滑或不规则的。在均一的弥漫性视野缺损(如白内障)中，会出现普遍的视敏度下降，影响视岛的高度，但不影响视岛的形态，轮廓仍然保持平滑。

视野均匀一致缺损时，PSD 无明显改变。视野是局部缺损或是不规则的弥漫性视野缺损时，视岛形态会受到影响，PSD 将有明显改变。PSD 与视野缺损的深度无关，而只表示视岛的形态平滑与否，不平滑意味着有局部暗点。对于早期和已确诊的青光眼病例，PSD 会升高，以 *P* 值表示其临床意义。随着疾病进展，所有位点的光敏度都接近 0dB，则 PSD 会变低，不显著。关于 PSD，需要注意的是：①PSD 前没有任何符号。②它不是判断青光眼严重程度的指标。③它是一个用于识别早期局部视野缺损的指标。

VFI 是根据 PDNP 发展而来的指标，因此，不受白内障的影响。VFI 将偏差从正常数值转换成百分比，反映了患者的生活质量，100%时表示生活质量不受影响。当 VFI<100%时，意味着视野存在一定的缺损。

VFI 是指模式偏差图上<5%概率的偏离程度。计算 VFI 时，视野中心的权重高于周边区域。如果 MD 显示视野整体有严重的缺损，则用总体偏差而不是模式偏差计算 VFI。10-2 程序的报告中没有 VFI。VFI(青光眼进展指数)是一种新的视野指标，有两个作用：①用于计算青光眼进展速度(青光眼进展分析)，这也是将该指数命名为青光眼进展指数的原因。②反映生活质量。因此，医生可将其用于患者教育，寥寥数语即可让患者明白。

以模式偏差图中偏差<5%概率的部分,介绍如何计算 VFI

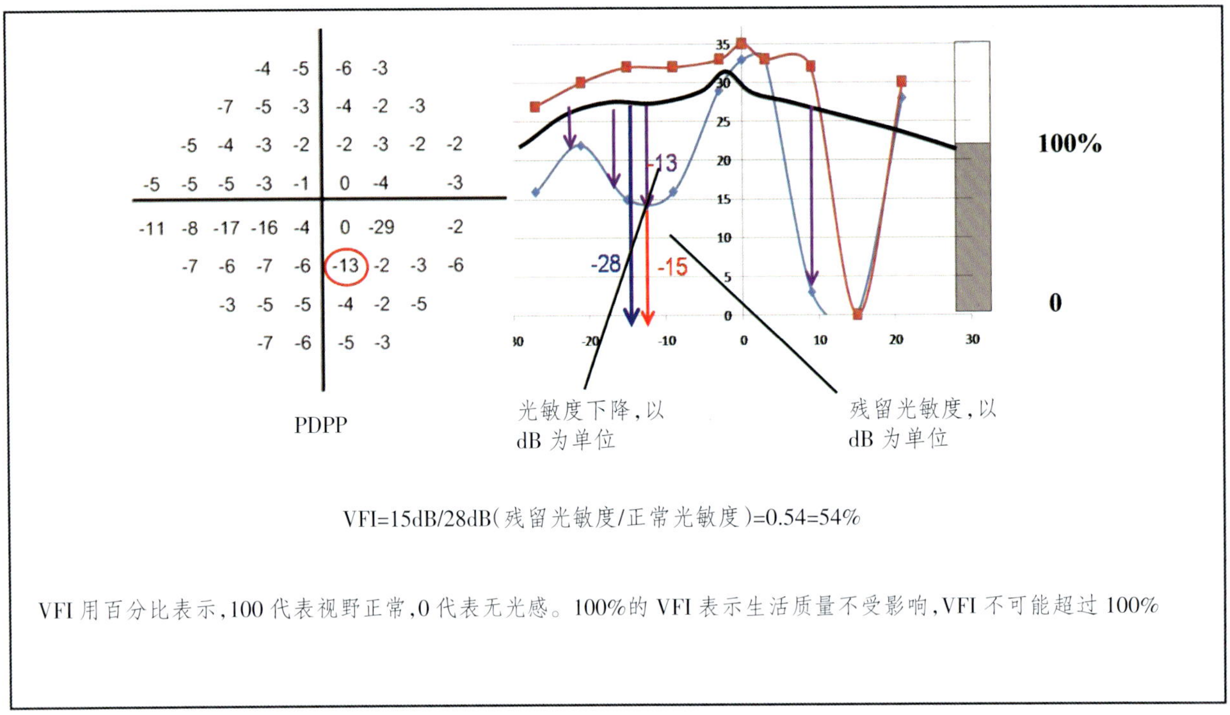

图 5.21

区域 10 青光眼半视野检测(GHT)

GHT 用于发现青光眼导致的早期视野缺损的指标。水平合缝上下两侧的位点分为五组,青光眼的视野缺损常常出现在这些位点所在组。根据各区的所在位置,及其在 PDNP 中的偏差值,为每个区域确定分值。上半各区域与下半对应的区域进行比较,计算出各区域之间的差值。将该差值与正常人数据库中的限值进行比较,得出的可能结果有:临界、超出正常范围、低敏感度、异常高敏感度和正常范围内。10–2 程序的打印报告中没有 GHT。根据上述信息,参照 Anderson 标准,可以及早发现可疑青光眼病例。

Anderson 标准:判断局灶性暗点是否是青光眼性视野缺损,必须用到 Anderson 标准。局灶性视野缺损,需要关注 TDPP;弥漫性视野缺损,关注 PDPP。

1. 30–2 程序的 TDPP(局灶性视野缺损),或 PDPP(弥漫性视野缺损)中,存在 3 个非边缘区相邻成簇的位点,其中有 2 个点 $P<5\%$,1 个点 $P<1\%$。

2. PSD 的 $P<5\%$。

3. GHT 为超出正常范围。

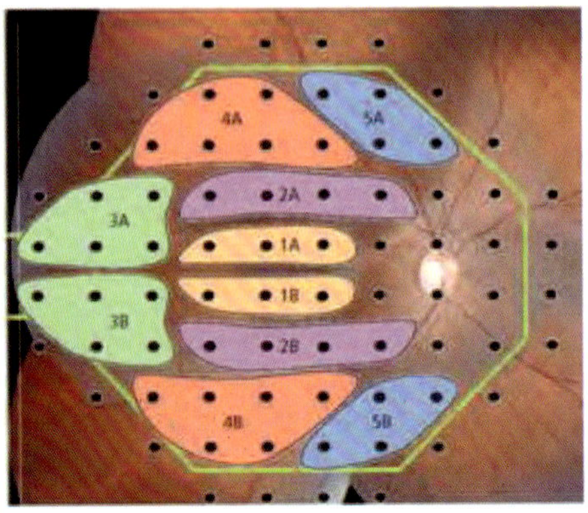

模式偏差图

除鼻侧最外侧的 2 个点外,30–2 最外侧的其余点均不纳入分区范围

图 5.22

视野缺损的分析(图 5.23 至图 5.32)

检查程序需正确。青光眼疑似病例或已确诊病例,应使用 30-2 或 24-2 程序检查,需用 10-2 程序复查的指征如下:

这是很多眼科医生常用的选择 10-2 程序复测视野的流程。黄斑容积扫描的质量通常要好一些,因此,GCA 结果对于是否启用 10-2 程序复查视野很关键。

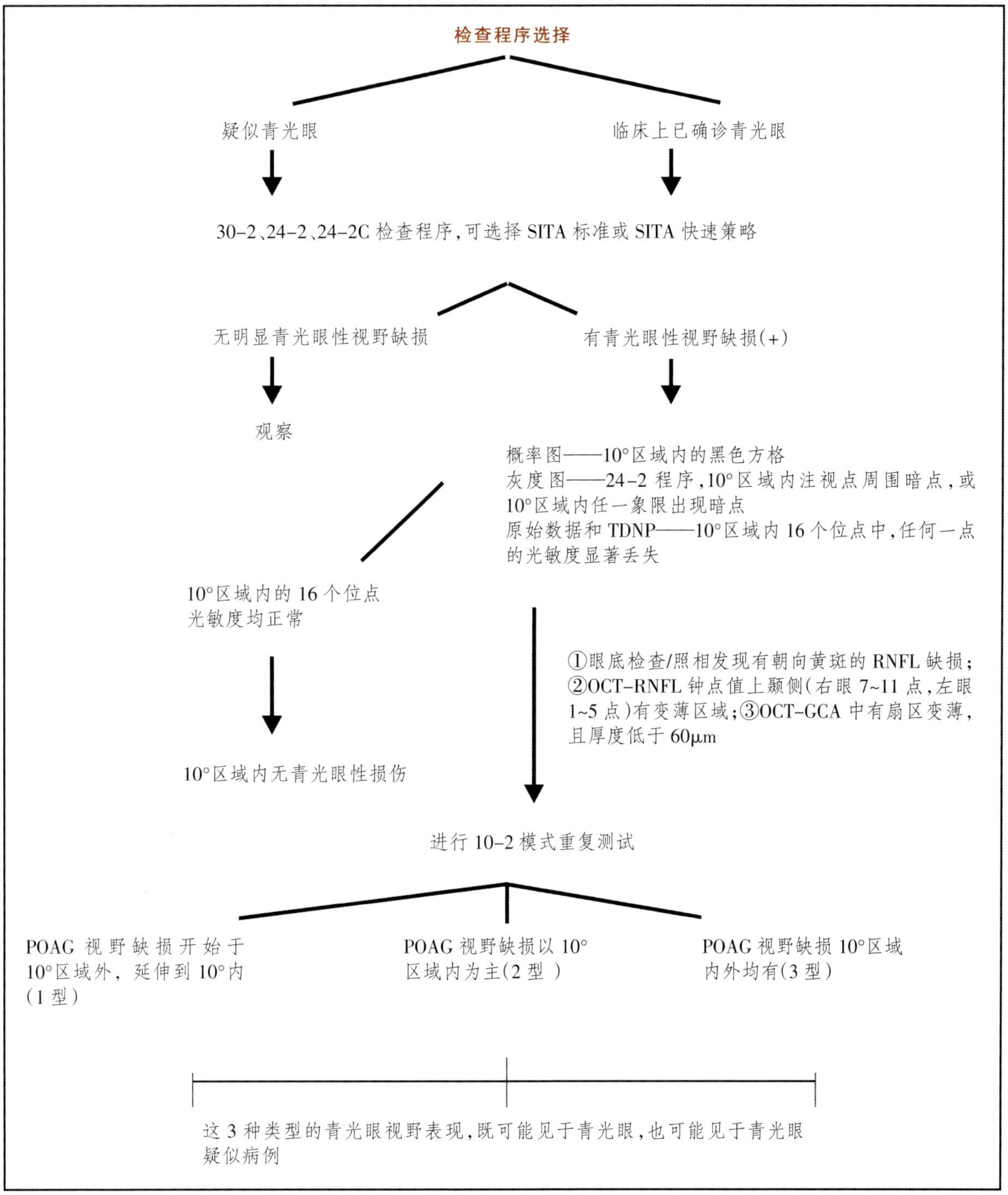

图 5.23

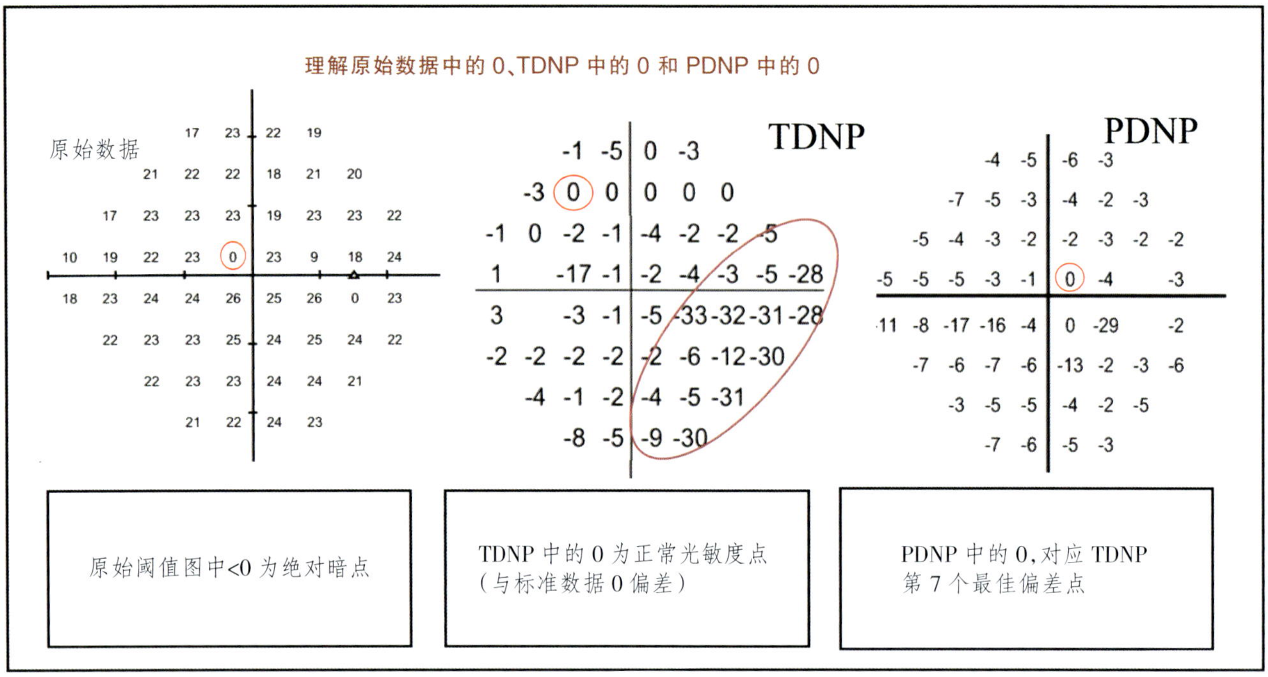

图 5.24

确保患者信息和检查参数录入准确，要与检查医嘱单一致。中心凹注视的开关需打开，黄斑中心凹的光敏度越高，视力就越好，反之亦然。视力较好而注视有问题，需检查近用屈光度是否准确，还要询问患者是否理解视野检查方法。

切勿孤立地解读视野，应与眼底情况相结合，详细的眼底检查，是识别非青光眼性视野缺损的必要条件。

如果视盘苍白超过杯沿（青光眼导致的视神经萎缩绝不会出现盘沿苍白，如果盘沿存在，它应是健康的粉色）、视盘小凹、倾斜视盘，以及准确评估近视视盘等，有助于识别非青光眼性视野缺损。如瞳孔过小（<3mm）、屈光不正未矫、固视丢失、假阳性错误、假阴性错误、灯泡亮度不足、盘沿伪影等都可能影响检查结果，识别出这些问题，是视野判读中最重要的步骤，检查青光眼疑似病例时尤为重要。

与设定目标眼压相关的视野因素：

1）视野缺损的位置和范围：青光眼的视野缺损起源于 24°区域外，逐步扩展到 10°范围内，或起源于10°范围内。

2）视野缺损的方向：向固视点方向发展。

3）视野缺损的程度：存在绝对暗点（非边缘点），MD 指数代表视野缺损的程度，不应单纯根据 MD 指数来判断青光眼严重程度。即使 MD 指数较轻，若视野缺损出现在 10°范围内，向着固视点方向发展，这种情况下也需设定较低的目标眼压 。若视野缺损不在 10°范围内，或没有向着固视点方向发展，即使 MD 指数再多，也无须将目标眼压定得很低。

以下探讨 3 例开角型青光眼。

例 1：视野缺损起始于 10°以外，并向固视点方向进展（1 型）。

例 2：视野缺损起始于 10°以内，并向周边进展（2型）。

例 3：视野缺损在 10°内外均有出现（3 型）。

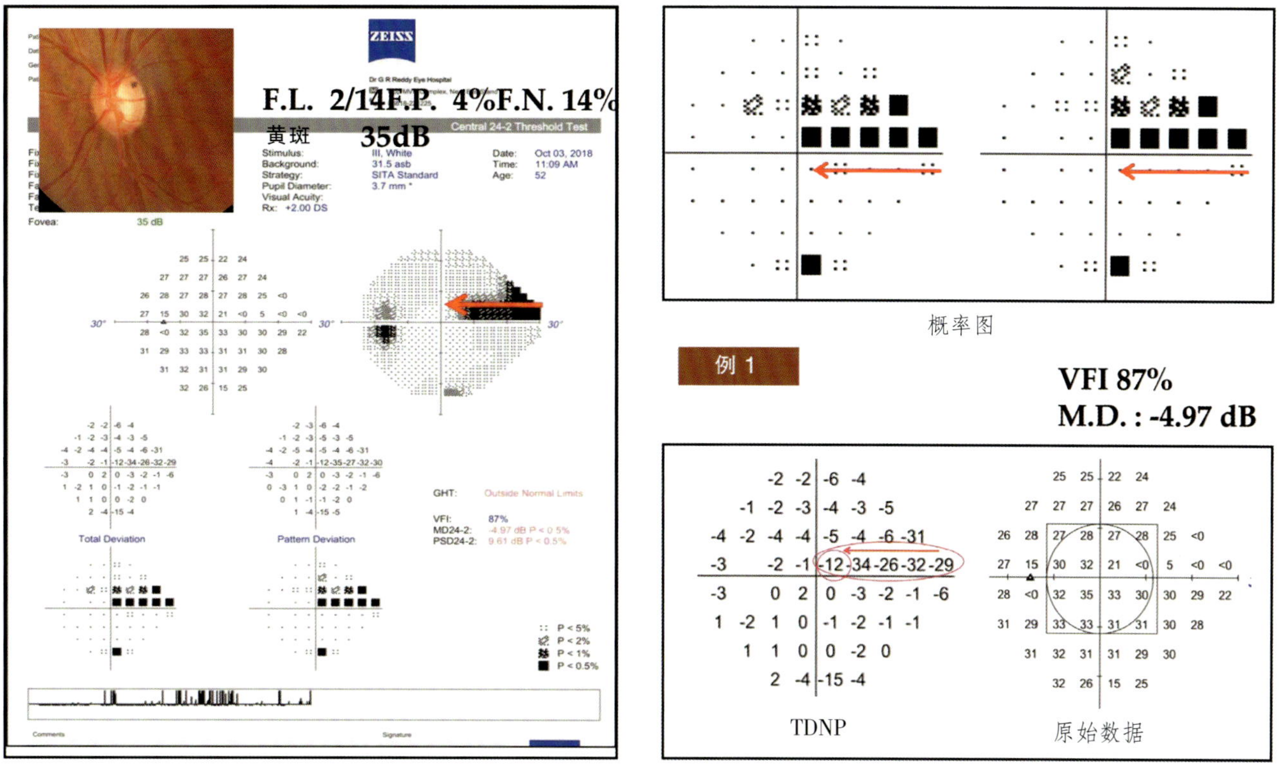

图 5.25

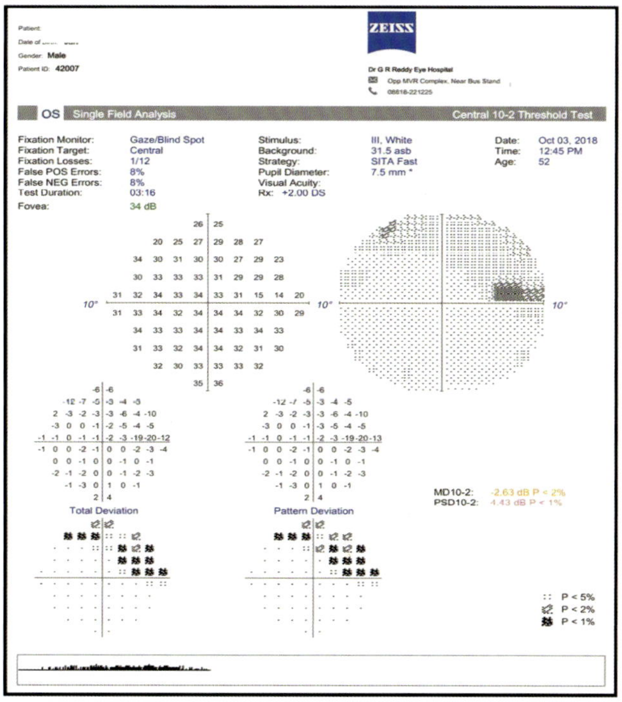

图 5.26

视野缺损的位置、范围和进展方向：青光眼的局灶性视野缺损始于鼻上象限，图中可见鼻上象限的大部分位点 $P<0.5\%$（黑色方格）。当两个概率图中所有视野缺损的位点都是黑色方格时，就很难从中看出进展的方向。TDNP 为评估视野的进展方向提供了线索。从图中可以看出，视野缺陷从 10°外开始，向固视点发展。由于 10°外位点的光敏度损失约为 30dB，而鼻上 3°位点的光敏度损失只有 12dB，因此，我们需要将概率图和 TDNP 结合起来，才能了解视野缺损的进展方向。视野缺损向着固视点方向进展并不是一个好迹象，我们必须设定较低的目标眼压。

暗点深度：尽管局部视野缺损区域中约半数位点的敏感度下降约 30dB，但 MD 指数为–4.97dB，$P<0.5\%$。对于局灶性暗点而言，MD 指数并不能体现出暗点的真实深度。本例中，黄斑中心凹敏感度为 35dB，且在 24–2 检查模式的 10°范围内（含 16 个测试点）发现 1 个绝对暗点。这种情况下，应使用 10–2 程序来复查以评估黄斑区敏感度。10°范围内轻微敏感度丢失的视野缺损，在概率图上比灰度图更易识别。本例虽 24–2 的 MD 指数为–4.97dB（$P<0.5\%$），但当前眼压已导致绝对暗点，且视野缺损向固视点方向发展；10–2 检查显示早期黄斑区视野缺损。结合患者年龄（52 岁），应将目标眼压设定在较低水平。

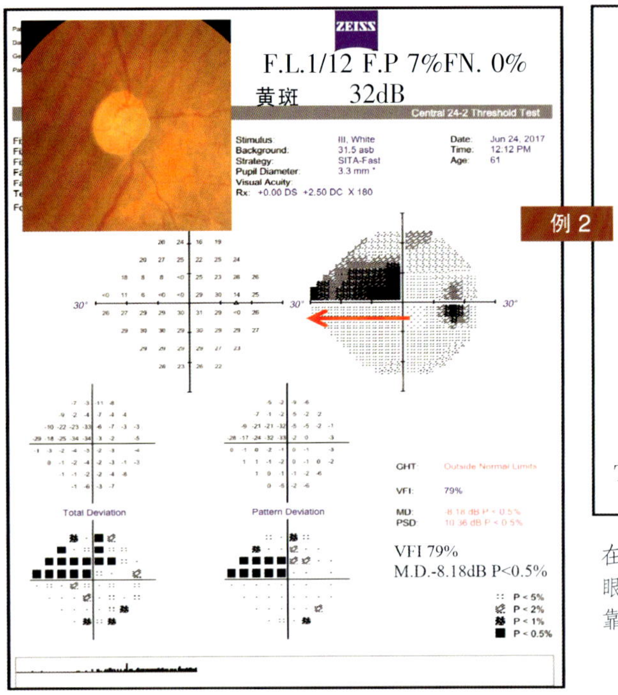

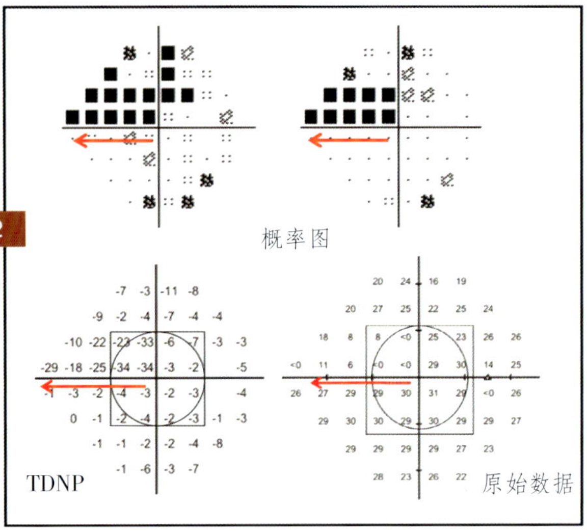

在局限性视野缺陷中，要识别出深暗点，这往往是青光眼的起源部位。如果局限性视野缺损都是黑方格，仅依靠概率图很难判断视野缺损的起始位置

图 5.27

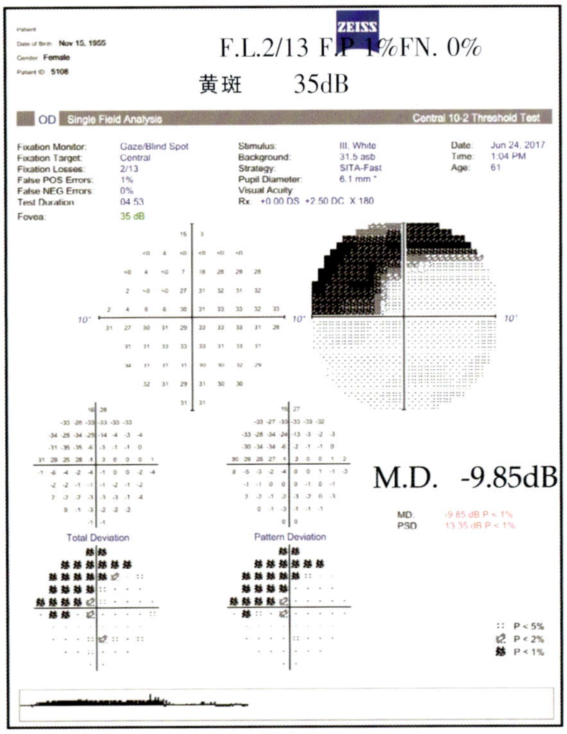

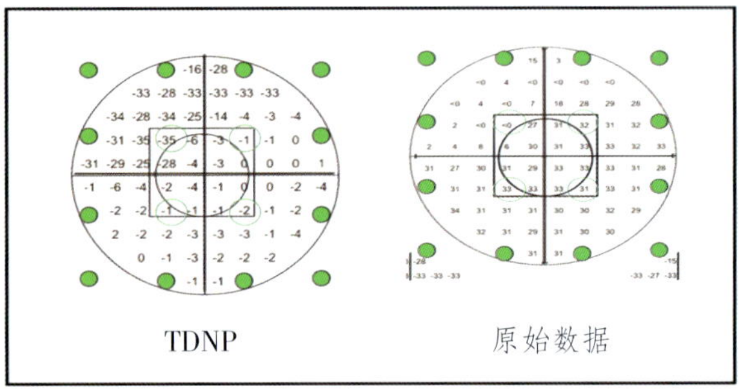

由于视野缺损是在 3°~9°进展，因此，在 24-2 灰度图上 10°区域内的颞上象限视野缺损变化并不明显。在 2 型青光眼中，10-2 MD 指数（-9.85dB）通常会大于 24-2 MD 指数（-8.18dB）。10-2 视野报告中不计算 VFI，因此，只看 24-2 中 VFI（79%）可能会误导 2 型青光眼的治疗

对于 2 型和 3 型青光眼，必须以较低的眼压为目标，必要时选择手术治疗

图 5.28

可以从灰阶图中的深暗阴影位置推断青光眼的起点，结合原始数据及 TDNP 加以确认。要定位青光眼的起始部位，原始数据与 TDNP 是关注重点。

鼻上方出现局限性缺损，深黑色阴影起自固视点，并在鼻上象限 3°内形成绝对暗点，提示必须用 10-2 模式重复检查。

位于 3°与 9°之间的视野缺损，在 24-2 视野的 10°圆内往往难以充分显现。对于 2 型青光眼，10-2 视野的 MD（-9.85dB）总是大于 24-2 视野 MD（-8.18dB）。由于 10-2 SFA 报告中不计算 VFI，仅依靠 24-2 视野的 VFI（79%）会误导 2 型青光眼中的治疗。对 2 型和 3 型青光眼，应设定更低的靶眼压，必要时考虑手术干预。

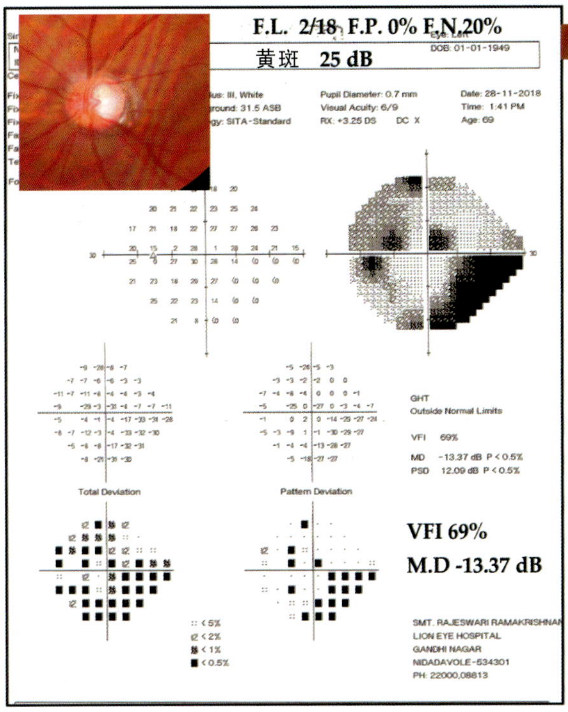

图 5.29

例 3

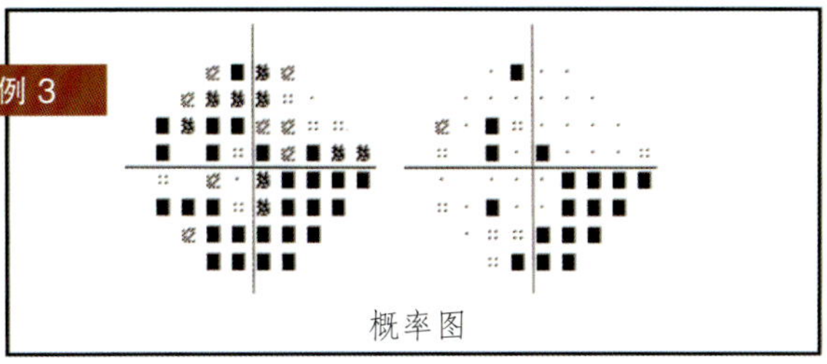

有 2 个局部暗区，一个位于 10°外的鼻下象限，另一个位于 10°内的鼻上象限

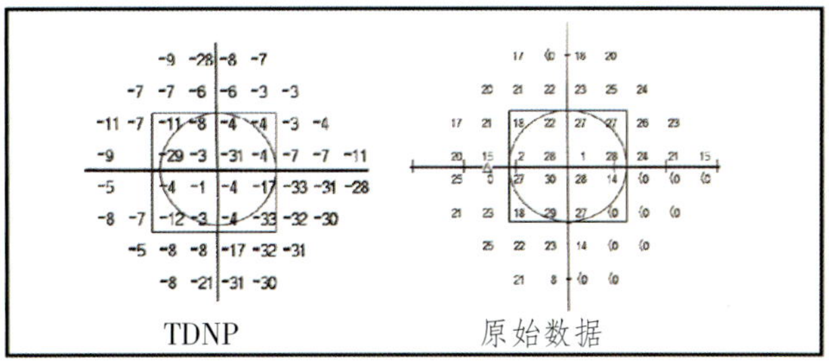

图 5.32

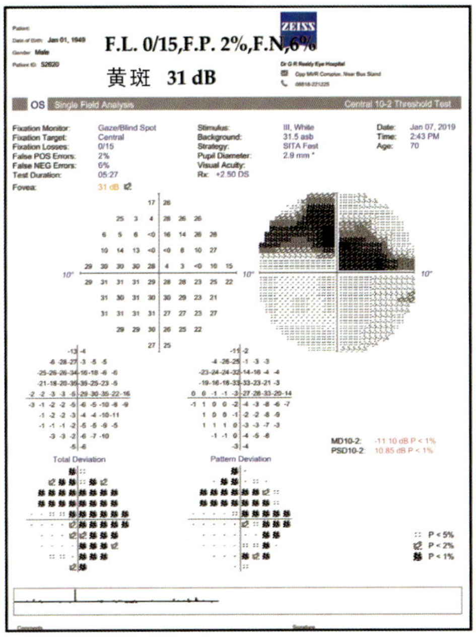

图 5.30

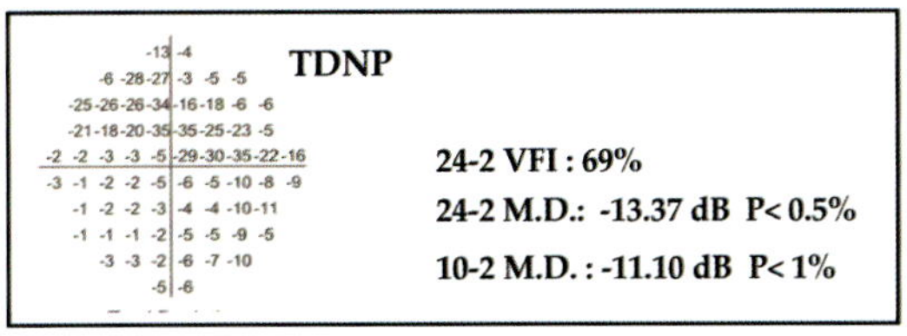

图 5.31

24-2 灰阶图显示两处独立的视野缺损：中心 10°区域缺损主要位于鼻上象限，10°区域外缺损位于鼻下象限。由此可明确诊断为多中心起源型青光眼（3 型）。

24-2 原始数值图：10°区域外鼻下象限的视野缺损接近绝对暗点。24-2 的 MD 指数为-13.37dB，VFI 为 69%。

临床提示：重点关注 24-2 模式中 10°内的 16 个测试点，以判断是否需使用 10-2 程序复查黄斑区。鼻上象限 3°位点的敏感度下降达 31dB，此为绝对适应证，需立即通过 10-2 模式复查。

10-2 原始数值图：重点关注 10-2 程序中 3°内的 16 个测试位点以评估中心凹功能状态。需注意，24-2 程序 10°内标记为 3 个黑色方块的视野缺损范围，在 10-2 程序中能更清晰显示；而中央 10°内鼻下象限的视野缺损进展，通过概率图比灰度图更易识别。由于当前视野缺损已累及 3°环内，且鼻下方缺损正向 10°环内扩展，必须将目标眼压控制在极低水平，甚至需要考虑手术治疗。切记：起源于 10°环内的青光眼进展无法通过 VFI 变化来评估（因 10-2 程序不计算VFI），因此，2 型及 3 型青光眼的进展分析需基于 MD 指数的变化进行。

第 6 章

基于视野和 OCT 的开角型青光眼分类

越是靠外周的视网膜神经纤维，在视网膜中走行的层次越深，进入视盘时越靠近外缘，而起自黄斑以及邻近视盘的中央纤维位于视网膜浅层，进入视盘时位于盘沿的内缘。因此，视盘的外观改变和视野缺损的位置，都与受累视网膜神经纤维所在部位有关。基于此，对开角型青光眼进行分类(图 6.1 至图 6.13)。

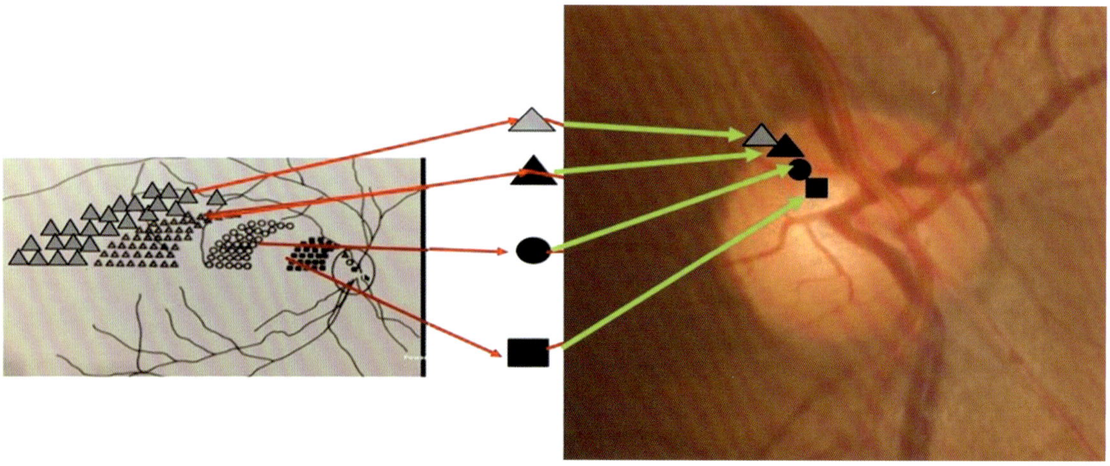

图 6.1

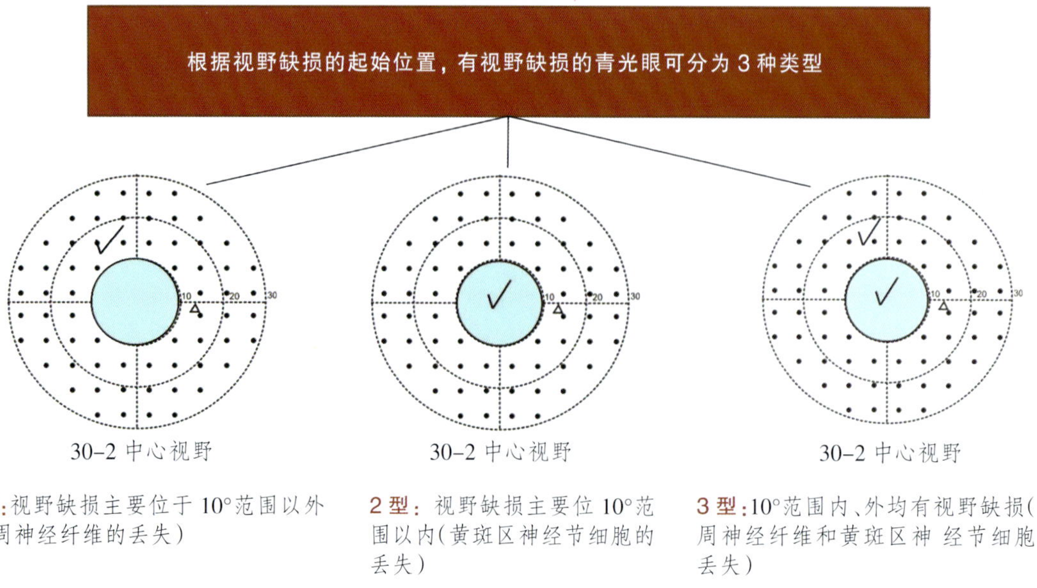

图 6.2

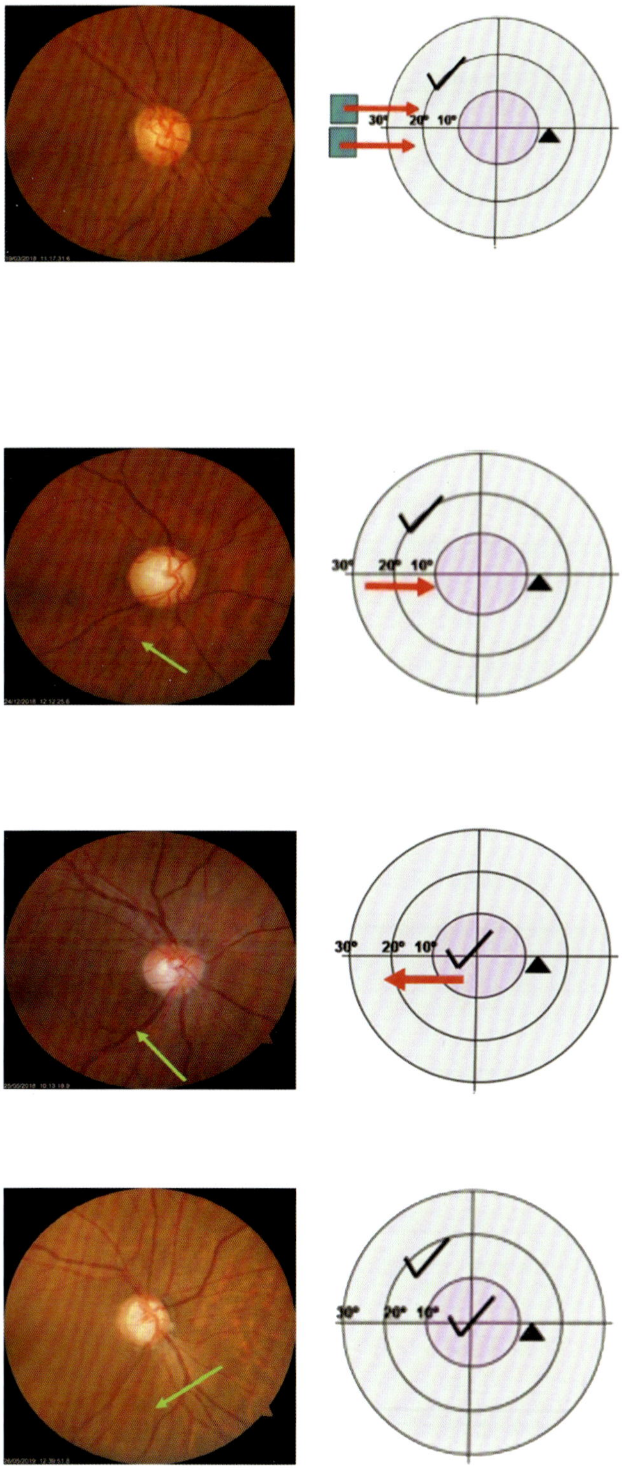

1a 型：神经节细胞的丢失，始于外周 10° 以外的 RNFL 轴突，视野缺损位于 10°范围外。视网膜的外周纤维穿过深层视网膜，由盘沿的外缘进入视盘。因此，这类青光眼除了不符 ISNT 规则，视盘外观基本正常（杯盘比差异）

1b 型：神经节细胞的丢失，始于外周，向固视点方向进展。进展到 10°范围内时，盘沿有可疑切迹，伴 RNFL 缺损（视野缺损为弓形暗点，向固视点扩展）

2 型：神经节细胞丢失始于 10°内，视野缺损也在 10°范围内。这些节细胞轴突位于视网膜浅层，由盘沿内侧进入视盘，因此，这类青光眼会出现盘沿切迹，伴 RNFL 缺损

3 型：神经节细胞在 10°内、外均有丢失。中央和外周纤维均受累，10°范围内、外都有视野缺损，局灶性盘沿丢失明显，伴 RNFL 缺损

图 6.3

基于这种分类方法，选择合适的基线视野程序（24-2,24-2C 和 10-2），有利于视野进展分析。对于视野前期青光眼的诊断，需要 OCT 的帮助。青光眼的管理取决于青光眼的类型。

1. 2 型青光眼大多为 NTG，禁用 β 受体阻滞剂。

2. 对于 2 型和 3 型青光眼，无论 MD 指数和眼压如何，都可能需要更早考虑手术干预。

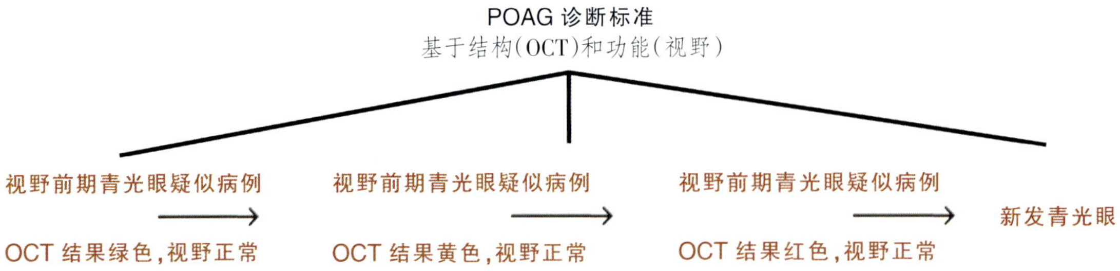
POAG 诊断标准
基于结构(OCT)和功能(视野)
视野前期青光眼疑似病例
OCT 结果绿色，视野正常
视野前期青光眼疑似病例
OCT 结果黄色，视野正常
视野前期青光眼疑似病例
OCT 结果红色，视野正常
新发青光眼

图 6.4

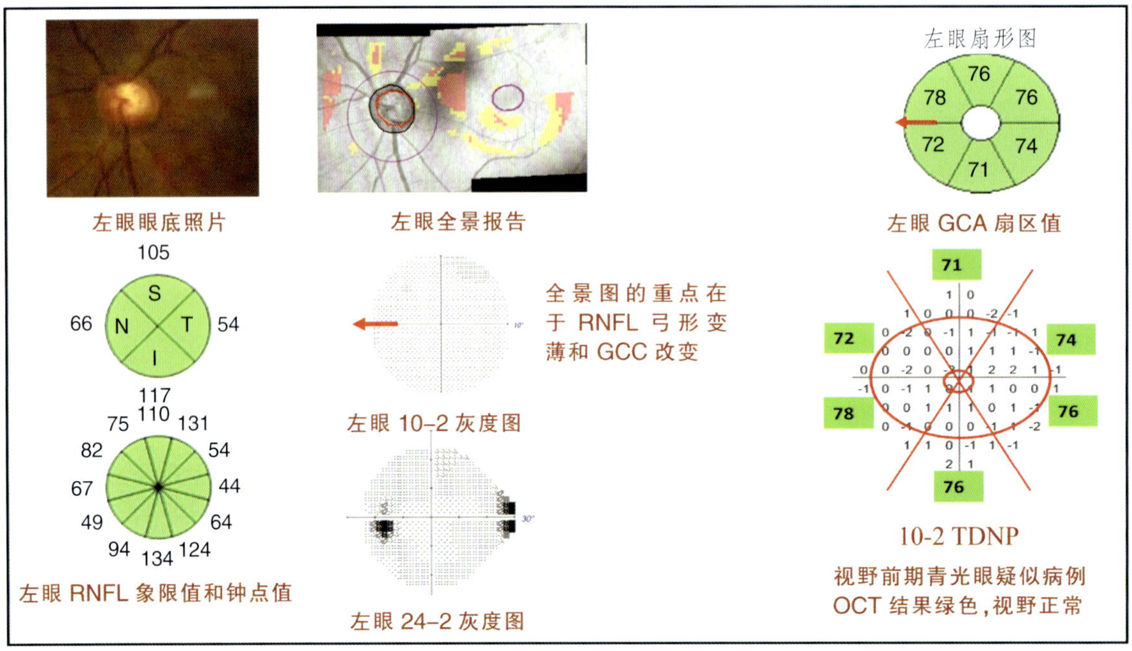
左眼眼底照片
左眼全景报告
左眼扇形图
76
78
76
72
74
71
左眼 GCA 扇区值
105
S
66
N
T
54
I
117
117
75
110
131
82
54
67
44
49
64
94
134
124
左眼 RNFL 象限值和钟点值
左眼 10–2 灰度图
全景图的重点在于 RNFL 弓形变薄和 GCC 改变
左眼 24–2 灰度图
71
72
74
78
76
76
10-2 TDNP
视野前期青光眼疑似病例
OCT 结果绿色，视野正常

图 6.5

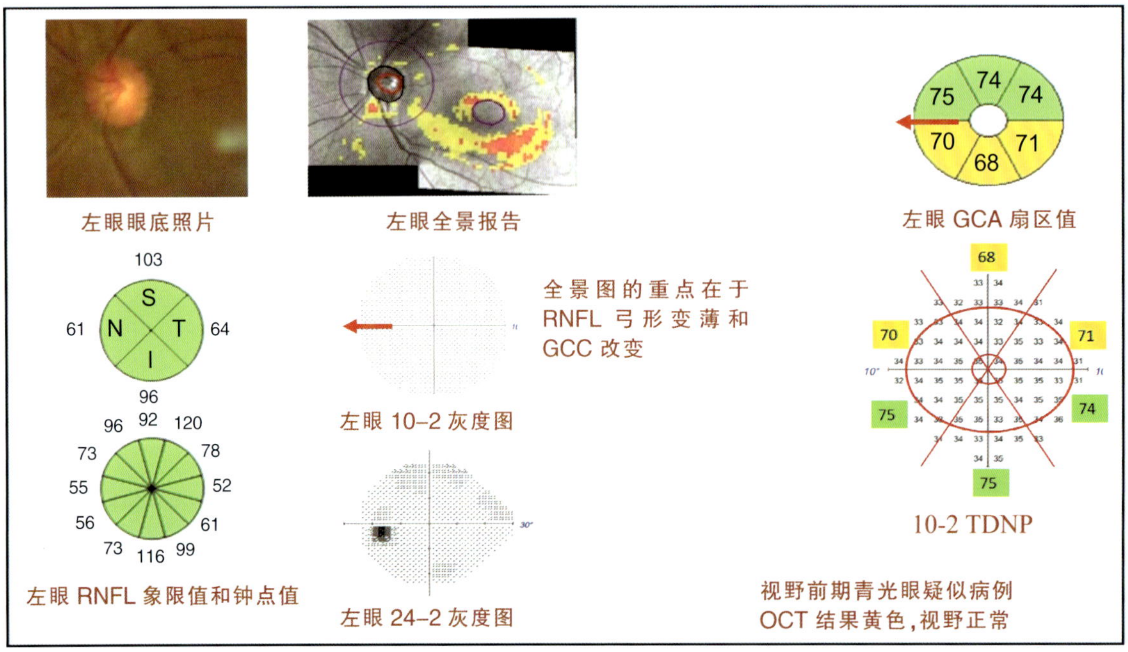
左眼眼底照片
左眼全景报告
75
74
74
70
71
68
左眼 GCA 扇区值
103
S
61
N
T
64
I
96
96
92
120
73
78
55
52
56
61
73
116
99
左眼 RNFL 象限值和钟点值
左眼 10–2 灰度图
全景图的重点在于 RNFL 弓形变薄和 GCC 改变
左眼 24–2 灰度图
68
70
71
75
74
75
10-2 TDNP
视野前期青光眼疑似病例
OCT 结果黄色，视野正常

图 6.6

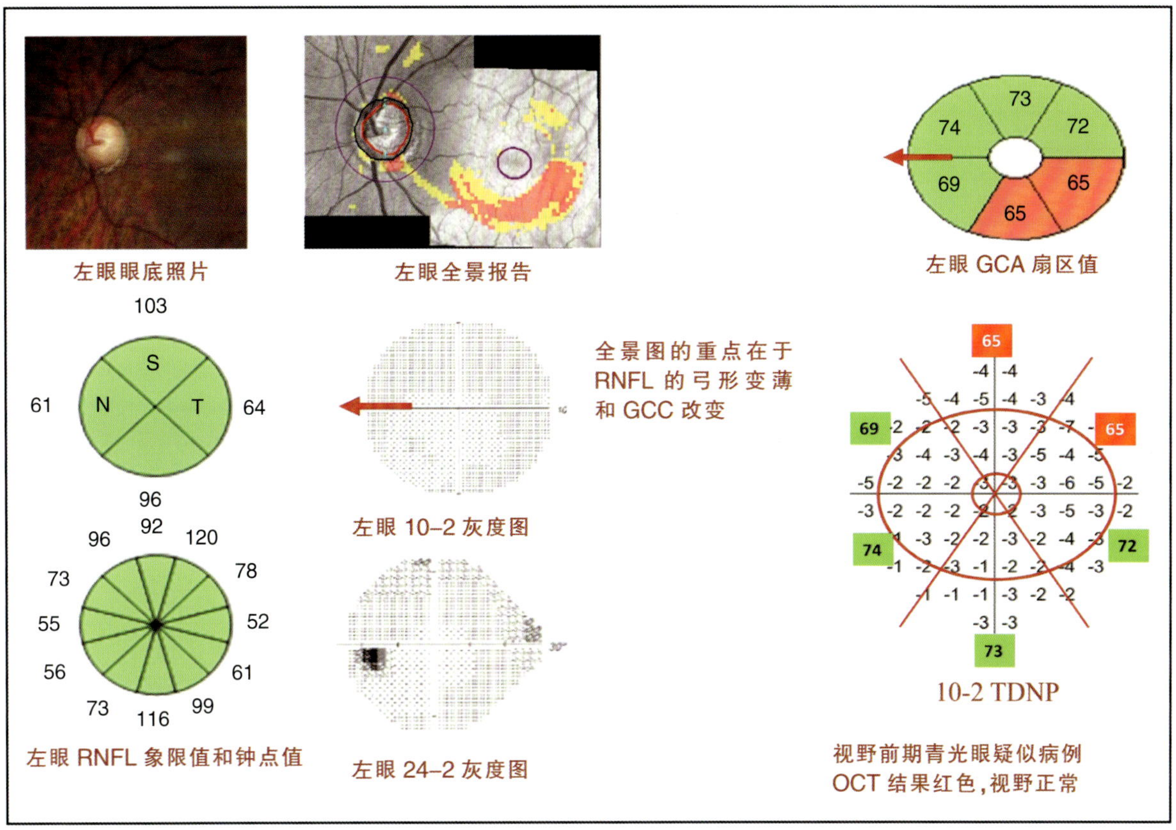

左眼眼底照片
左眼全景报告
73
74
72
69
65
65
左眼 GCA 扇区值
103
S
N
T
61
64
96
全景图的重点在于 RNFL 的弓形变薄和 GCC 改变
左眼 10–2 灰度图
65
69
65
74
72
73
10-2 TDNP
96
92
120
73
78
55
52
56
61
73
116
99
左眼 RNFL 象限值和钟点值
左眼 24–2 灰度图
视野前期青光眼疑似病例
OCT 结果红色，视野正常

图 6.7

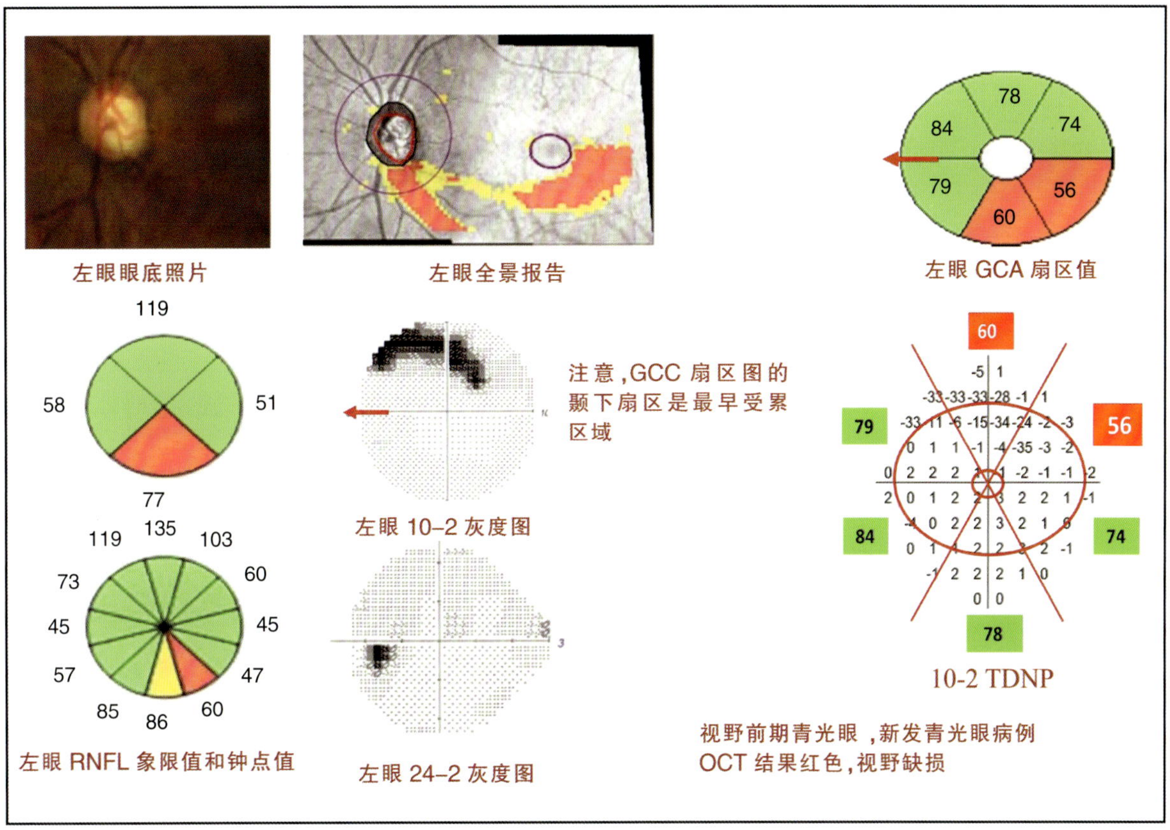

左眼眼底照片
左眼全景报告
78
84
74
79
56
60
左眼 GCA 扇区值
119
58
51
77
注意，GCC 扇区图的颞下扇区是最早受累区域
左眼 10–2 灰度图
60
79
56
84
74
78
10-2 TDNP
119
135
103
73
60
45
45
57
47
85
86
60
左眼 RNFL 象限值和钟点值
左眼 24–2 灰度图
视野前期青光眼，新发青光眼病例
OCT 结果红色，视野缺损

图 6.8

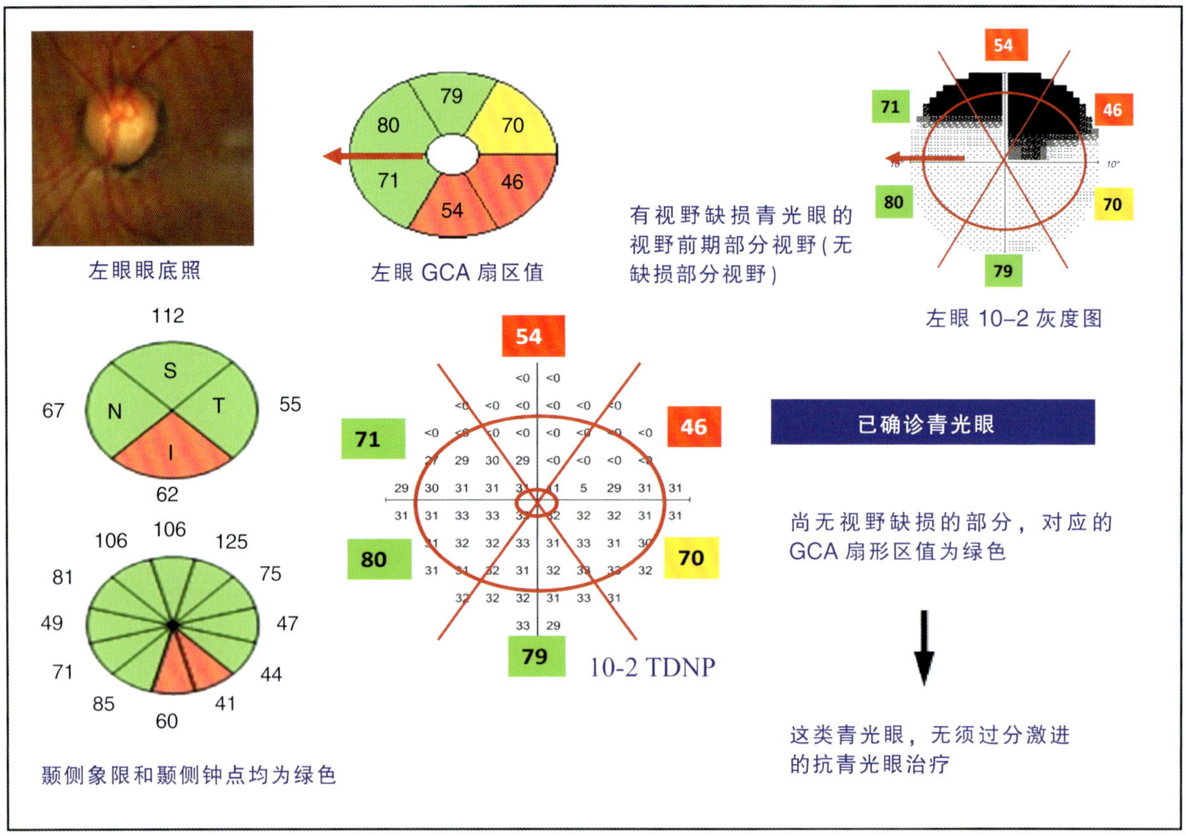
左眼眼底照
79
80
70
71
46
54
左眼 GCA 扇区值
有视野缺损青光眼的视野前期部分视野(无缺损部分视野)
54
71
46
80
70
79
左眼 10–2 灰度图
112
S
67
N
T
55
I
62
106
106
125
81
75
49
47
71
44
85
41
60
颞侧象限和颞侧钟点均为绿色
54
71
46
80
70
79
10-2 TDNP
已确诊青光眼
尚无视野缺损的部分，对应的GCA 扇形区值为绿色
这类青光眼，无须过分激进的抗青光眼治疗

图 6.9

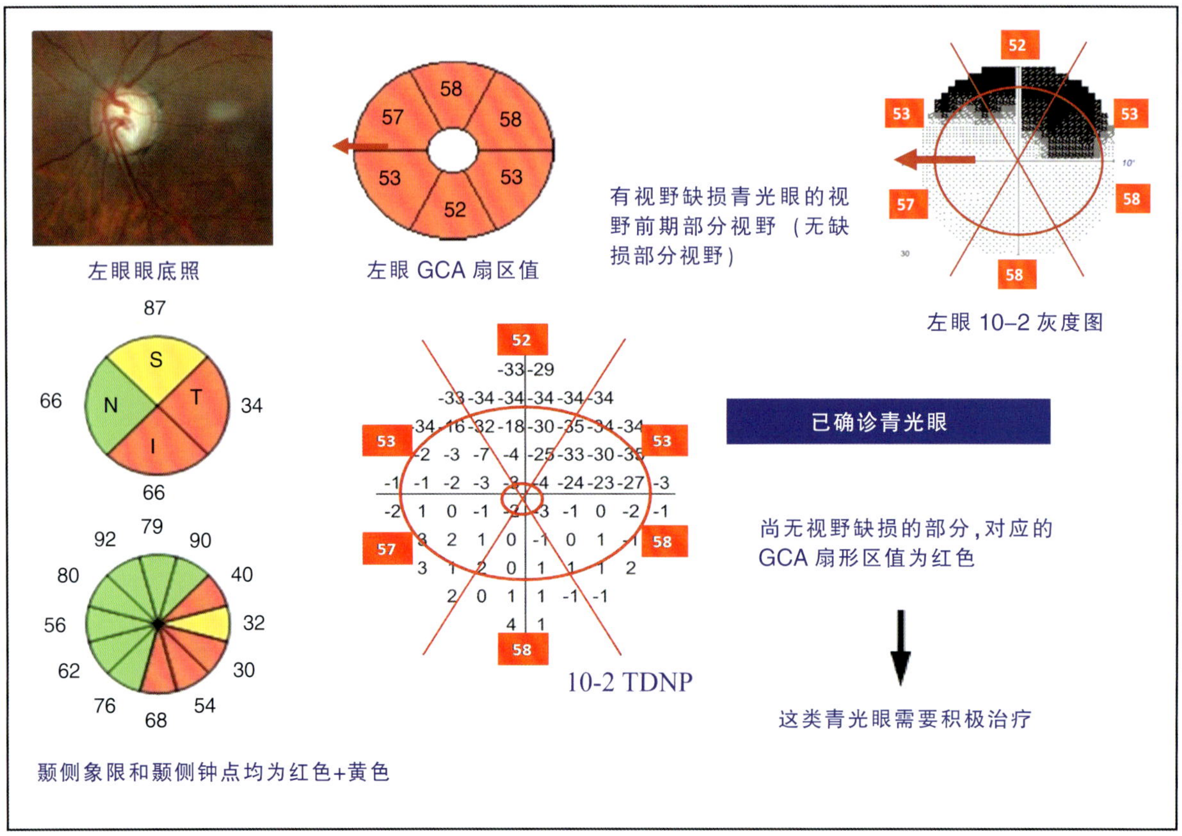
左眼眼底照
58
57
58
53
53
52
左眼 GCA 扇区值
有视野缺损青光眼的视野前期部分视野（无缺损部分视野）
52
53
53
57
58
58
左眼 10–2 灰度图
87
S
66
N
T
34
I
66
92
79
90
80
40
56
32
62
30
76
54
68
颞侧象限和颞侧钟点均为红色+黄色
52
53
53
57
58
58
10-2 TDNP
已确诊青光眼
尚无视野缺损的部分，对应的GCA 扇形区值为红色
这类青光眼需要积极治疗

图 6.10

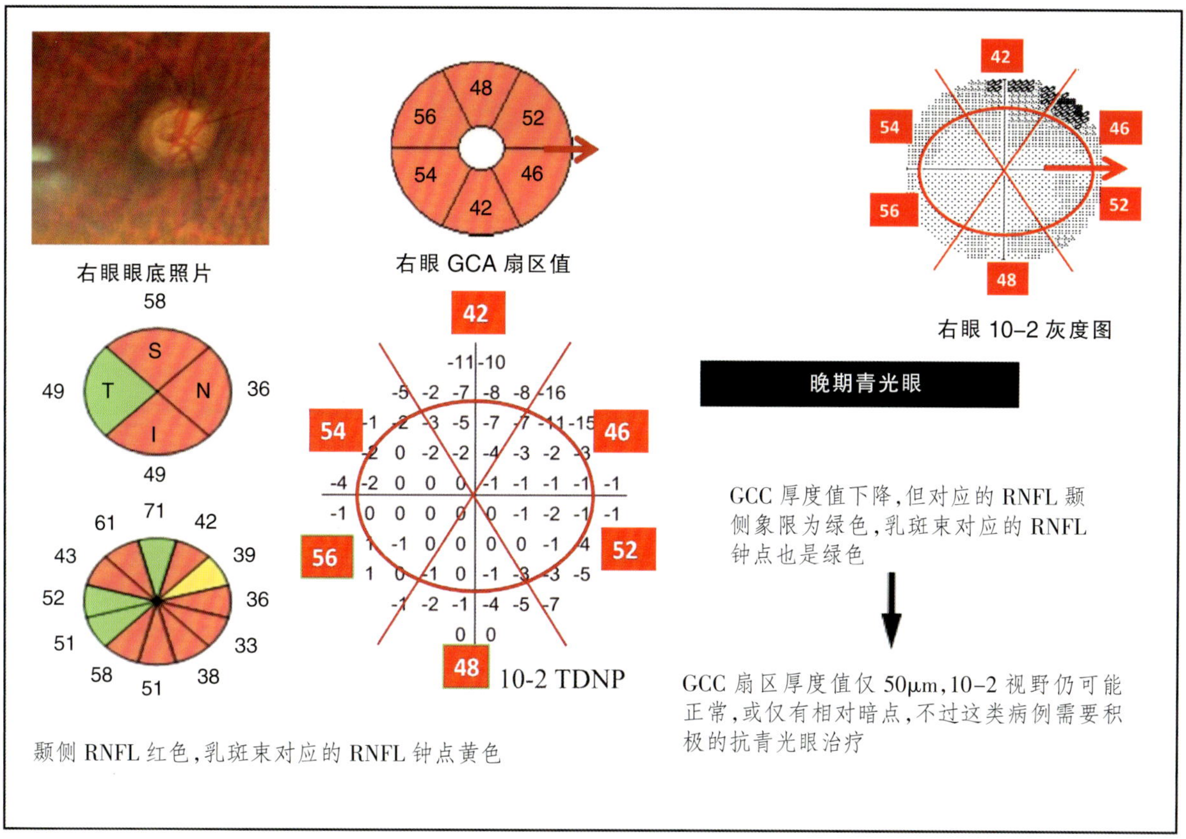
右眼眼底照片
右眼 GCA 扇区值
右眼 10–2 灰度图
晚期青光眼
10-2 TDNP
GCC 厚度值下降，但对应的 RNFL 颞侧象限为绿色，乳斑束对应的 RNFL 钟点也是绿色
GCC 扇区厚度值仅 50μm，10–2 视野仍可能正常，或仅有相对暗点，不过这类病例需要积极的抗青光眼治疗
颞侧 RNFL 红色，乳斑束对应的 RNFL 钟点黄色

图 6.11

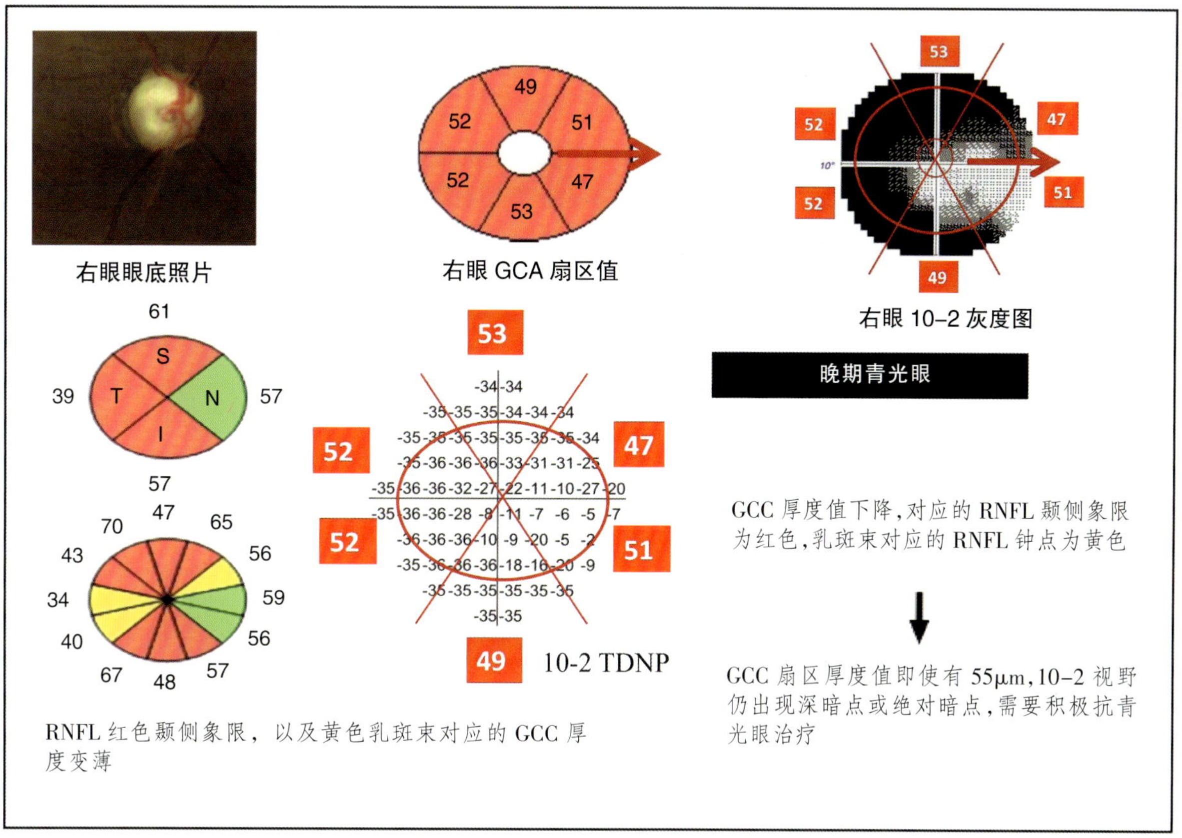
右眼眼底照片
右眼 GCA 扇区值
右眼 10–2 灰度图
晚期青光眼
10-2 TDNP
GCC 厚度值下降，对应的 RNFL 颞侧象限为红色，乳斑束对应的 RNFL 钟点为黄色
GCC 扇区厚度值即使有 55μm，10–2 视野仍出现深暗点或绝对暗点，需要积极抗青光眼治疗
RNFL 红色颞侧象限，以及黄色乳斑束对应的 GCC 厚度变薄

图 6.12

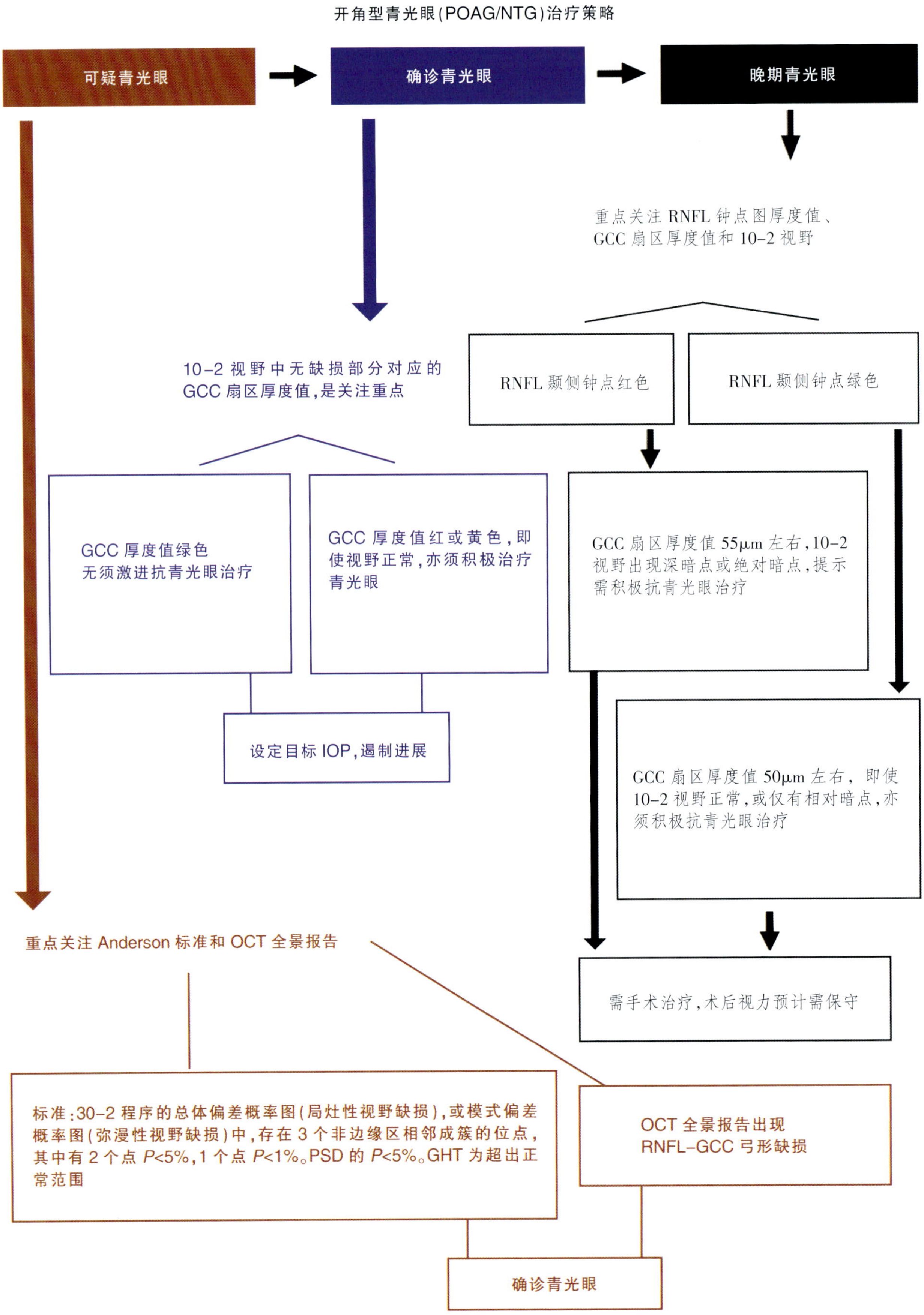
开角型青光眼(POAG/NTG)治疗策略
可疑青光眼
确诊青光眼
晚期青光眼
重点关注 RNFL 钟点图厚度值、GCC 扇区厚度值和 10–2 视野
RNFL 颞侧钟点红色
RNFL 颞侧钟点绿色
10–2 视野中无缺损部分对应的 GCC 扇区厚度值,是关注重点
GCC 厚度值绿色 无须激进抗青光眼治疗
GCC 厚度值红或黄色,即使视野正常,亦须积极治疗青光眼
GCC 扇区厚度值 55μm 左右,10–2 视野出现深暗点或绝对暗点,提示需积极抗青光眼治疗
设定目标 IOP,遏制进展
GCC 扇区厚度值 50μm 左右, 即使 10–2 视野正常,或仅有相对暗点,亦须积极抗青光眼治疗
重点关注 Anderson 标准和 OCT 全景报告
需手术治疗,术后视力预计需保守
标准:30–2 程序的总体偏差概率图(局灶性视野缺损),或模式偏差概率图(弥漫性视野缺损)中,存在 3 个非边缘区相邻成簇的位点,其中有 2 个点 P<5%,1 个点 P<1%。PSD 的 P<5%。GHT 为超出正常范围
OCT 全景报告出现 RNFL–GCC 弓形缺损
确诊青光眼

图 6.13

第 7 章

结构 OCT 和视野的相关性

本章重点介绍 RNFL 变薄与视野缺损的位置对应关系。整个 RNFL 厚度图，可以分为 4 个象限：分别是颞侧、上方、鼻侧以及下方（图 7.1 至图7.11）。

RNFL 钟点值：右眼的颞侧象限是从 8~10 点钟，对应的是乳斑束纤维，以及黄斑 GCA 扇形图的中下和中上扇区。该象限的变薄将导致旁中心视野缺损

RNFL 钟点值：左眼的颞侧象限是从 2~4 点钟，对应的是乳斑束纤维，以及来自黄斑 GCA 扇形图的中下、中上扇区的纤维。该象限的变薄将导致旁中心视野缺损

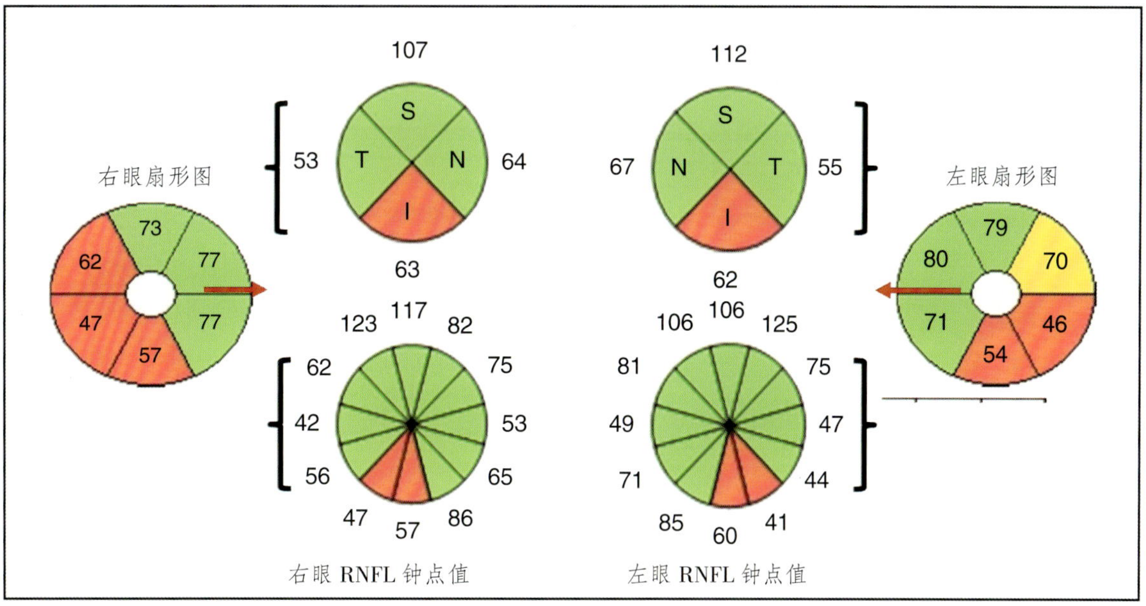

6 点和 12 点钟方向，对应的是外周纤维，受损会出现周边视野缺损

RNFL 钟点值：右眼的颞侧 11 点和 7 点钟，对应的是颞上和颞下方的黄斑易损区，受损会造成 10°范围内的下方和上方弓形视野缺损

RNFL 钟点值：左眼的颞侧 1 点和 5 点钟，对应的是颞上和颞下方的黄斑易损区，受损会造成 10°范围内的下方和上方的弓形视野缺损

图 7.1

视网膜神经纤维偏差图

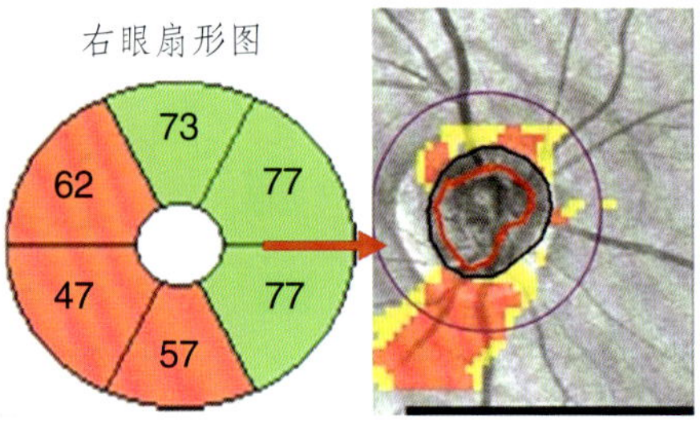

视网膜神经纤维偏差图

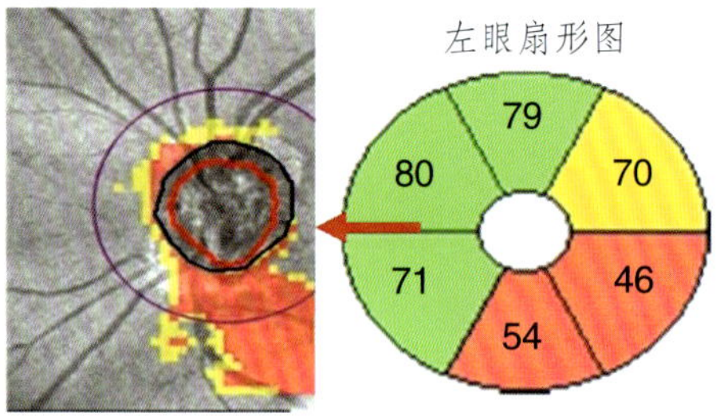

GCA 黄斑厚度扇形图中,应先确定代表乳斑束所在区域。GCA 图的鼻侧扇区对应的是乳斑束纤维,即右眼 GCA 图的右侧(3 点钟方向),左眼图的左侧(9 点钟方向)。或者换句话说,乳斑束区域总是朝向视盘

GCA 的黄斑区分为上半部和下半部,上下各分为 3 小部分:
右眼 GCA 黄斑扇区:上方乳斑束(77μm)、下方乳斑束(77μm)、中下扇区(57μm)、颞下黄斑易损区(47μm)、颞上扇区(62μm)、中上扇区(73μm)
左眼 GCA 黄斑扇区:上方乳斑束(80μm)、下方乳斑束(71μm)、中下扇区(54μm)、颞下黄斑易损区(46μm)、颞上扇区(70μm)和中上扇区(79μm)

图 7.2

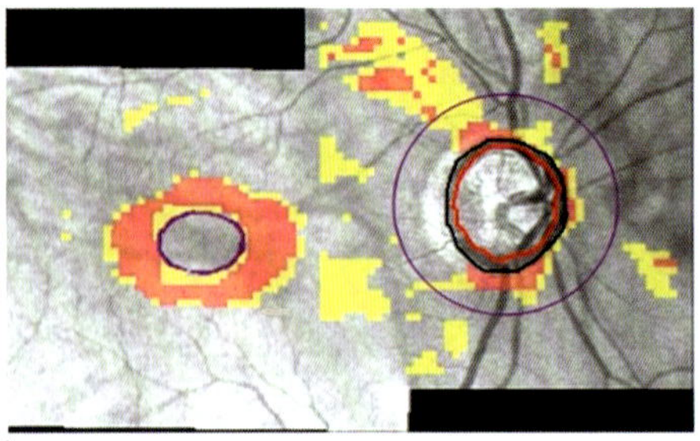

RNFL & GCC 全景分析报告

例 1

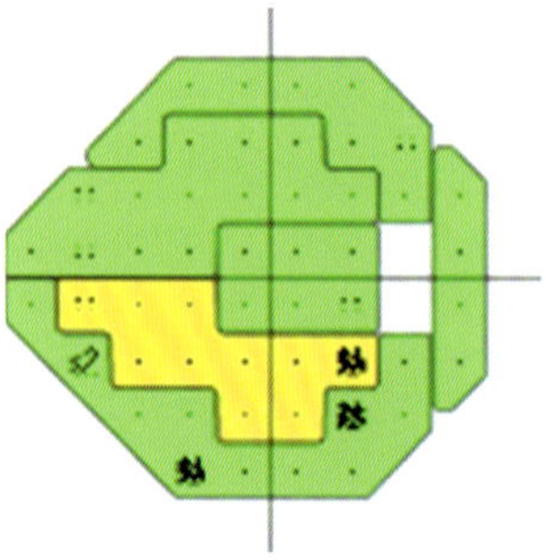

24-2 视野

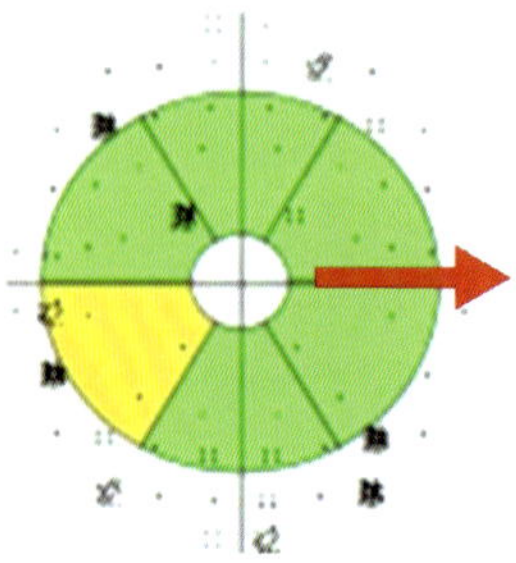

GC 扇形图叠加
10-2 视野

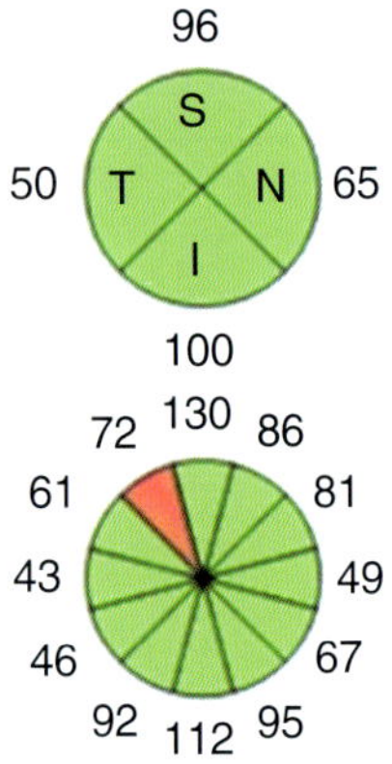

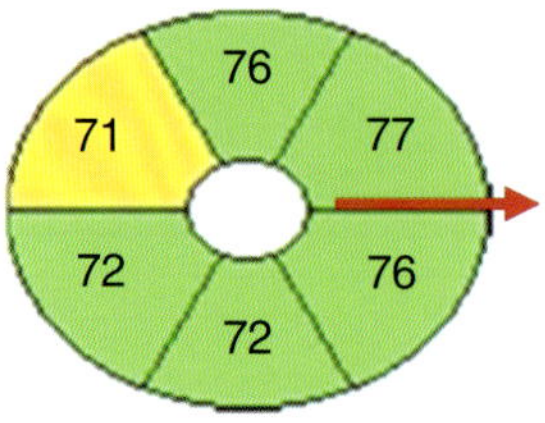

右眼 GC 扇形图
右眼钟点值

右眼:RNFL 钟点值的颞侧 11 点钟位置变薄(72μm),对应 GCA 的颞上象限(71μm)。黄色区域所示的早期中心视野缺损,系神经纤维层厚度减少所致

图 7.3

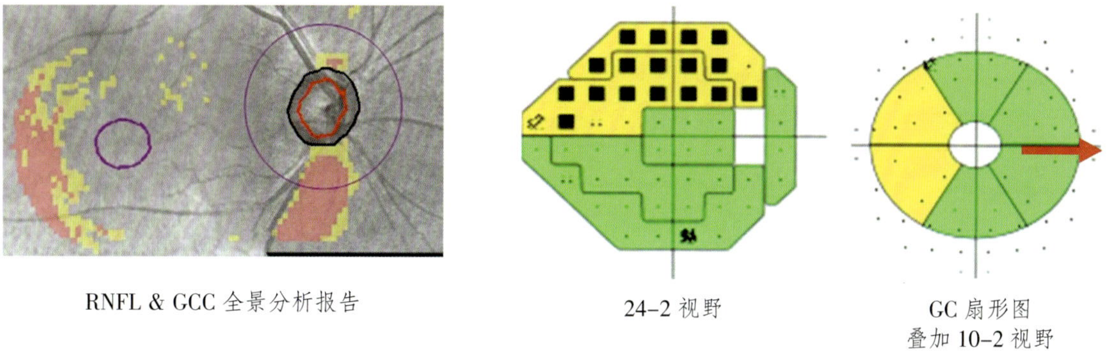

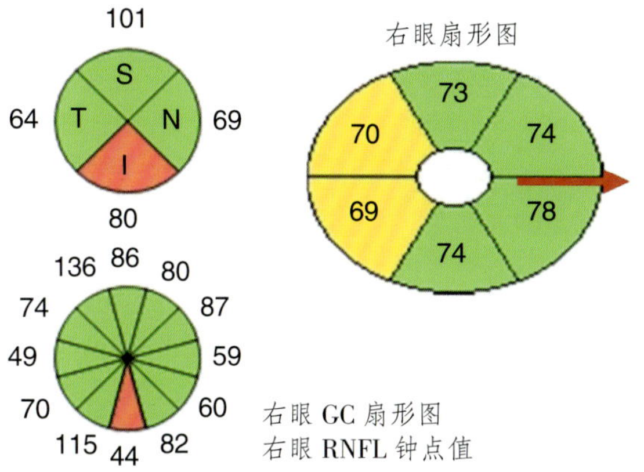

右眼:RNFL 钟点值的 6 点钟位置变薄(44μm,红色),导致周边视野缺损

颞上黄斑区(70μm)和颞下黄斑区(69μm)显示为黄色,而中心视野正常。后文会介绍,GCA 厚度降低到 60μm 左右(红色),才会产生相应的视野缺损

图 7.4

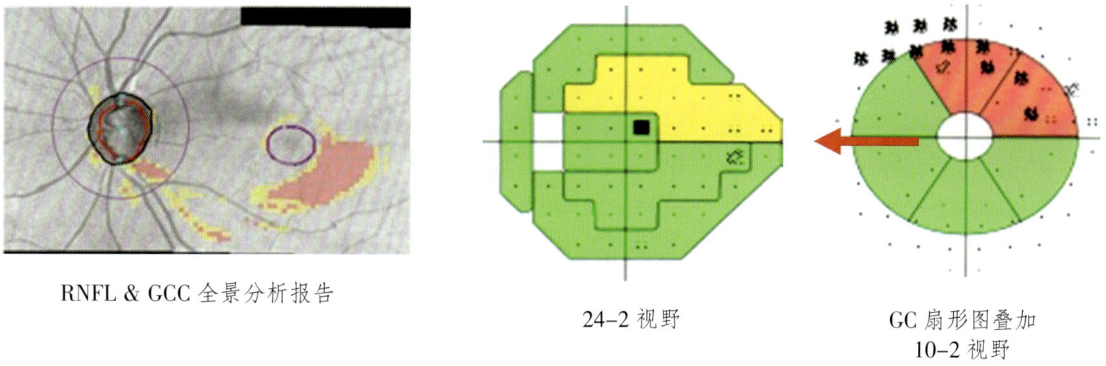

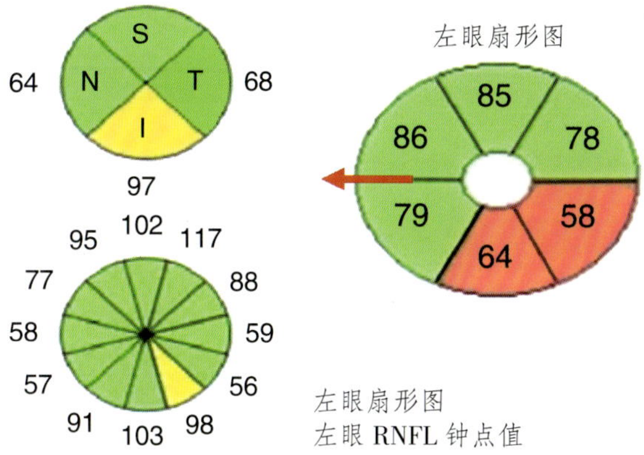

左眼:RNFL 钟点值的颞下方 5 点钟位置变薄(98μm,黄色),对应的是 GCA 颞下易损区(58μm)和中下扇区的变薄,也是上方中心视野缺损的原因

图 7.5

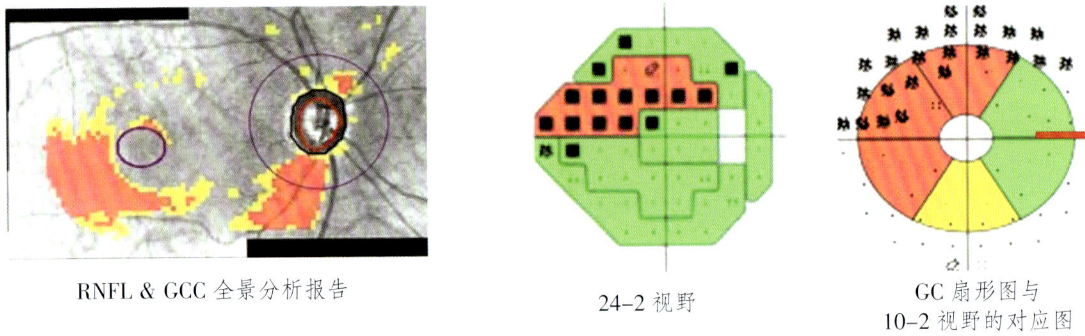

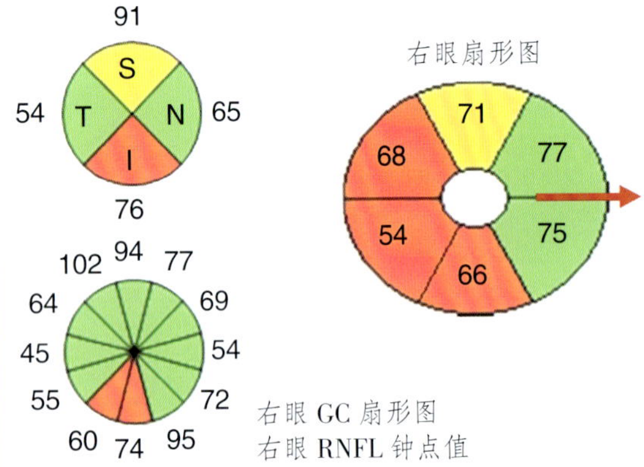

右眼:RNFL 钟点值 6 点钟方向变薄(74μm),导致周边视野缺损。颞侧 7 点钟 RNFL 变薄 (60μm), 对应 GCA 颞下黄斑易损区(54μm)和中下扇区(66μm),导致上方中心视野缺损

如果 6 点钟 RNFL 变薄,且右眼的 7 点钟位置或左眼的 5 点钟位置变薄, 则应高度怀疑黄斑区存在视野缺损,需完善 GCA 和 10-2 视野检查

图 7.6

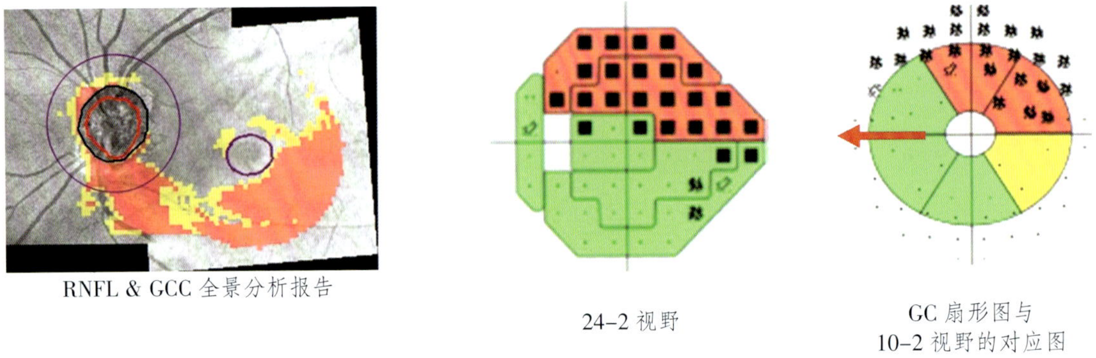

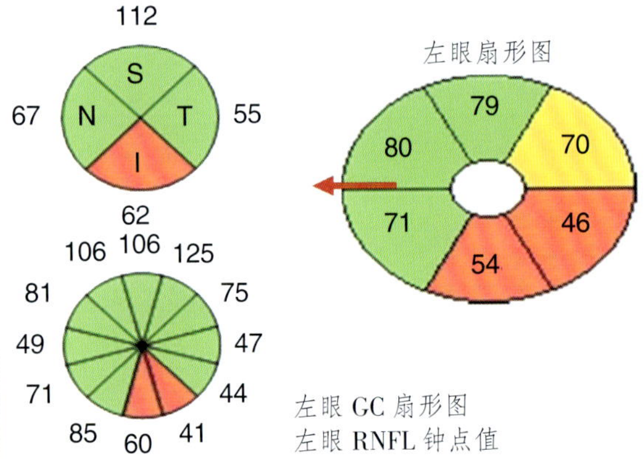

左眼:RNFL 钟点值 6 点钟位置变薄(60μm),导致周边视野缺损
颞侧 5 点钟的 RNFL 变薄(41μm),对应的是颞下方黄斑易损区(46μm)和 GCA 中下扇区(54μm),引起上方中心视野缺损

图 7.7

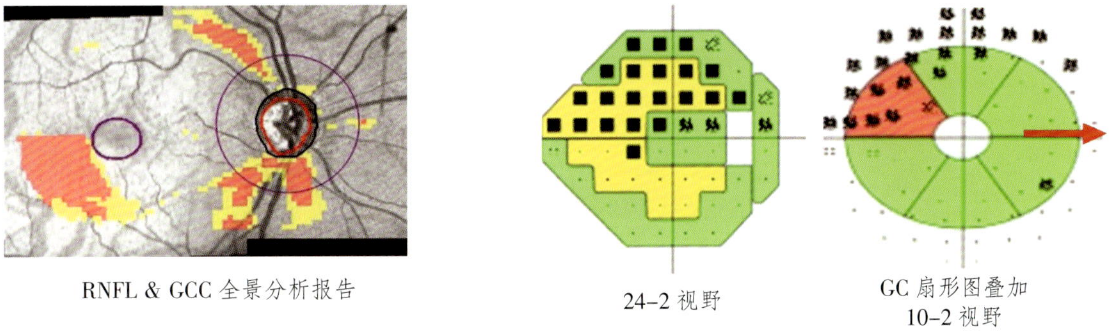

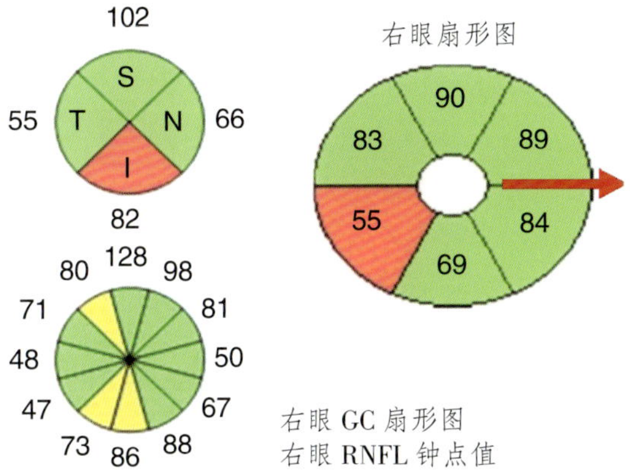

右眼：RNFL 厚度图 6 点钟方向变薄（86μm，黄色），导致周边视野缺损。颞侧 7 点钟方向 RNFL 变薄（73μm，黄色），对应的是 GCA 颞下黄斑易损区（55μm，红色），导致上方中心视野缺损

图 7.8

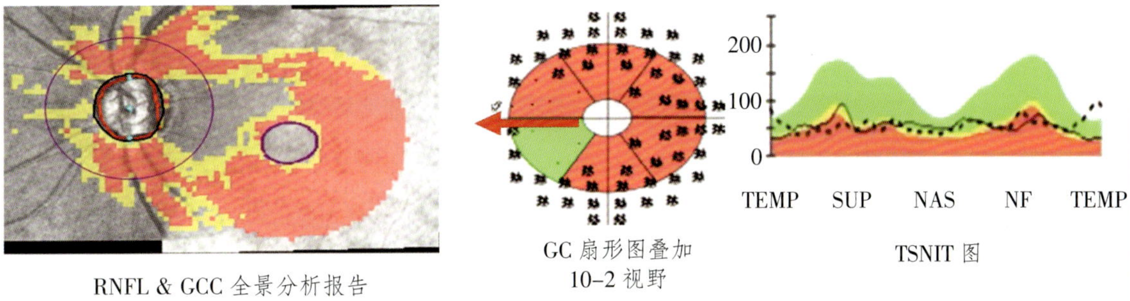

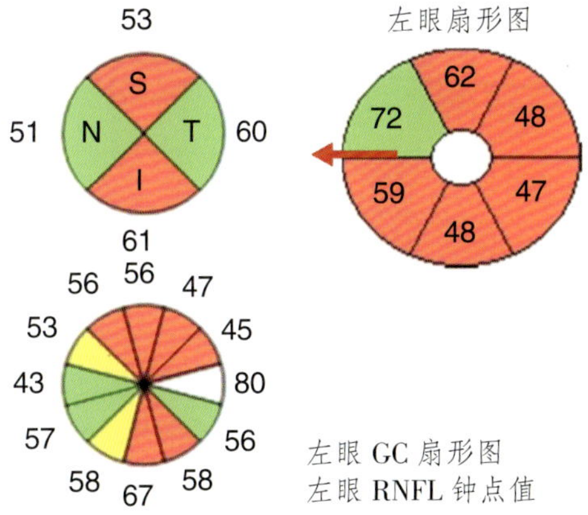

左眼：RNFL 厚度图显示上方和下方广泛变薄，GCA 的颞上和颞下扇区亦受累，只有 GCA 上方乳斑束未受影响，为绿色。24-2 和 10-2 视野均显示为晚期视野缺损，不过由于部分乳斑束完好无损，相应的旁中心视野未见受影响

6 点钟、12 点钟、右眼颞侧 1 点钟和 5 点钟的 RNFL 厚度降低至 60μm 时，会造成绝对暗点。RNFL 厚度为 80μm 左右时，显示为红色，产生相对暗点。RNFL 厚度进一步降低至 60μm 左右时，会造成绝对暗点

图 7.9

RNFL 厚度值的统计学颜色编码(*P* 值)

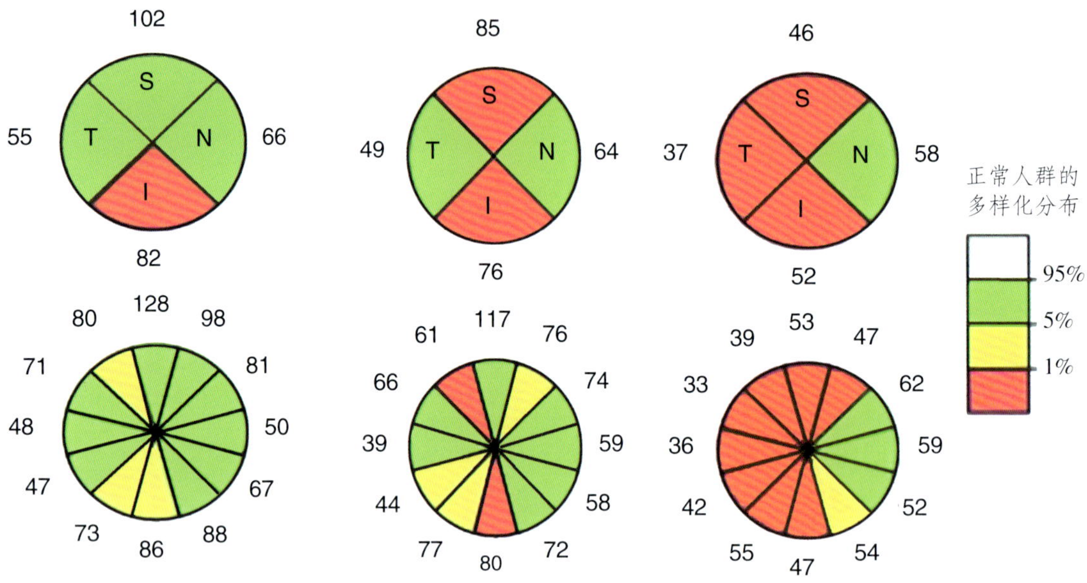

RNFL 象限分为颞侧、上方、鼻侧和下方。从下面的 RNFL 厚度示例可以看出,上方象限或下方象限的厚度降至 80μm 左右时,就会出现红色;颞侧象限的厚度减少到 40μm 左右,才会出现红色。在接下来的章节中,我们会发现鼻侧象限的 RNFL 厚度临床意义不大

图 7.10

GC 厚度值的统计学颜色编码(*P* 值)

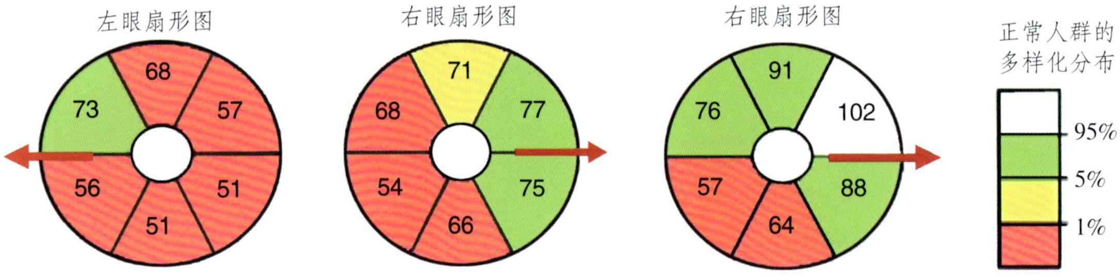

GC 厚度值的统计学颜色编码(*P* 值)从上述 GCA 分析报告的示例中可以看出:

厚度<70μm,*P*<1%,以红色表示

厚度为 70~75μm,*P* 值为 1%~5%,以黄色表示

厚度>75μm 时,*P* 值为 5%~95%,以绿色表示

P 值为 95%~100%,以白色表示,意味着 95%的正常人群都不可能有此厚度(仅 5%正常人群的 GCA 厚度>100μm)

图 7.11

第 8 章
OCT 在晚期开角型青光眼中的应用

本章将介绍 OCT-RNFL 和 OCT-GCA 扫描在晚期开角型青光眼病例中的应用。

传统观点认为 OCT-RNFL 和 OCT-GCA 在晚期青光眼中的作用有限，故临床较少要求做这些检查。但实际上对于所有青光眼病例（包括晚期）均应同时检查 RNFL 和 GCA。

在多数晚期青光眼病例中，由于乳斑束总能存活到最后，残余视野通常在旁中心区域（即黄斑中心凹与视盘间区域）。GCA 报告中的厚度值以扇形图的形式呈现，其中识别乳斑束对应分区至关重要：右眼位于分区图右侧（3 点钟方向），左眼位于左侧（9 点钟方向），即该分区始终朝向视盘。即使中心 10°视野无缺损，仍需关注 GC+IPL（神经节细胞复合体，GCC）的厚度值，尤其需重点监测视乳斑束部位的厚度，因其对应视野最后丧失的区域（图 8.1）。

显而易见，若残余视野对应区域 GCA 厚度值也较低，意味着需要积极治疗、增加随访频率，并定期进行 OCT-RNFL 和 OCT-GCA、视野检查（黄斑阈值程序，而非 10-2）。GCA 扇形图的另一作用，是依据厚度值预估术后视力。

如果 GC+IPL 厚度值>65μm，即使标记为红色，多数不会有视野缺损。厚度值降到 50μm 左右时，会出现绝对暗点（但存在例外：有时 GC+IPL 厚度值只有 45μm，仍可保留正常视野）。因此，晚期青光眼可以分为两类，一类比较常见，视盘呈晚期青光眼表现，GCA 和 RNFL 损伤明显，10-2 视野仅残余部分视野，本章的前 5 个病例就是这类晚期青光眼，借此可以看出结构和功能的相关性。

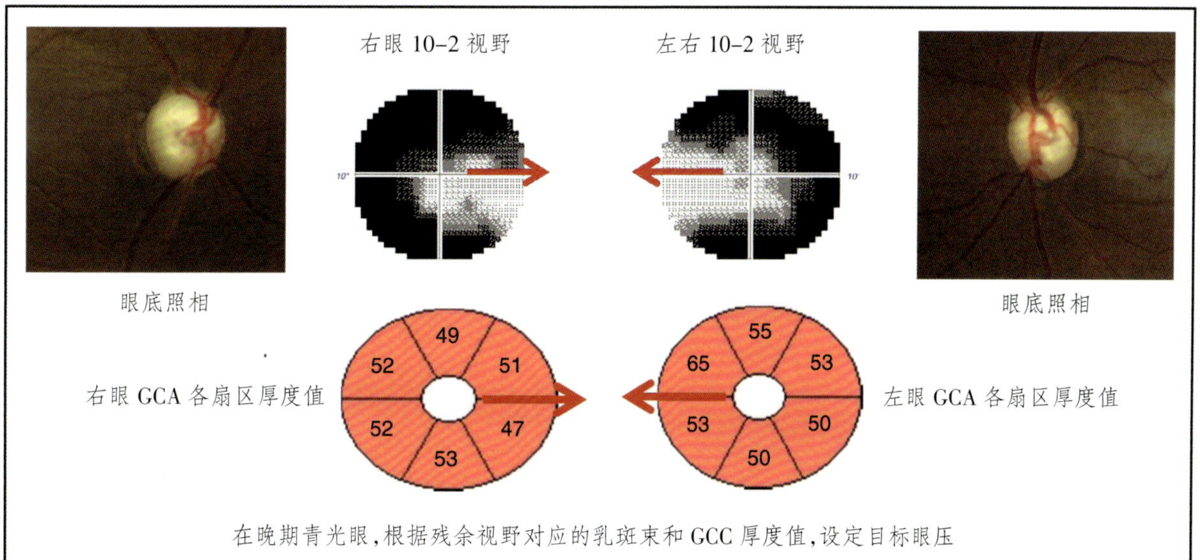

在晚期青光眼，根据残余视野对应的乳斑束和 GCC 厚度值，设定目标眼压

图 8.1

从结构–功能的角度来说，POAG 还有另外一种少见的非典型结构–功能关联型，就是视盘和 OCT 检查都是晚期青光眼的表现，但是相应的视野缺损程度却不那么严重（如节细胞厚度只有 45μm 左右，视野仍然正常，本章后 4 例即属此类型）。这类青光眼通常以血管因素为主并有明显的青光眼家族史，中央角膜厚度较薄，伴有近视。这类青光眼的神经节细胞体先受累，而 RNFL 的象限值和钟点值厚度正常，OCTA 检查放射状视盘周围毛细血管可辅助确诊。

青光眼视野和 OCT 报告的解读方法（图 8.2 至图 8.49）

务必要识别出红色异常/假阳性和绿色异常/假阴性问题。确定出乳斑束所在及其厚度值，如果和其他扇区相比，乳斑束厚度值较低，就需要更积极的治疗方案。在 10–2 单视野报告中，区分出哪些是相对缺损，哪些是绝对缺损。

OCT 中对应的 GCC 厚度值和 RNFL 钟点图厚度值多加留意，厚度值与绝对暗点和相对暗点对应起来。例如，如果 GCC 厚度值 50μm，对应的 RNFL 钟点位绿色，通常是相对暗点，而如果 GCC 的厚度值 50μm，对应的 RNFL 是红色，多数是绝对暗点。

这些信息对于设定目标眼压来说很重要。因此，单独依靠视野的信息不够，正确的做法是将视野和 OCT 结合起来，这才是青光眼诊疗金标准。

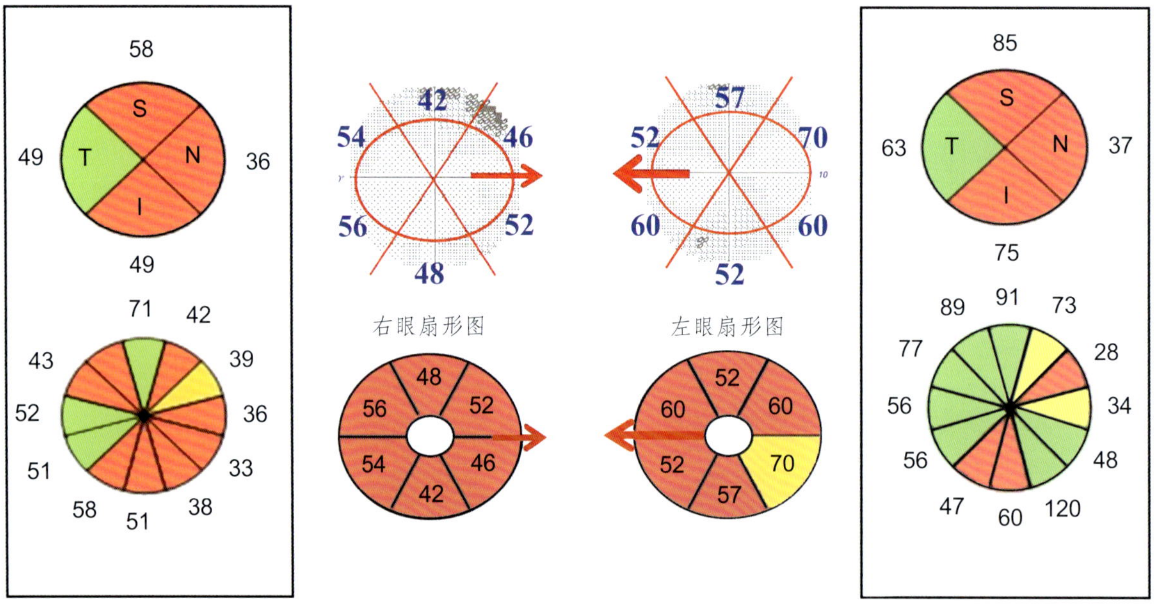

GCC 厚度降至 50μm 左右时，相对暗点变为绝对暗点。总有例外，这例的 GC+IPL 厚度值是 42μm，然而视野正常。这类情况多见于低 GCC 值，而 RNFL 对应的钟点位绿色（RNFL 厚度正常）

图 8.2

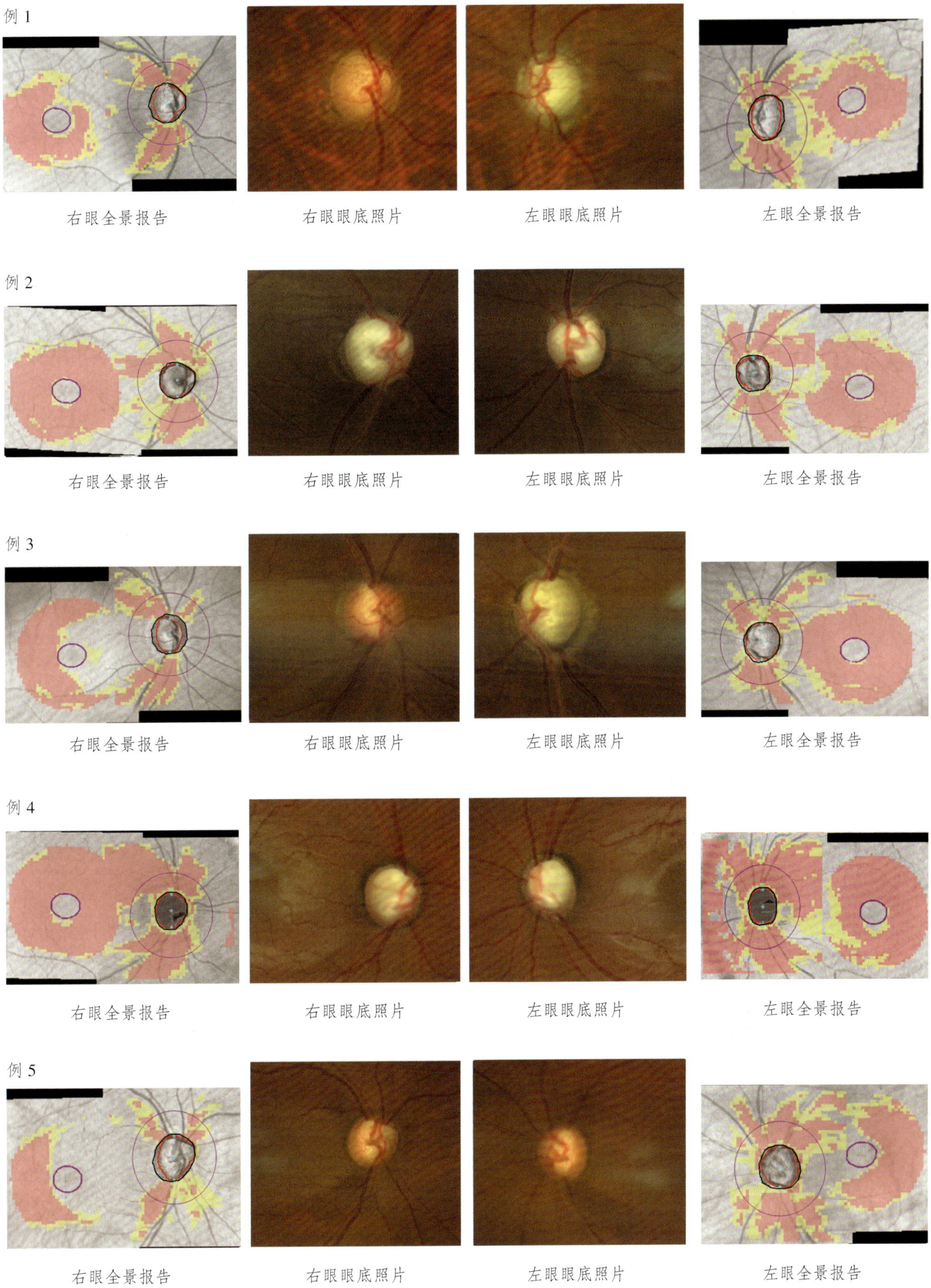
例 1
右眼全景报告
右眼眼底照片
左眼眼底照片
左眼全景报告
例 2
右眼全景报告
右眼眼底照片
左眼眼底照片
左眼全景报告
例 3
右眼全景报告
右眼眼底照片
左眼眼底照片
左眼全景报告
例 4
右眼全景报告
右眼眼底照片
左眼眼底照片
左眼全景报告
例 5
右眼全景报告
右眼眼底照片
左眼眼底照片
左眼全景报告

图 8.3

例 6

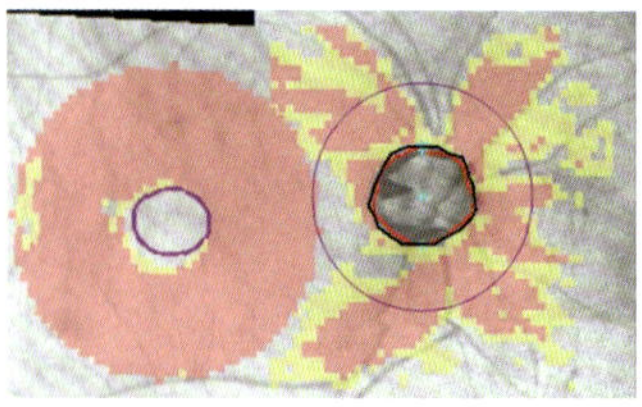
右眼全景报告

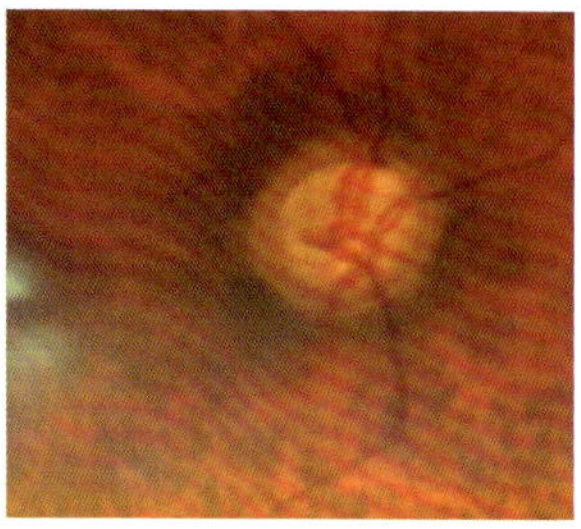
右眼眼底照片

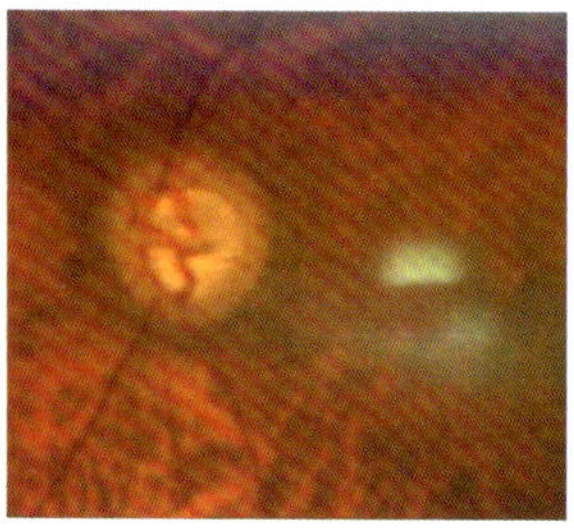
左眼眼底照片

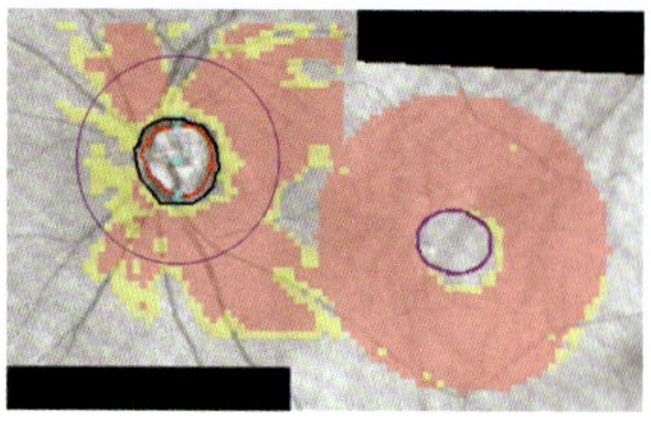
左眼全景报告

例 7

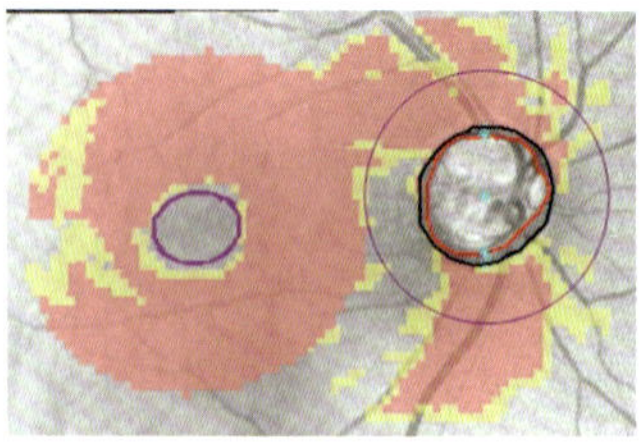
右眼全景报告

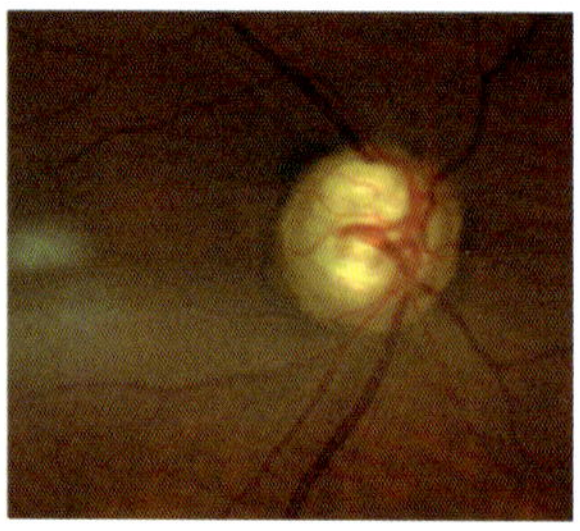
右眼眼底照片

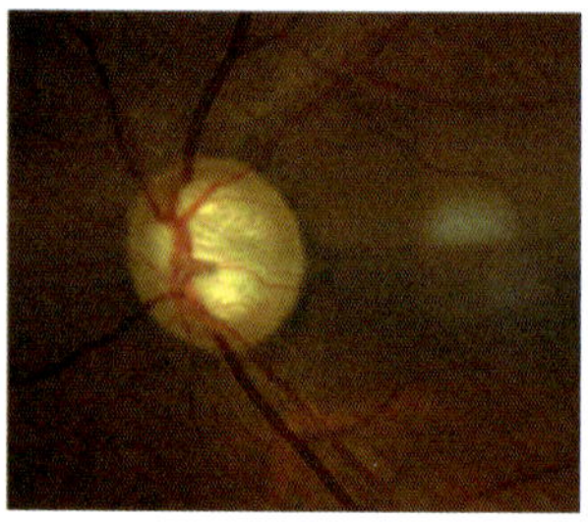
左眼眼底照片

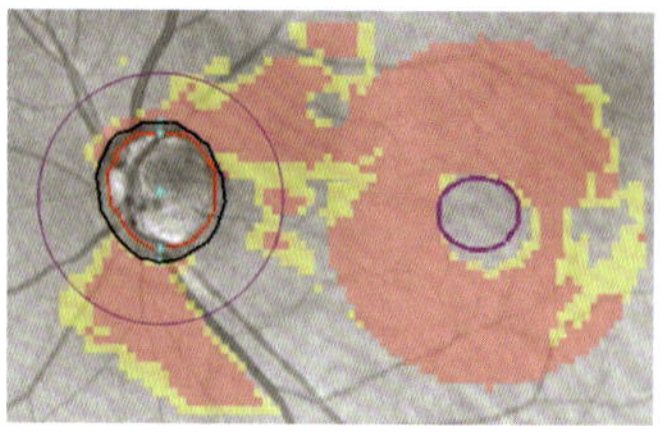
左眼全景报告

例 8

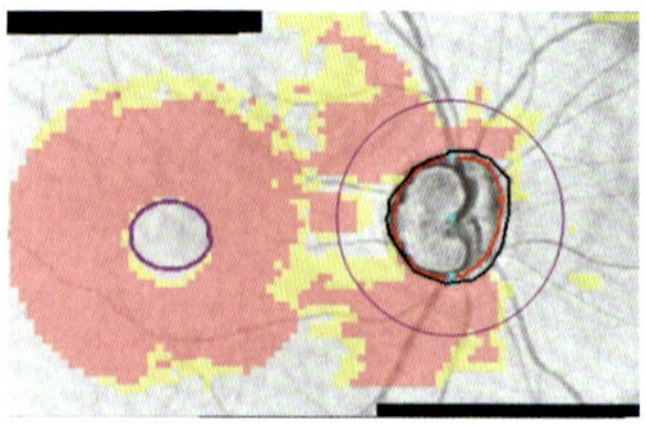
右眼全景报告

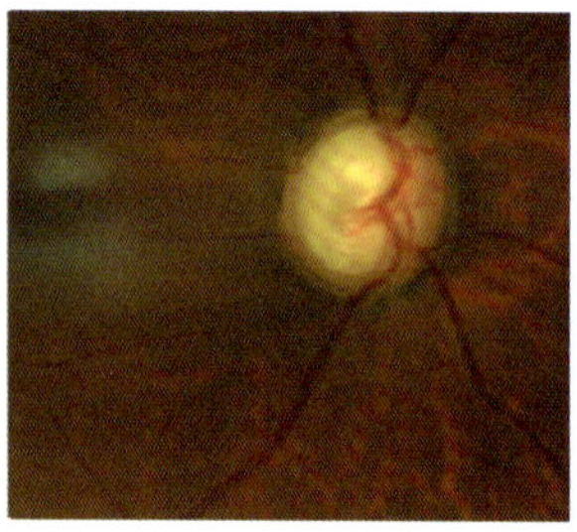
右眼眼底照片

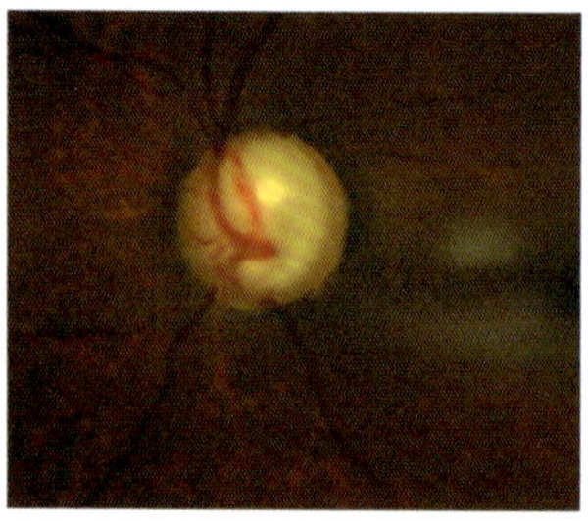
左眼眼底照片

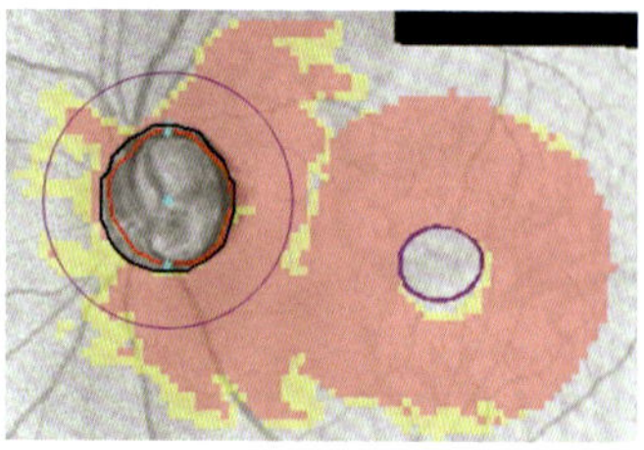
左眼全景报告

例 9

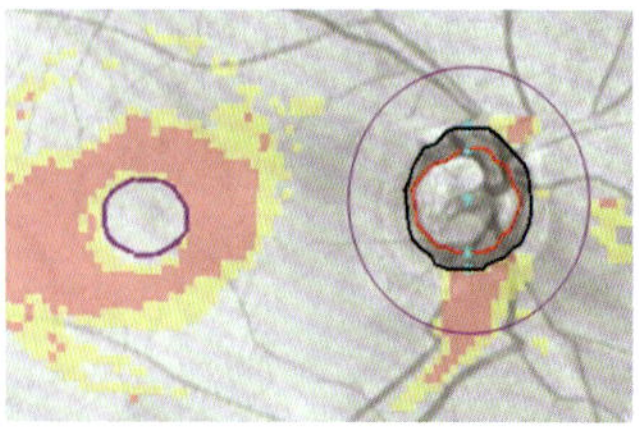
右眼全景报告

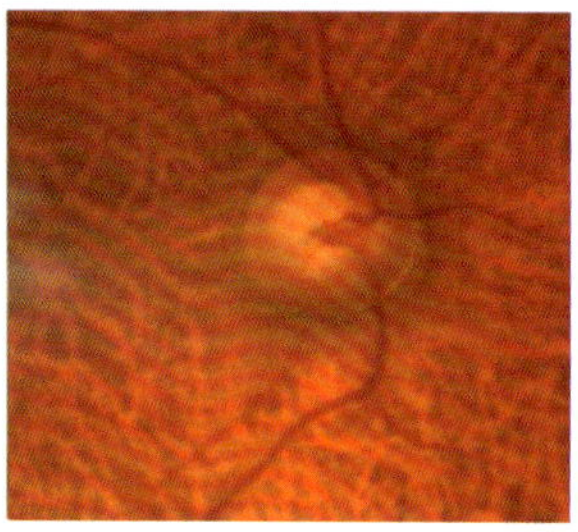
右眼眼底照片

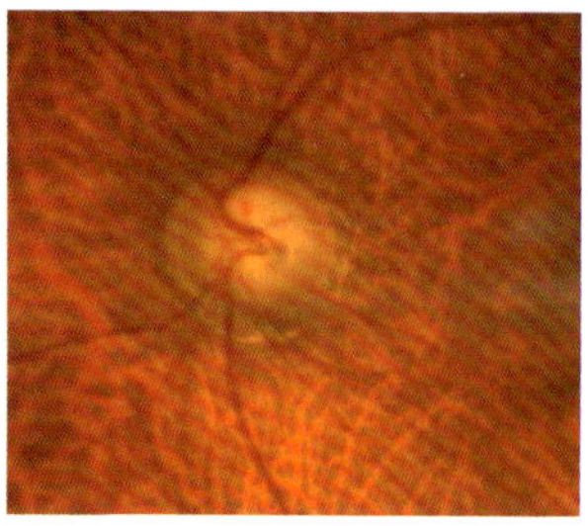
左眼眼底照片

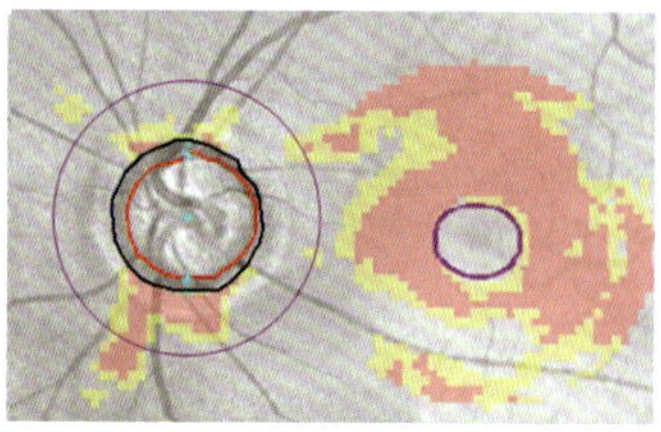
左眼全景报告

图 8.4

例 1

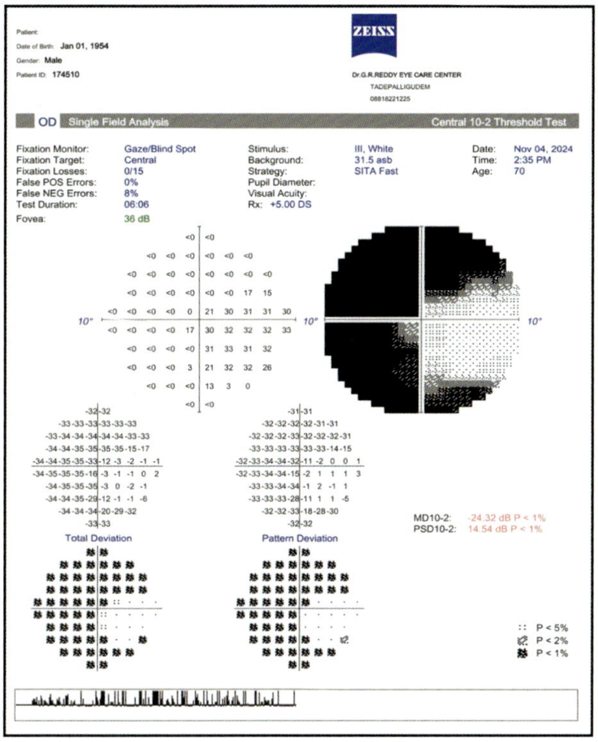

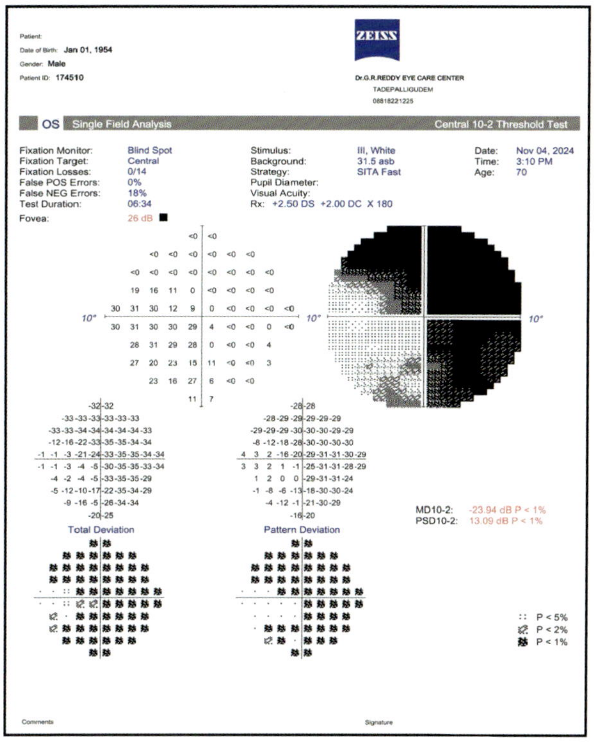

右眼 10–2 视野
固视丢失率:0/15
假阳性:0%
假阴性:8%

左眼 10–2 视野
固视丢失率:0/14
假阳性:0%
假阴性:18%

RNFL 信号强度:8/10 8/10

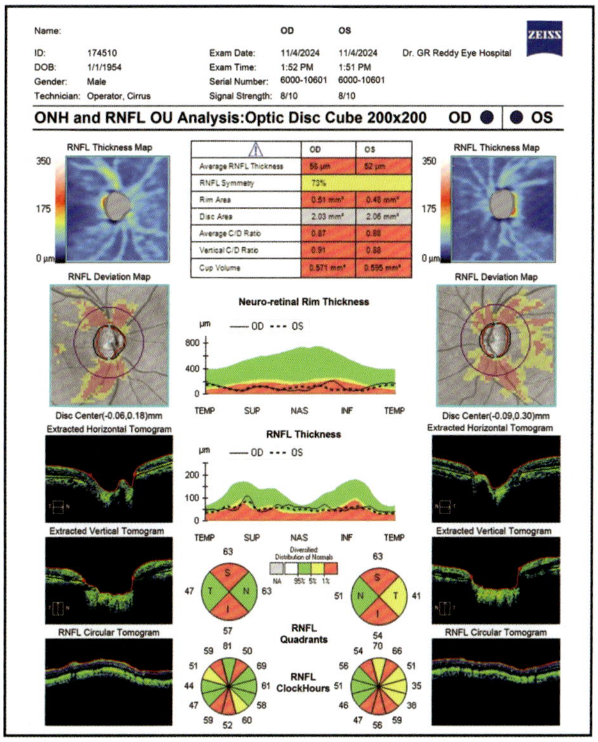

GCA 信号强度:9/10 9/10

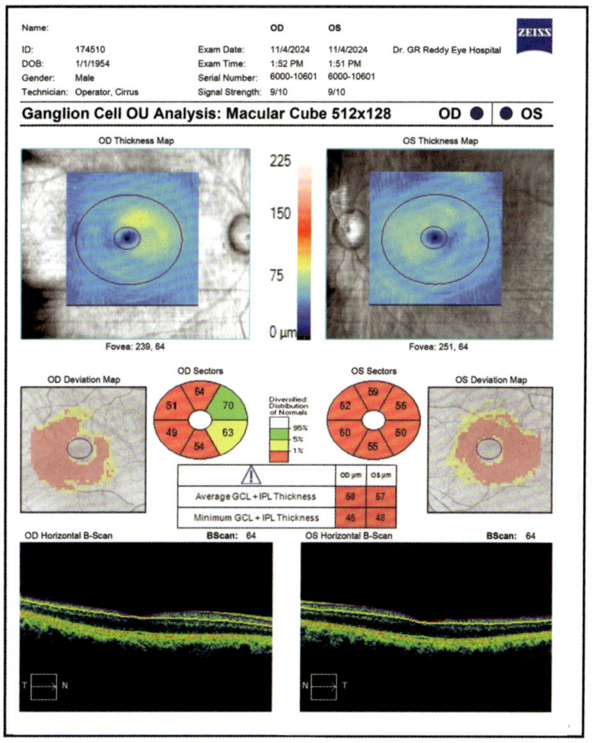

图 8.5

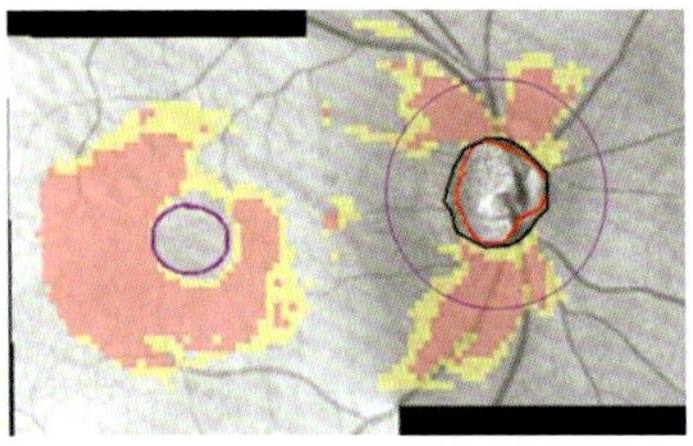

右眼全景报告

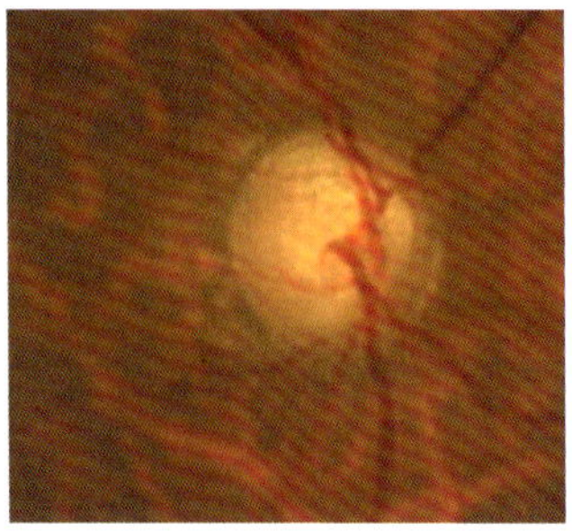

右眼眼底照片

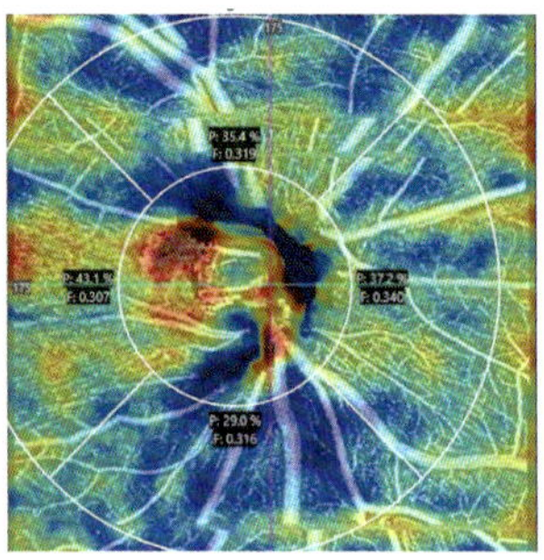

OCTA：盘周放射状毛细血管扫描

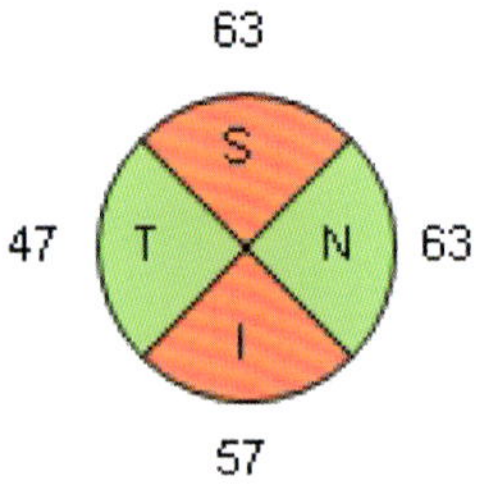

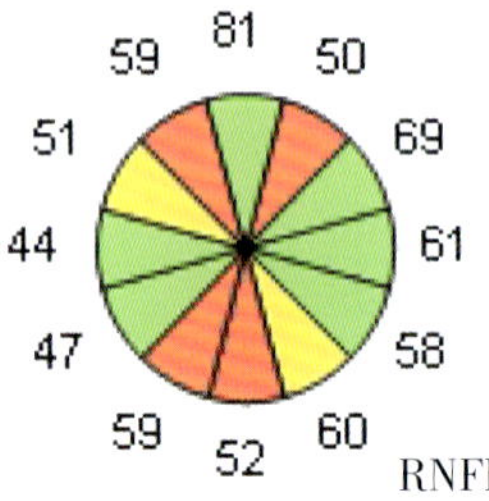

RNFL 象限值和钟点值

OCT RNFL 分析：扫描可靠

RNFL 钟点图数值如下：12 点钟 81μm，6 点钟 52μm，颞下 7 点钟 59μm，颞上 11 点钟 59μm。颞侧 10~8 点钟三个钟点位的平均值为 47μm，对应于乳斑束的节细胞复合体。鼻侧象限平均厚度为 63μm，绿色。OCTA 扫描，显示除视盘颞侧外，放射状毛细血管减少。这说明乳斑束是好的

图 8.6

10-2 原始数值图

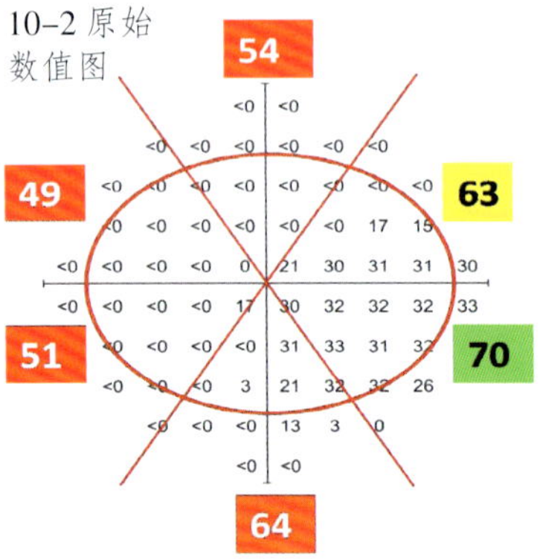

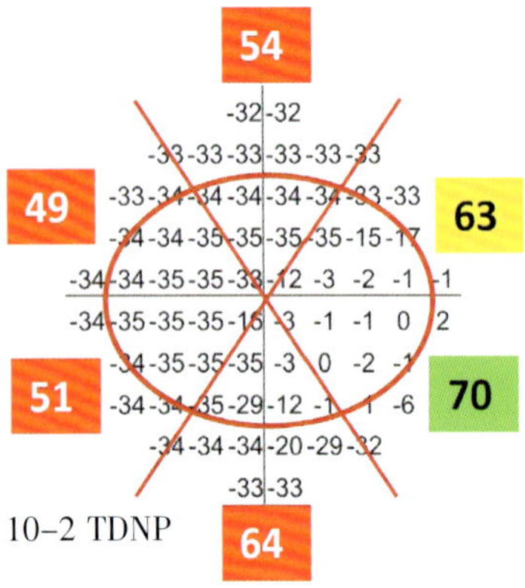

10-2 TDNP

右眼扇形图

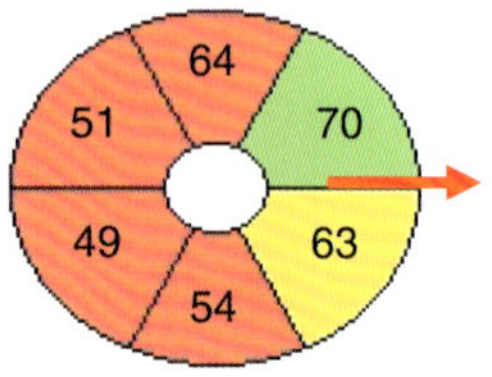

右眼 GCA 扇区值

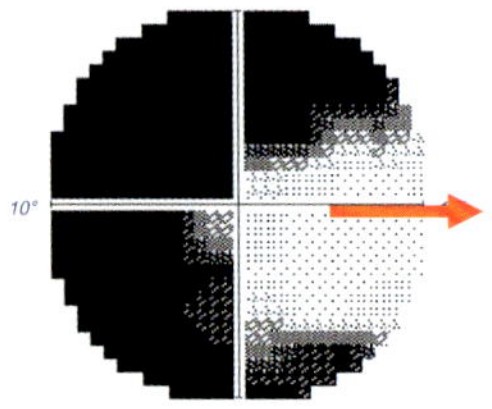

右眼 10-2 灰度图

R.E.
MD：-24.32 dB，P<1%
PSD：14.54 dB，P<1%

OCT-GCA 报告：扫描可靠，显示节细胞明显丢失，颞上 51μm，颞下 49μm，中下 54μm，都是红色。乳斑束上方扇区 70μm，下方 63μm

右眼 10-2 视野：结果可靠。乳斑束对应的区域，是仅存的残余视野。因乳斑束厚度没有明显变薄，如果考虑青光眼手术的话，无须过度担心术后视力

本书中，青光眼确诊病例的残余视野部分，称为确诊青光眼的未受累视野区。每一例确诊青光眼的患者，都应该查看未受累视野区所对应的 GCA 厚度值，据此考虑青光眼的治疗方案

图 8.7

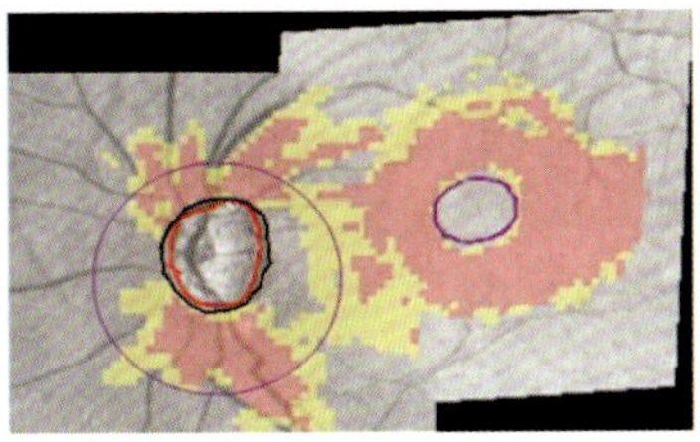

左眼全景报告

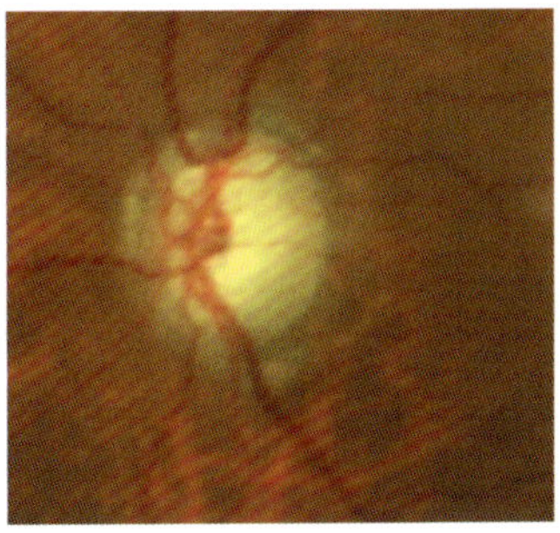

左眼眼底照片

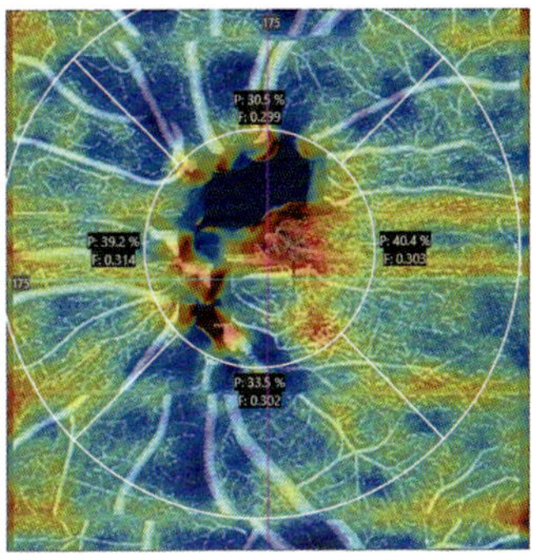

OCTA：盘周放射状毛细血管扫描

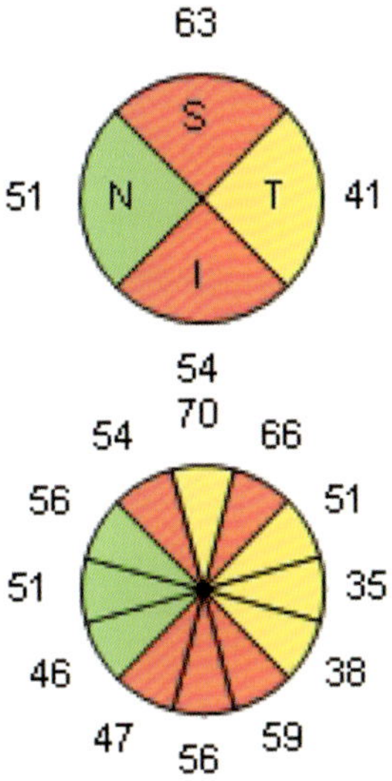

OCTA-RNFL：扫描可靠

RNFL 钟点图厚度值如下：12 点钟 70μm，6 点钟 56μm，颞下 5 点钟 59μm，颞上 1 点钟 66μm。颞侧 2~4 点钟平均为 41μm，对应于乳斑束节细胞复合体。鼻侧平均厚度 51μm，绿色。OCTA 显示视盘周围放射状毛细血管弥漫性减少。放射状毛细血管扫描，与 RNFL 厚度值有关

RNFL 象限值 & 钟点值

图 8.8

10-2 原始数值图

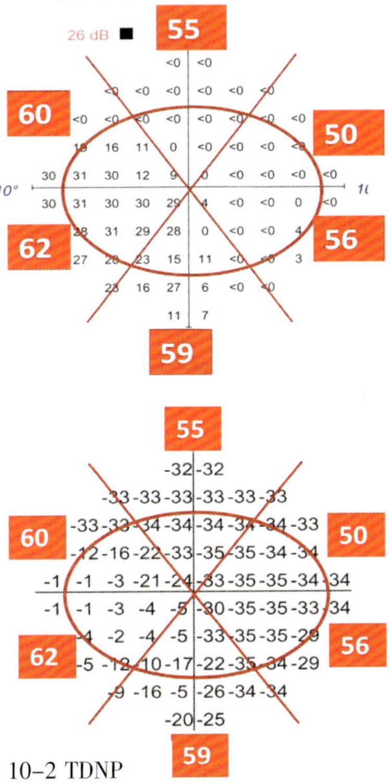

10-2 TDNP

左眼扇形图

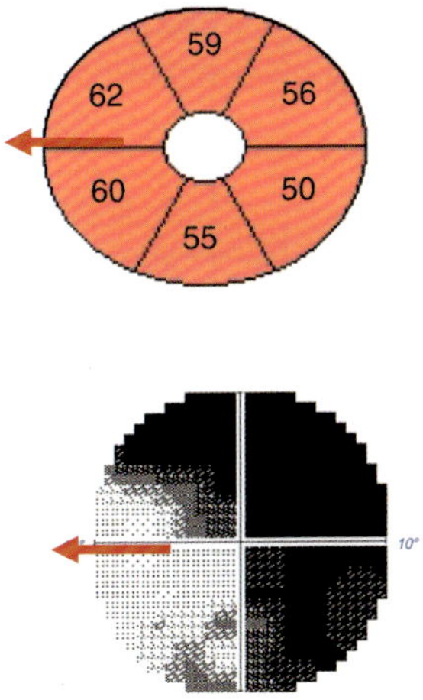

左眼 10-2 灰度图

R.E.
MD：-23.94 dB，$P<1\%$
PSD：13.09 dB，$P<1\%$

OCT-GCA 扫描报告：结果可靠。乳斑束上扇区 62μm，乳斑束下扇区 60μm，中下 55μm，颞下易损区 50μm，颞上 56μm，中上 59μm

左眼 10-2 视野：结果可靠。乳斑束对应的部分视野残存

由于 GC 丢失时伴 RNFL 象限值和钟点图数值降低，55μm 厚度的 GC 就造成绝对暗点。本例的乳斑束上下扇区厚度值分别为 62μm、60μm，再下降 6μm 就足以造成严重视野缺损。因此，需要积极治疗，避免疾病进一步加重

图 8.9

例 2

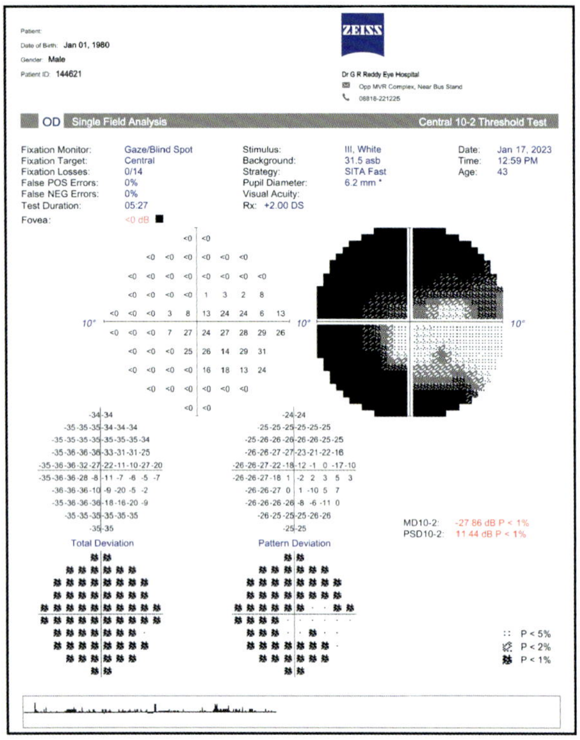

右眼 10–2 视野
固视丢失率：0/14
假阳性：0%
假阴性：0%

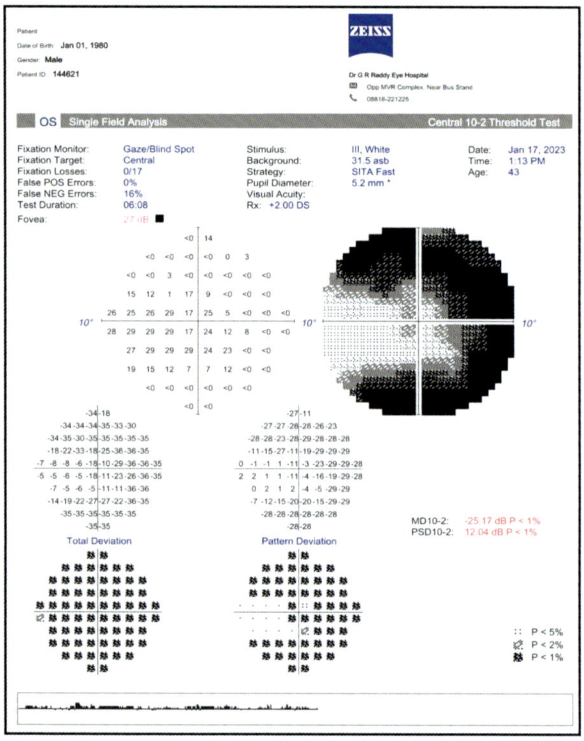

左眼 10–2 视野
固视丢失率：0/17
假阳性：0%
假阴性：16%

RNFL 信号强度：10/10 9/10

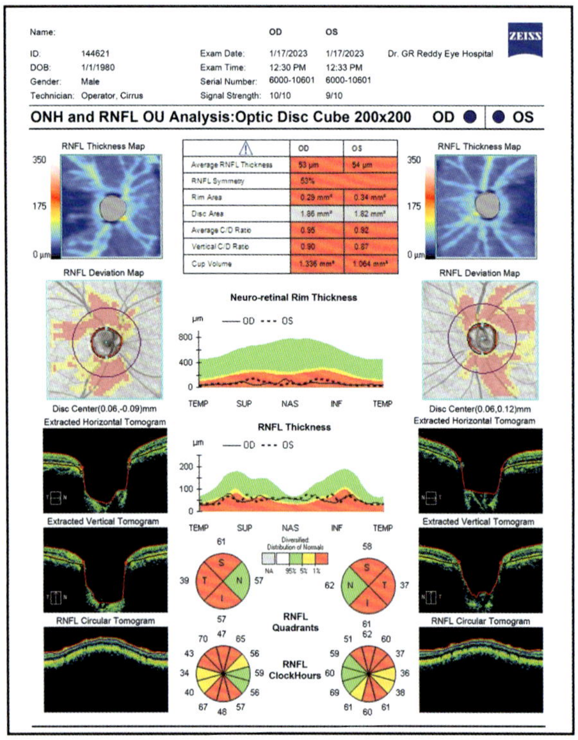

GCA 信号强度：10/10 10/10

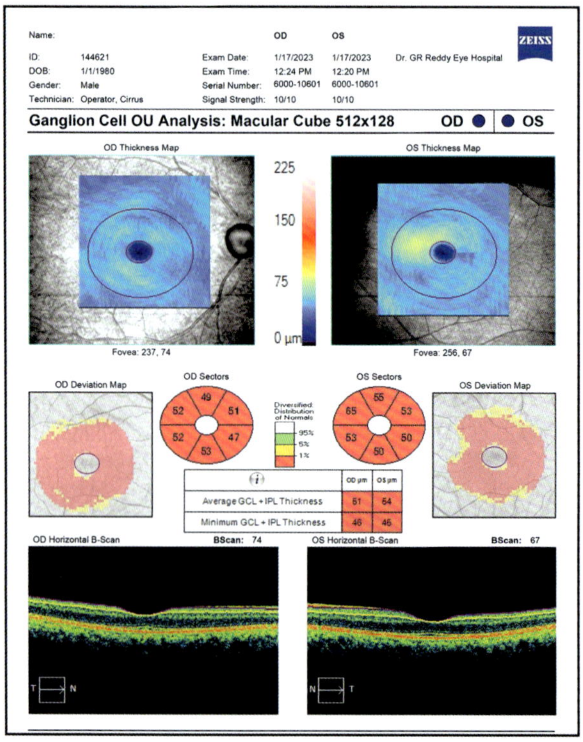

图 8.10

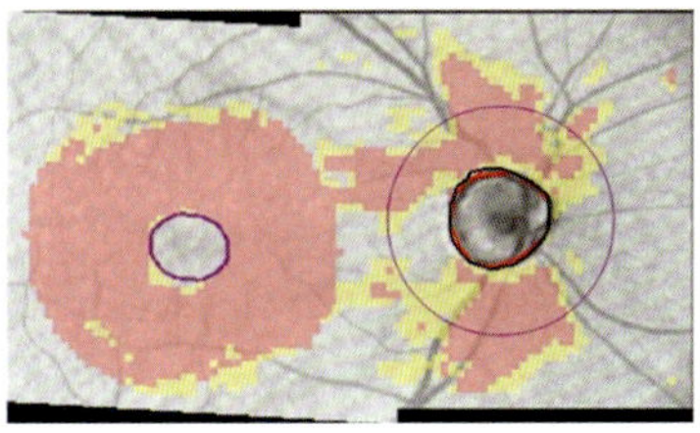

右眼全景报告

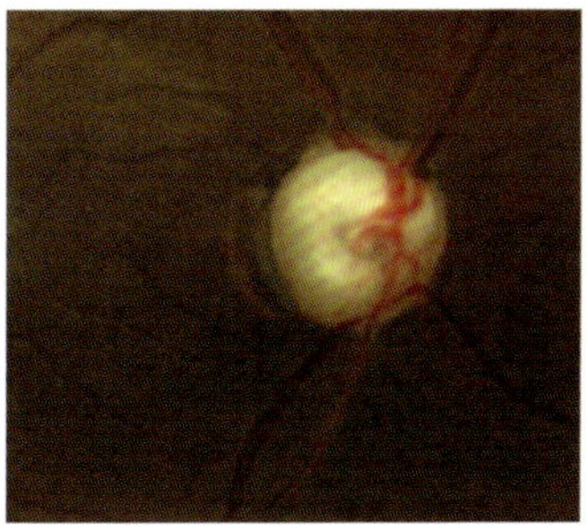

右眼眼底照片

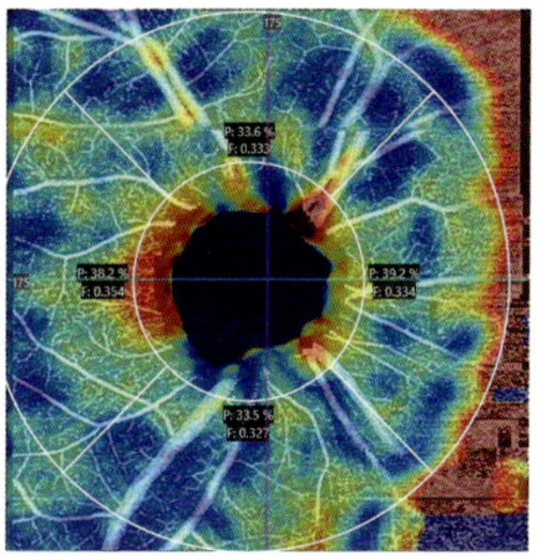

OCTA：盘周放射状毛细血管扫描

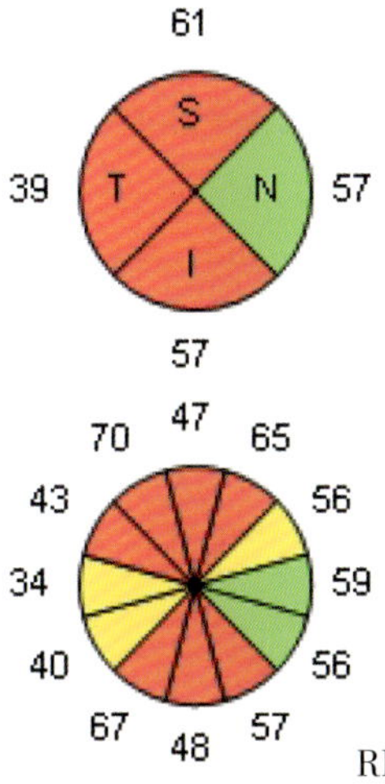

OCT-RNFL 分析：扫描可靠

RNFL 钟点图数值：12 点钟 47μm，6 点钟 48μm，颞下 7 点钟 67μm，颞上 11 点钟 79μm。对应于乳斑束节细胞复合体的颞侧 10~8 点钟平均为 39μm，鼻侧平均为 57μm（绿色）

OCTA 扫描，显示除视盘颞侧部分外，其余部分的放射状毛细血管弥漫性减少，视盘颞侧对应的正好是 RNFL 钟点值的黄色和绿色部分

RNFL 象限值 & 钟点值

图 8.11

10-2 原始数值图

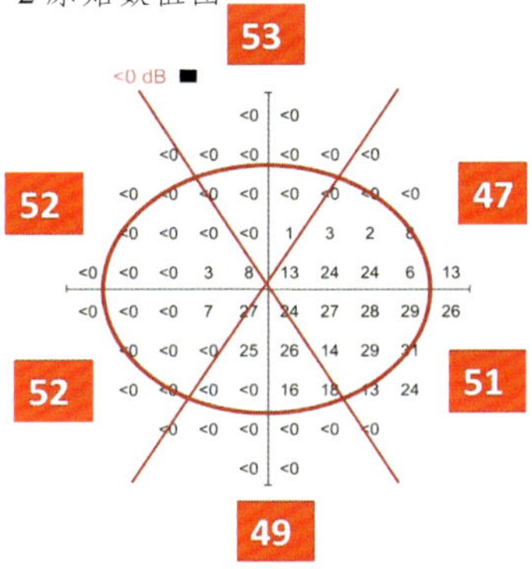

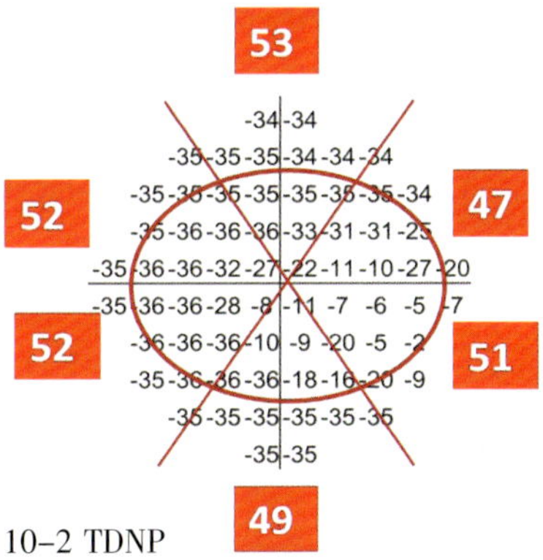

10-2 TDNP

右眼扇形图

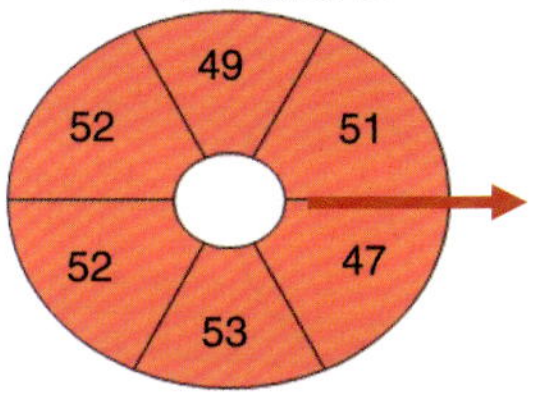

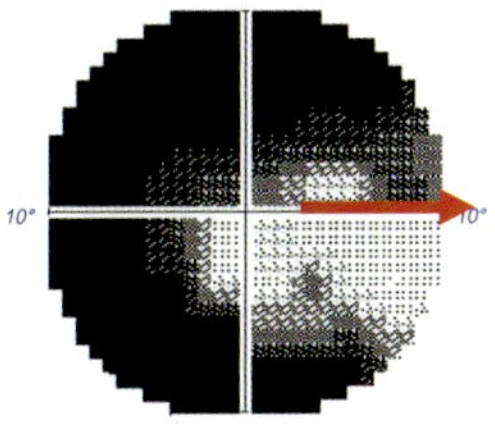

右眼 10-2 灰度图

R.E.
MD：-27.86 dB，$P<1\%$
PSD：11.44 dB，$P<1\%$

OCT-GCA 扫描：结果可靠，所有 GCC 扇区的数值都有明显下降，均为红色

乳斑束上区 51μm，乳斑束下区 47μm，中下 53μm，颞下 52μm，颞上 52μm，中上 49μm

右眼 10-2 视野：结果可靠，乳斑束对应的视野，是仅存的视野部分。本例其他扇区 52μm 的 GCC 就造成绝对暗点，而乳斑束只有 51μm，却仍有视野残存

本例 GC 丢失时，伴 RNFL 钟点图厚度值黄色，必须积极治疗，设法保住残存视野。如果拟行穿透性青光眼手术，就术后视功能预测不确定性，必须在术前和患者做好充分沟通

图 8.12

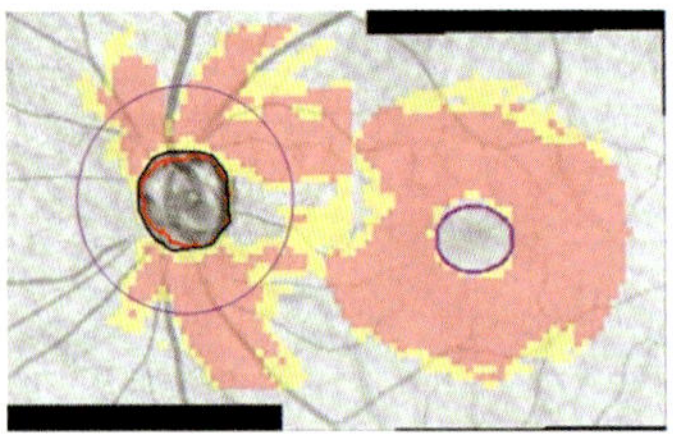

左眼全景报告

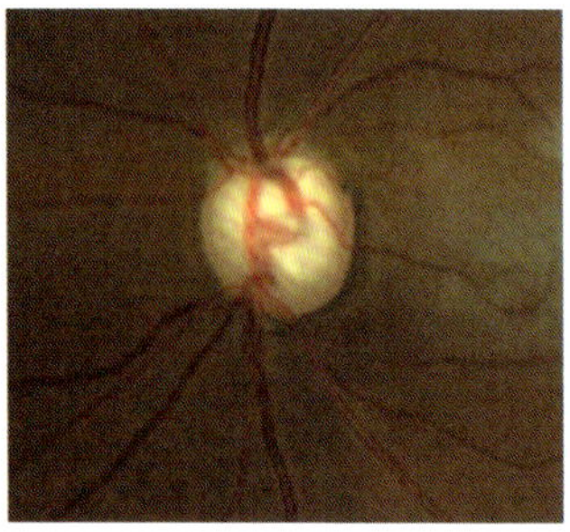

左眼眼底照片

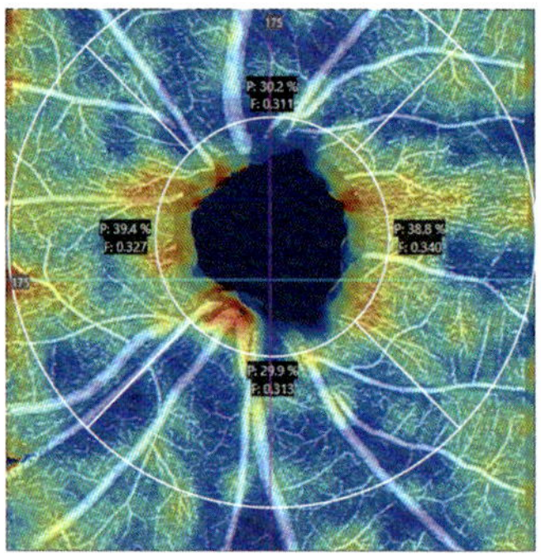

OCTA:盘周放射状毛细血管扫描

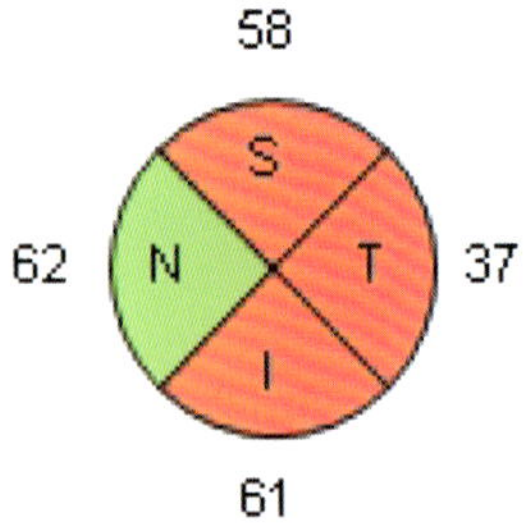

OCT-RNFL 分析:结果可靠

RNFL 钟点图数值:12 点钟 62μm,6 点钟 60μm,颞下 5 点钟 61μm,颞上 1 点钟 60μm。乳斑束对应的颞侧(2~4 点钟)平均为 37μm,鼻侧平均为 62μm(绿色)OCTA-RPC 扫描,显示盘周放射状毛细血管弥漫性减少

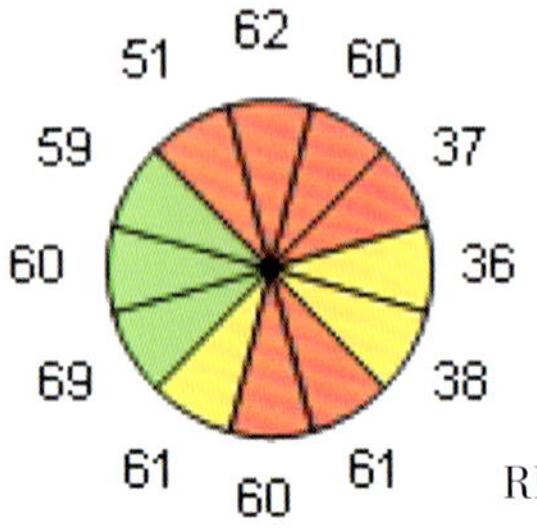

RNFL 象限值 & 钟点值

图 8.13

10-2 原始数值图

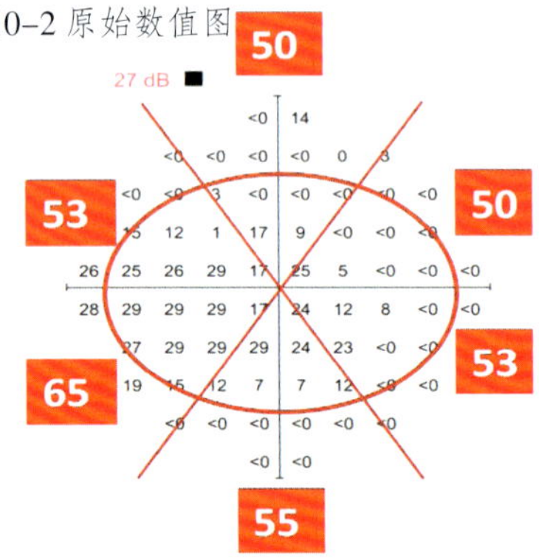

左眼扇形图

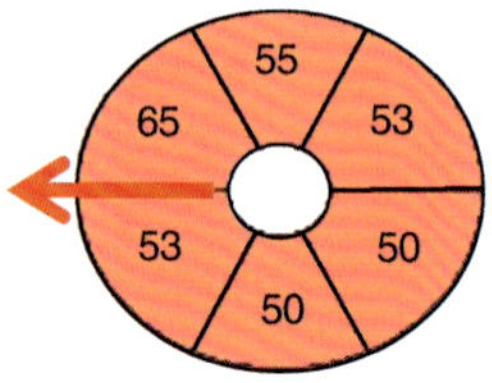

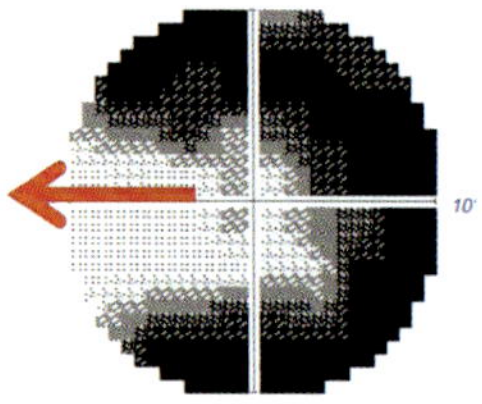

左眼 10-2 灰度图

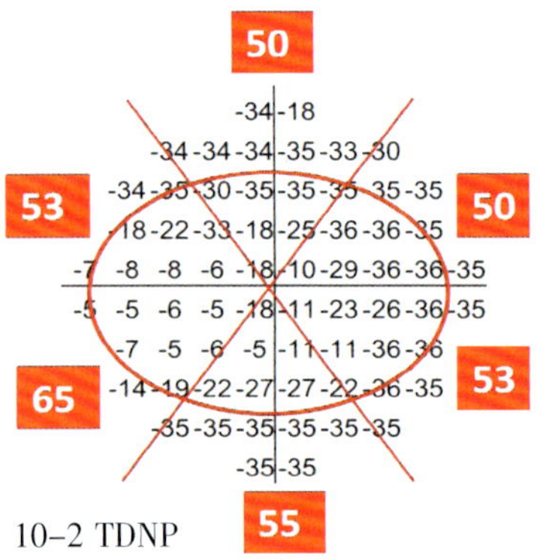

10-2 TDNP

R.E.
MD:-25.17 dB,P<1%
PSD:12.04 dB,P<1%

OCT-GCA 扫描:结果可靠,各扇区的节细胞明显丢失,均呈红色

黄斑 GCC 各扇区厚度值:乳斑束上区 65μm,乳斑束下区 53μm,下中 50μm,颞下易损区 50μm,颞上 53μm,上中 55μm

左眼 10-2 视野:结果可靠。乳斑束对应的视野,是仅存的视野部分。本例 GCC 50μm 时绝对暗点,53μm 时深暗点。乳斑束上区厚度 65μm,这是预后较好的征象。正因为乳斑束上区较厚,如果施行青光眼手术,对视力预后的顾虑就少许多

图 8.14

例 3

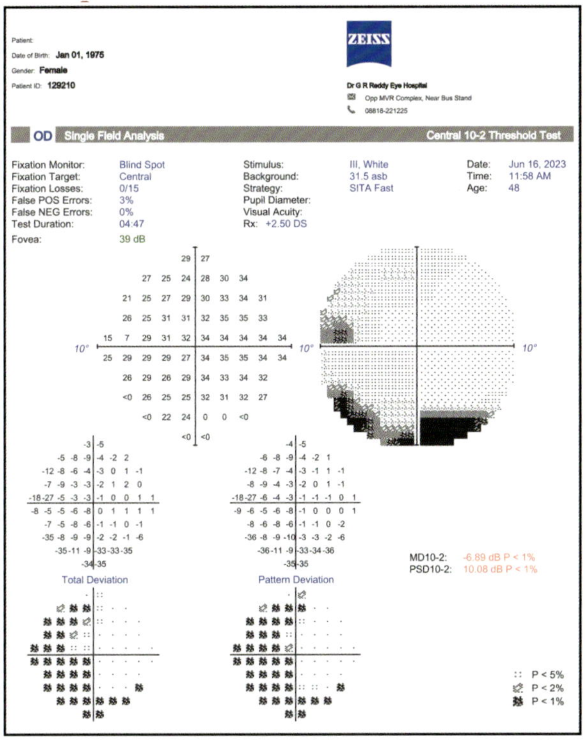

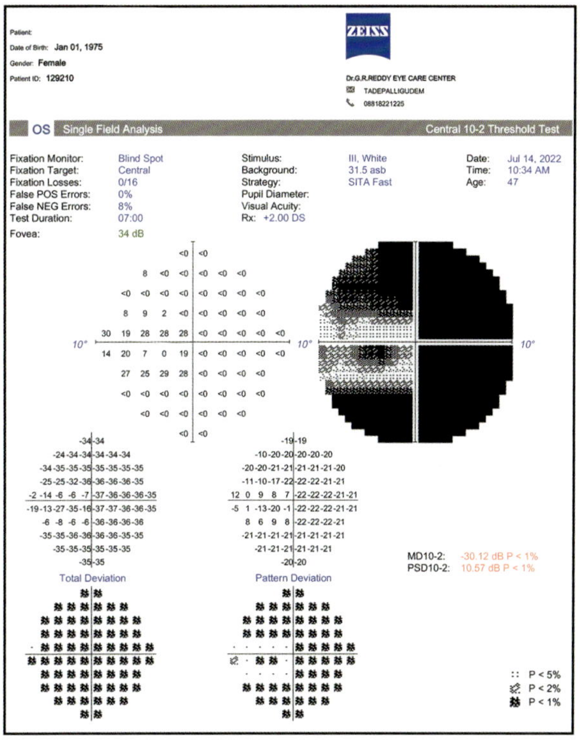

右眼 10-2 视野
固视丢失率:0/15
假阳性:3%
假阴性:0%

左眼 10-2 视野
固视丢失率:0/16
假阳性:0%
假阴性:8%

GCA 信号强度:4/10 5/10

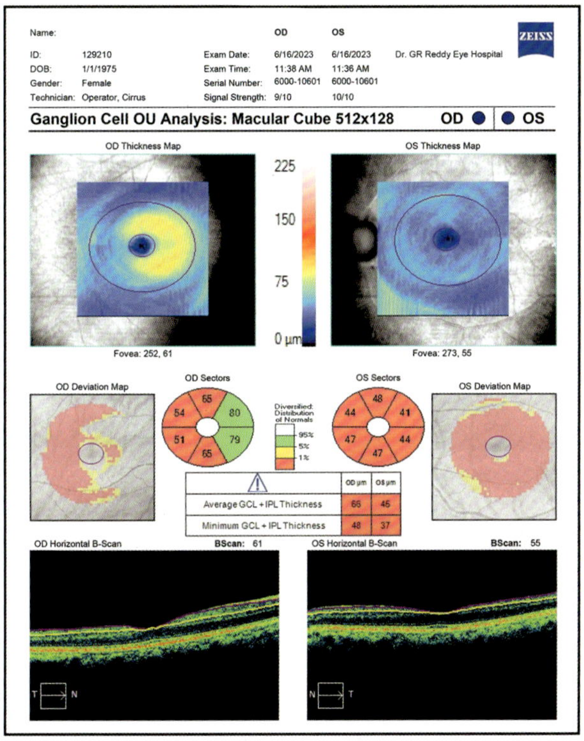

GCA 信号强度:9/10 10/10

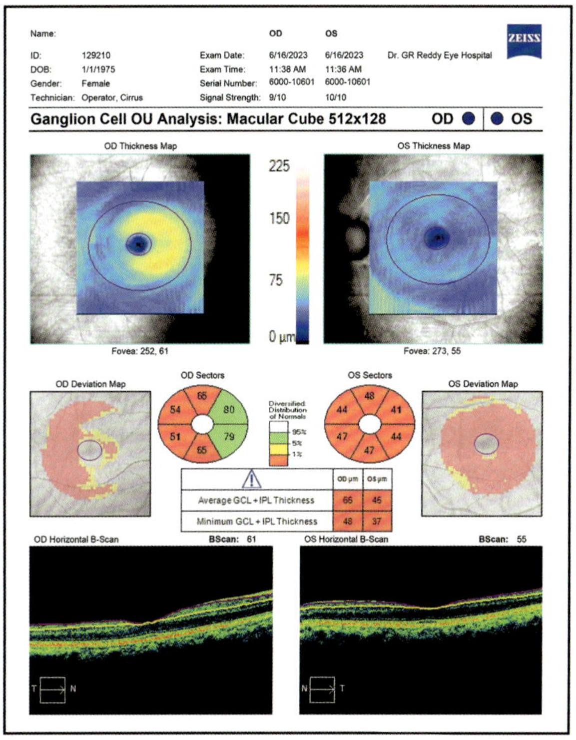

图 8.15

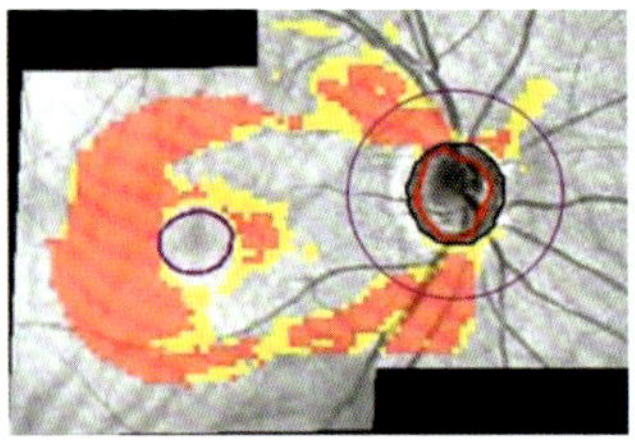

右眼全景报告

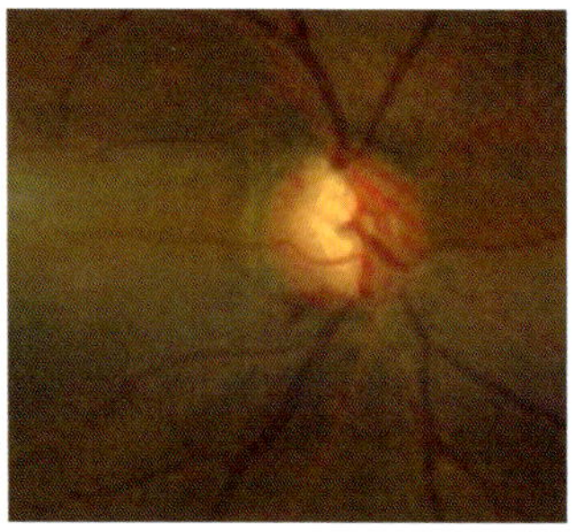

右眼眼底照片

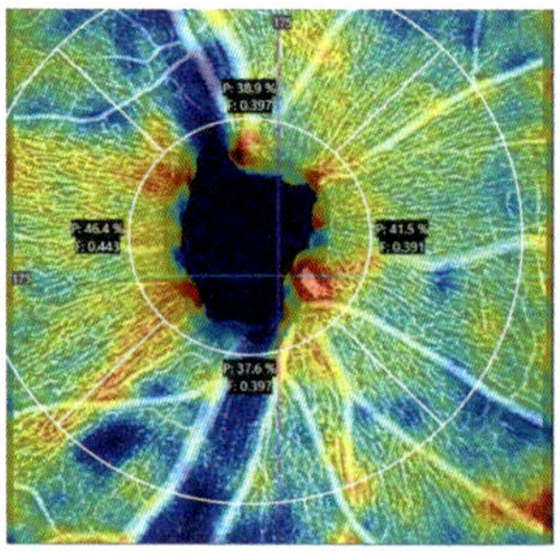

OCTA：盘周放射状毛细血管扫描

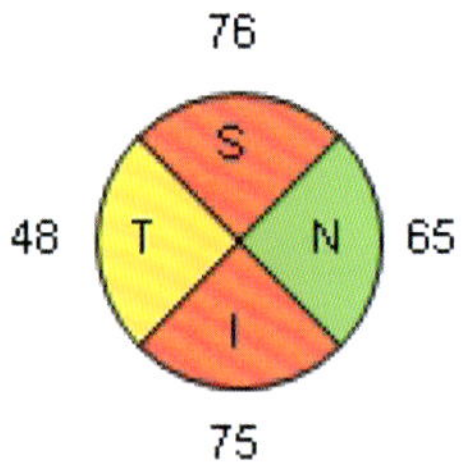

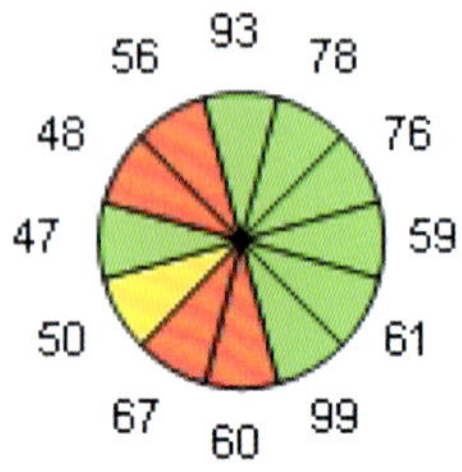

OCT–RNFL 分析：结果可靠

RNFL 钟点图数值：12 点钟 93μm，6 点钟 60μm，颞下 7 点钟 67μm，颞上 11 点钟 56μm。颞侧(10~8 点钟)平均为 48μm，对应于乳斑束节细胞复合体。鼻侧平均为 65μm，绿色。OCTA–RPC 扫描，显示正常厚度乳斑束所对应的视盘颞侧放射状毛细血管网未受累

RNFL 象限值 & 钟点值

图 8.16

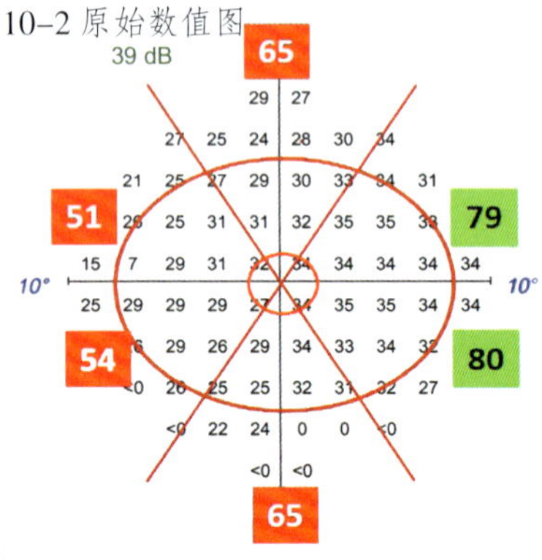

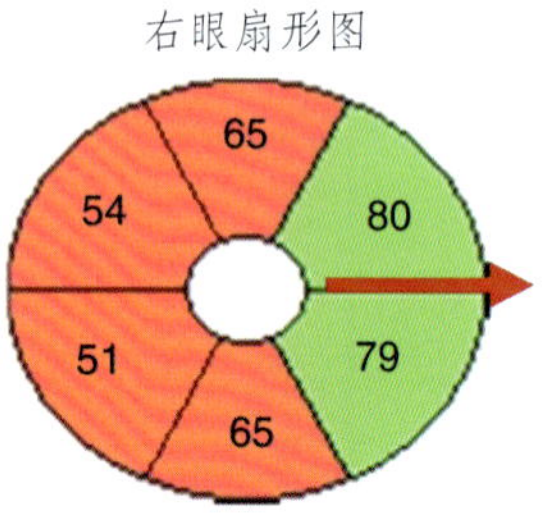

右眼 GCA 扇区值

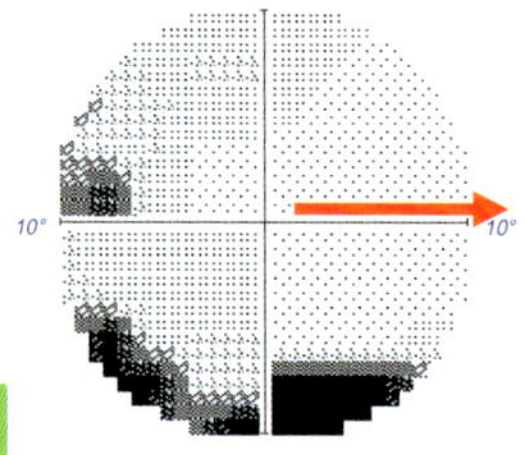

右眼 10–2 灰度图

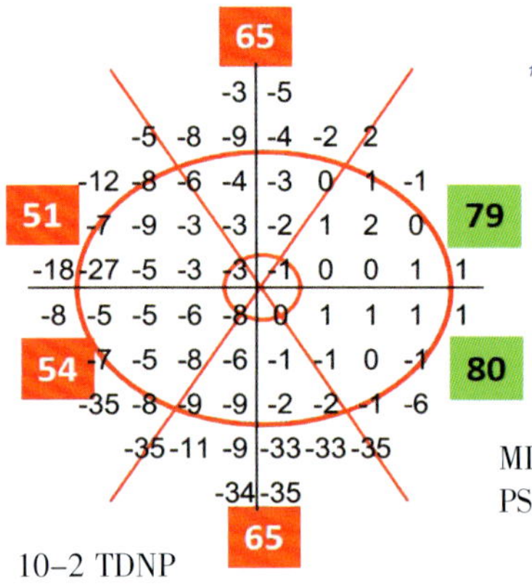

10–2 TDNP

MD：–6.89 dB，*P*<1%

PSD：10.08 dB，*P*<1%

OCT–GCA 扫描：结果可靠。颞上扇区54μm，颞下 51μm，中上和中下都是 65μm，这 4 个扇区厚度值均低于 68μm，因此，标记为红色。不过，红区所对应的视野并无暗点。乳斑束上区 80μm，下区 79μm，绿色，提示预后良好。一般来说，GC 厚度值 65μm 左右时，即使红色，视野多无缺损

右眼 10–2 视野：结果可靠。10 度视野鼻侧平均丢失 4dB，有相对暗点。颞下有绝对暗点

图 8.17

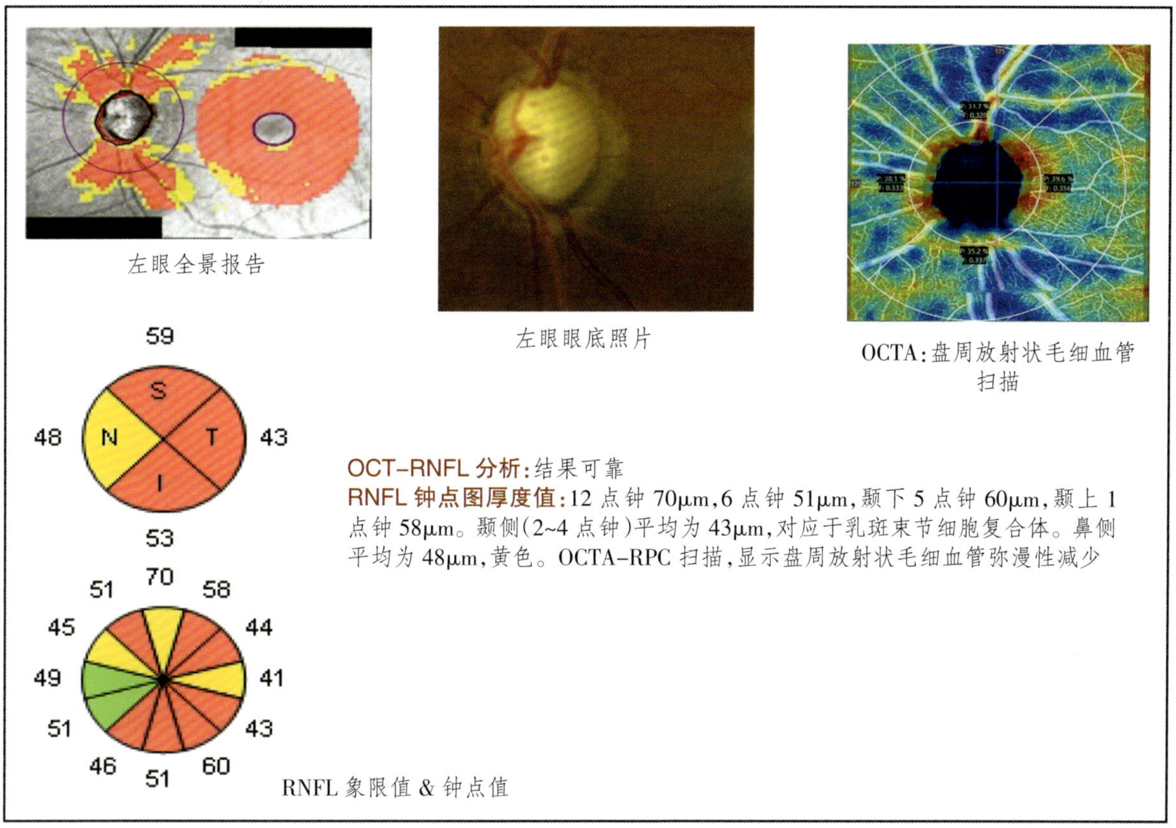
左眼全景报告
左眼眼底照片
OCTA：盘周放射状毛细血管扫描
59
S
48
N
T
43
I
53
70
51
58
45
44
49
41
51
43
46
51
60
RNFL 象限值 & 钟点值
OCT-RNFL 分析：结果可靠
RNFL 钟点图厚度值：12 点钟 70μm，6 点钟 51μm，颞下 5 点钟 60μm，颞上 1 点钟 58μm。颞侧（2~4 点钟）平均为 43μm，对应于乳斑束节细胞复合体。鼻侧平均为 48μm，黄色。OCTA-RPC 扫描，显示盘周放射状毛细血管弥漫性减少

图 8.18

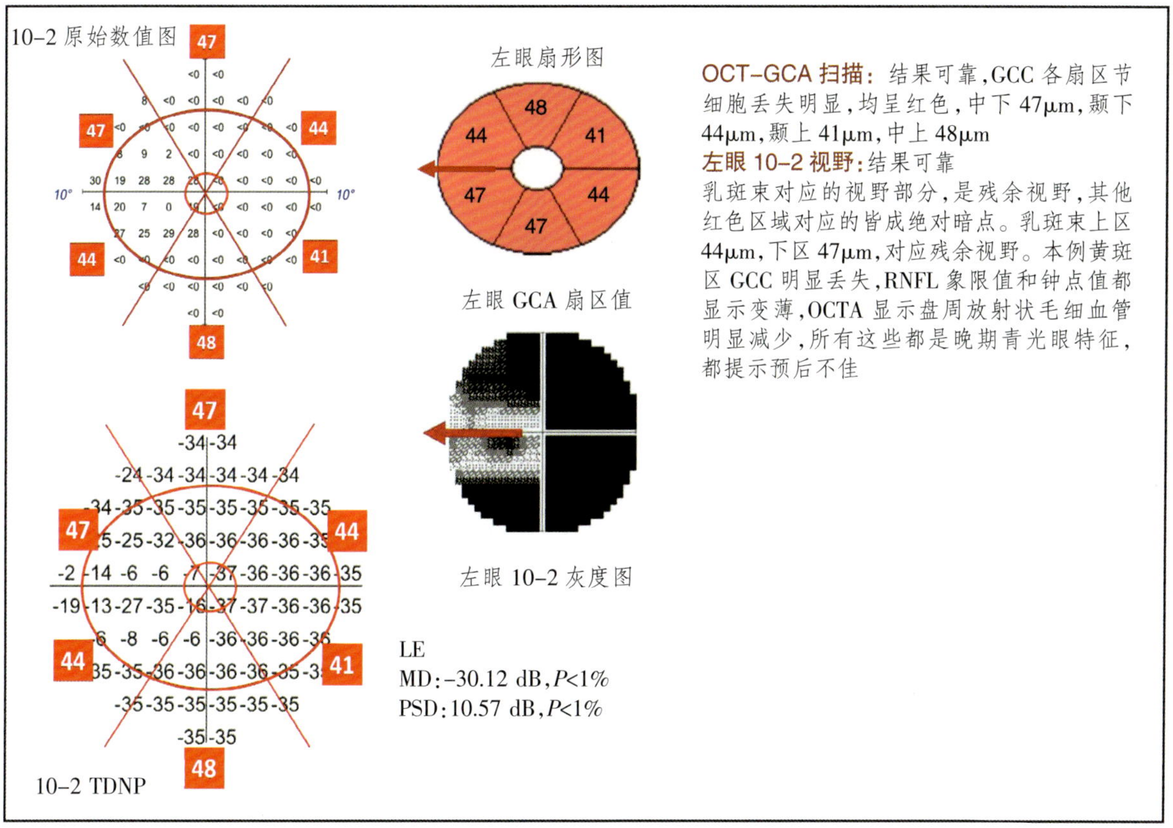
10-2 原始数值图
47
44
47
44
41
48
10°
10°
左眼扇形图
48
44
41
47
44
47
左眼 GCA 扇区值
左眼 10-2 灰度图
LE
MD：-30.12 dB，P<1%
PSD：10.57 dB，P<1%
10-2 TDNP
OCT-GCA 扫描：结果可靠，GCC 各扇区节细胞丢失明显，均呈红色，中下 47μm，颞下 44μm，颞上 41μm，中上 48μm
左眼 10-2 视野：结果可靠
乳斑束对应的视野部分，是残余视野，其他红色区域对应的皆成绝对暗点。乳斑束上区 44μm，下区 47μm，对应残余视野。本例黄斑区 GCC 明显丢失，RNFL 象限值和钟点值都显示变薄，OCTA 显示盘周放射状毛细血管明显减少，所有这些都是晚期青光眼特征，都提示预后不佳

图 8.19

例 4

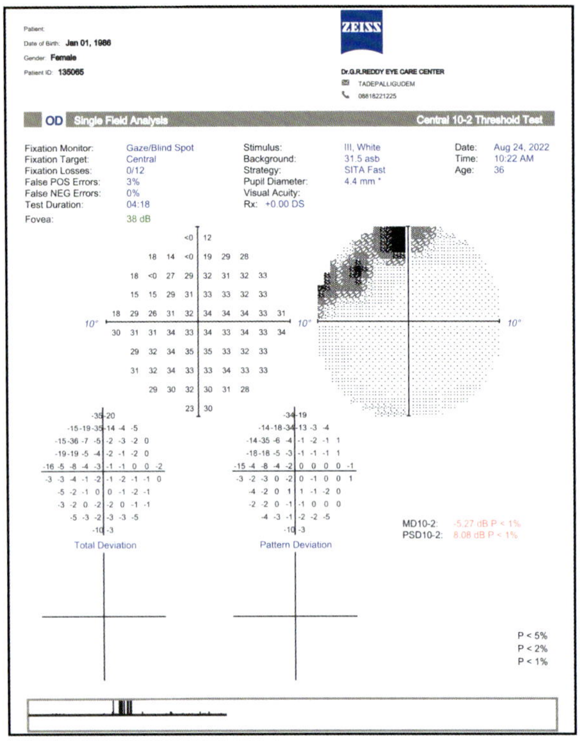

右眼 10–2 视野
固视丢失率：0/12
假阳性：3%
假阴性：0%

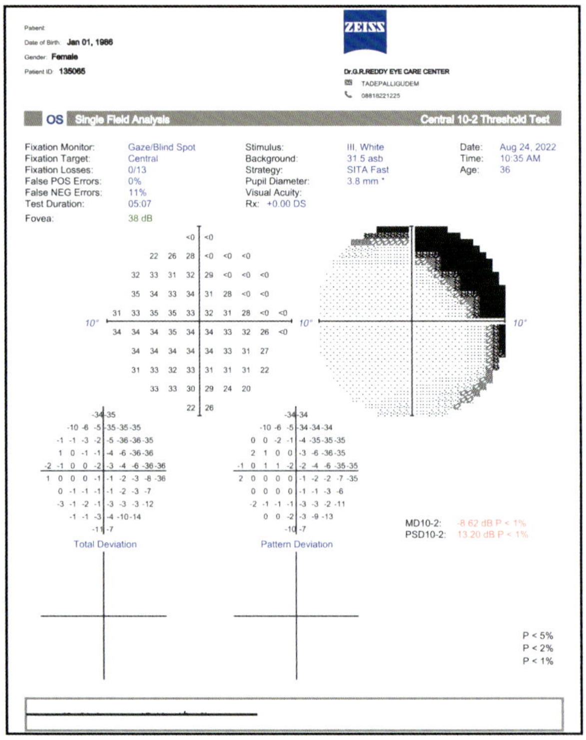

左眼 10–2 视野
固视丢失率：0/13
假阳性：0%
假阴性：11%

RNFL 信号强度：5/10 5/10

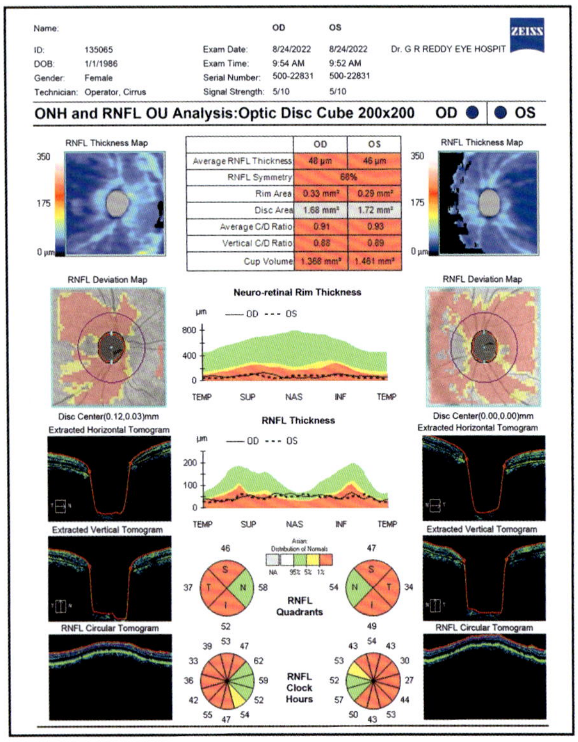

GCA 信号强度：6/10 7/10

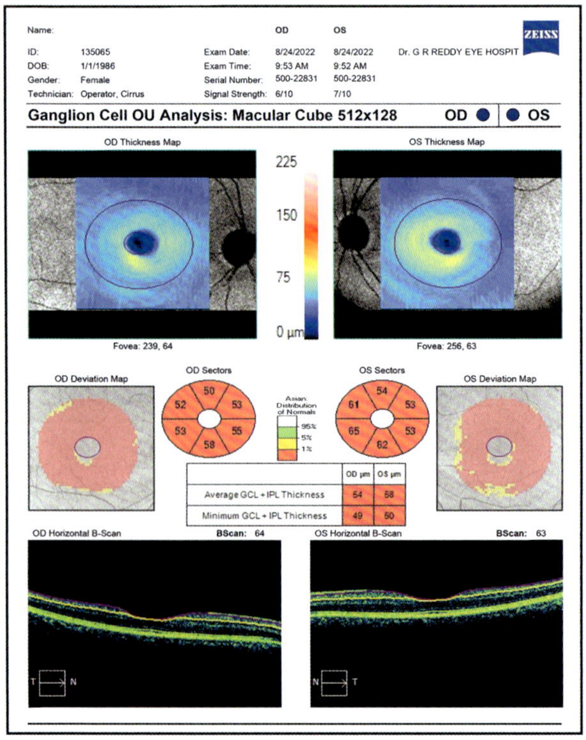

图 8.20

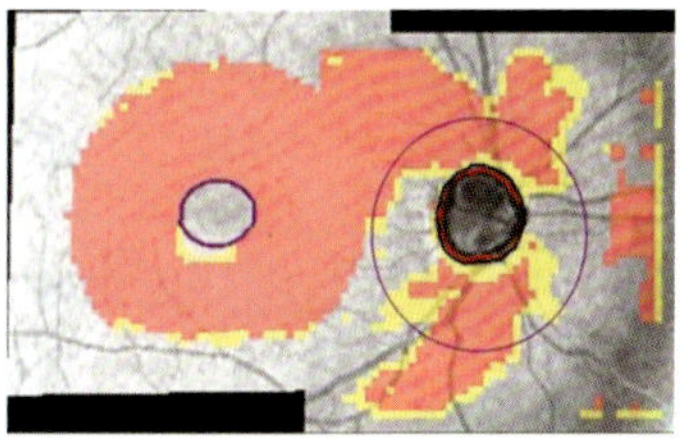

右眼全景报告

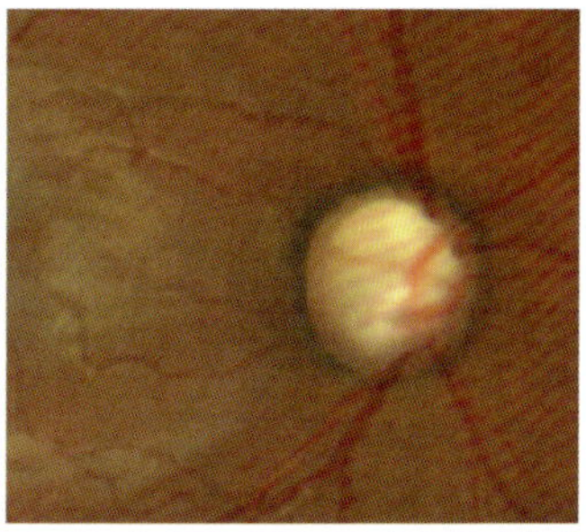

右眼眼底照片

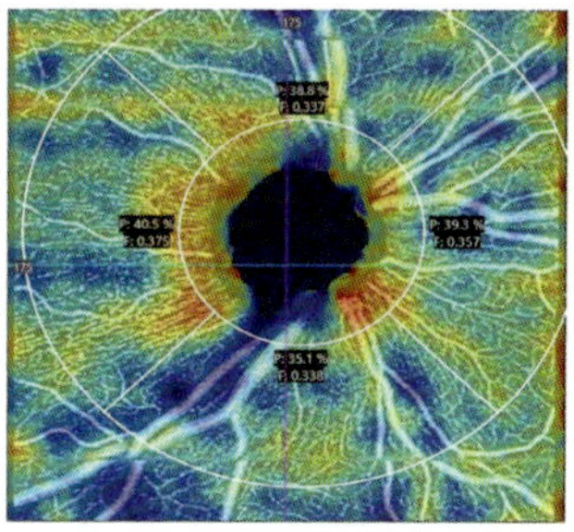

OCTA:盘周放射状毛细血管扫描

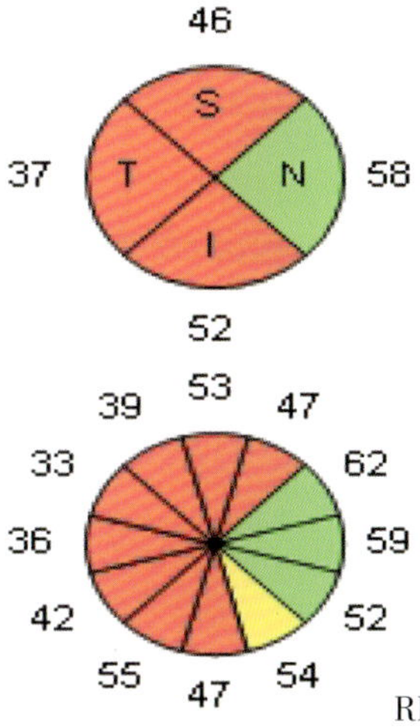

RNFL 象限值 & 钟点值

OCT-RNFL 分析:结果可靠

RNFL 钟点图厚度值:12 点钟 53μm,6 点钟 47μm,颞下 7 点钟 55μm,颞上 11 点钟 39μm。颞侧(10~8 点钟)平均为 37μm,对应于乳斑束节细胞复合体。鼻侧平均为 58μm,绿色。OCTA-RPC 扫描,显示除盘周上方和颞侧外,其余区域放射状毛细血管弥漫性减少

图 8.21

10-2 原始数值图

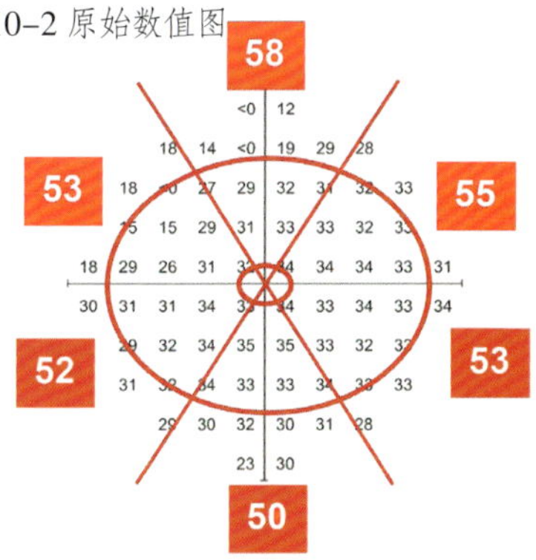

右眼扇形图

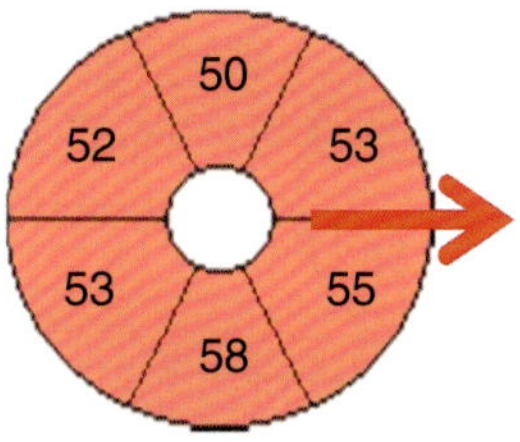

右眼 GCA 扇区值

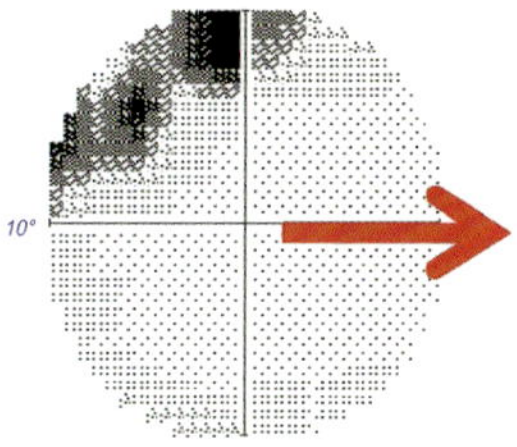

右眼 10-2 灰度图

R.E.
MD:−5.27 dB,P<1%
PSD:8.08 dB,P<1%

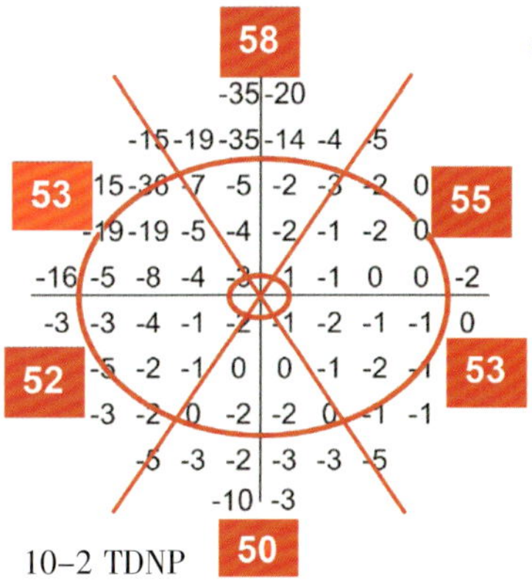

10-2 TDNP

OCT-GCA 扫描:结果可靠,黄斑各扇区厚度值如下。乳斑束上区 53μm,下区 55μm,中下 58μm,颞下易损区 53μm,颞上 52μm,中上 50μm

右眼 10-2 视野:结果可靠。10 度视野鼻上部分,平均丢失 6dB,有相对暗点

各扇区 GCC 厚度值均低于 68μm,呈红色。本例有两点值得注意,一是 GCC 厚度平均为 53μm,虽是红色,但视野正常;二是乳斑束和其他扇区一样受累变薄

图 8.22

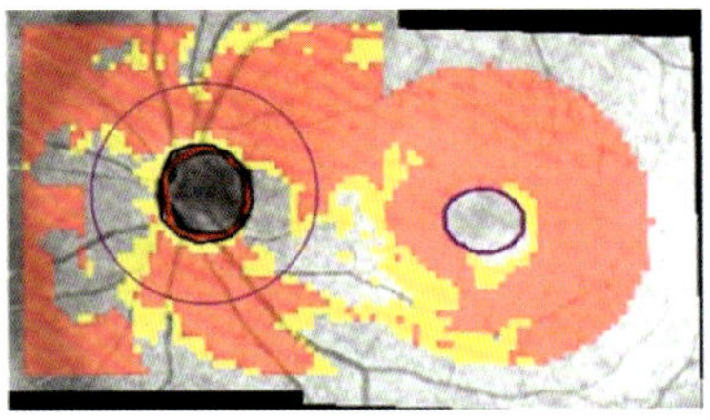

左眼全景报告

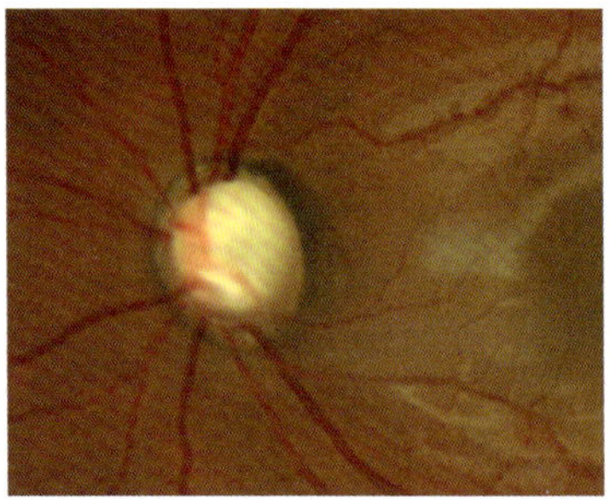

左眼眼底照片

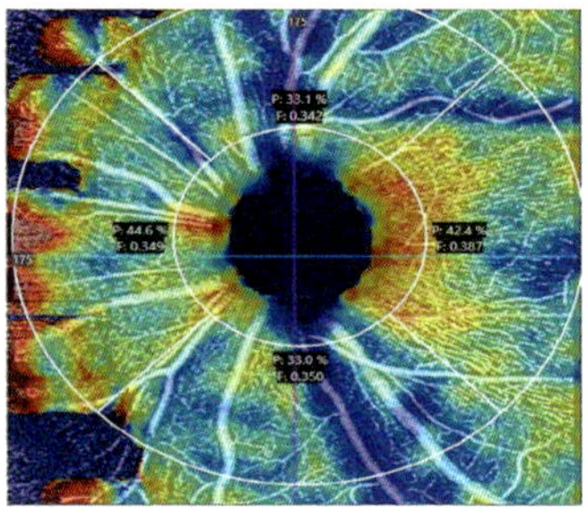

OCTA:盘周放射状毛细血管扫描

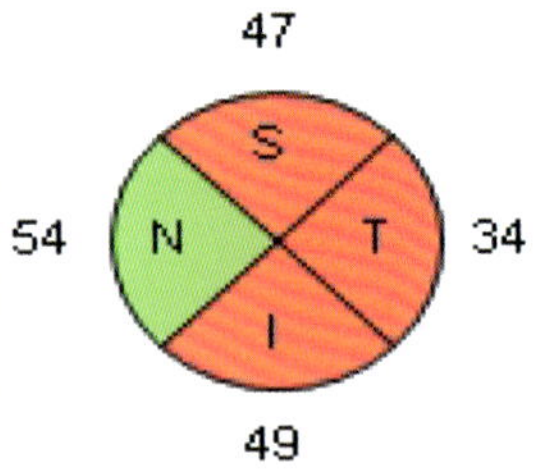

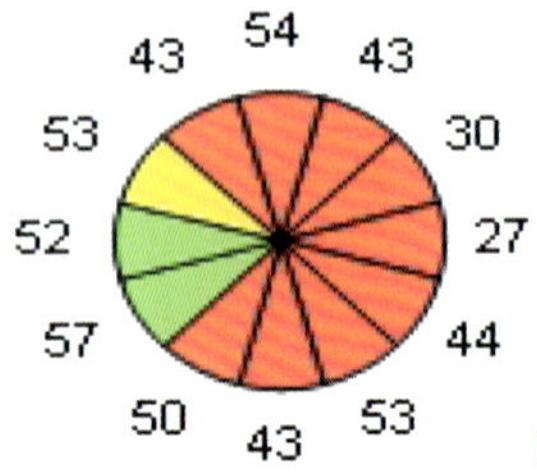

RNFL 象限值 & 钟点值

OCT-RNFL 分析:结果可靠

RNFL 钟点图厚度值:12 点钟 54μm,6 点钟 43μm,颞下 5 点钟 53μm,颞上 1 点钟 43μm。颞侧(2~4 点钟)平均为 34μm,对应于乳斑束节细胞复合体。鼻侧平均为 54μm,绿色。OCTA-RPC 扫描,显示除了视盘颞侧外,放射状毛细血管弥漫性减少

图 8.23

10-2 原始数值图

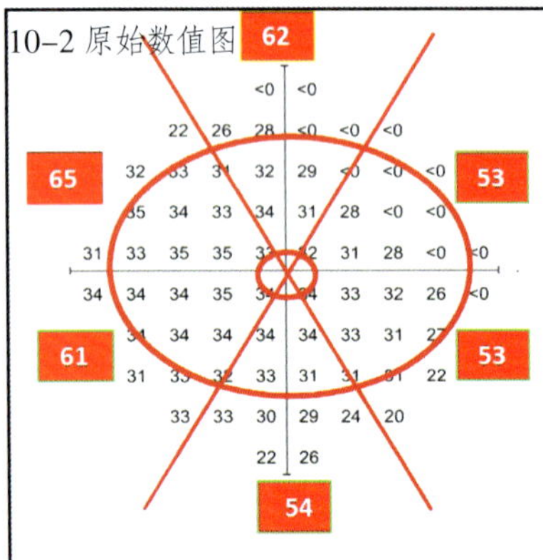

左眼扇形图

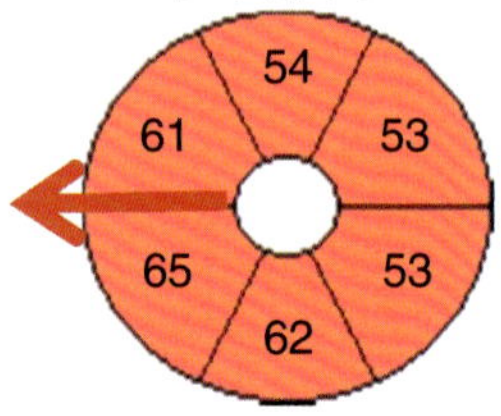

左眼 GCA 扇区值

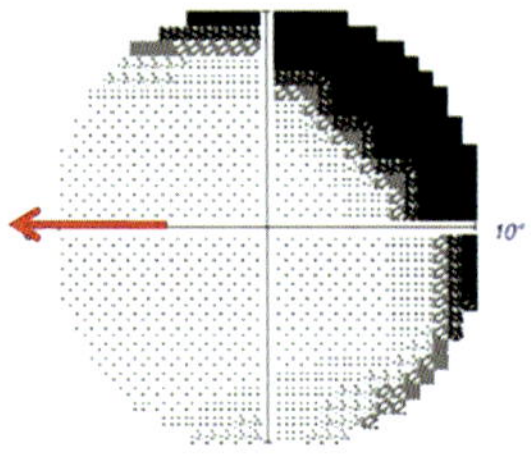

左眼 10-2 灰度图

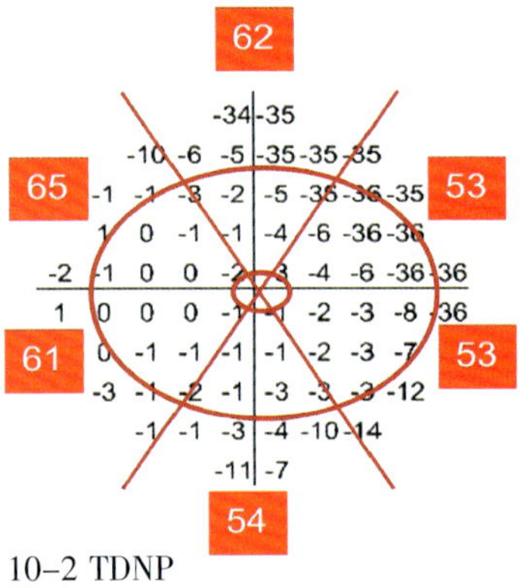

10-2 TDNP

L.E.
MD:-8.62 dB,*P*<1%
PSD:13.20 dB,*P*<1%

OCT-GCA 扫描: 结果可靠。黄斑各扇区厚度值:乳斑束上区 61μm,下区 65μm,中下 62μm,颞下易损区 53μm,颞上 53μm,中上 54μm。因各扇区厚度值低于 68μm,故而都呈红色

左眼 10-2 视野:结果可靠。GCC 厚度 53μm,对应鼻上象限深暗点。乳斑束只有约 60μm,目标眼压需较低,必要时应考虑手术

图 8.24

例 5

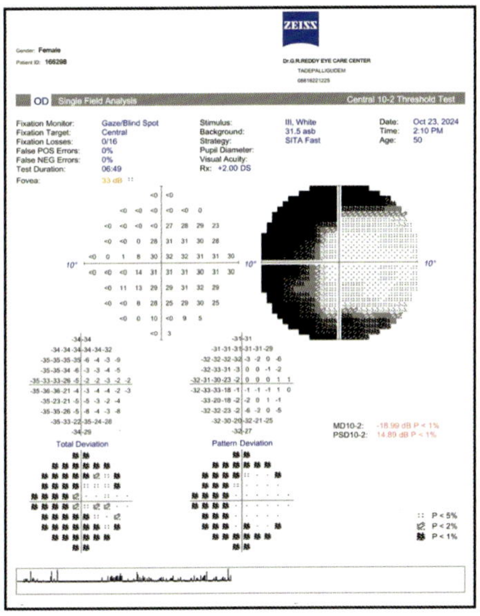

右眼 10–2(OCT.2024)
固视丢失率:0/16
假阳性:0%
假阴性:0%

左眼 10–2(MAR.2024)
固视丢失率:0/14
假阳性:0%
假阴性:18%

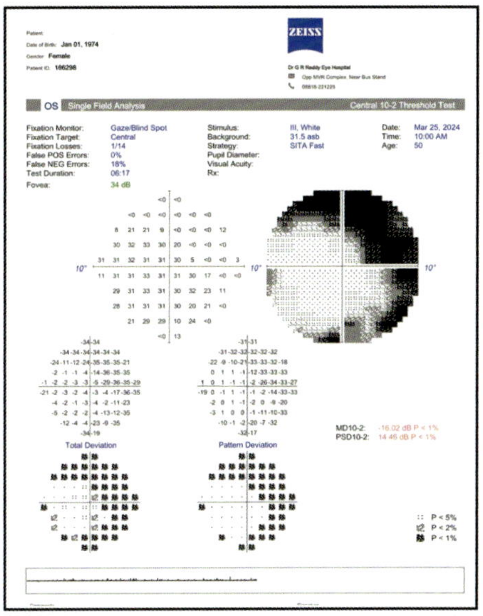

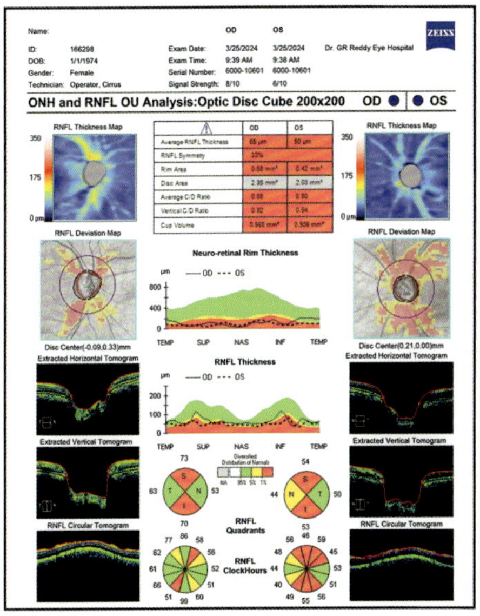

左眼(MAR.2024)
RNFL 信号强度:6/10
GCA 信号强度:6/10

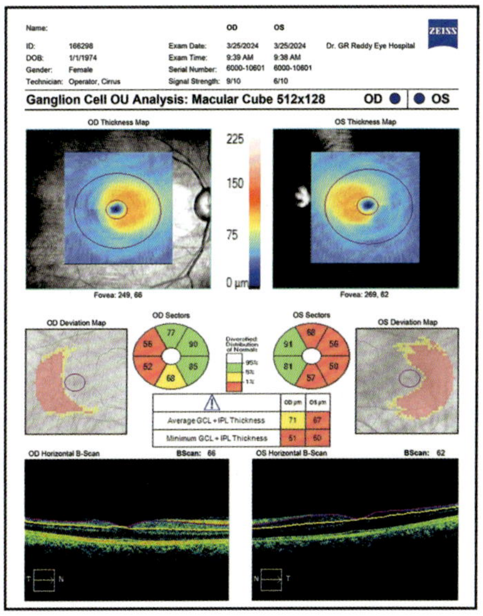

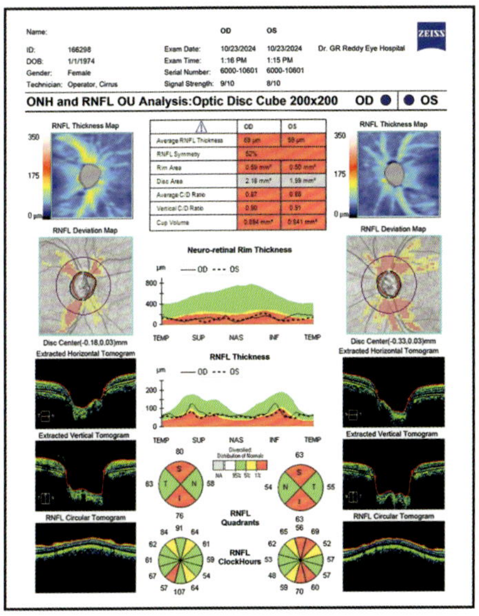

右眼(OCT.2024)
RNFL 信号强度:9/10
GCA 信号强度:9/10

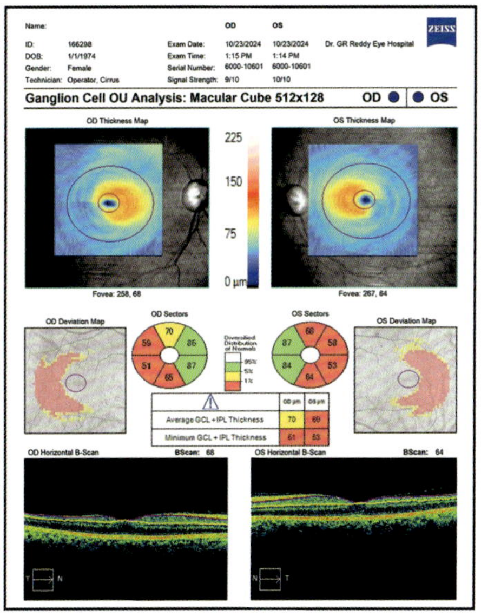

图 8.25

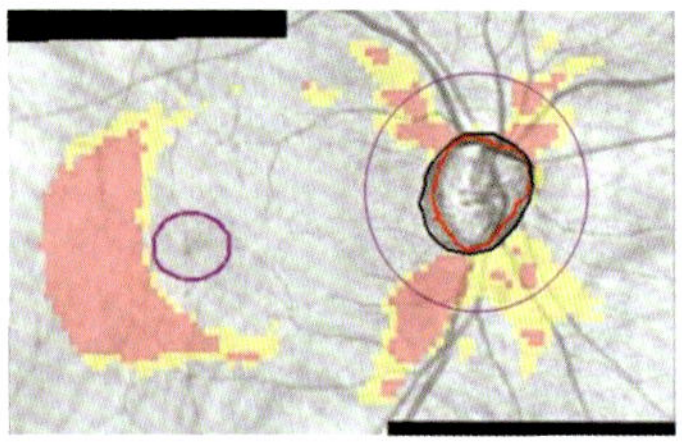

右眼全景报告

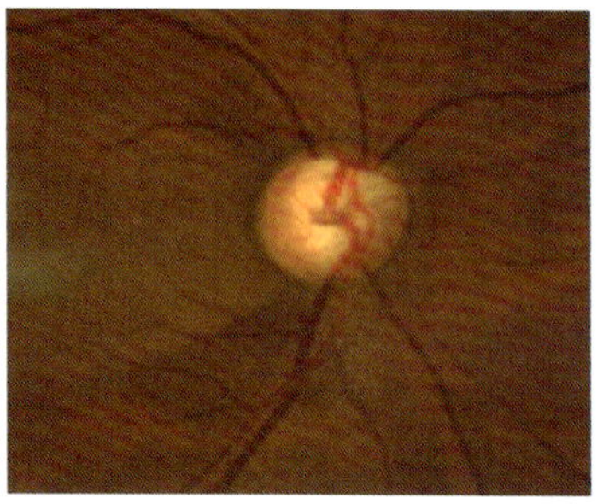

右眼眼底照片

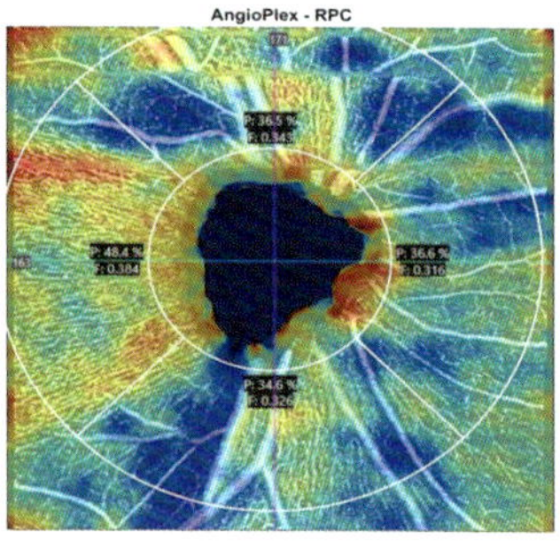

OCTA:盘周放射状毛细血管扫描

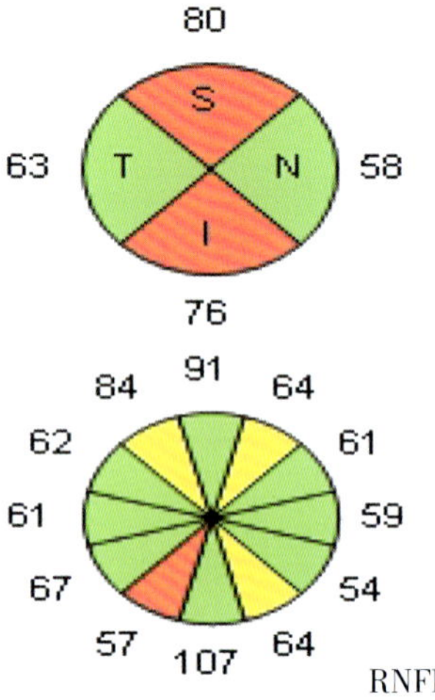

OCT-RNFL 分析:结果可靠

RNFL 钟点图数值:12 点钟 91μm,6 点钟 107μm,颞下 7 点钟 57μm,颞上 11 点钟 84μm。颞侧(10~8 点钟)平均 63μm,对应于乳斑束节细胞复合体。颞侧平均 58μm,绿色。OCTA-RPC 扫描,显示盘周颞侧放射状毛细血管健康

RNFL 象限值 & 钟点值

图 8.26

10-2 原始数值图

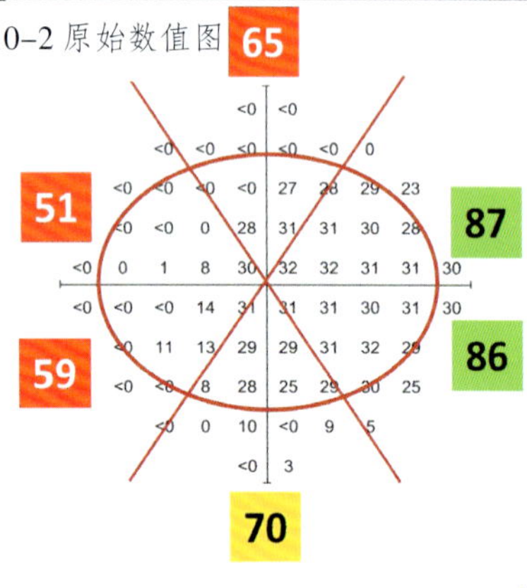

右眼扇形图

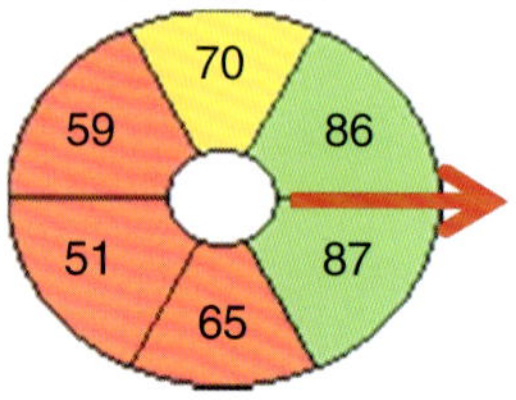

右眼 GCA 扇区值

OCT-GCA 扫描:结果可靠。黄斑各扇区数值如下。乳斑束上区 86μm,下区 87μm,中下 65μm,颞下易损区 51μm,颞上 59μm,中上 70μm

10-2 视野:结果可靠。颞下易损区 51μm,造成鼻上绝对暗点。颞上 59μm,造成鼻下深暗点。因其他扇区厚度尚可,药物治疗即可达到目标眼压值

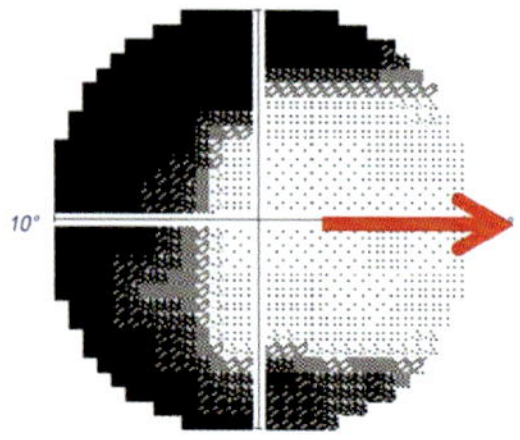

右眼 10-2 灰度图

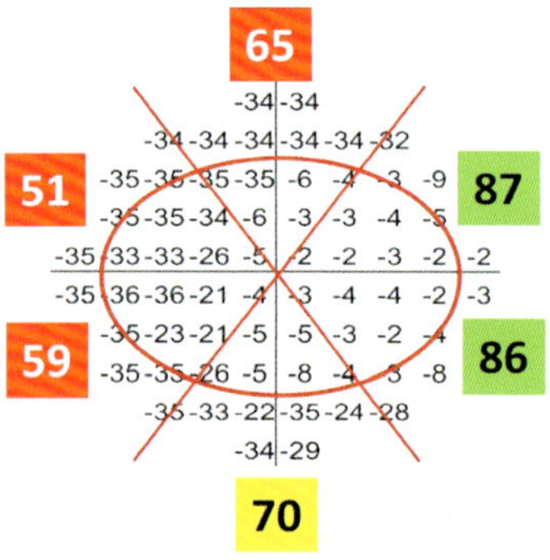

10-2 TDNP

R.E.

MD:-18.99 dB,$P<1\%$

PSD:14.89 dB,$P<1\%$

图 8.27

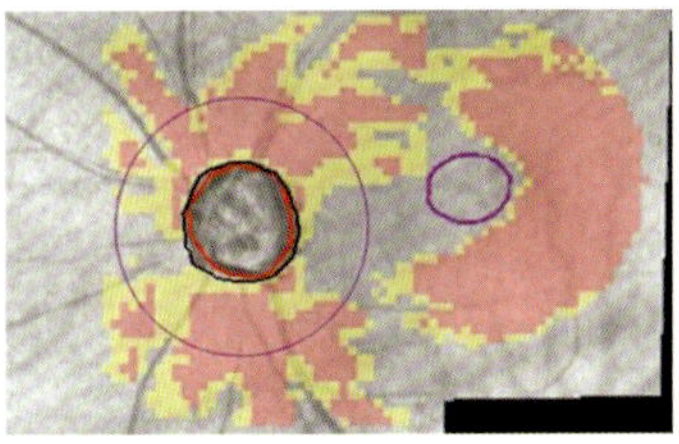

左眼全景报告

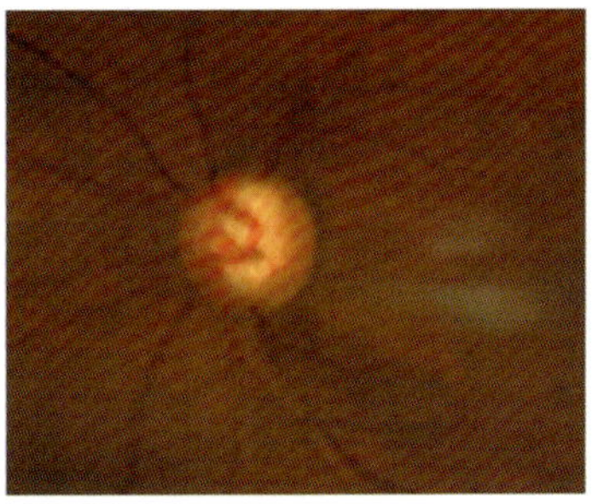

左眼眼底照片

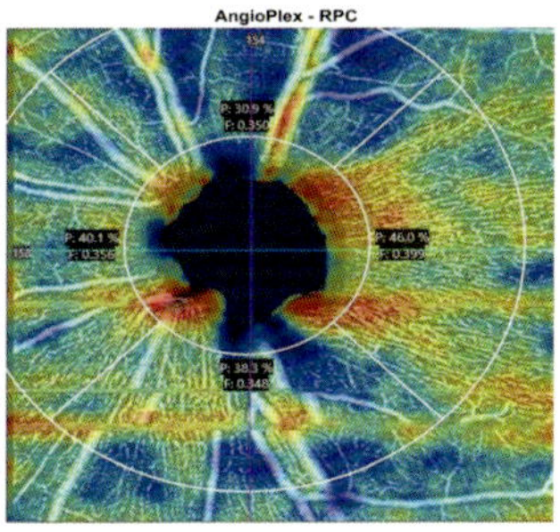

OCTA：盘周放射状毛细血管扫描

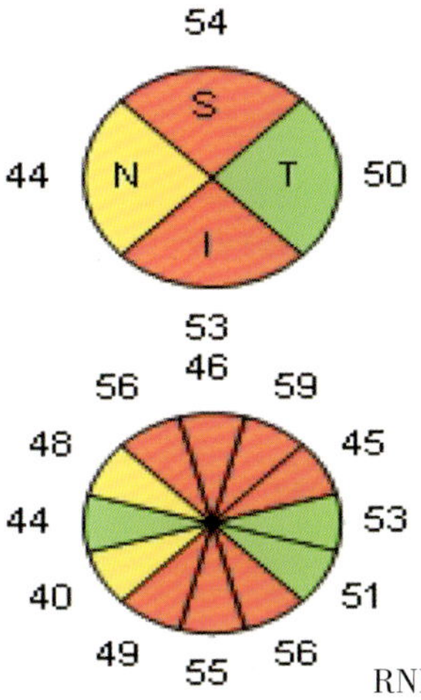

OCT-RNFL 分析：结果可靠

RNDL 钟点图数值：12 点钟 46μm，6 点钟 55μm，颞下 5 点钟 56μm，颞上 1 点钟 59μm。颞侧（2~4 点钟）平均 50μm，对应于乳斑束节细胞复合体。鼻侧平均 44μm，黄色

RNFL 象限值 & 钟点值

图 8.28

10-2 原始数值图

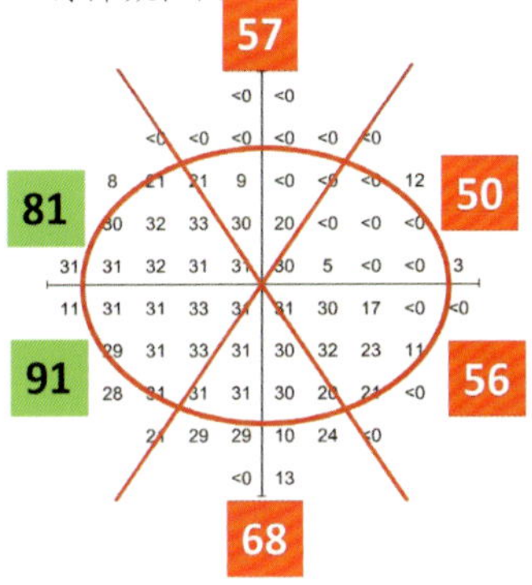

左眼扇形图

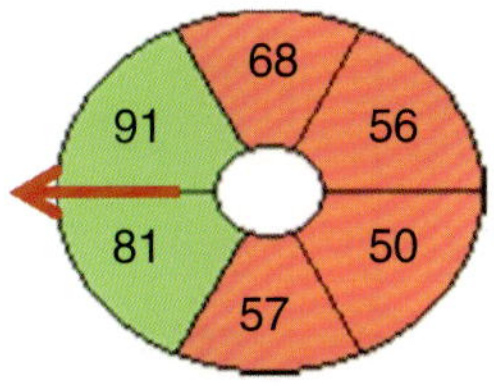

左眼 GCA 扇区值

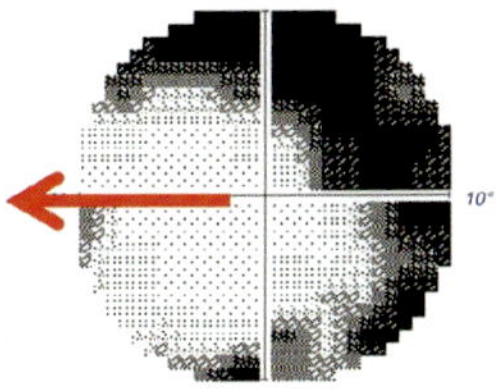

左眼 10-2 灰度图

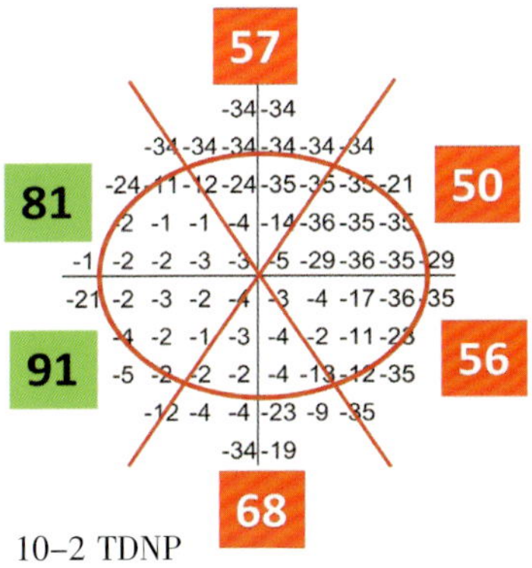

10-2 TDNP

LE
MD：-16.02 dB，P<1%
PSD：14.46 dB，P<1%

OCT-GCA 扫描：结果可靠。黄斑各扇区数值如下。乳斑束上区 91μm，下区 81μm，中下 57μm，颞下易损区 50μm，颞上 56μm，中上 68μm

10-2 视野：结果可靠。颞下易损区 50μm，对应鼻上视野绝对暗点。颞上 GCC 厚度 56μm，对应鼻下相对暗点。其他扇区厚度值尚可，药物治疗即可达到目标眼压。乳斑束上下区的厚度正常，对应视野也无缺损

图 8.29

例 6

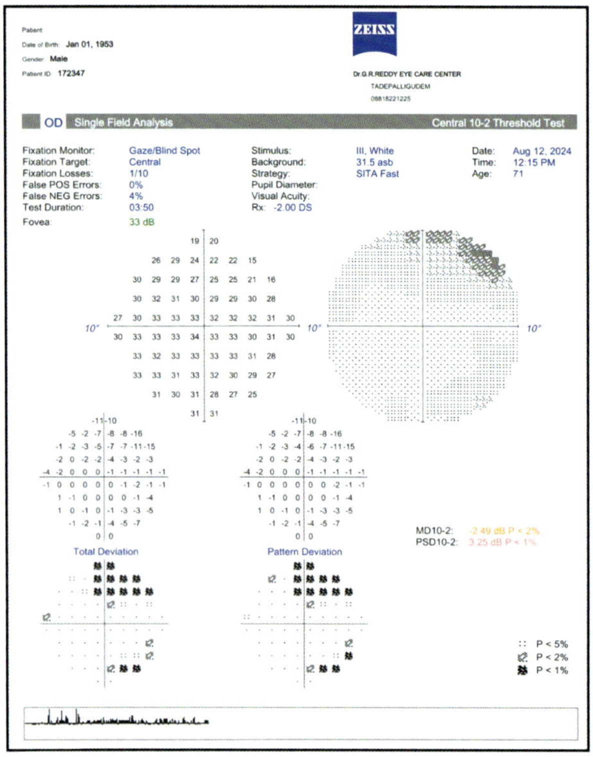

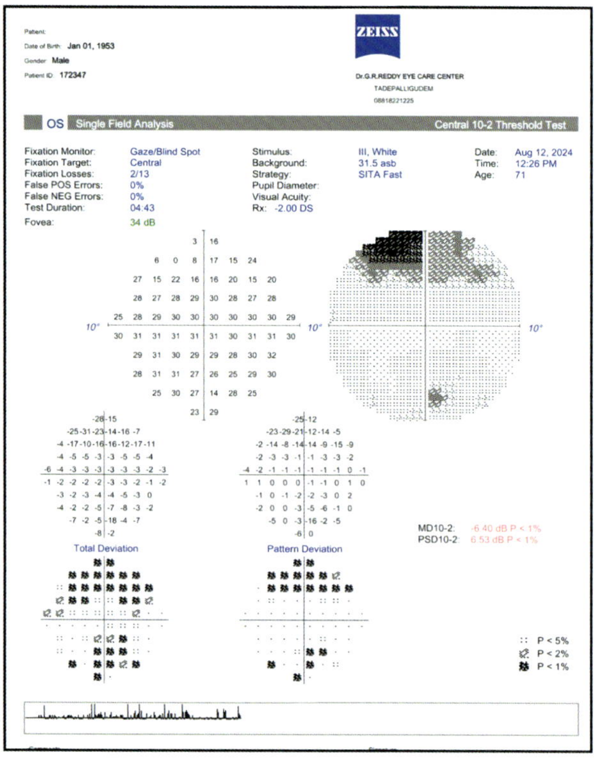

右眼 10–2 视野
固视丢失率：1/10
假阳性：0%
假阴性：4%

左眼 10–2 视野
固视丢失率：2/13
假阳性：0%
假阴性：0%

RNFL 信号强度：4/10 6/10

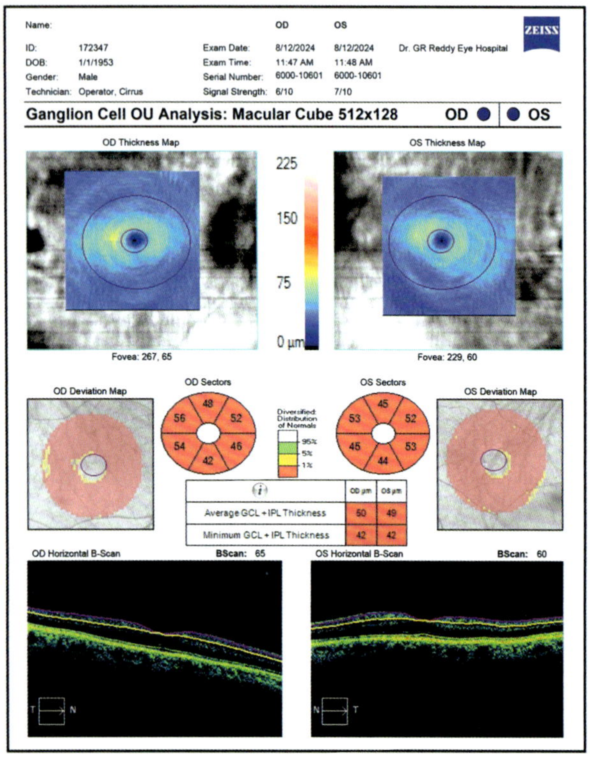

GCA 信号强度：6/10 7/10

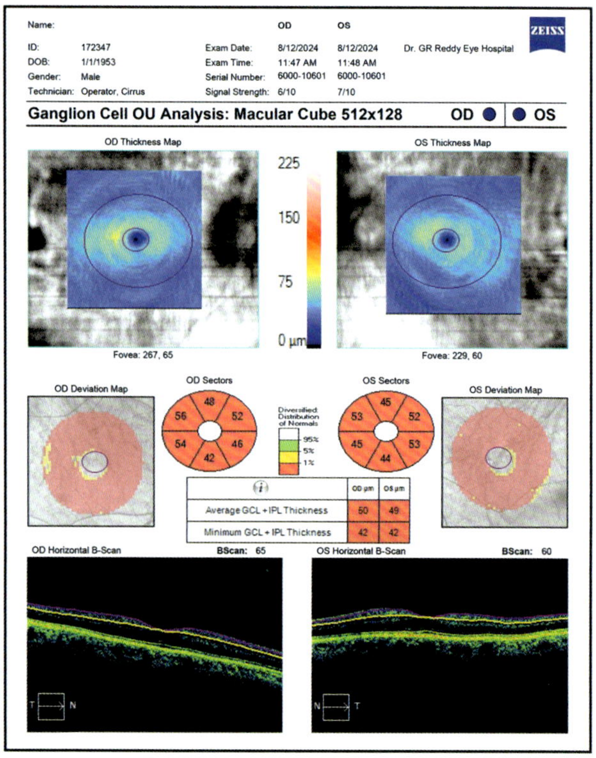

图 8.30

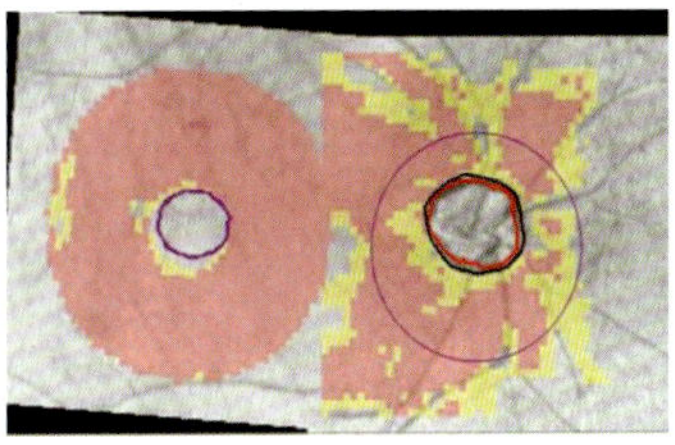

右眼全景报告

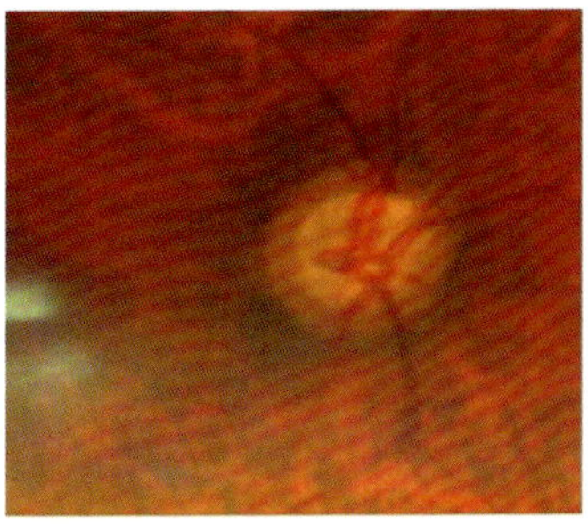

右眼眼底照片

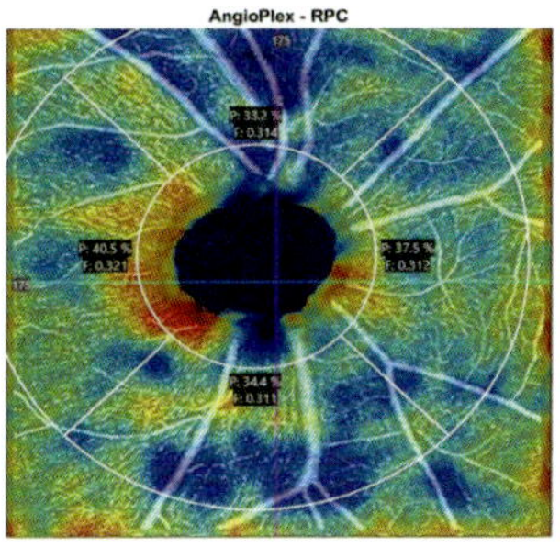

OCTA：盘周放射状毛细血管扫描

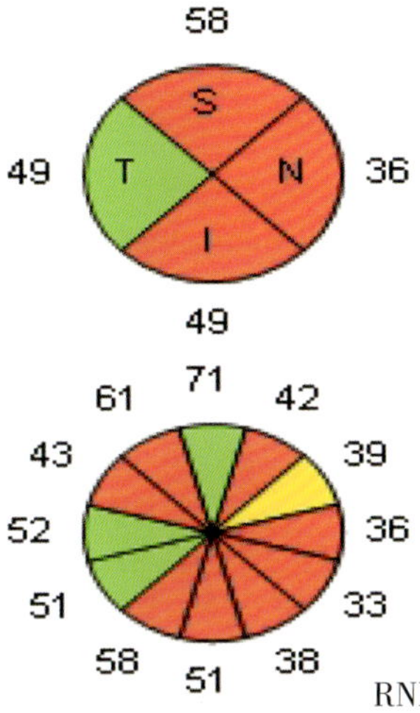

RNFL 象限值 & 钟点值

OCT-RNFL 分析：结果可靠

RNFL 钟点图数值：12 点钟 71μm，6 点钟 51μm，颞下 7 点钟 58μm，颞上 11 点钟 61μm。鼻侧象限平均 36μm，红色。OCTA 扫描，除颞侧外，其余区域放射状毛细血管减少，与 RNFL 象限值一致。颞侧象限（10~8 点钟）平均厚度 49μm，对应于乳斑束节细胞复合体，但是本例乳斑束上区只有 52μm，下区只有 46μm。可以看出，盘周 RNFL 厚度值与 GCA 扇区厚度值，并不总是一一对应

图 8.31

10-2 原始数值图

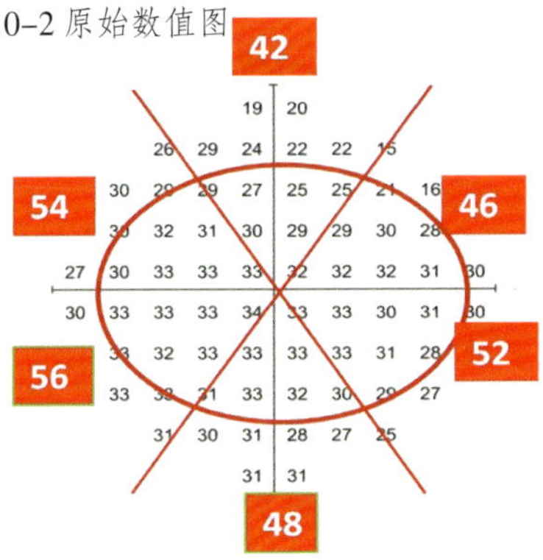

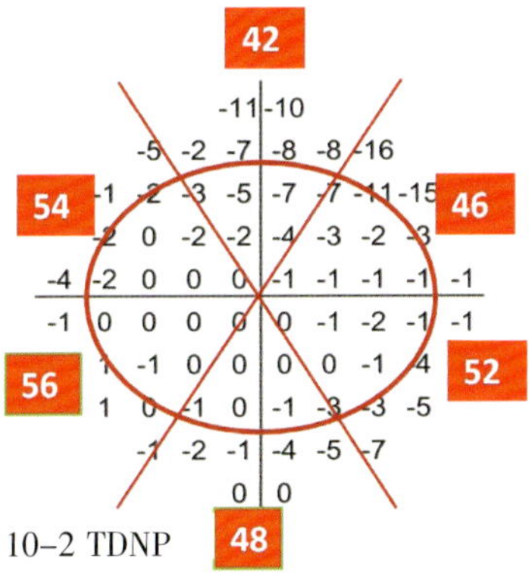

10-2 TDNP

右眼扇形图

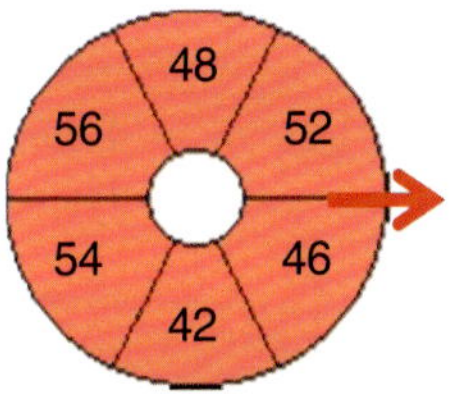

右眼 GCA 扇区值

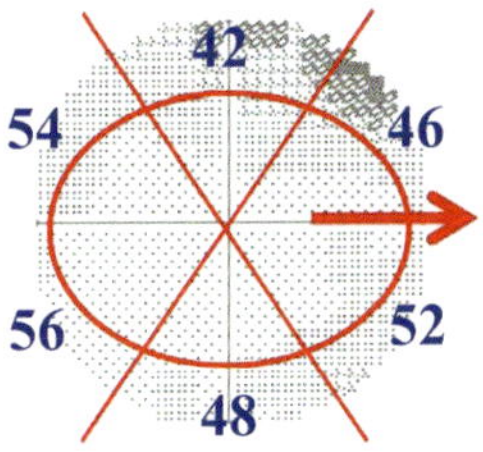

右眼 10-2 灰度图

R.E.
MD：-2.49 dB，$P<1\%$
PSD：3.25 dB，$P<1\%$

OCT-GCA 扫描：结果可靠，各扇区节细胞明显丢失，均呈红色

黄斑各扇区厚度值：乳斑束上区 52μm，下区 46μm，中下 42μm，颞下易损区 54μm，颞上 56μm，中上 48μm

10-2 视野：结果可靠，黄斑区 GCC 对应的中心视野基本正常。GCC 降低至 45μm 左右，通常会造成绝对暗点，然而本例 42μm 时视野仍正常。值得注意，本例 GCC 只有 42μm，对应的 RNFL 厚度值却有 49μm，这可能和视野仍然正常有关。因此，需要结合 RNFL 和黄斑细节情况，制定目标眼压

图 8.32

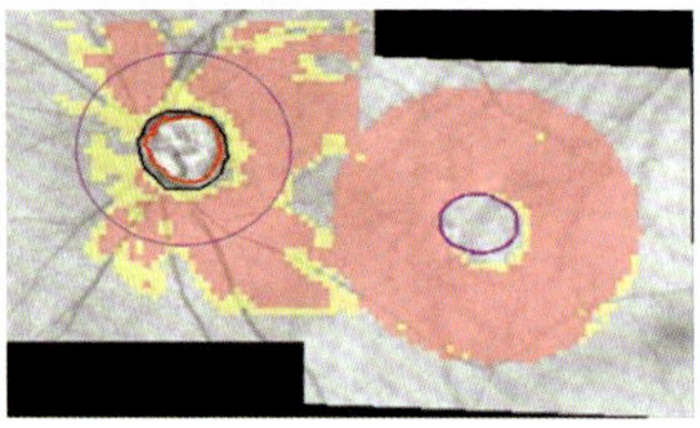

左眼全景报告

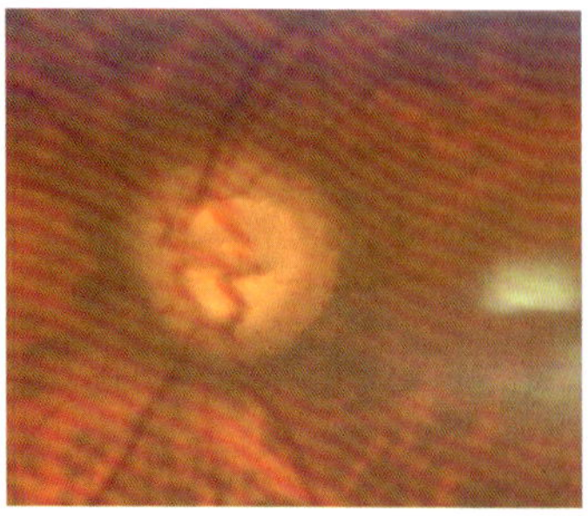

左眼眼底照片

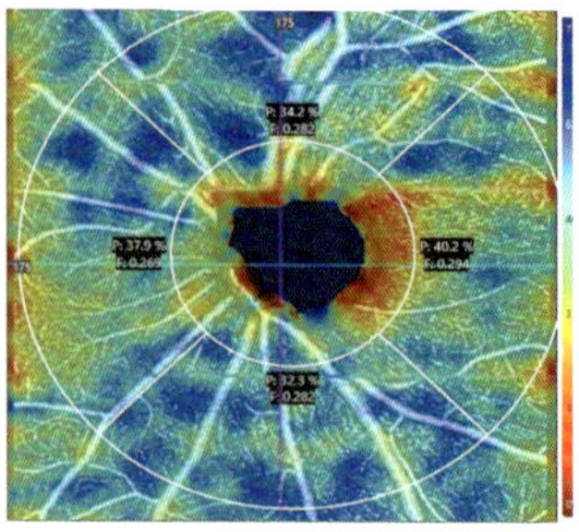

OCTA：盘周放射状毛细血管扫描

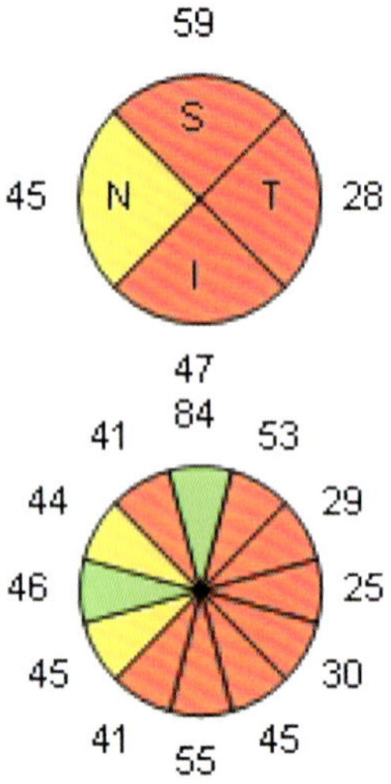

RNFL 象限值 & 钟点值

OCT-RNFL 分析：结果可靠

RNFL 钟点图数值如下：12 是点钟 84μm，6 点钟 55μm，颞下 5 点钟 45μm，颞上 2 点钟 53μm。颞侧（2~4 点钟）平均 28μm，对应于黄斑乳斑束节细胞复合体，该区域亦是红色。鼻侧平均 45μm，黄色。OCTA 显示，所有区域放射状毛细血管明显减少，比右眼重

图 8.33

10-2 原始数值图

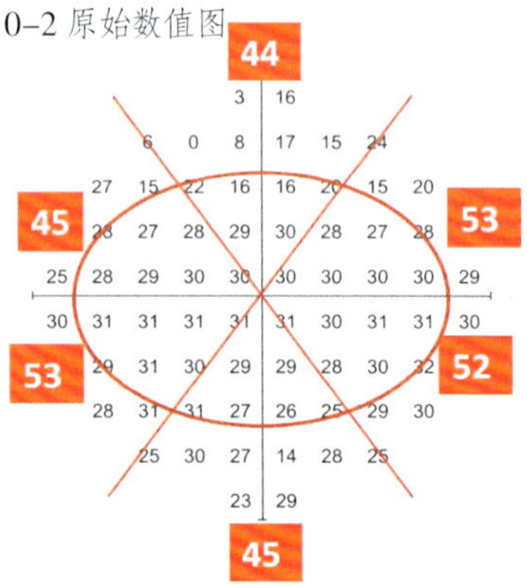

左眼扇形图

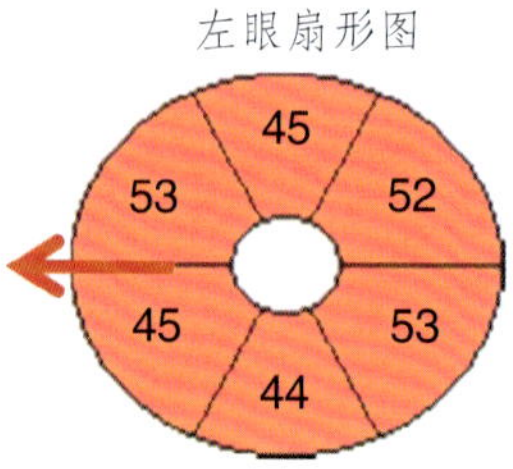

左眼 GCA 扇区值

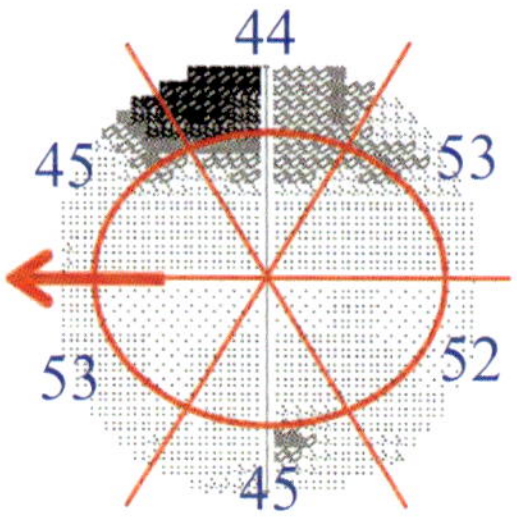

左眼 10-2 灰度图

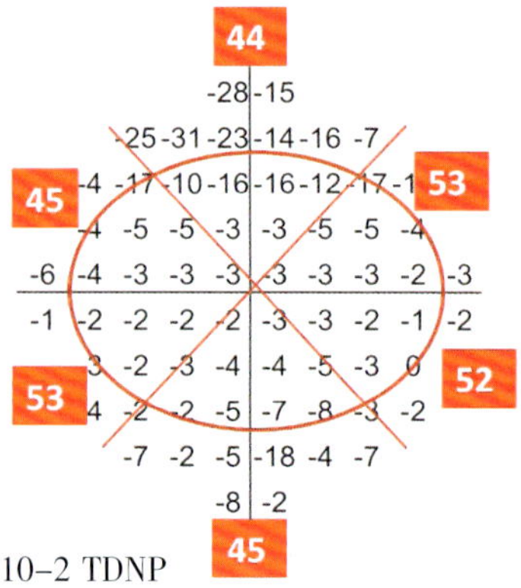

10-2 TDNP

LE
MD：-6.40 dB，$P<1\%$
PSD：6.53 dB，$P<1\%$

OCT-GCA 扫描：结果可靠。黄斑各扇区数值如下。乳斑束上区 53μm，下区 45μm，中下 44μm，颞下易损区 53μm，颞上 52μm，中上 45μm

10-2 视野：结果可靠。GCC 厚度仅 45μm，然而视野正常

这类病例很少见，即使 10-2 视野正常，仍需要设定更低的目标眼压，需要更积极的治疗，药物或手术均应考虑，因为一旦治疗有失，未达目标眼压，正常视野很快就会转为绝对暗点。如果没有 OCT-GCA 扫描，很难发现这类病例

图 8.34

例 7

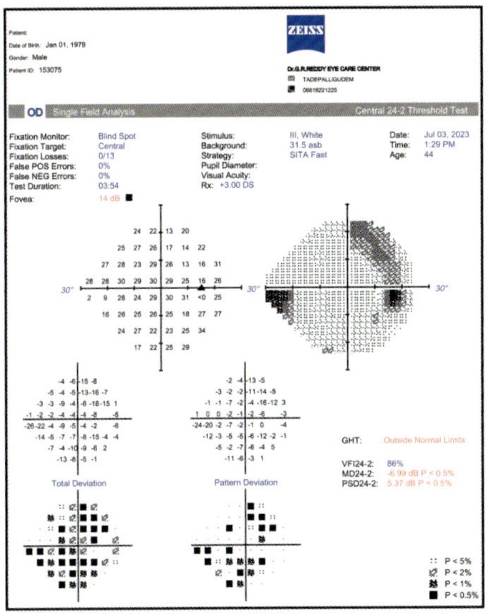

右眼 24-2
固视丢失率：0/13
假阳性：0%
假阴性：0%

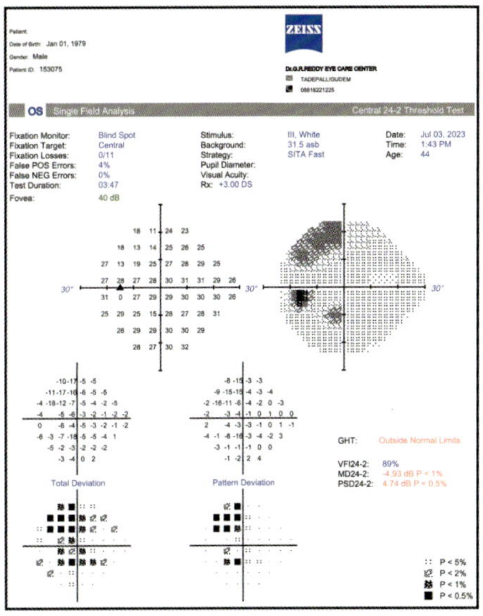

左眼 24-2
固视丢失率：0/11
假阳性：4%
假阴性：0%

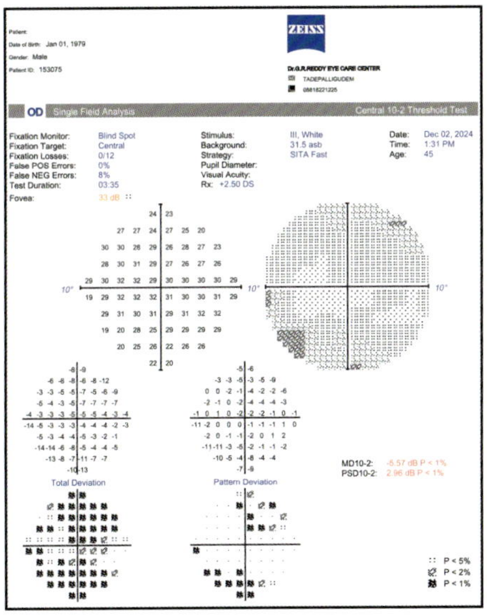

右眼 10-2
固视丢失率：0/12
假阳性：0%
假阴性：8%

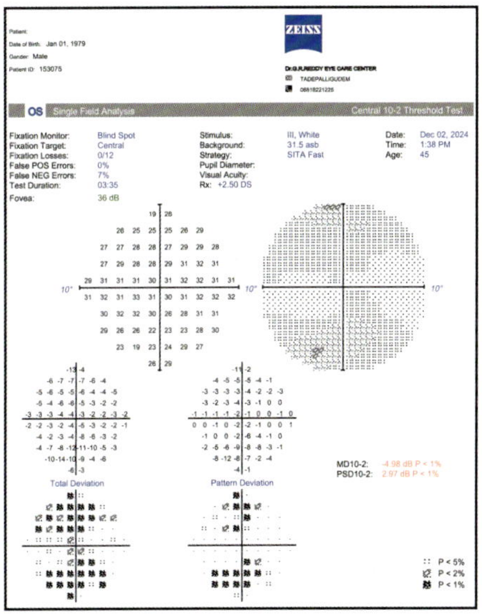

左眼 10-2
固视丢失率：0/12
假阳性：0%
假阴性：7%

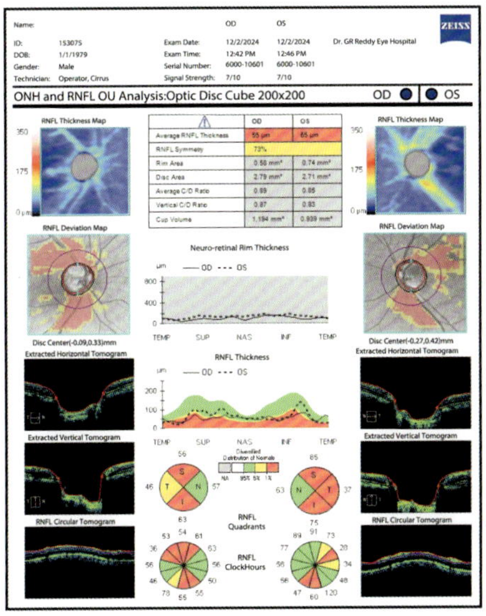

RNFL 信号强度：
7/10 7/10

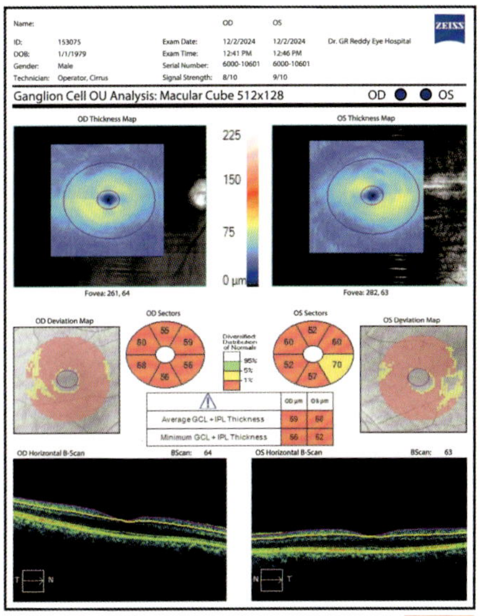

GCA 信号强度：
8/10 9/10

图 8.35

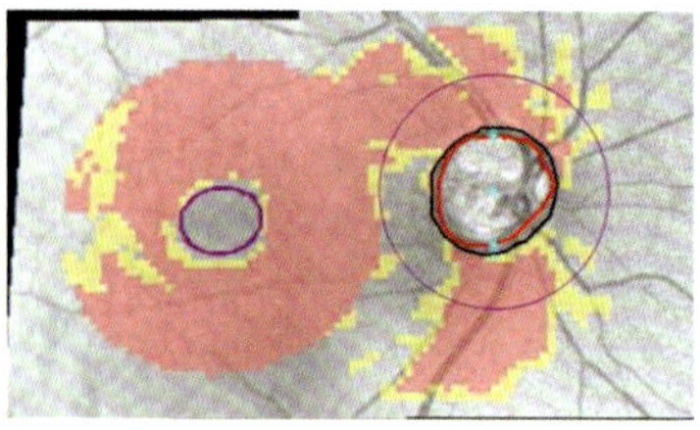

右眼全景报告

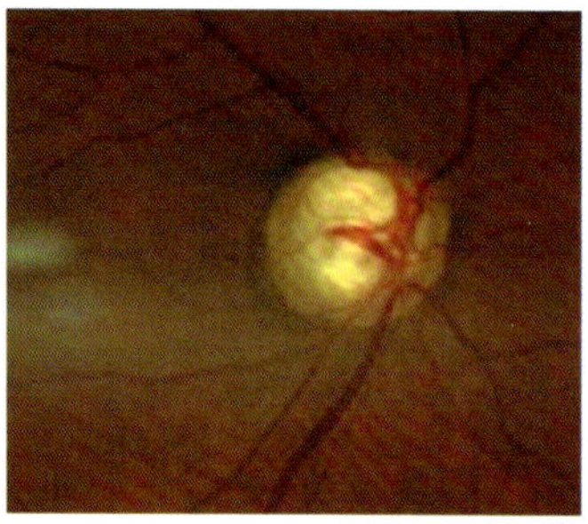

右眼眼底照片

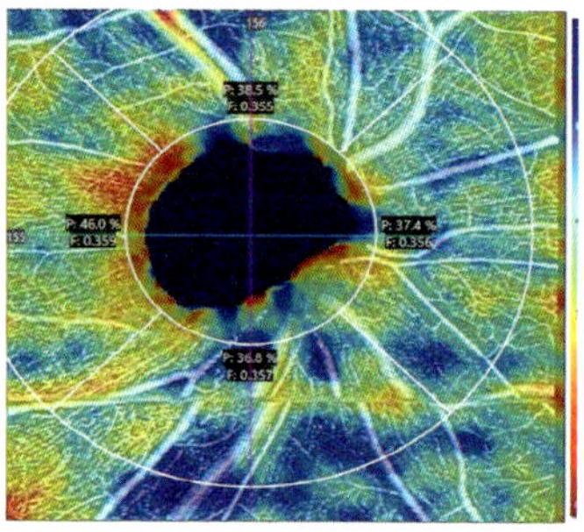

OCTA：盘周放射状毛细血管扫描

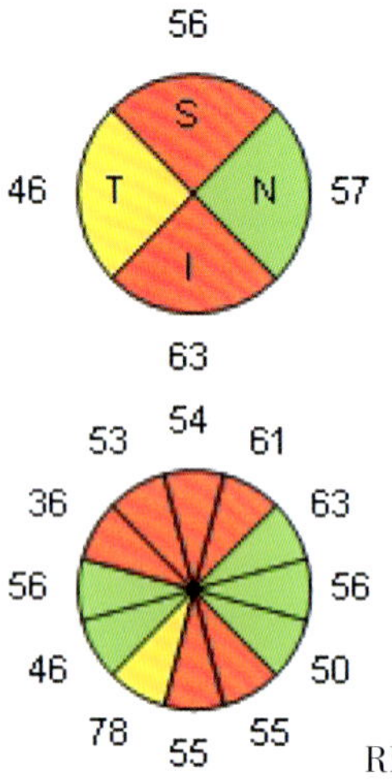

RNFL 象限值 & 钟点值

OCT-RNFL 分析：结果可靠

RNFL 钟点图数值：12 点钟 54μm，6 点钟 55μm，颞下 7 点钟 78μm，颞上 11 点钟 53μm。颞侧（10 至 8 点钟）平均 46μm，对应于乳斑束节细胞复合体。鼻侧平均 57μm，绿色。本例的颞侧象限 RNFL 厚度值，高于乳斑束厚度值

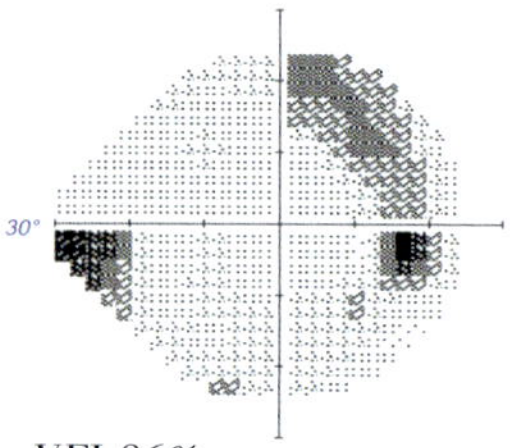

VFI 86%
MD：−6.99 dB，$P<0.5\%$
PSD：5.37 dB，$P<1\%$

图 8.36

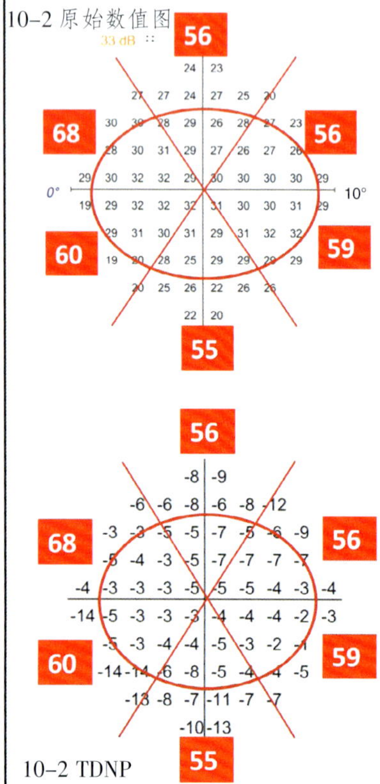

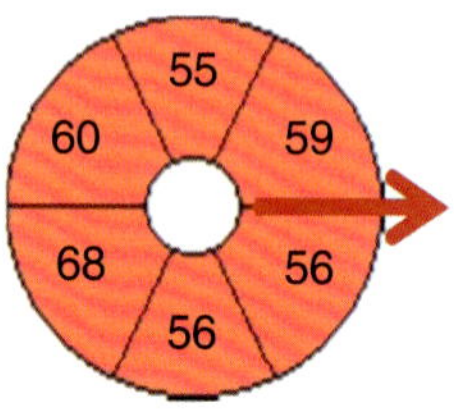

右眼 GCA 扇区值

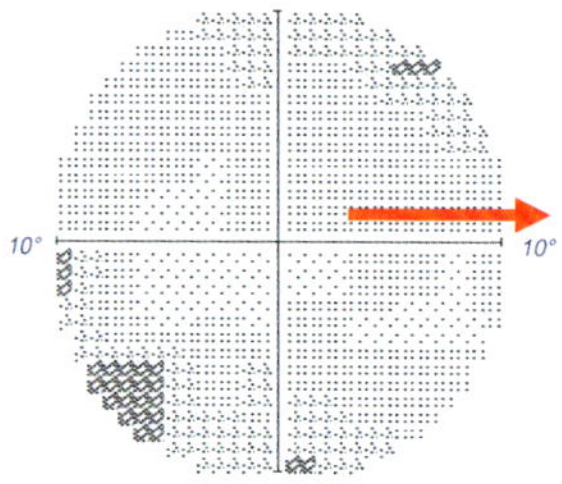

右眼 10–2 灰度图

OCT-GCA 扫描：结果可靠。黄斑各扇区厚度值：乳斑束上区 59μm，下区 56μm，中下 56μm，颞下易损区 68μm，颞上 60μm，中上 55μm

右眼 10–2 视野：结果可靠。GCC 虽薄，但颞侧 RNFL 厚度尚可，所以 10 度视野仅有相对暗点。设定目标眼压时，这些参数都是参考依据

R.E. 10–2
MD：−5.57 dB，$P<1\%$
10–2 TDNP PSD：2.96 dB，$P<1\%$

图 8.37

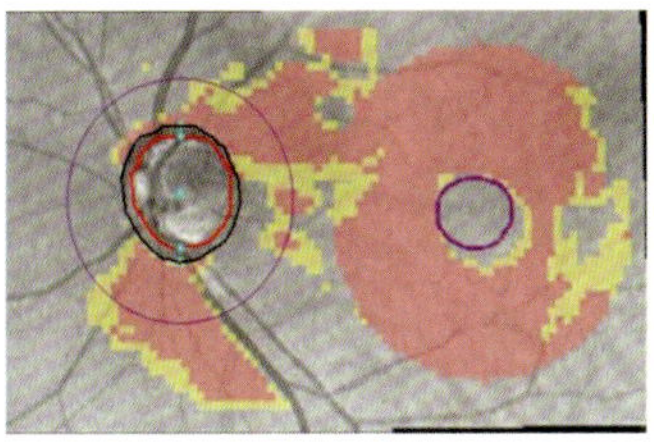

左眼全景报告

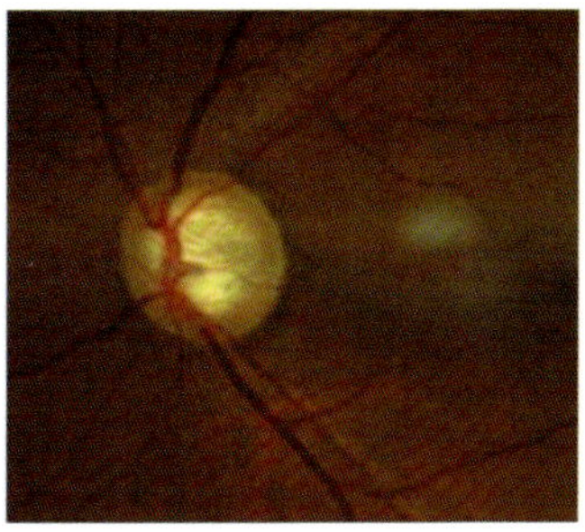

左眼眼底照片

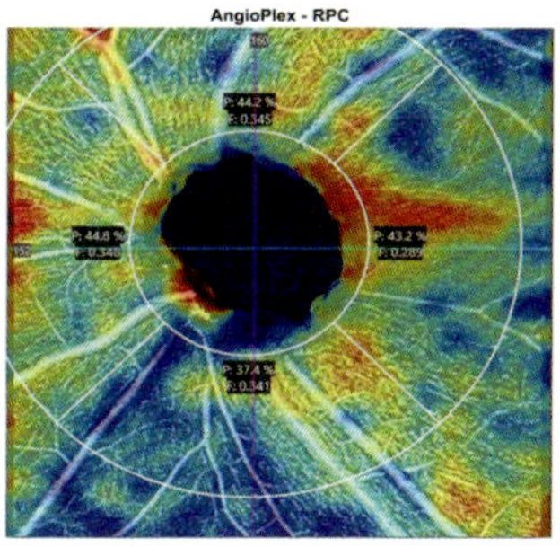

OCTA：盘周放射状毛细血管扫描

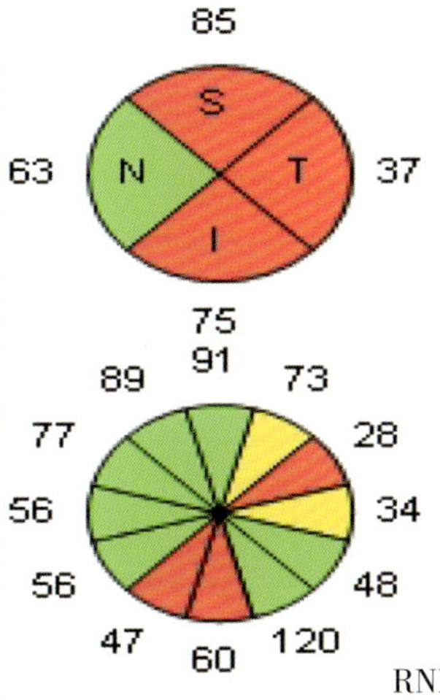

RNFL 象限值 & 钟点值

OCT-RNFL 分析：结果可靠

RNFL 钟点图数值：12 点钟 91μm，6 点钟 60μm，颞下 5 点钟 120μm，颞上 1 点钟 73μm。颞侧（2点~4 点钟）平均 37μm，对应于乳斑束节细胞复合体。鼻侧平均 63μm，绿色。OCTA-RPC 扫描，显示放射状毛细血管弥漫性减少

左眼 24-2 灰度图

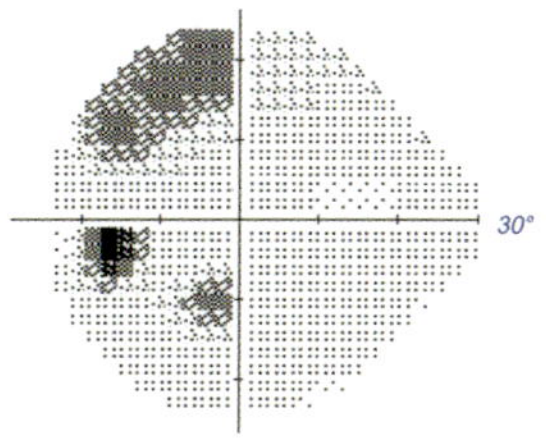

VFI 89%

MD：−4.93 dB，P<1%

PSD：4.74 dB，P<0.5%

图 8.38

10-2 原始数值图

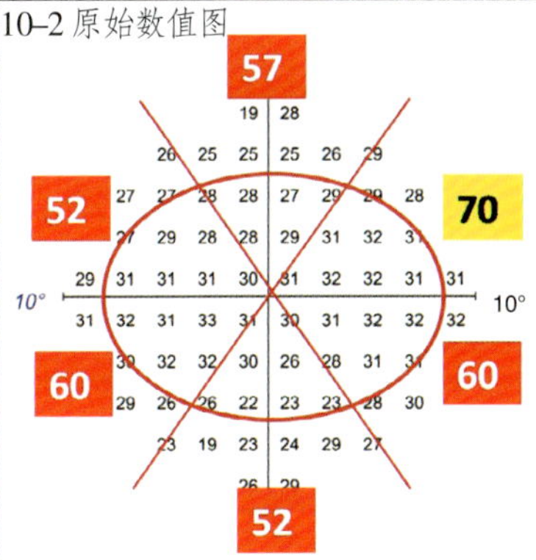

左眼扇形图

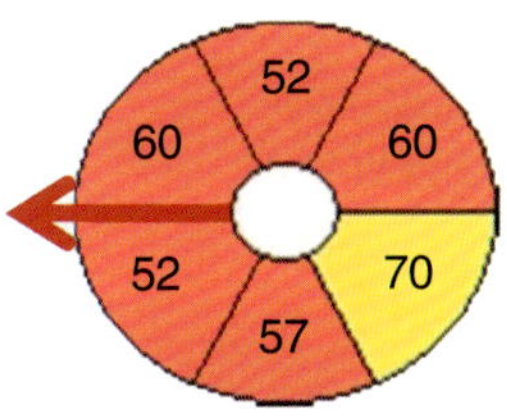

左眼 GCA 扇区值

OCT-GCA 扫描：结果可靠。黄斑各扇区数值：乳斑束上区 60μm，下区 52μm，中下 57μm，颞下易损区 70μm，颞上 60μm，中上 52μm

左眼 10-2 视野：结果可靠。中下、颞下扇区引起上方视野缺损（模式偏差图更明显），乳斑束下区虽然也只有 52μm，但是视野正常，这与颞下钟点位 RNFL 厚度正常有关。本例视野虽然没有显著缺损，但仍应进行积极治疗

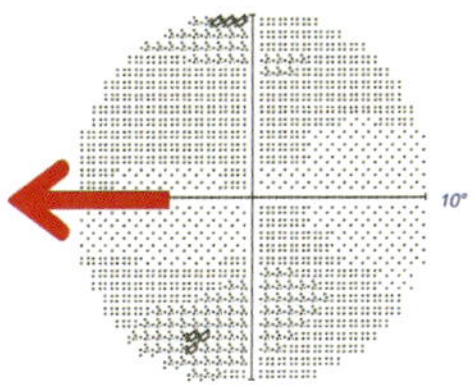

左眼 10-2 灰度图

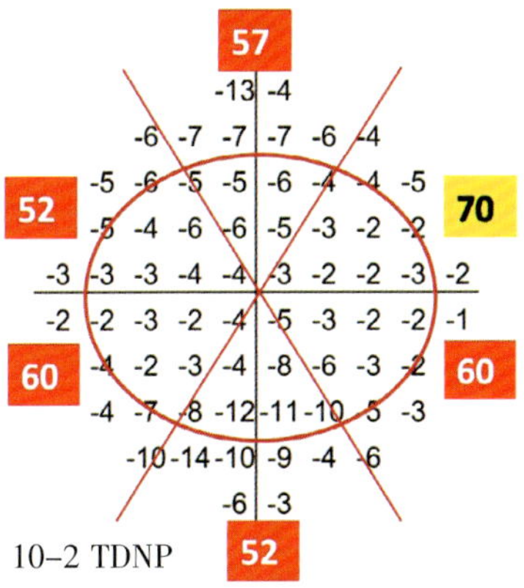

10-2 TDNP

LE

MD：−4.98 dB，P<1%

PSD：2.97 dB，P<1%

图 8.39

例 8

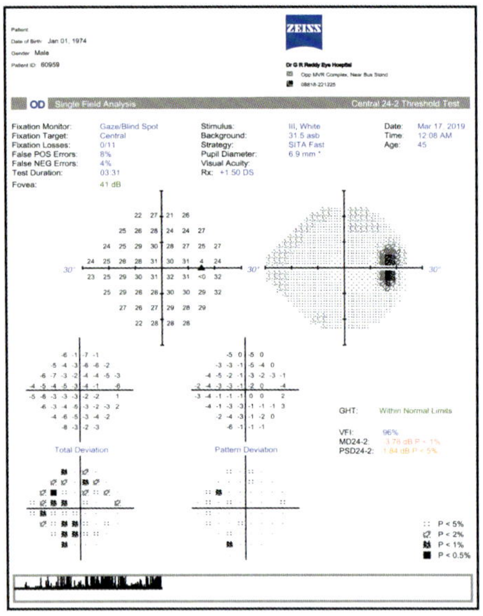

右眼 24–2
固视丢失率：0/11
假阳性：8%
假阴性：4%

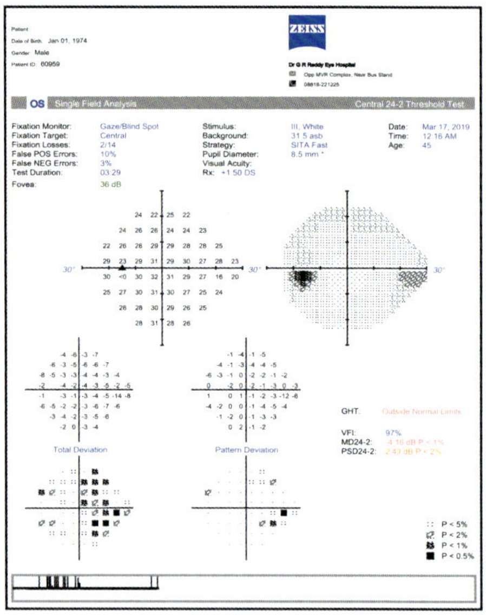

左眼 24–2
固视丢失率：2/14
假阳性：10%
假阴性：3%

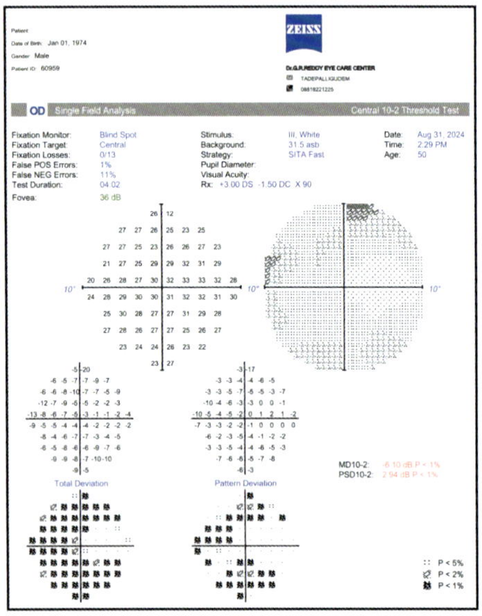

右眼 10–2
固视丢失率：0/13
假阳性：1%
假阴性：11%

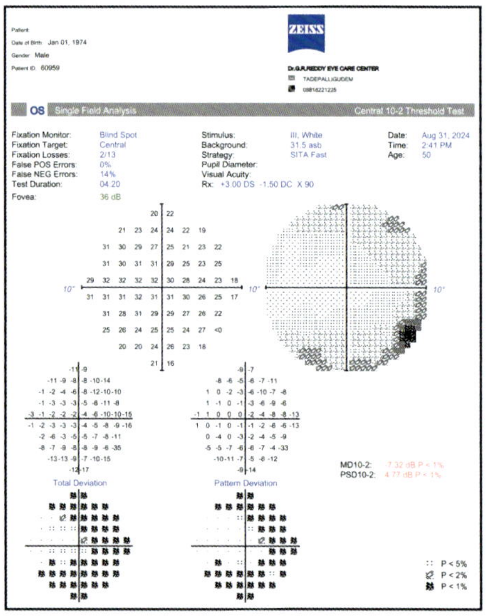

左眼 10–2
固视丢失率：2/13
假阳性：0%
假阴性：14%

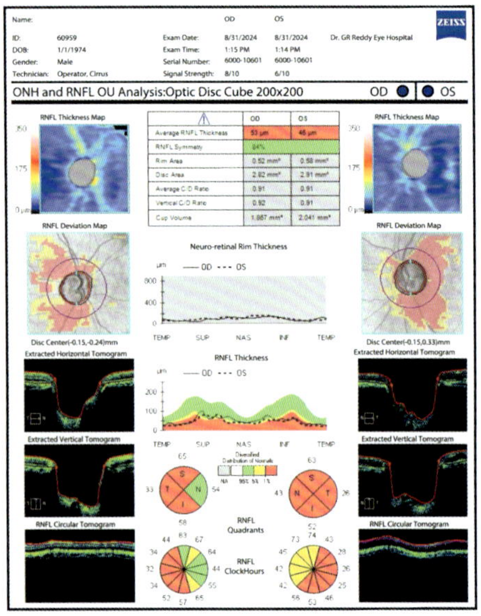

RNFL 信号强度：
8/10 6/10

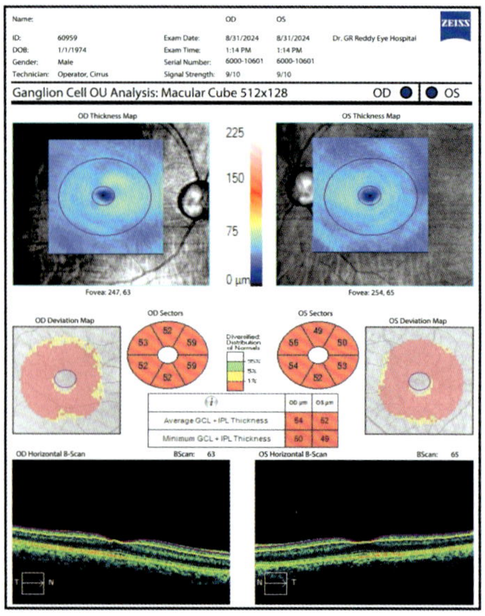

GCA 信号强度：
9/10 9/10

图 8.40

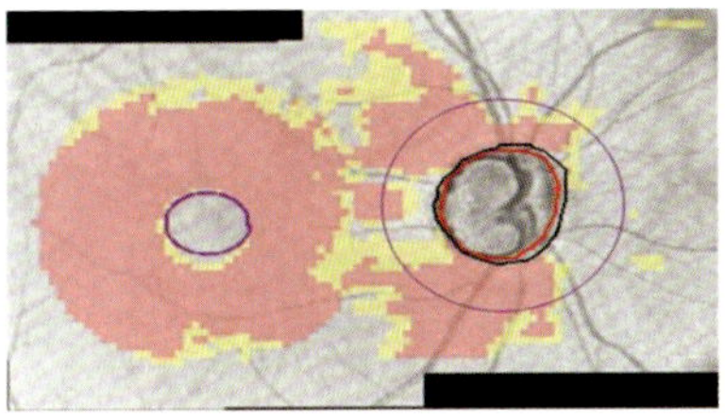

右眼全景报告

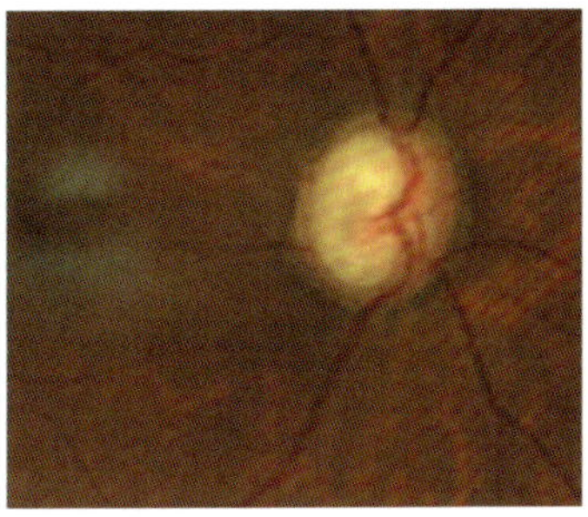

右眼眼底照片

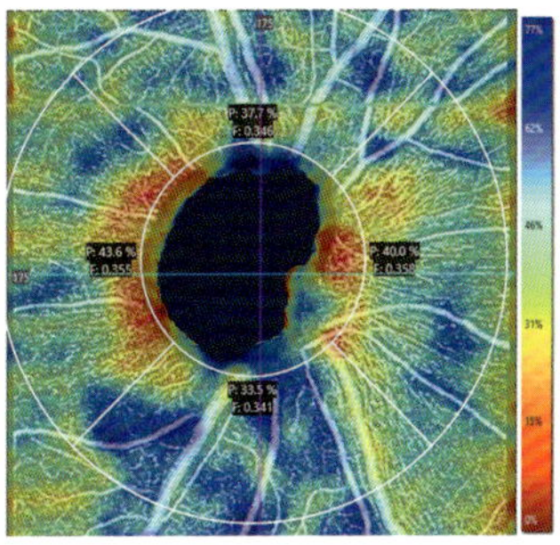

OCTA：盘周放射状毛细血管扫描

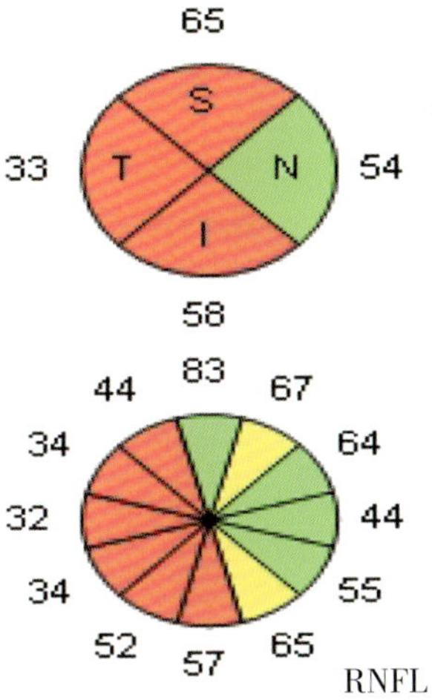

RNFL 象限值 & 钟点值

OCT-RNFL 分析：结果可靠

RNFL 钟点图数值：12 点钟 83μm，6 点钟 57μm，颞上 11 点钟 44μm，颞下 7 点钟 52μm。颞侧的 10~8 点钟，即颞侧象限对应于乳斑束的平均厚度为 33μm。但是，这例的 OCTA 扫描显示放射状毛细血管床正常范围。GCC 厚度 52μm，颞侧 RNFL 变薄，通常会造成绝对暗点。本例的毛细血管床正常，视野无严重缺损，说明毛细血管床发挥着重要作用

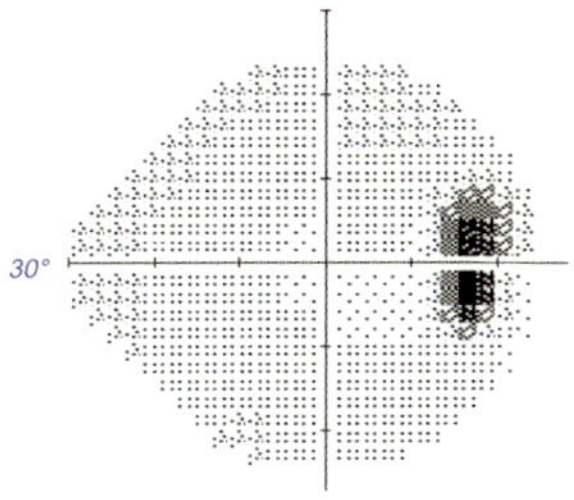

VFI 96%
MD：-3.76 dB，$P<1\%$
PSD：1.84 dB，$P<5\%$

图 8.41

10-2 原始数值图

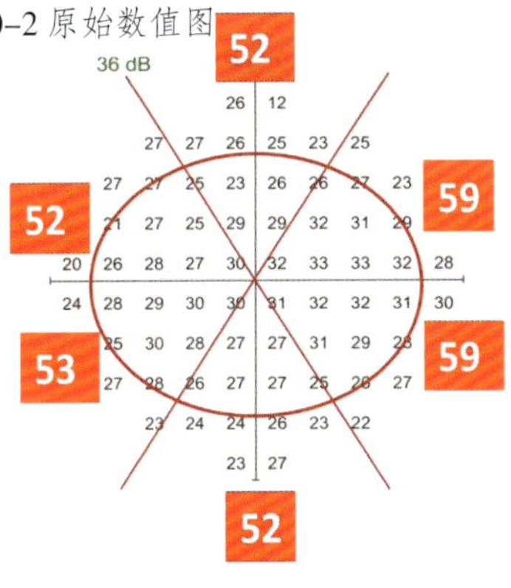

右眼扇形图

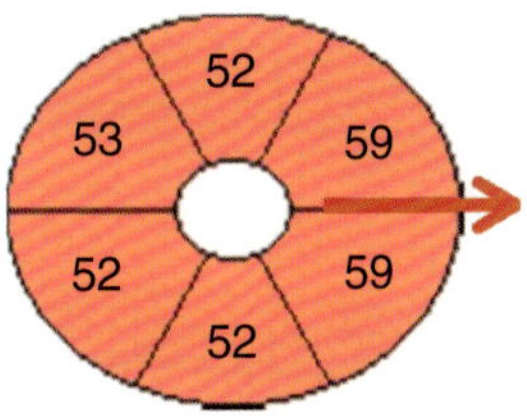

右眼 GCA 扇区值

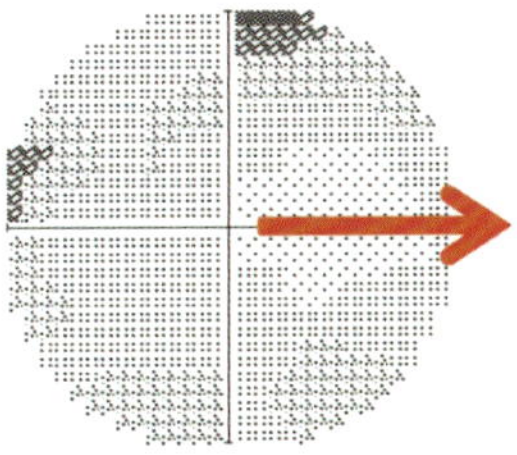

右眼 10-2 灰度图

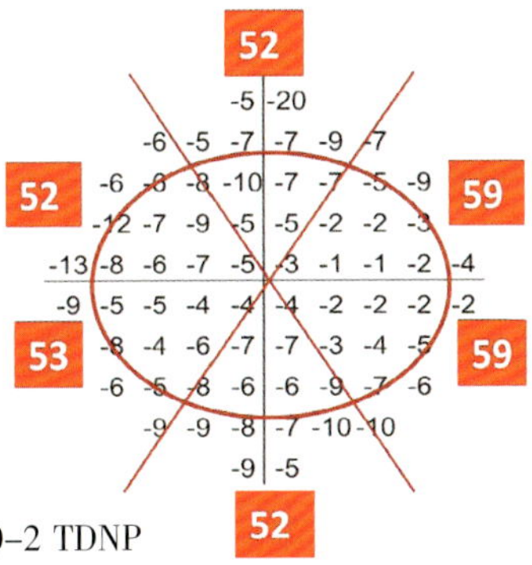

10-2 TDNP

RE 10-2
MD：-6.10 dB，$P<1\%$
PSD：2.94 dB，$P<1\%$

OCT-GCA 扫描：结果可靠，各扇区节细胞明显丢失，均呈红色

黄斑各扇区数值：乳斑束上区 59μm，下区 59μm，中下 52μm，颞下易损区 52μm，颞上 53μm，中上 52μm

10-2 视野：结果可靠。本例的 GCC 厚度值 52μm，只造成相对暗点，M.D.指数也只有-6.10dB，$P<1\%$。多数情况下，GCC 厚度为 52μm，且颞侧 RNFL 变薄时，会造成绝对暗点。本例视野相对正常的唯一原因，是 OCTA 扫描结果处于正常范围

可以想见，如果没有 OCTA，就难以发现本例的特殊所在。当然，尽管视野尚无大碍，必须予以非常积极的抗青光眼治疗，否则疾病将进展迅速

图 8.42

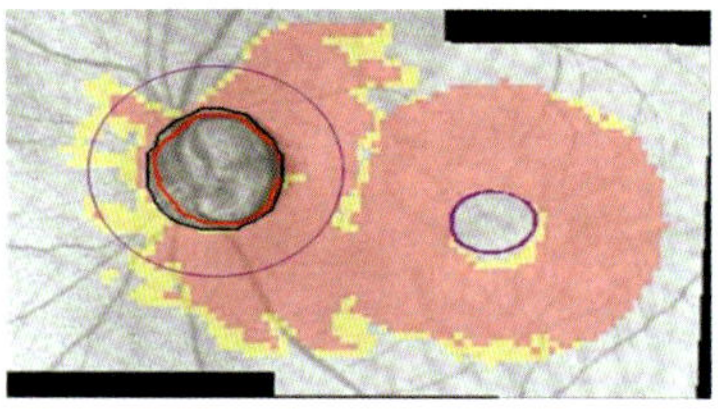

左眼全景报告

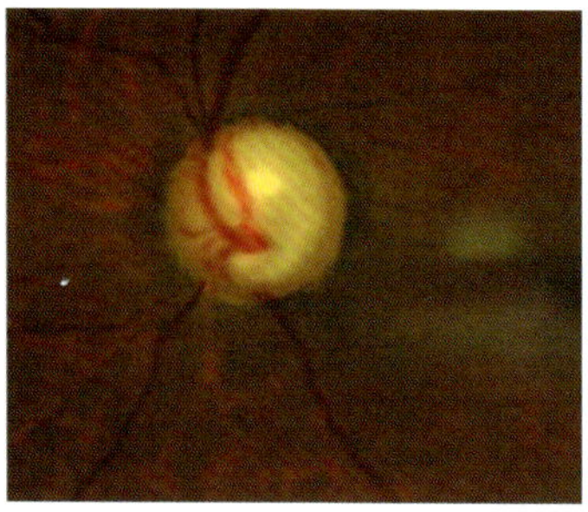

左眼眼底照片

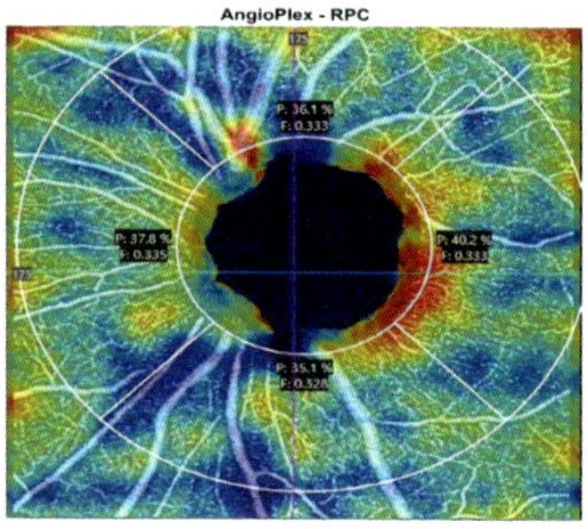

OCTA:盘周放射状毛细血管扫描

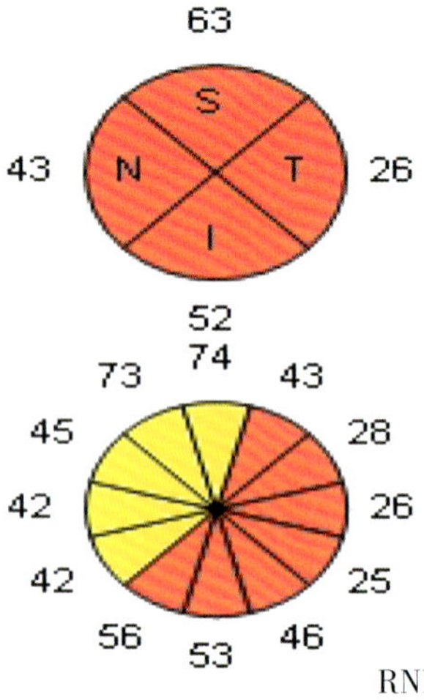

RNFL 象限值 & 钟点值

OCT-RNFL 分析:结果可靠

钟点图数值:12 点钟 74μm,6 点钟 53μm,颞下 5 点钟 46μm,颞上 1 点钟 43μm。颞侧(2 点~4 点钟)平均 26μm,对应于乳斑束节细胞复合体。鼻侧平均 43μm,红色

左眼 24-2 灰度图

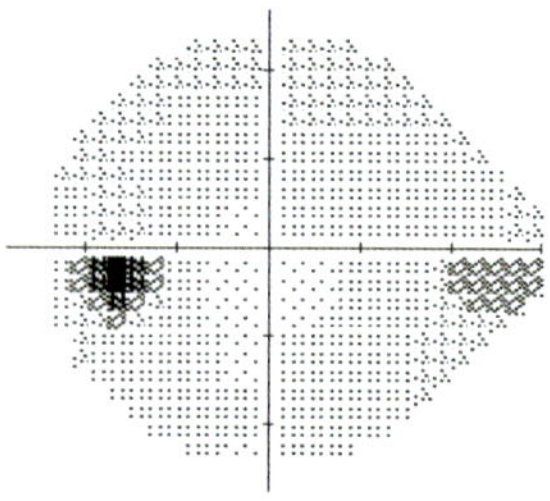

VFI 97%
MD:-4.16 dB,P<1%
PSD:2.43 dB,P<1%

图 8.43

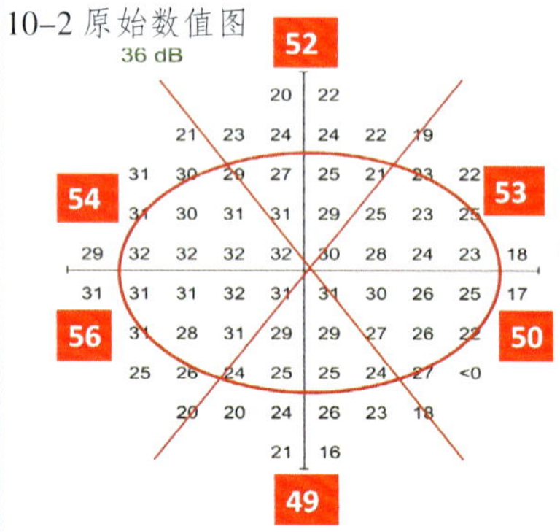

左眼扇形图

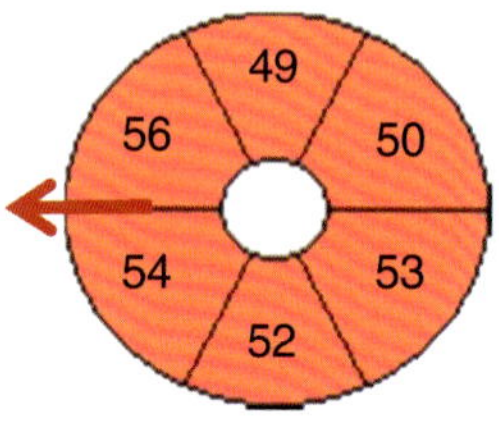

左眼 GCA 扇区值

OCT-GCA 扫描:结果可靠,各扇区节细胞显著减少,均呈红色

黄斑各扇区 GCC 厚度值:乳斑束上区56μm,下区 54μm,中下 52μm,颞下易损区 53μm,颞上 50μm,中上 49μm。各扇区厚度值均低于 68μm,所以都呈现红色。本例 GCC 厚度 49μm 时,还仅是相对暗点,进一步损伤就会造成绝对暗点。因此,需要将目标眼压设置得更低,必要时考虑手术

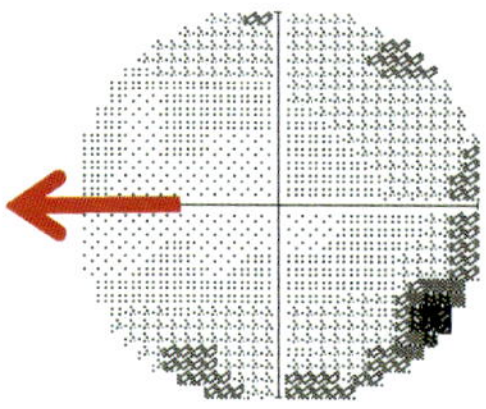

左眼 10-2 灰度图

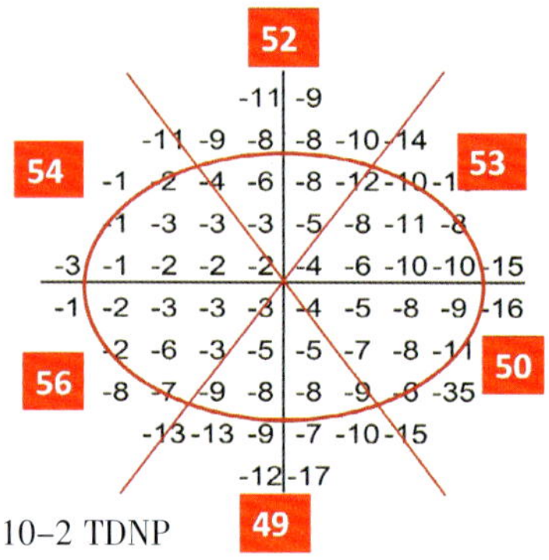

10-2 TDNP

LE 10-2
MD:-7.32 dB,P<1%
PSD:4.77 dB,P<1%

图 8.44

例 9

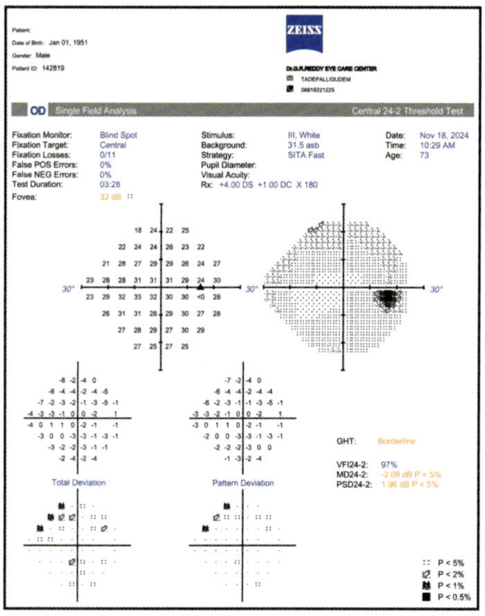

右眼 24–2
固视丢失率：0/11
假阳性：0%
假阴性：0%

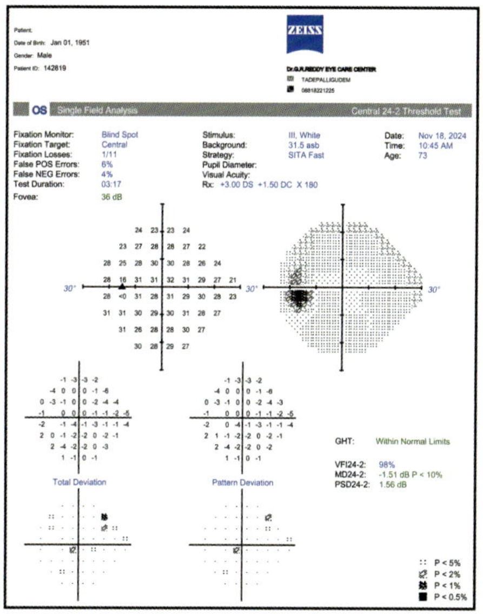

左眼 24–2
固视丢失率：1/11
假阳性：6%
假阴性：4%

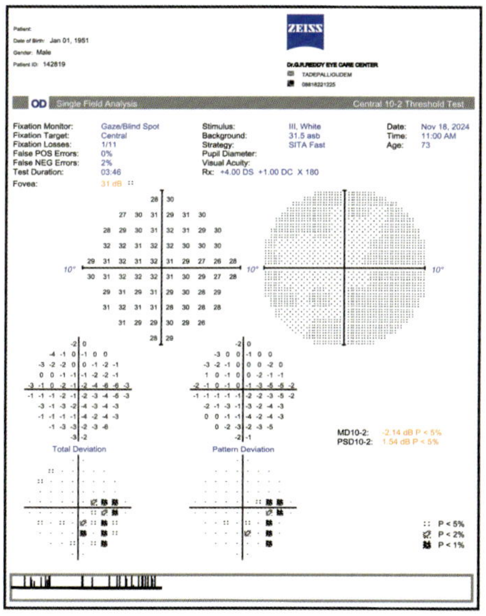

右眼 10–2
固视丢失率：1/11
假阳性：0%
假阴性：2%

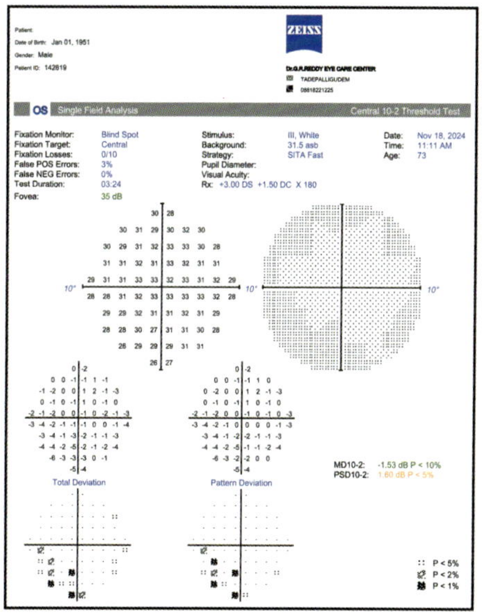

左眼 10–2
固视丢失率：0/10
假阳性：3%
假阴性：0%

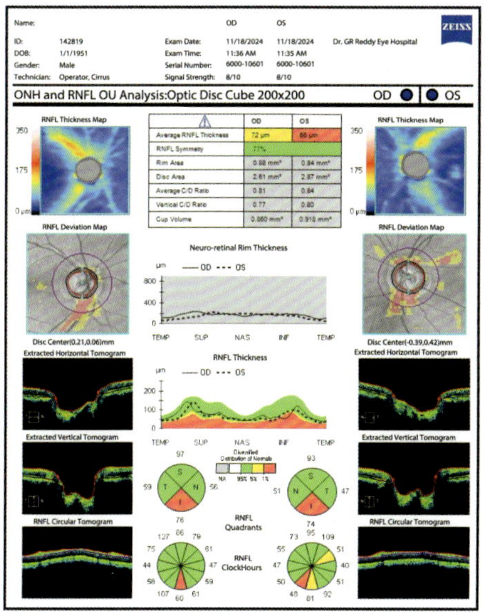

RNFL 信号强度：
8/10 8/10

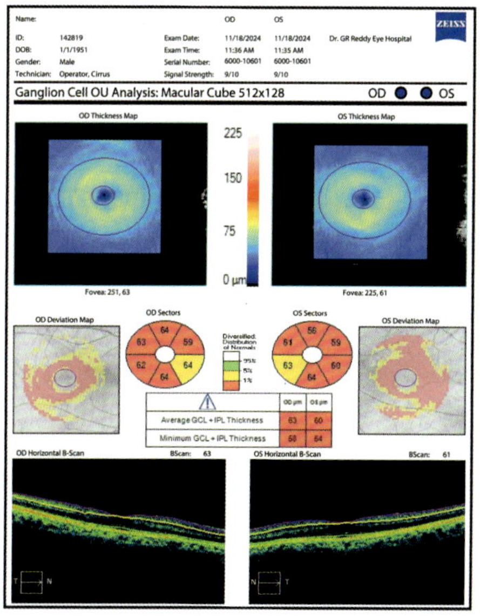

GCA 信号强度：
9/10 9/10

图 8.45

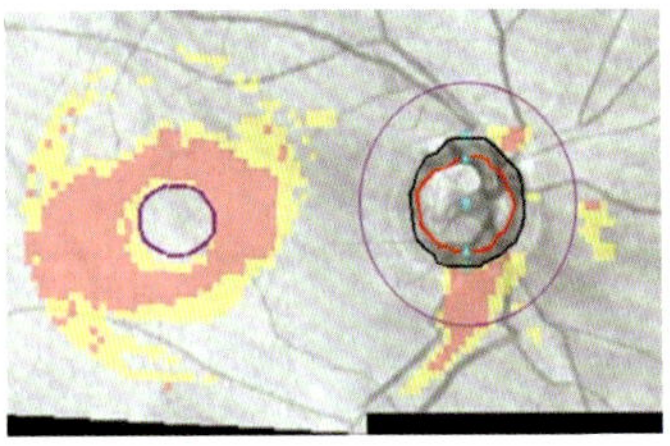

右眼全景报告

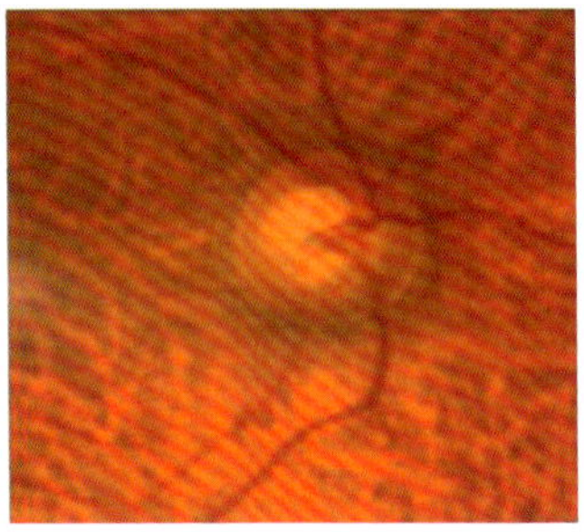

右眼眼底照片

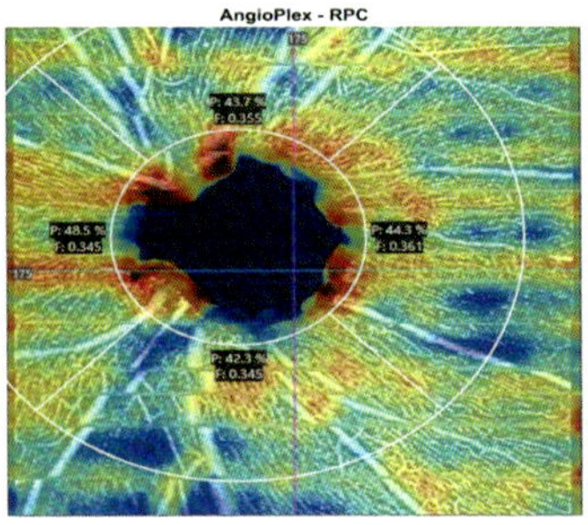

OCTA：盘周放射状毛细血管扫描

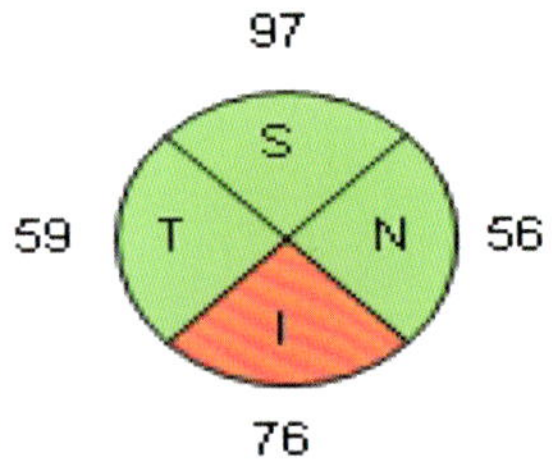

OCT–GCA 扫描：结果可靠

OCT–RNFL 分析：结果可靠

RNFL 钟点图数值：12 点钟 86μm，6 点钟 60μm，颞下 7 点钟 107μm，颞上 11 点钟 127μm。颞侧（10 点~8 点钟）平均 59μm，对应于乳斑束节细胞复合体。OCTA 显示放射状毛细血管良好，对应的盘周 RNFL 厚度值正常。本例的黄斑区节细胞的损伤，要明显重于盘周视网膜神经纤维轴突

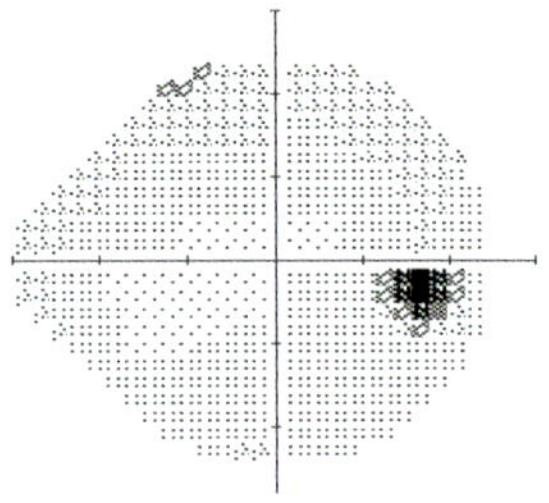

VFI 97%

MD：–2.08 dB，*P*<5%

PSD：1.96 dB，*P*<5%

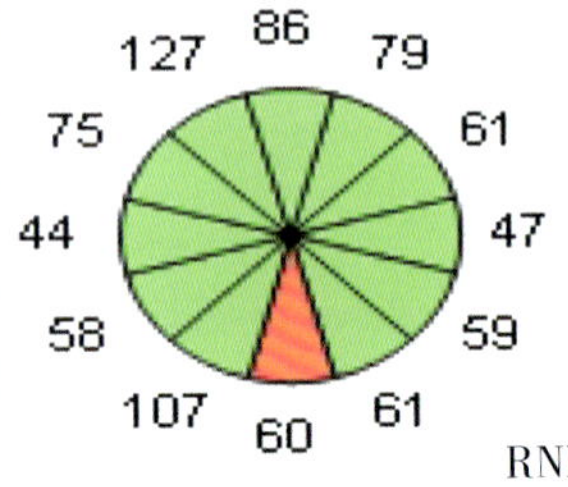

RNFL 象限值 & 钟点值

图 8.46

10–2 原始数值图

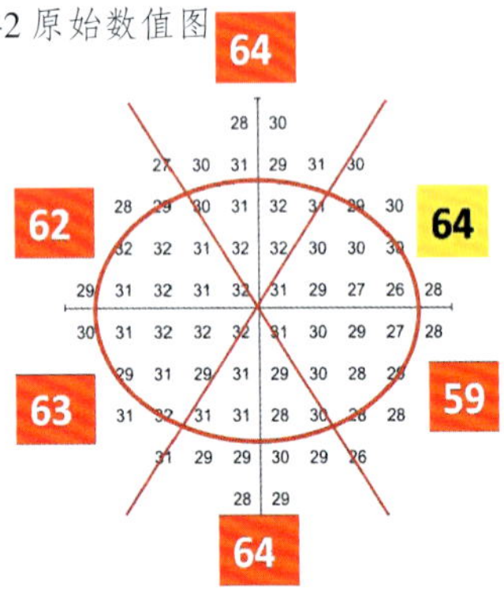

右眼扇形图

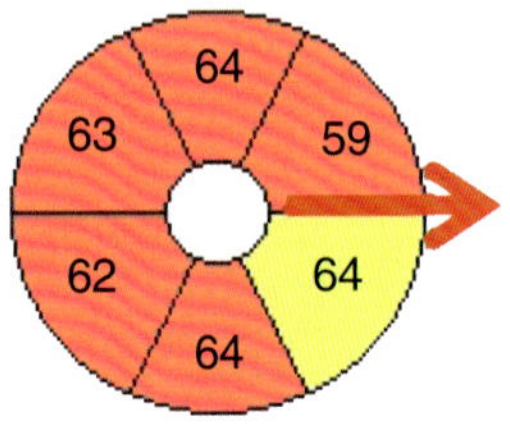

右眼 GCA 扇区值

黄斑各扇区数值：乳斑束上区 59μm，下区 64μm，中下 64μm，颞下易损区 62μm，颞上 63μm，中上 64μm

右眼 10–2 视野：结果可靠

GCC 厚度降至 65μm 时，即使红色，视野也大多正常。如果对应的盘周 RNFL 厚度正常，GCC 即使有进一步损伤，视野也很少受影响。对应这类病例，只有依赖 OCT 扫描结果，来判断疾病有无进展。这个阶段，需要启动最大耐受量药物治疗，或者手术治疗，以达到目标眼压。需要密切随访，一旦 OCT–GCC 检查提示有进展，就需要更积极的治疗。如果未能达到较低的目标眼压，这类青光眼会进展迅速

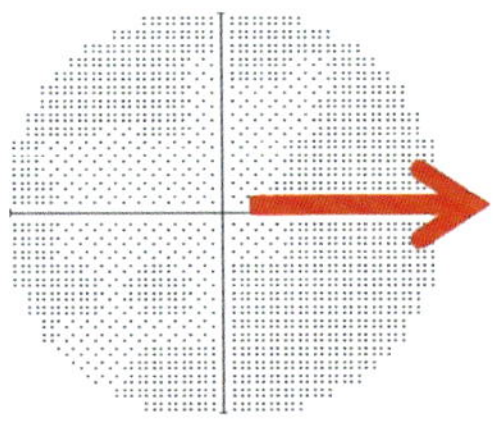

右眼 10–2 灰度图

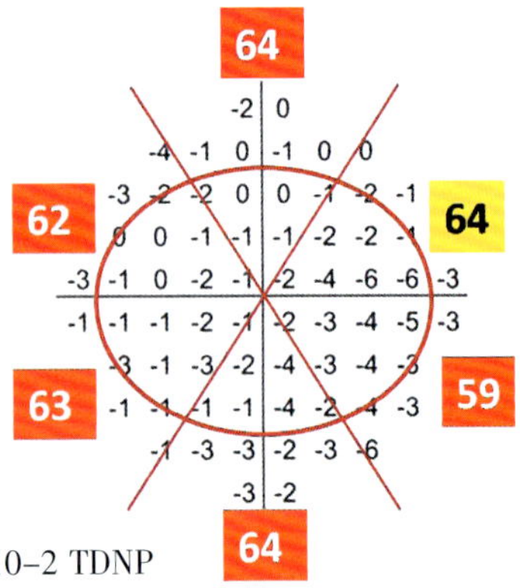

RE 10–2

MD：–2.14 dB，*P*<5%

PSD：1.54 dB，*P*<5%

10–2 TDNP

图 8.47

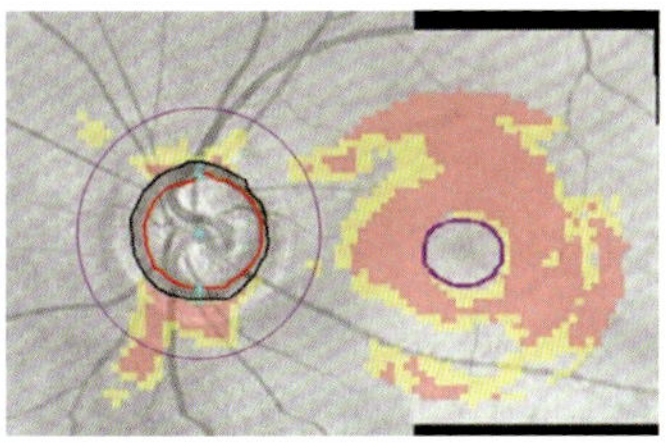

左眼全景报告

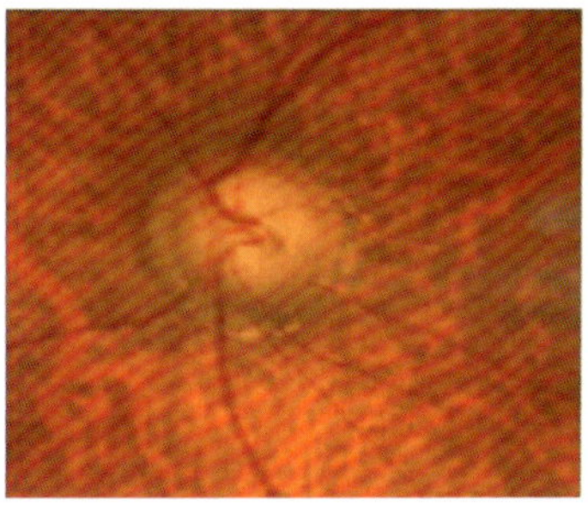

左眼眼底照片

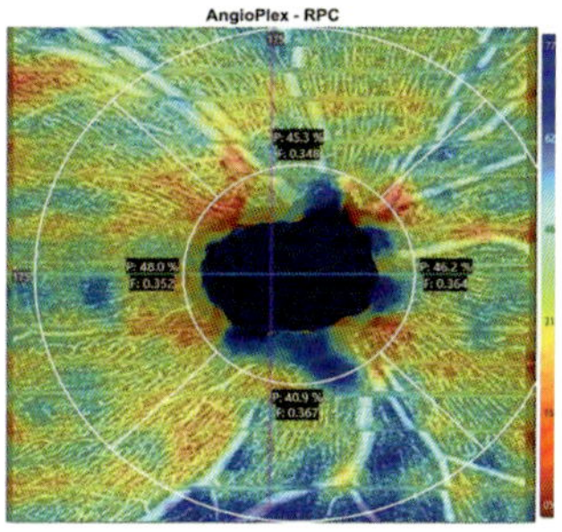

OCTA：盘周放射状毛细血管扫描

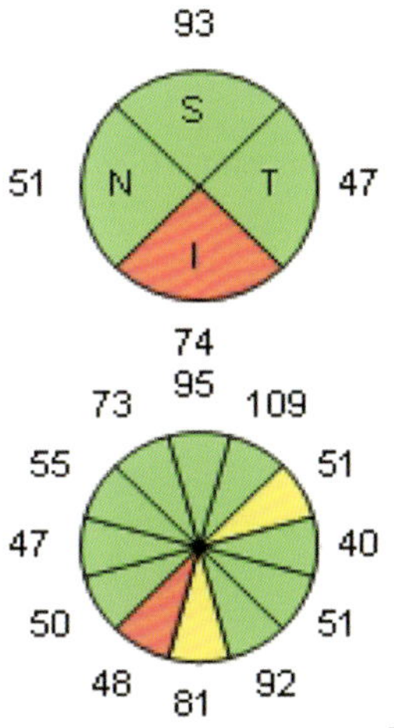

RNFL 象限值 & 钟点值

OCT-RNFL 分析：结果可靠

RNFL 钟点图数值：12 点钟 95μm，6 点钟 81μm，颞下 5 点钟 92μm，颞上 1 点钟 109μm。颞侧（2 至 4 点钟）平均 47μm，对应于乳斑束节细胞复合体。鼻侧平均 51μm，绿色。OCTA 显示盘周放射状毛细血管状况良好，对应的盘周 RNFL 厚度正常。本例的黄斑区节细胞损伤，比盘周视网膜神经纤维轴突重

左眼 24-2 灰度图

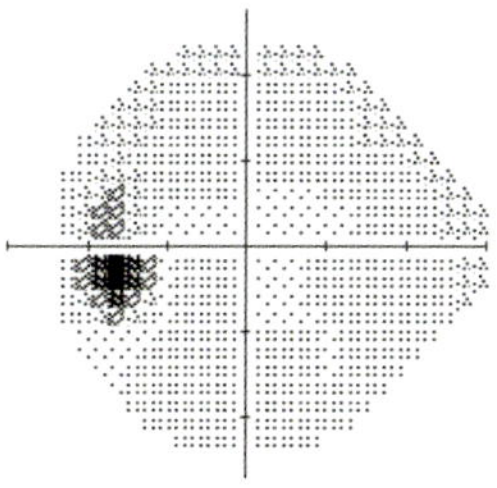

VFI 98%
MD：−1.51 dB，$P<10\%$
PSD：1.56 dB

图 8.48

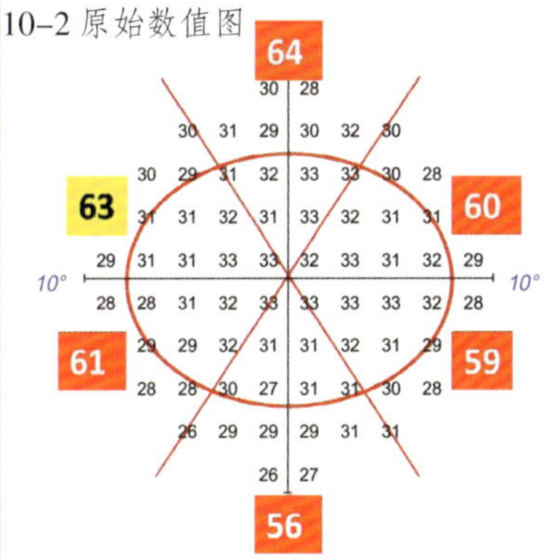

左眼扇形图

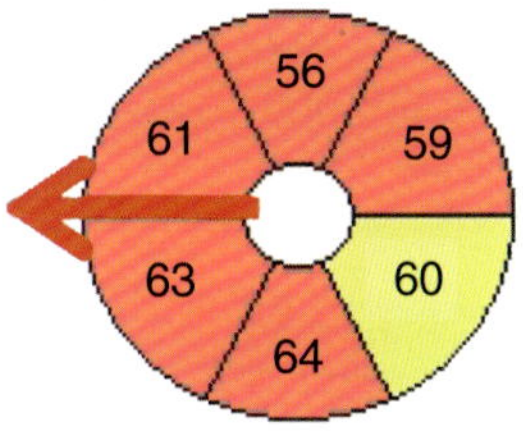

左眼 GCA 扇区值

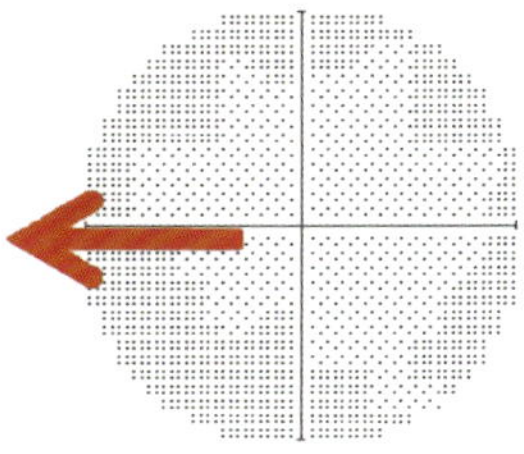

左眼 10-2 灰度图

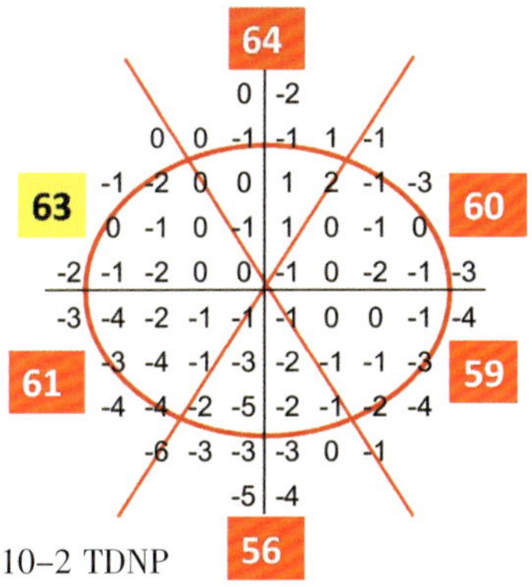

10-2 TDNP

RE 10-2
MD：−1.53 dB，$P<10\%$
PSD：1.60 dB，$P<5\%$

OCT-GCA 扫描：结果可靠

黄斑各扇区数值：乳斑束上区 61μm，下区 63μm，中下 64μm，颞下易损区 60μm，颞上 59μm，中上 56μm。各扇区厚度值均在 60μm 左右，因此，除乳斑束下区外，都呈现为红色。

左眼 10-2 视野：结果可靠。和右眼一样，视野基本正常，左眼的治疗方法也与右眼相同

图 8.49

第9章

OCT在已确诊开角型青光眼中的应用

本章将通过10例已确诊的开角型青光眼病例来讨论OCT的RNFL和GCA检查的作用。这些病例中,有一半视野(上半部分或下半部分)无缺损。从视野分析来看,目标眼压的设定要根据视野缺损的位置、范围、深度以及进展的方向(朝向固视点或远离固视点)而确定。而从OCT分析来看,目标眼压的设定是根据与上、下两部分视野相关的RNFL和GCL+IPL厚度值(图9.1至图9.44)。

视野缺损型青光眼的视野未受累区

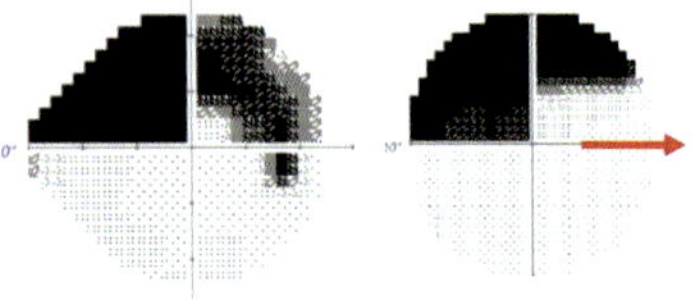

对于已确诊的青光眼,视野还未受累的区域,可视为尚处于"视野前期"。视野已有缺损的部分和尚处于视野前期的部分,及其与之对应的RNFL厚度图和GCA扇形图厚度情况,是确定目标眼压时的重要考量内容,以阻止病情进展或出现新的视野缺损

只有当6点钟和12点钟的RNFL厚度降至80μm以下,GCA的厚度值降至65μm以下时,视网膜神经节细胞的光敏度才会受到影响。晚期青光眼患者的RNFL钟点值厚度和GCL+IPL厚度,通常分别会降至60μm和45μm以下。因此,关注的重点是RNFL钟点值和GCL+IPL的厚度值。很明显,即使视野正常,如果对应的RNFL或GCL+IPL厚度值在降低,就需要积极治疗

图9.1

已确诊青光眼病例的上或下半视野无缺损,作者将突出OCT对于这类病例的作用。

例1　　例2

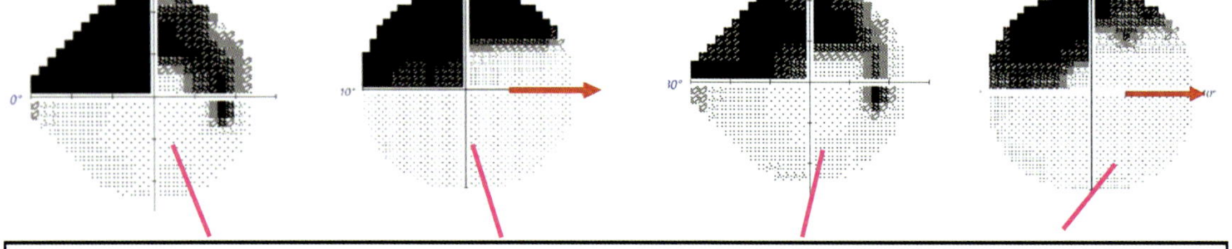

该区域称为视野缺损型青光眼的视野前期部分(或视野未受累区)。上述两例,各有一份24-2和10-2视野报告。这两例中,视野的下半部分都是正常的(即视野缺损型青光眼的视野前期区域)。与视野前期区域相对应的RNFL钟点值和GCA扇形图的厚度值,需要重点关注

图9.2

例 1

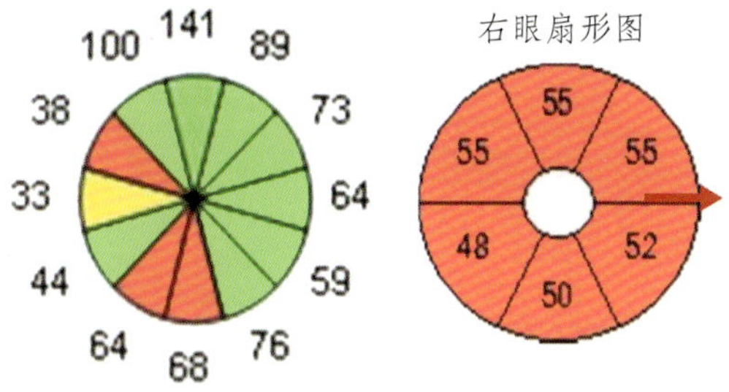

GCA 上半部分 3 个扇区的平均厚度值都是 55μm，对应于 10–2 程序下半部分的视野无缺损区域。任何一个扇区的厚度再减少 5μm，就会出现视野缺损；厚度减少到 45μm 左右，视野缺损就会变成绝对暗点。因此，对于病例 1，需要设定较低的目标眼压，治疗应积极

图 9.3

例 2

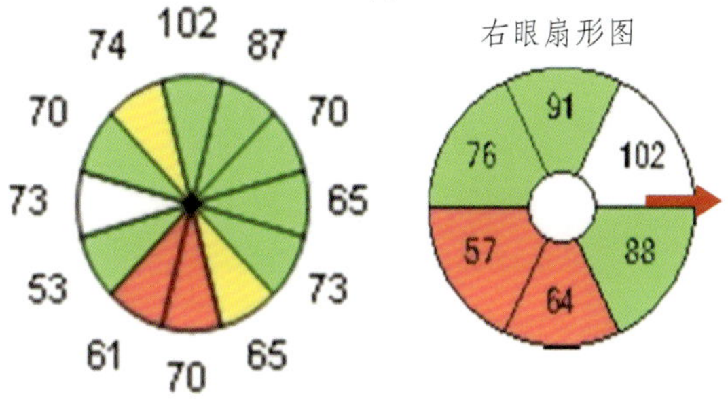

GCA 上半部分的平均厚度为 90μm，对应的 10–2 视野下半部分无缺损。即使任一扇区厚度进一步减少 20μm，也不会出现视野缺损。因此，下半部分的视野是安全的，我们应该关注上半部分视野的缺损，以遏制其进展

图 9.4

例 1

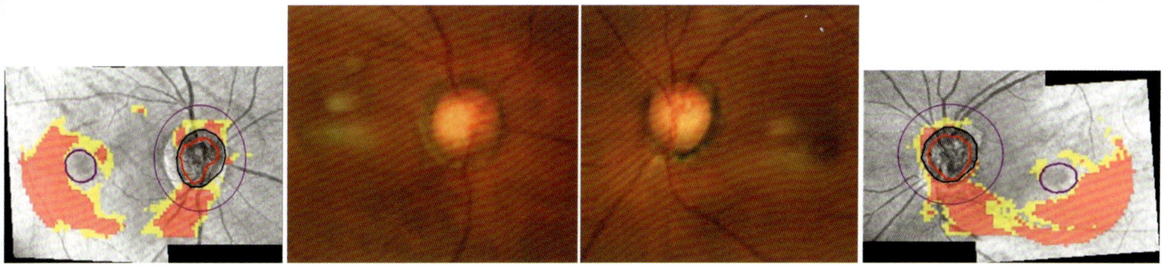

POAG 新确诊病例，右眼眼压 14mmHg，左眼 15mmHg，开始时每日使用 Travo–Z 滴眼液治疗，后加用 Sinbrinza，目前双眼的眼压均为 17mmHg

图 9.5

例 2

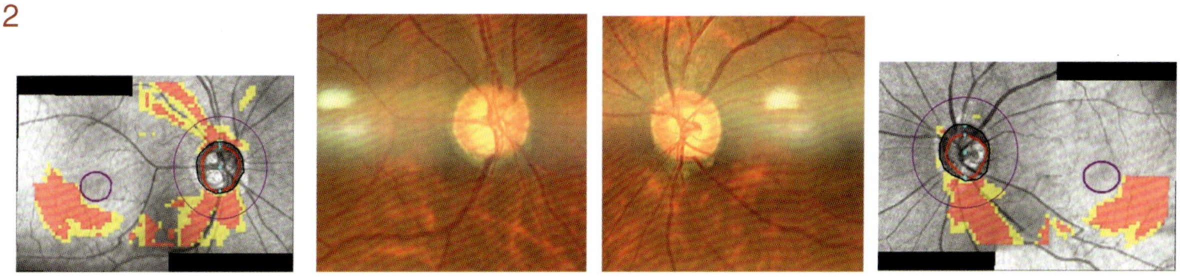

POAG 确诊病例：CCT 右眼 491μm，左眼 483μm。右眼眼压 20mmHg，左眼 16.6mmHg，使用 Combigan 和 Travo–Z 滴眼液，后双眼加用 Dorzox–PF，目前右眼眼压 15mmHg，左眼 13mmHg

图 9.6

例 3

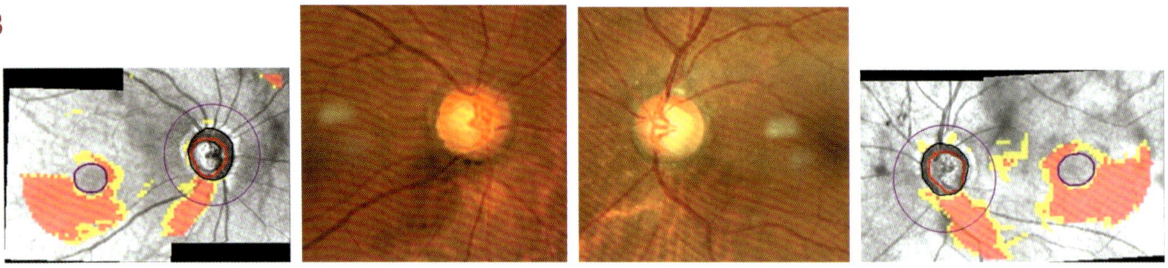

POAG 新确诊病例:CCT 右眼 450μm, 左眼 451μm。右眼眼压 23mmHg, 左眼 22mmHg, 开始时使用 Travo-Z 和 Glucomol,后加 Dorzox,目前眼压右眼 10mmHg,左眼 11mmHg。双眼已行白内障超声乳化吸除术

图 9.7

例 4

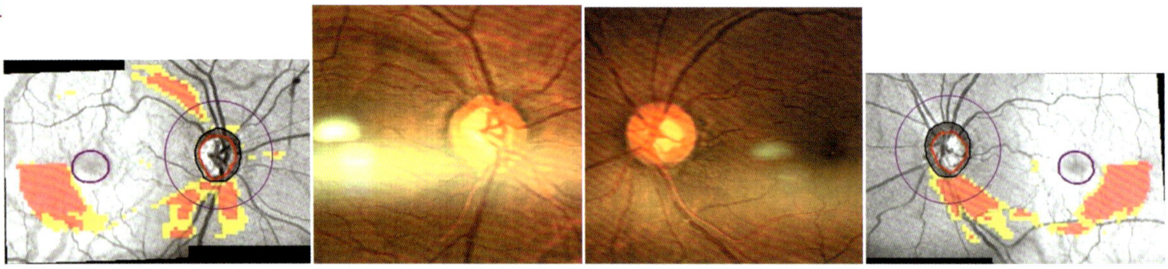

POAG 确诊病例:CCT 右眼 543μm,左眼 483μm。右眼眼压 15mmHg,左眼 14mmHg,使用 Combigan 和 Travoprost,后双眼加用 Dorzox-PF,目前右眼眼压 13mmHg,左眼 12mmHg

图 9.8

例 5

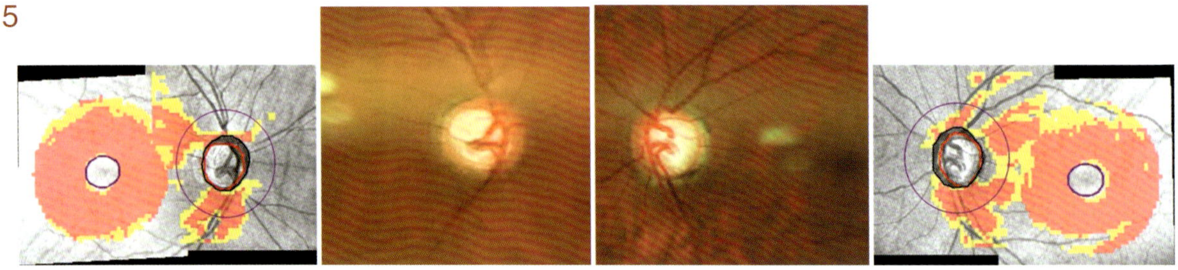

POAG 确诊病例,CCT:右眼 543μm,左眼 483μm。双眼眼压均为 15mmHg,应用 Combigan 和 Travoprost 治疗,双眼白内障超声乳化吸除术,后加用 Dorzox-PF,目前眼压右眼 13mmHg,左眼 12mmHg

图 9.9

例 6

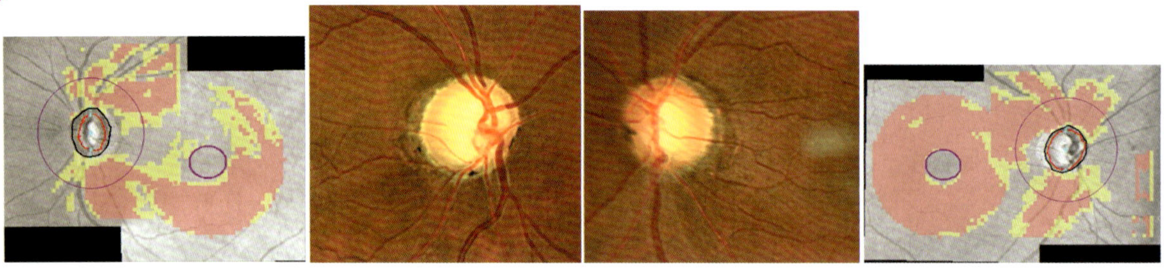

NTG 新确诊病例,CCT:右眼 502μm,左眼 511μm。右眼眼压 16mmHg,左眼 17mmHg。开始时用 Travo-Z 治疗,后加用 Dorzox-PF,目前右眼眼压 15mmHg,左眼 16mmHg

图 9.10

例 7

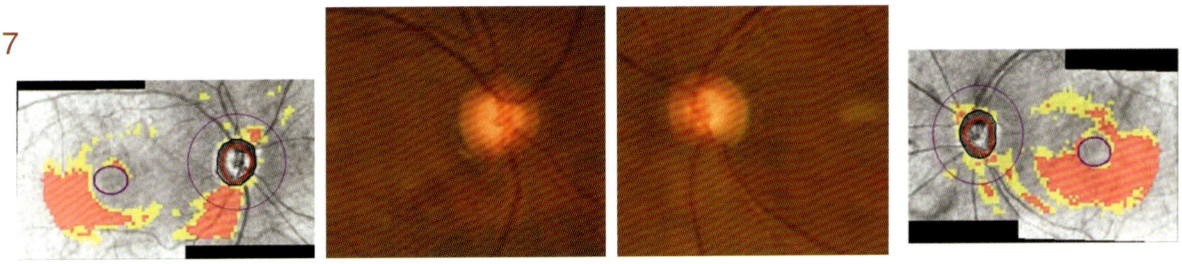

POAG 新确诊病例，CCT 右眼 542μm，左眼 543μm。右眼眼压 18.5mmHg，左眼 22.5mmHg，开始时使用 Travo-Z 治疗，后加用 Brinzolamide 滴眼液，目前右眼眼压 16.8mmHg，左眼 15.6mmHg

图 9.11

例 8

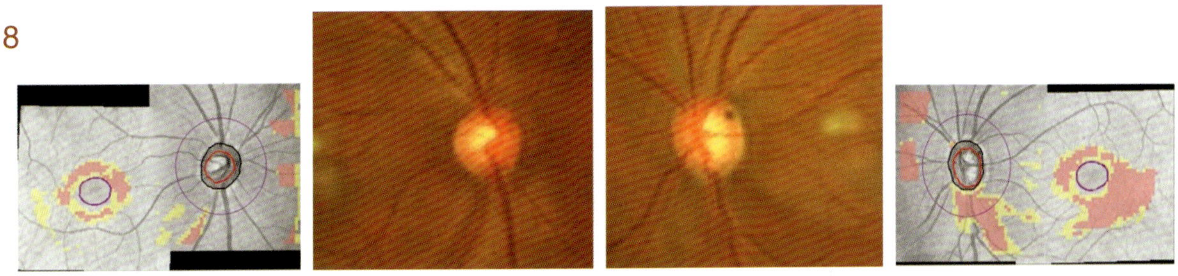

POAG 新确诊病例，CCT 右眼 540μm，左眼 542μm。右眼眼压 18mmHg，左眼 19mmHg，开始时使用 Travo-Z 治疗，后左眼加用 Dorzox-PF，目前右眼眼压 15mmHg，左眼 16mmHg

图 9.12

例 9

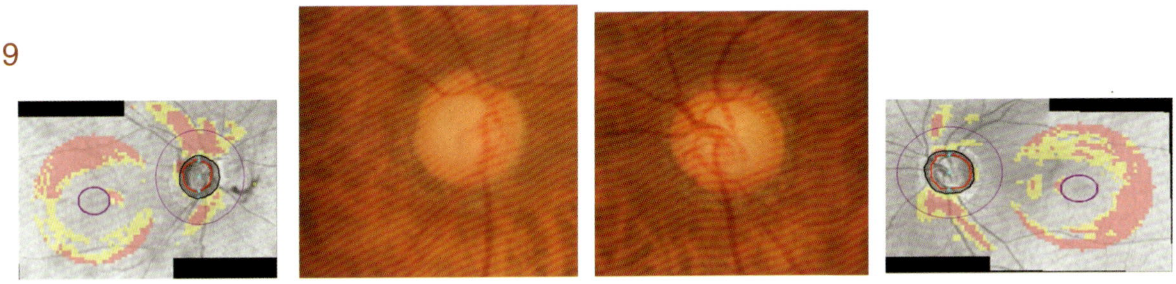

POAG 确诊病例，CCT 右眼 565μm，左眼 533μm，右眼眼压 16mmHg，左眼 17mmHg，开始 时使用 Travoprost 治疗，后双眼加用 Dorzox-PF，目前右眼眼压 15mmHg，左眼 16mmHg

图 9.13

例 10

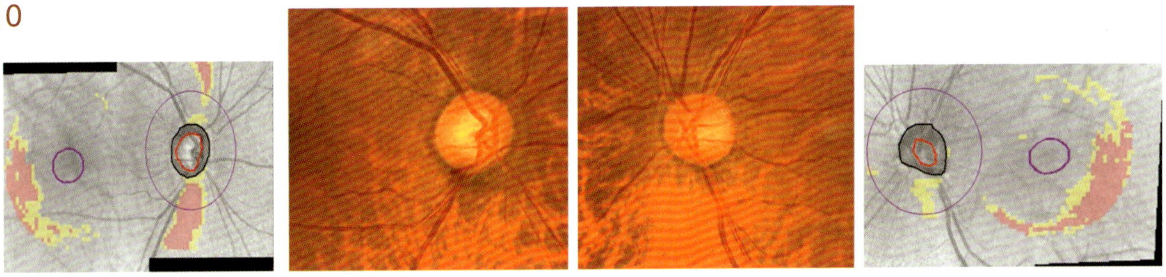

POAG 新确诊病例，CCT 右眼 534μm，左眼 535μm，右眼眼压 25mmHg，左眼 24mmHg，开始时双眼使用 Travo-Z 治疗，双眼眼压均 19mmHg，后加用 Betafree，目前双眼眼压均 15mmHg

图 9.14

例 1

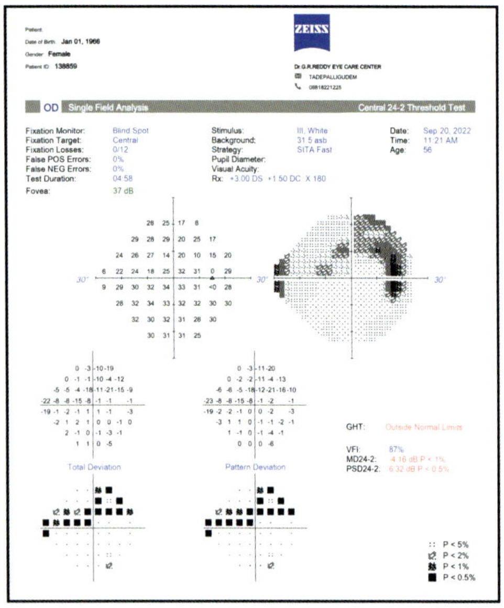

右眼 24–2 视野
假阳性率：0%
假阴性率：0%
固视丢失率：0/12

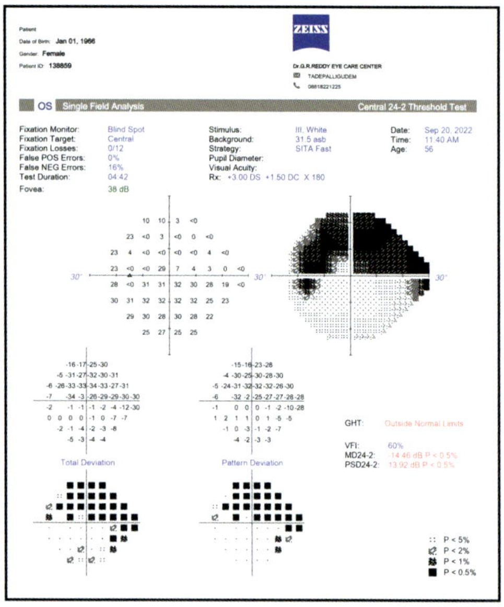

左眼 24–2 视野
假阳性率：0%
假阴性率：16%
固视丢失率：0/12

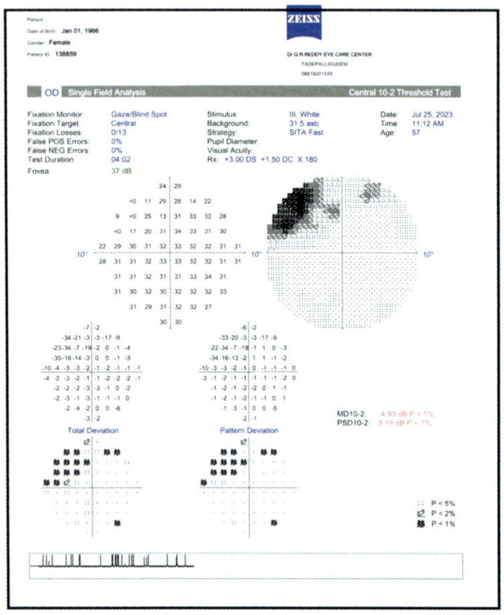

右眼 10–2 视野
假阳性率：0%
假阴性率：0%
固视丢失率：0/13

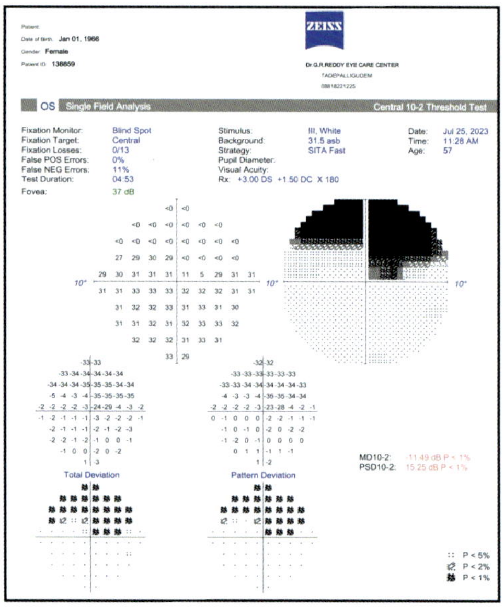

左眼 10–2 视野
假阳性率：0%
假阴性率：11%
固视丢失率：0/13

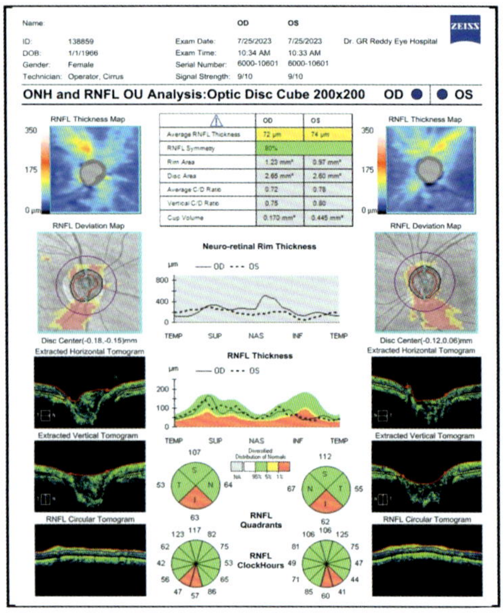

RNFL 信号强度
9/10 9/10

GCA 信号强度
9/10 9/10

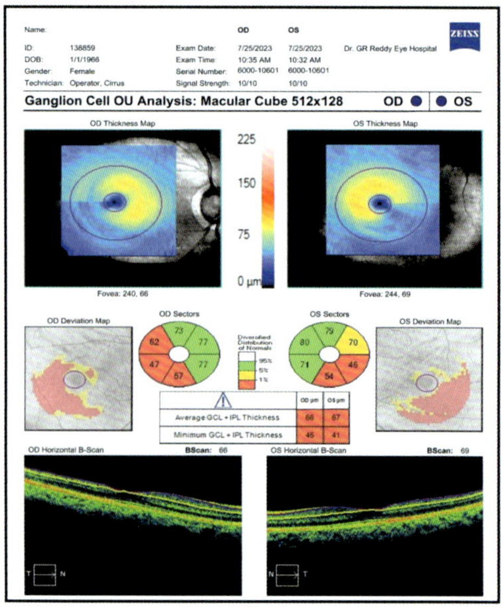

图 9.15

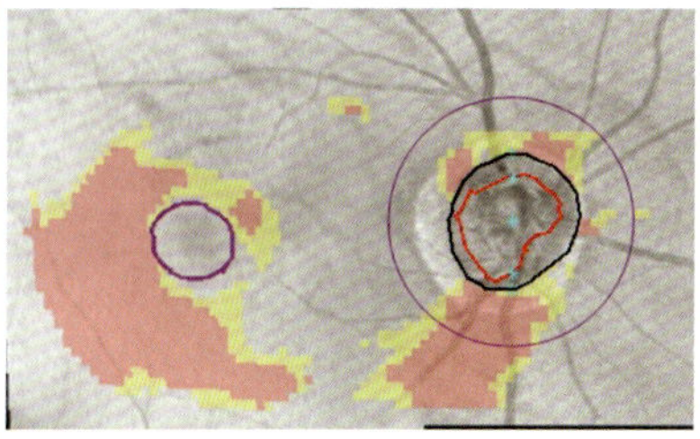

RNFL & GCC 全景分析报告

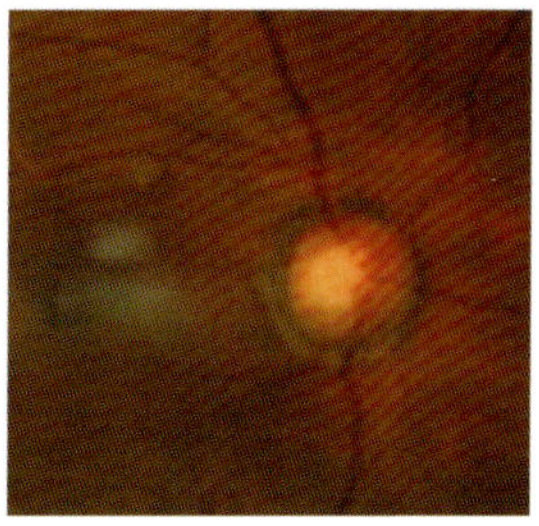

眼底照片

24-2 灰度图

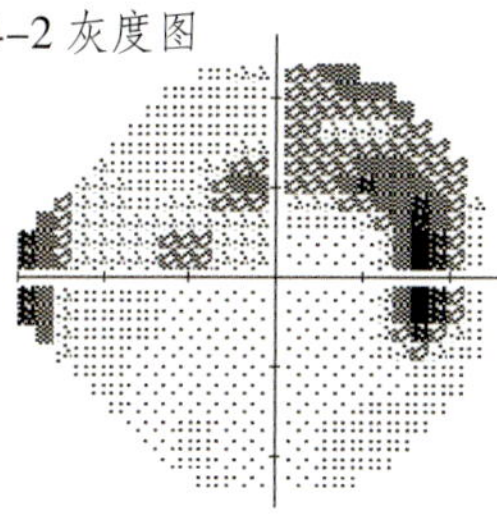

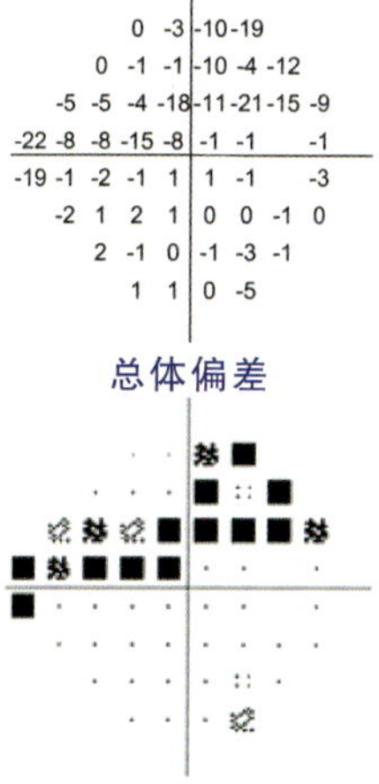

24-2 TDNP & TDPP

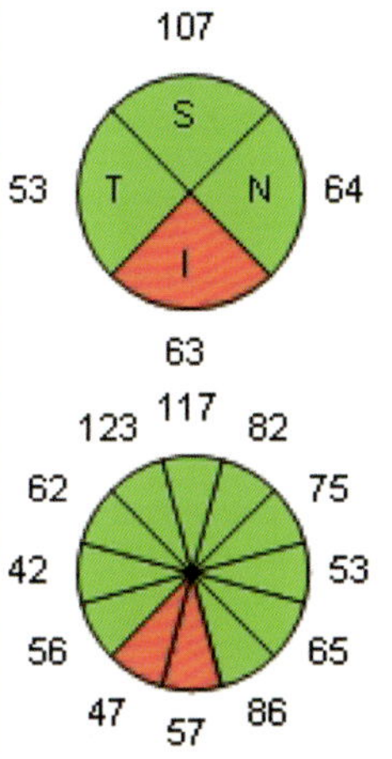

右眼 RNFL 象限值 & 钟点值

OCT RNFL 分析，结果可靠，RNFL 钟点图数值如下：12 点钟 117μm，6 点钟 57μm，颞侧 11 点钟 123μm，颞侧 7 点钟 47μm，颞侧（绿色）和鼻侧象限（绿色）的平均厚度分别为 53μm 和 64μm

6 点钟厚度减少（57μm），导致周边视野缺损。颞侧 7 点钟位置（47μm）对应于 GCA 的颞下黄斑易损区（47μm），该位置的厚度变薄导致中心视野缺损

VFI：87% MD：−4.16 dB，$P<1\%$
PSD：6.32 dB，$P<0.5\%$

10-2 原始数值图

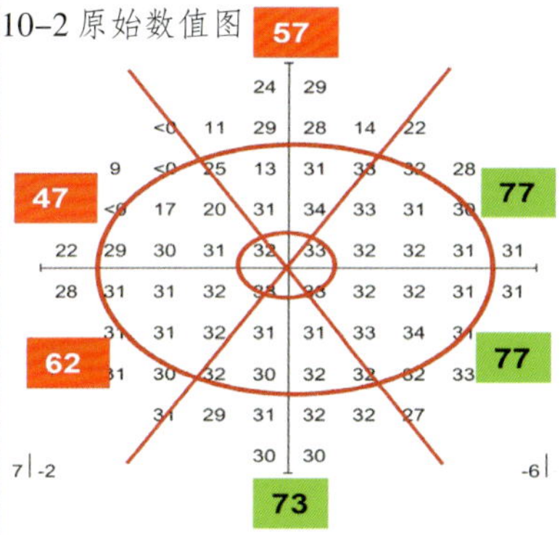

右眼扇形图

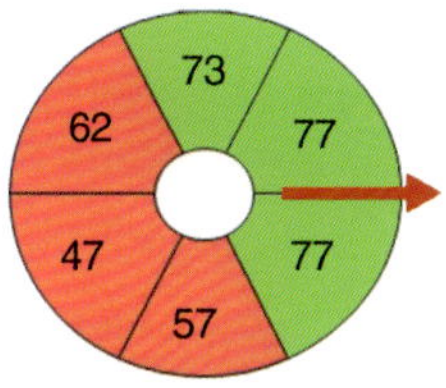

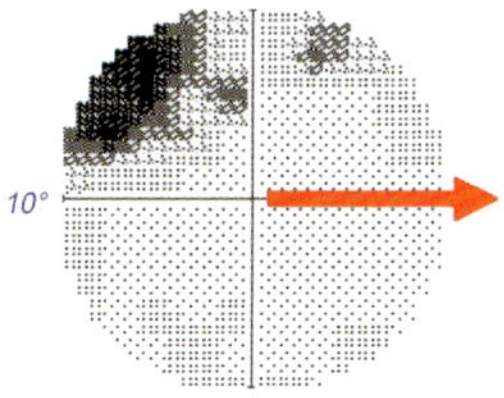

10-2 灰度图

MD：−4.93 dB，$P<1\%$
PSD：8.19 dB，$P<5\%$

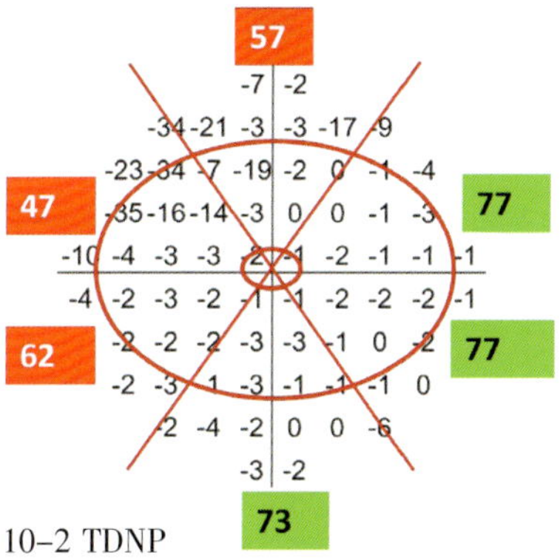

10-2 TDNP

黄斑区各扇区数值如下：上方乳斑束 77μm，下方乳斑束 77μm，中下扇区 57μm，颞下黄斑易损区 47μm，颞上扇区 62μm，中上扇区 73μm

右眼

10-2 视野：结果可靠，因颞下黄斑易损区变薄（47μm），10°视野的鼻上扇区出现相对暗点

OCT GCA 扫描报告：结果可靠，颞上部黄斑区（62μm）和中下扇区（57μm）虽然是红色，但没有引起对应部位的视野缺损。随访过程中，应关注 OCT 报告中这些区域的厚度变化，以期及早发现进展

图 9.16

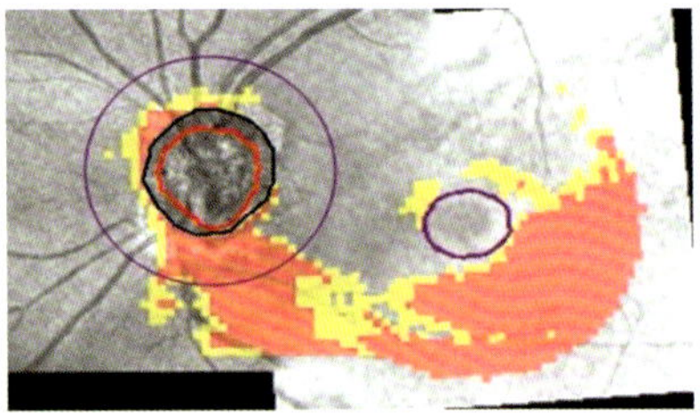

RNFL & GCC 全景分析报告

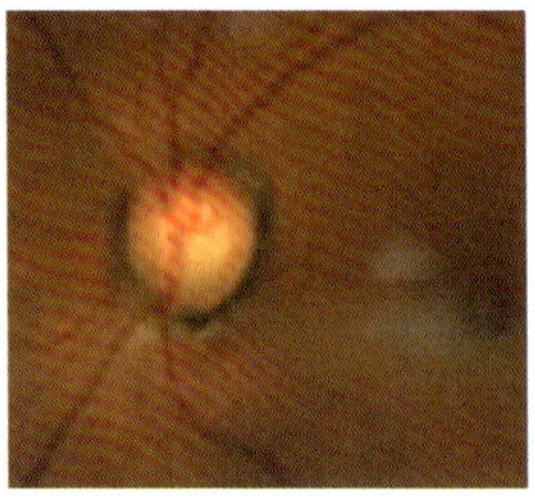

眼底照片

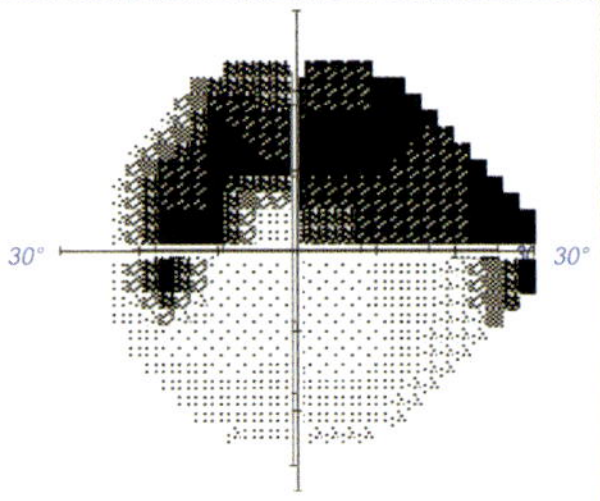

24-2 灰度图

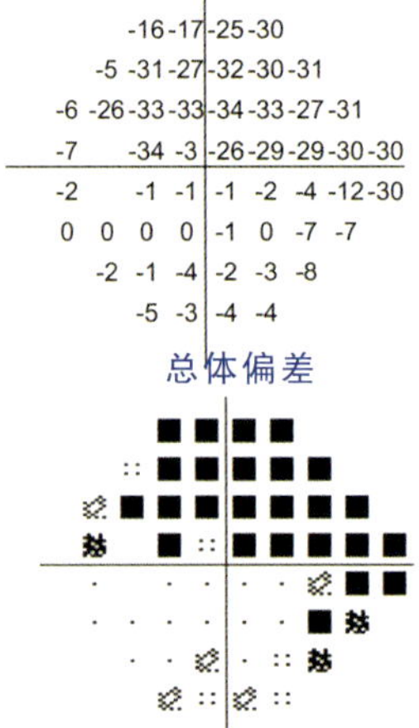

24-2 TDNP & TDPP

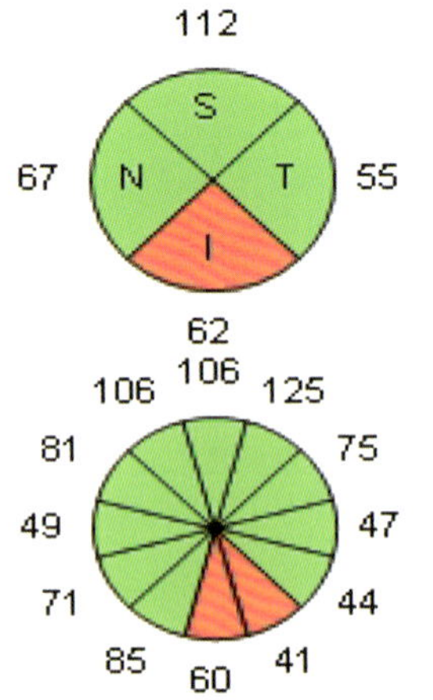

左眼 RNFL 象限值 & 钟点值

OCT RNFL 分析,结果可靠,RNFL 钟点图数值如下: 12 点钟 106μm,6 点钟 60μm,颞侧 1 点钟 125μm,颞侧 5 点钟 41μm,颞侧扇区(绿色)和鼻侧扇区(绿色)的平均厚度分别为 55μm 和 67μm。6 点钟方向的厚度减少,导致周边视野缺损。颞侧 5 点钟位置对应于 GCA 的颞下黄斑易损区(46μm),该位置的厚度变薄导致中心视野缺损

VFI:60% MD:−14.46 dB,P<0.5%
PSD:13.92 dB,P<0.5%

10-2 原始数值图

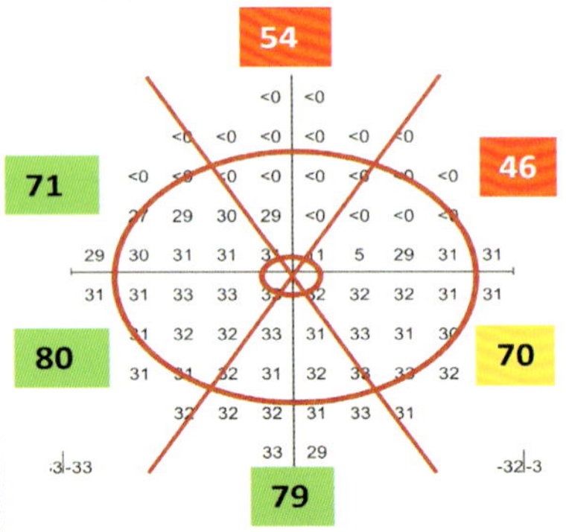

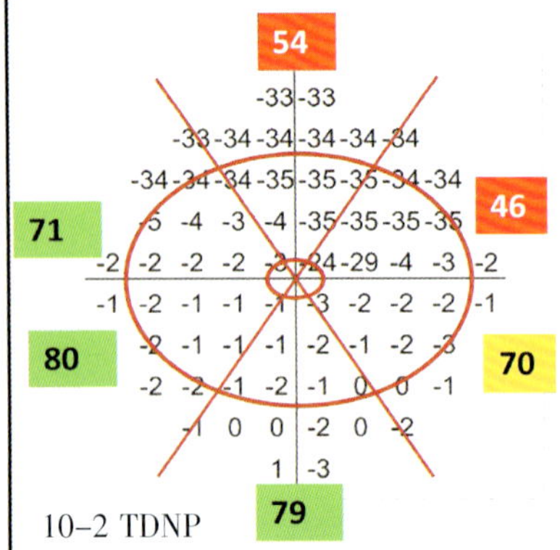

10-2 TDNP

左眼扇形图

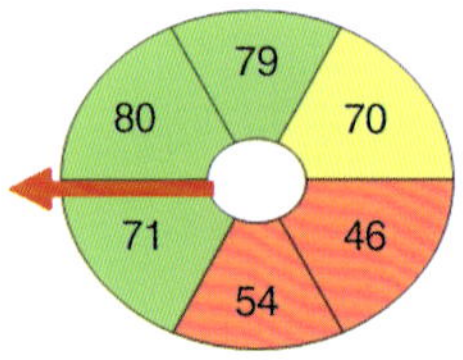

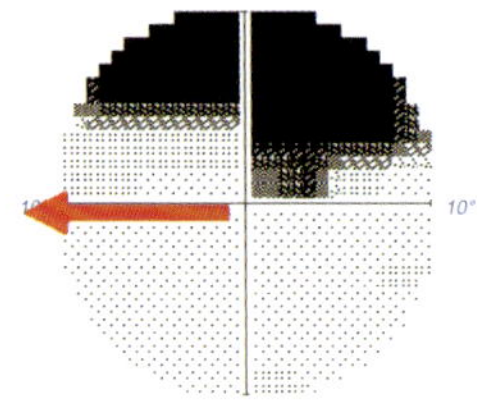

10-2 灰度图

MD:−11.49 dB,P<1%
PSD:15.25 dB,P<1%

黄斑区各扇区数值如下: 上方乳斑束 80μm,下方乳斑束 71μm,中下扇区 54μm,颞下黄斑易损区 46μm,颞上扇区 70μm,中上扇区 79μm

左眼

10-2 视野: 结果可信,下半部视野正常

OCT GCA 扫描报告: 结果可靠,颞下黄斑易损区(46μm)和下方扇区(54μm)的神经节细胞有丢失。上半扇区的厚度均在 70μm 或以上,因此视野的下半部分没有缺损。无论是 RNFL 钟点值,还是 GCA 扇形图,视野前期部分对应的部位神经节细胞层厚度仍属正常。后续随访中,应重点关注 OCT 中这些区域的厚度变化,以评估疾病进展情况

图 9.17

例 2

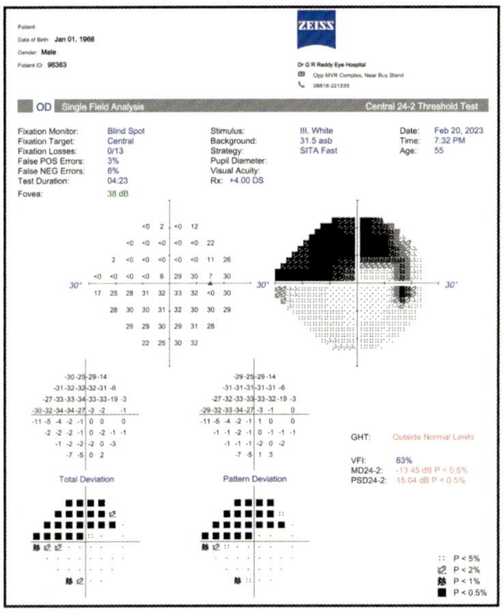

右眼 24–2 视野
假阳性率：3%
假阴性率：6%
固视丢失率：0/13

左眼 24–2 视野
假阳性率：7%
假阴性率：7%
固视丢失率：2/13

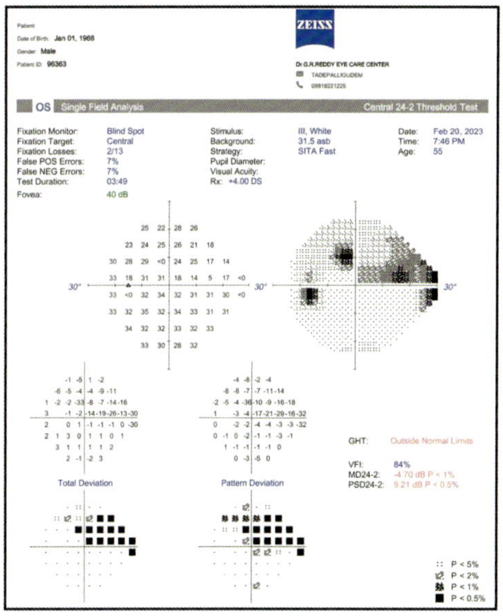

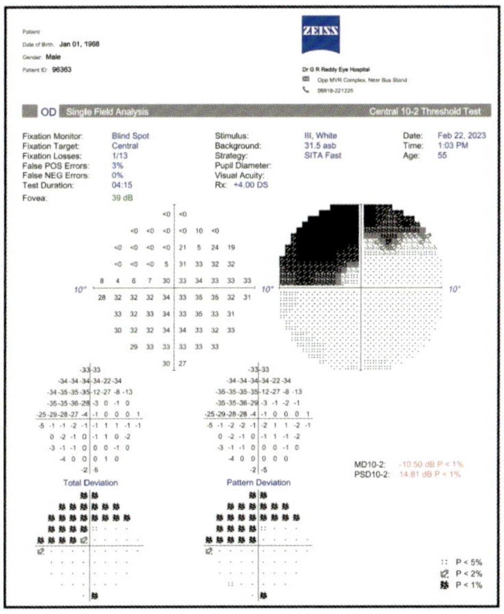

右眼 10–2 视野
假阳性率：3%
假阴性率：0%
固视丢失率：1/13

左眼 10–2 视野
假阳性率：5%
假阴性率：28%
固视丢失率：1/14

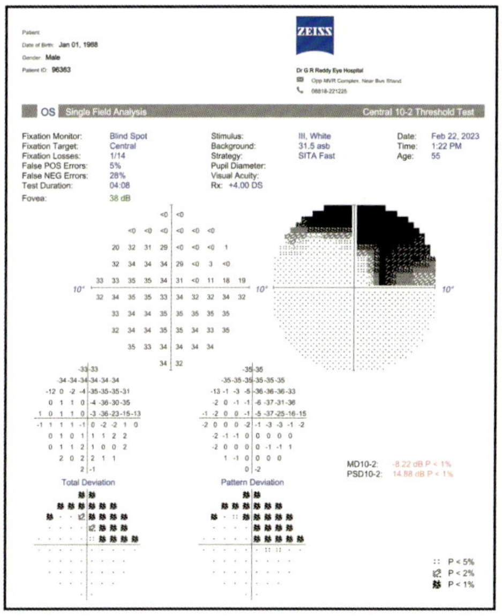

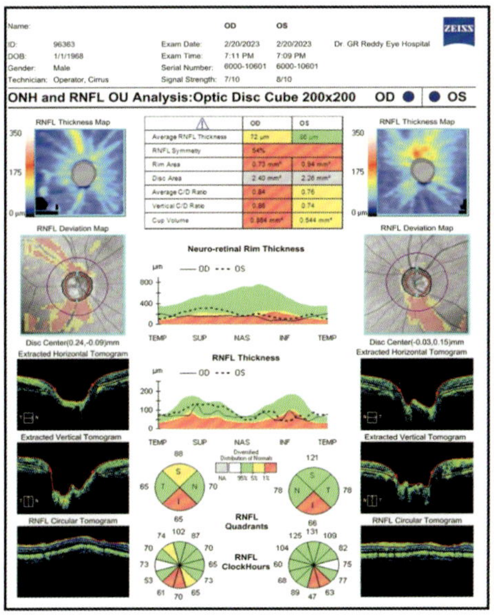

RNFL 信号强度
7/10 8/10

GCA 信号强度
9/10 9/10

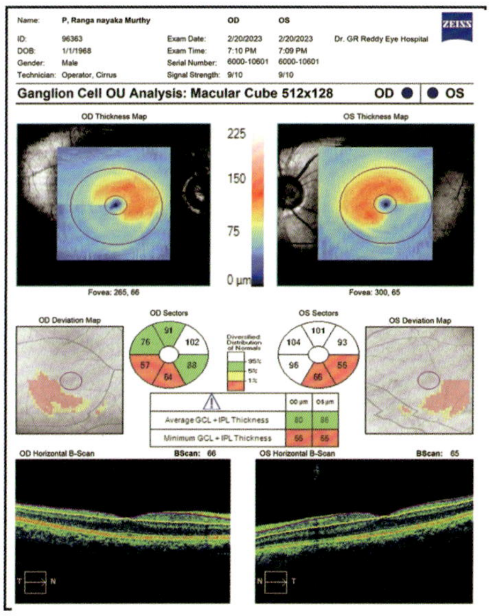

图 9.18

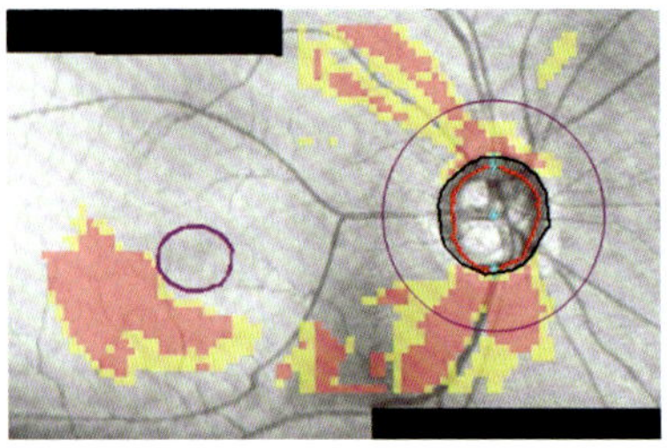

RNFL & GCC 全景分析报告

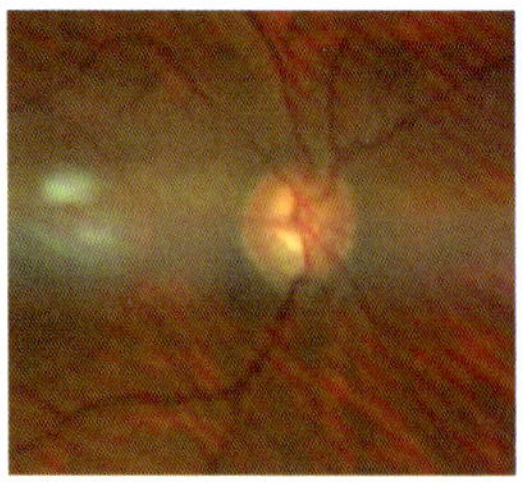

眼底照片

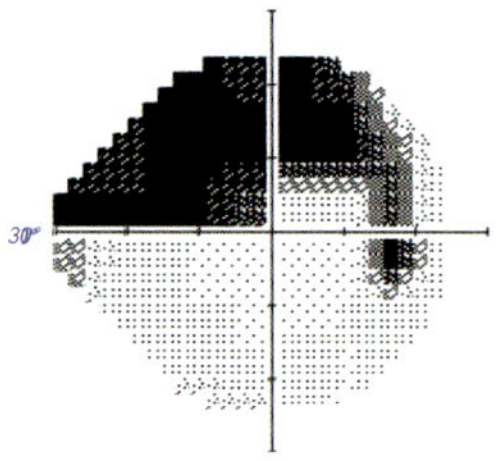

24–2 灰度图

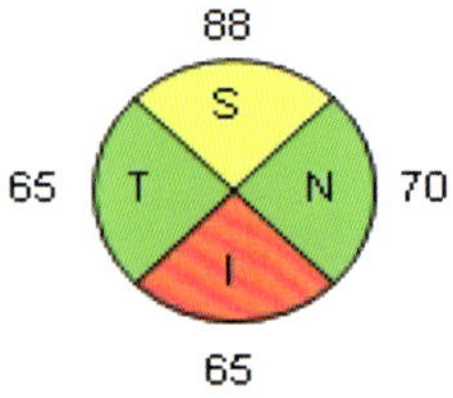

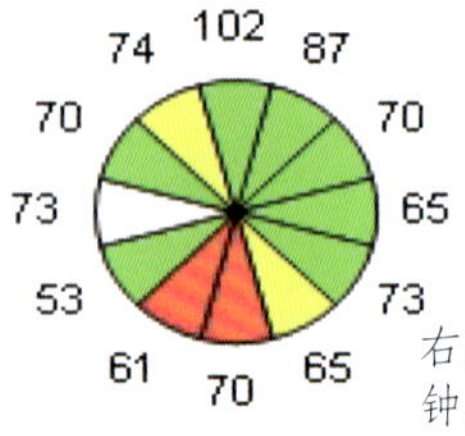

右眼 RNFL 象限值 & 钟点值

OCT RNFL 分析，结果可靠，RNFL 钟点图数值如下： 12 点钟 102μm，6 点钟 70μm，颞侧 11 点钟 74μm，颞侧 7 点钟 61μm，颞侧扇区（绿色）和鼻侧扇区（绿色）的平均厚度分别为 65μm 和 70μm

6 点钟方向的厚度减少（70μm），导致周边视野缺损。颞侧 7 点钟位置（61μm），对应于 GCA 的颞下黄斑易损区（57μm），该位置的厚度变薄导致中心视野缺损

VFI：63% MD：–13.45 dB，*P*<0.5%
PSD：15.04 dB，*P*<0.5%

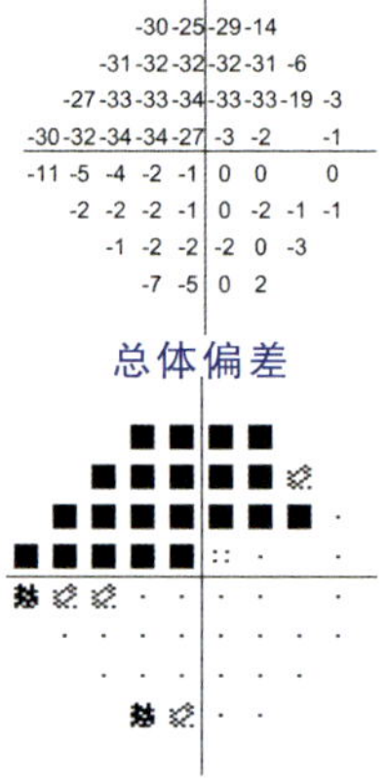

24–2 TDNP & TDPP

10–2 原始数值图

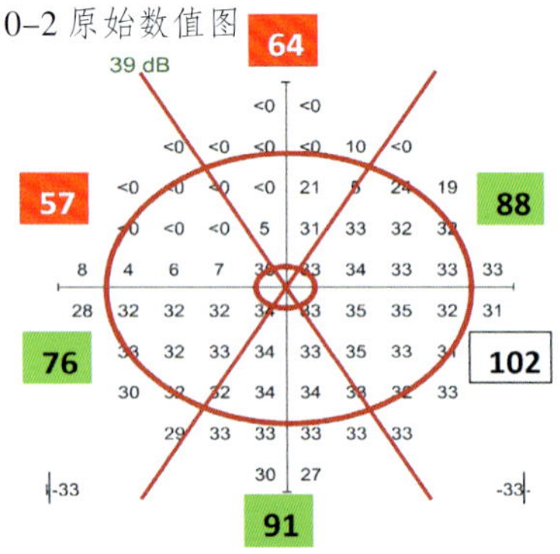

右眼扇形图

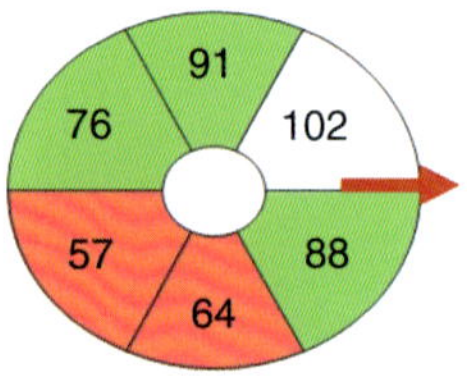

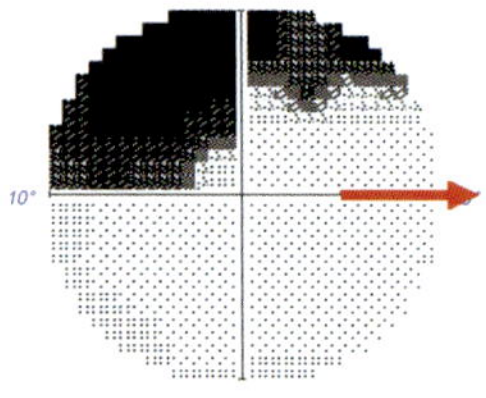

10–2 灰度图

MD：–10.50 dB，*P*<1%
PSD：14.81 dB，*P*<1%

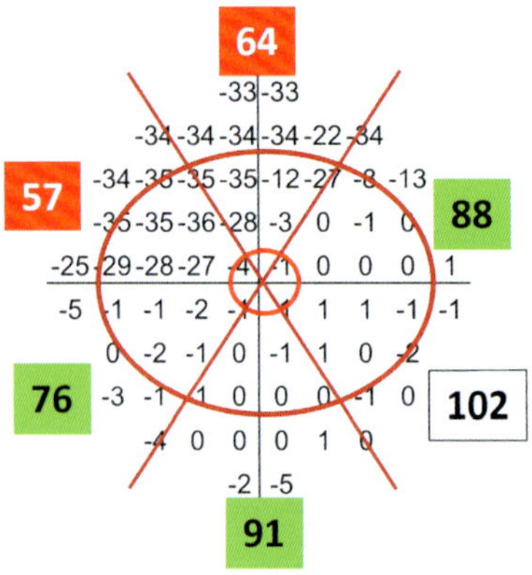

10–2 TDNP

黄斑区各扇区数值如下： 上方乳斑束 102μm，下方乳斑束 88μm，中下扇区 64μm，颞下黄斑易损区 57μm，颞上扇区 76μm，中上扇区 91μm

右眼

10–2 视野： 结果可靠，GCA 颞下区厚度 57μm，红色，导致 10–2 视野上半部分出现绝对暗点。在该病例中，我们应该注意到，GCL+IPL 厚度为 57μm 时导致绝对暗点

OCT GCA 扫描报告： 结果可靠，GCA 其余区域的厚度均在 70μm 以上，因此，视野下半部分没有缺损

无论是 RNFL 钟点值，还是 GCA 扇形图，视野前期部分对应的神经节细胞层厚度正常。对于已确诊的青光眼，与正常视野相关的 GCA 扇区和 RNFL 钟点厚度，也是设定目标眼压时应考虑到的因素

图 9.19

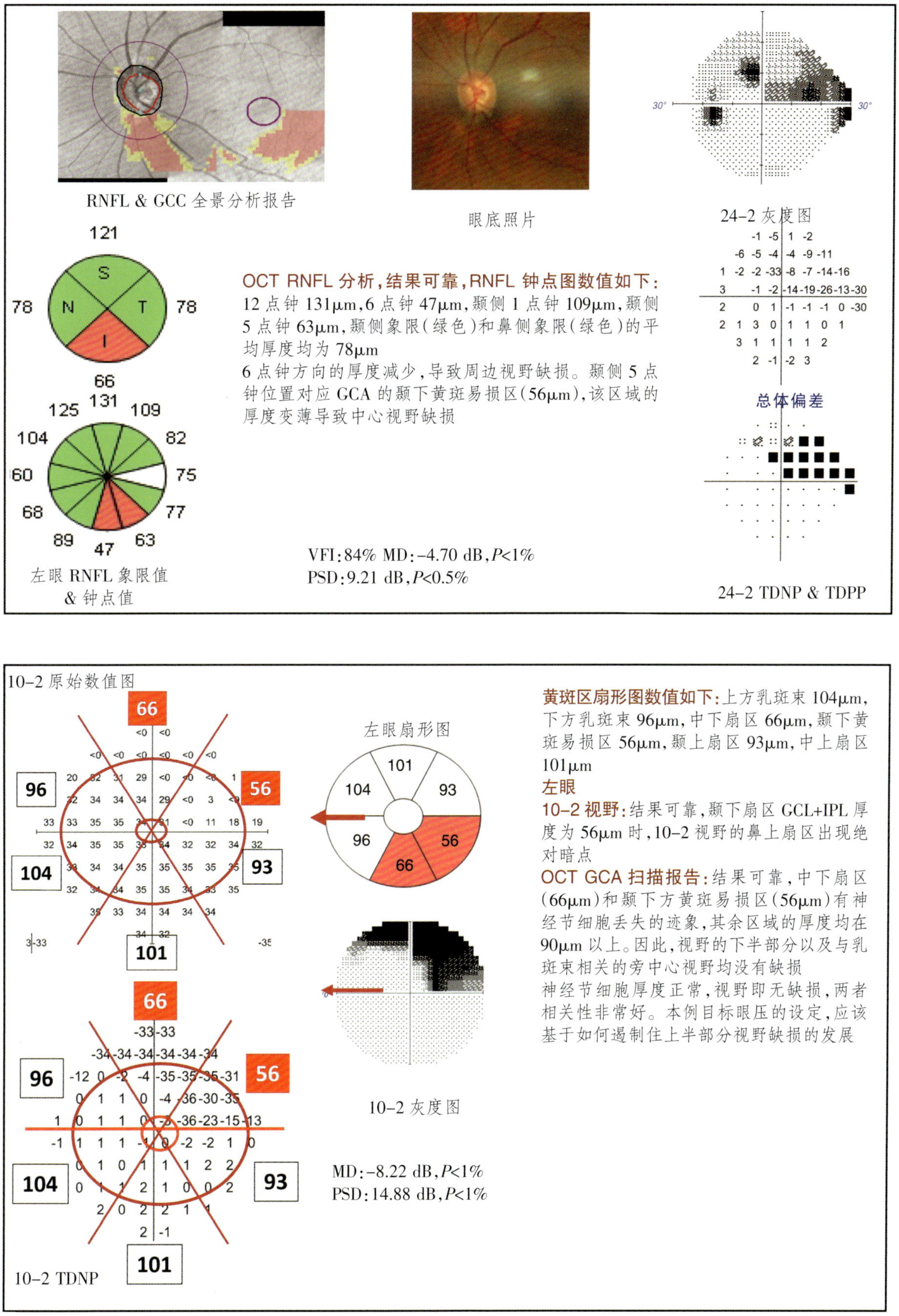
RNFL & GCC 全景分析报告
眼底照片
24-2 灰度图
121
S
N
T
I
78
78
66
131
125
109
104
82
60
75
68
77
89
63
47
左眼 RNFL 象限值 & 钟点值
OCT RNFL 分析，结果可靠，RNFL 钟点图数值如下：
12 点钟 131μm，6 点钟 47μm，颞侧 1 点钟 109μm，颞侧 5 点钟 63μm，颞侧象限（绿色）和鼻侧象限（绿色）的平均厚度均为 78μm
6 点钟方向的厚度减少，导致周边视野缺损。颞侧 5 点钟位置对应 GCA 的颞下黄斑易损区（56μm），该区域的厚度变薄导致中心视野缺损
VFI：84% MD：-4.70 dB，P<1%
PSD：9.21 dB，P<0.5%
总体偏差
24-2 TDNP & TDPP
10-2 原始数值图
66
56
96
104
93
101
左眼扇形图
101
104
93
96
56
66
10-2 灰度图
MD：-8.22 dB，P<1%
PSD：14.88 dB，P<1%
10-2 TDNP
黄斑区扇形图数值如下：上方乳斑束 104μm，下方乳斑束 96μm，中下扇区 66μm，颞下黄斑易损区 56μm，颞上扇区 93μm，中上扇区 101μm
左眼
10-2 视野：结果可靠，颞下扇区 GCL+IPL 厚度为 56μm 时，10-2 视野的鼻上扇区出现绝对暗点
OCT GCA 扫描报告：结果可靠，中下扇区（66μm）和颞下方黄斑易损区（56μm）有神经节细胞丢失的迹象，其余区域的厚度均在 90μm 以上。因此，视野的下半部分以及与乳斑束相关的旁中心视野均没有缺损
神经节细胞厚度正常，视野即无缺损，两者相关性非常好。本例目标眼压的设定，应该基于如何遏制住上半部分视野缺损的发展

图 9.20

例 3

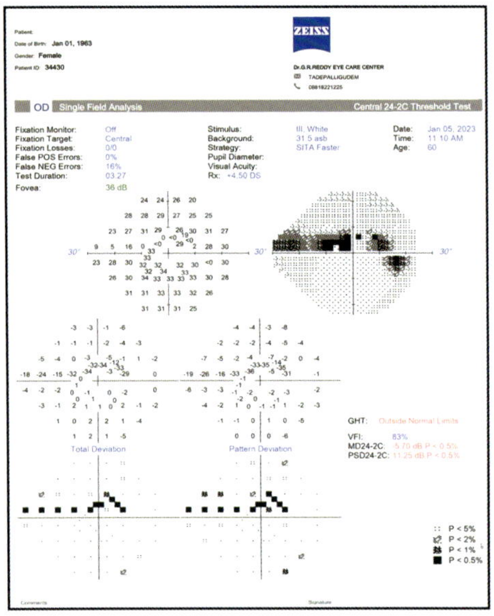

右眼 24–2C 视野
假阳性率：0%
假阴性率：16%
固视丢失率：0/0

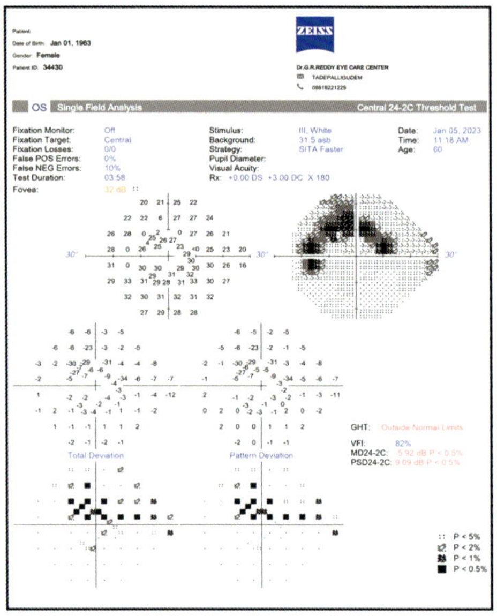

左眼 24–2C 视野
假阳性率：0%
假阴性率：10%
固视丢失率：0/0

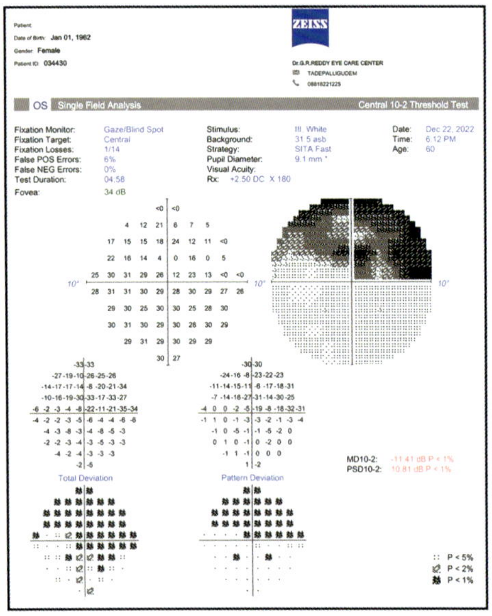

右眼 10–2 视野
假阳性率：1%
假阴性率：0%
固视丢失率：0/13

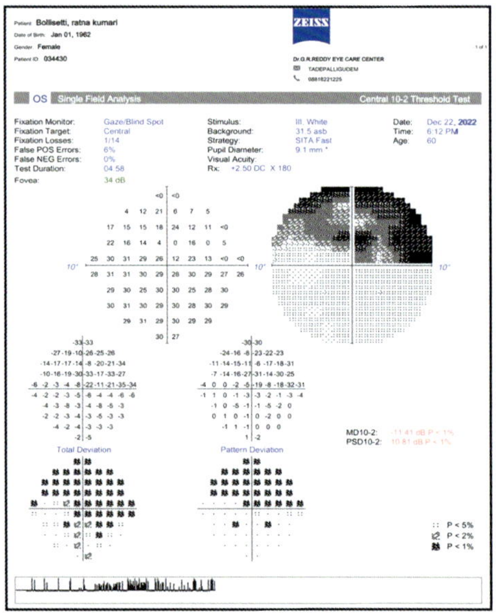

左眼 10–2 视野
假阳性率：6%
假阴性率：0%
固视丢失率：1/14

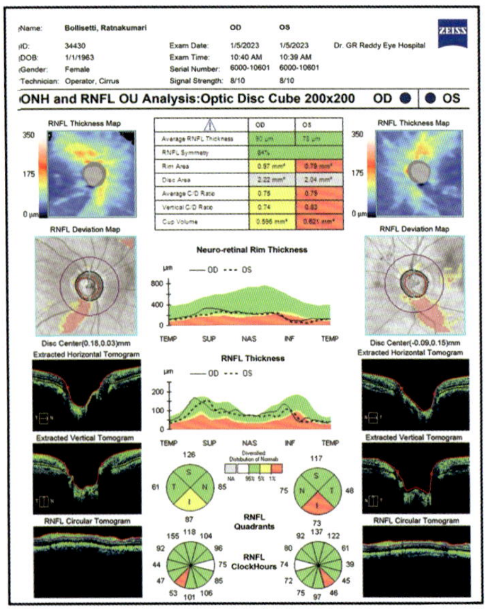

RNFL 信号强度
8/10 8/10

GCA 信号强度
9/10 8/10

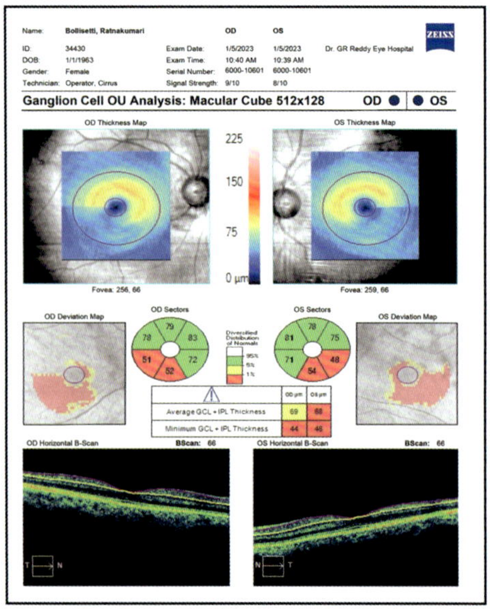

图 9.21

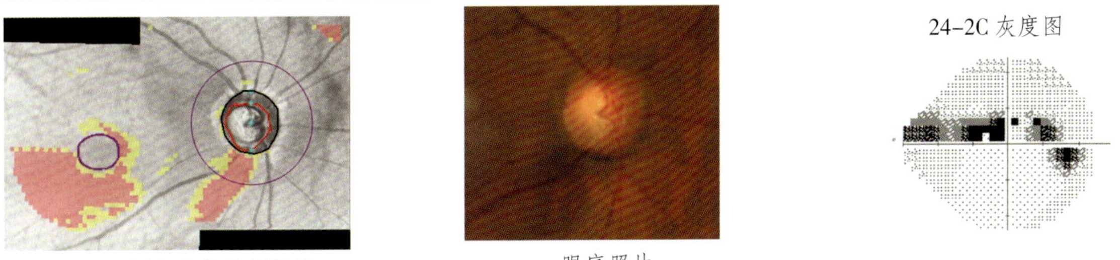

RNFL & GCC 全景分析报告　　眼底照片

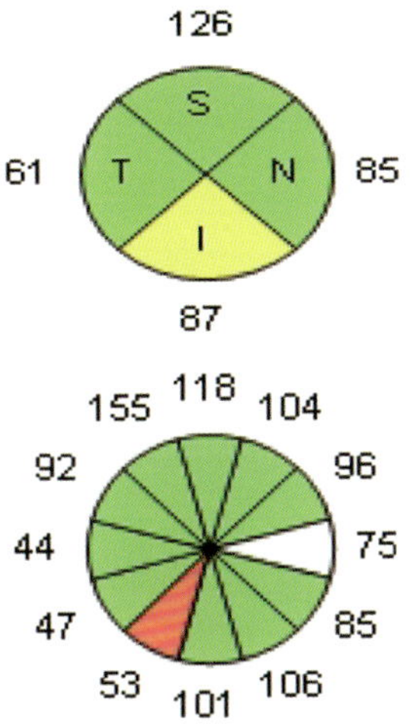

右眼 RNFL 象限值 & 钟点值

OCT RNFL 分析，结果可靠，RNFL 钟点图数值如下：12 点钟 118μm，6 点钟 101μm，颞侧 11 点钟 155μm，颞侧 7 点钟 53μm，颞侧扇区（绿色）和鼻侧扇区（绿色）的平均厚度分别为 61μm 和 85μm。颞侧 7 点钟位置（53μm）和 GCA 的颞下黄斑易损区（51μm）相对应，该位置的厚度变薄导致中心视野缺损。右眼钟点值中，8 点钟至 10 点钟区域代表黄斑，与 GCA 中颞侧扇区之外的其余区域相对应。不过，要了解黄斑情况，重点并非与黄斑相关的 RNFL 钟点图数值，而是 GCA 扇形图的数值

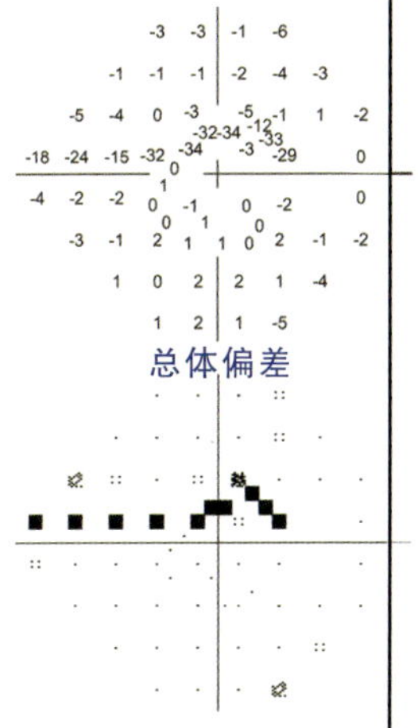

VFI：83% MD24-2C：-5.70 dB，P<0.5%
PSD24-2C：11.25 dB，P<0.5%

24-2C TDNP & TDPP

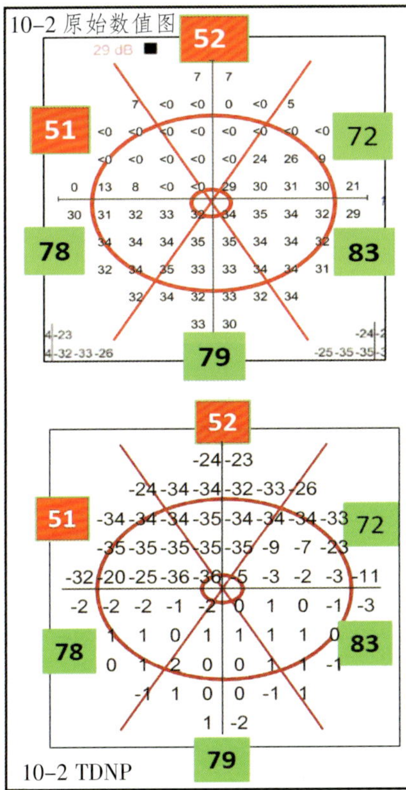

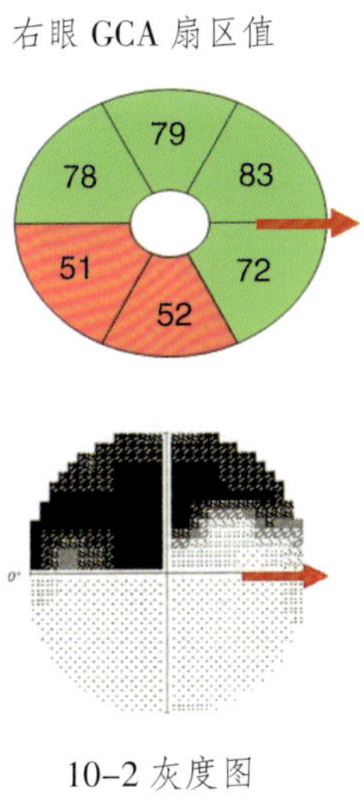

MD：-12.70 dB，P<1%
PSD：16.03 dB，P<1%

黄斑区域的各扇区数值如下：上方乳斑束 83μm，下方乳斑束 72μm，中下扇区 52μm，颞下黄斑易损区 51μm，颞上扇区 78μm，中上扇区 79μm

右眼

10-2 视野：结果可靠，红色颞下黄斑易损区（51μm）和中下扇区（52μm），对应的是 10-2 视野上半部分绝对暗点。所幸的是下方乳斑束 72μm，对应的上方旁中心视野尚未受累。本例视野中出现绝对暗点，是因为对应的 GCA+IPL 厚度仅为 51μm

OCT- GCA 扫描报告：扫描可靠，上方三个扇区的厚度值均在 80μm 左右，下方乳斑束区厚度为 72μm，因此下半视野和下方乳斑束区对应的上方部分视野正常

图 9.22

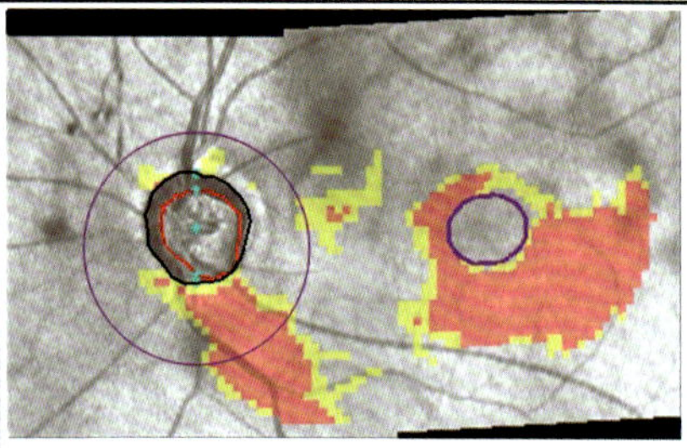

RNFL & GCC 全景分析报告

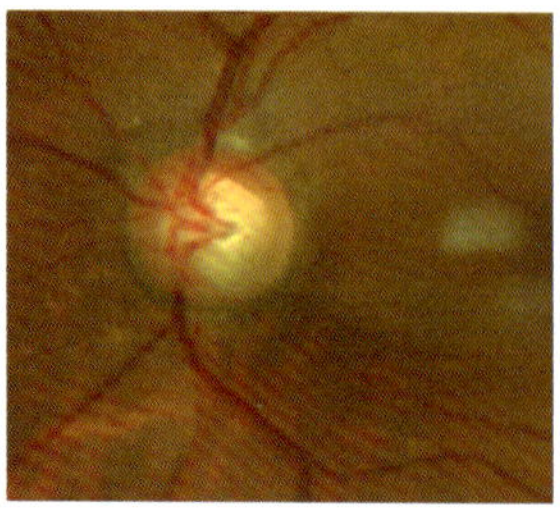

眼底照片

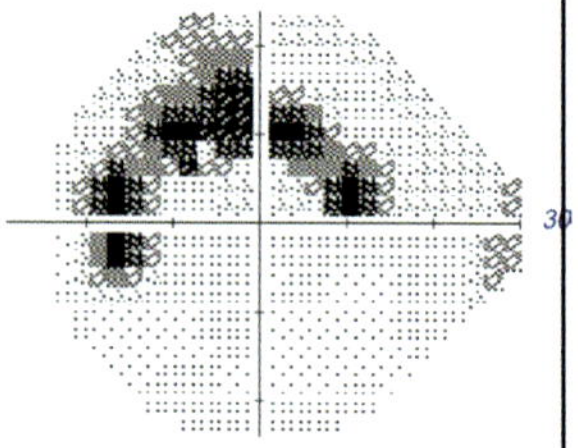

24–2C 灰度图

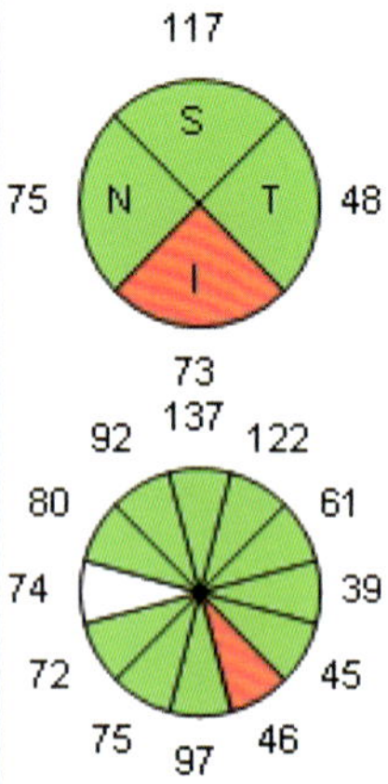

左眼 RNFL 象限值
& 钟点值

OCT RNFL 分析,结果可靠,RNFL 钟点图数值如下:12 点钟 137μm,6 点钟 97μm, 颞侧 1 点钟 122μm, 颞侧 5 点钟 46μm(红色),颞侧扇区(绿色)和鼻侧扇区(绿色)的平均厚度分别为 48μm 和 75μm

颞侧 5 点钟位置对应 GCA 的颞下黄斑易损区(48μm),厚度变薄,导致中心视野缺损。左眼钟点值中,2 点钟至 4 点钟区域代表黄斑,与 GCA 中除颞侧扇区外的其余区域相对应。同样的,要了解黄斑情况,重点并非是与黄斑相关的 RNFL 钟点图数值,而是 GCA 扇形图的数值

VFI:82% MD:–5.92 dB,$P<0.5\%$
PSD:9.09 dB,$P<0.5\%$

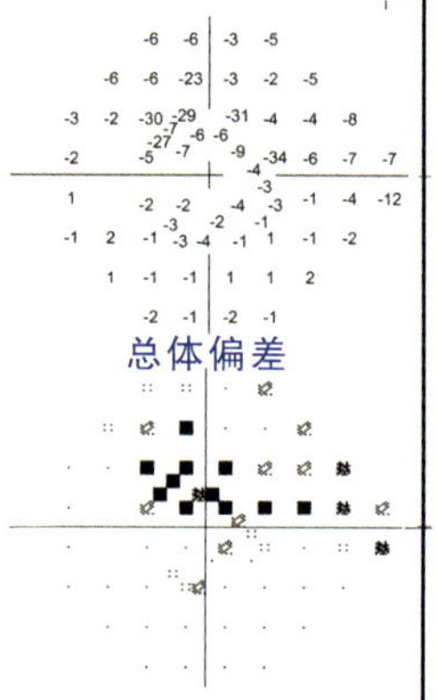

24–2C TDNP & TDPP

10–2 原始数值图

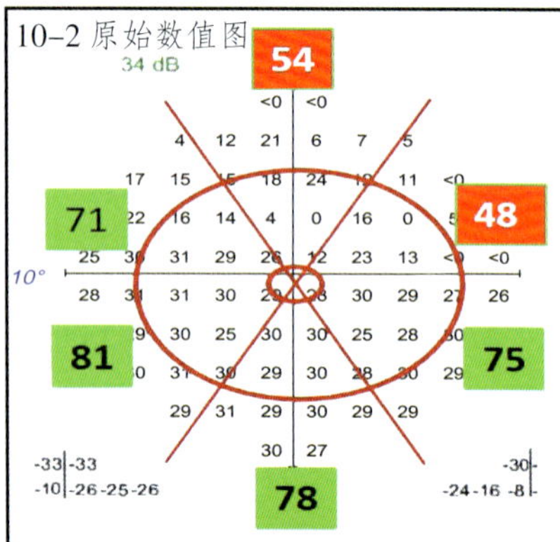

左眼 GCA 扇区值

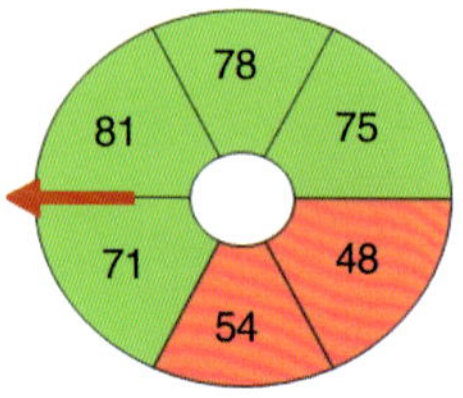

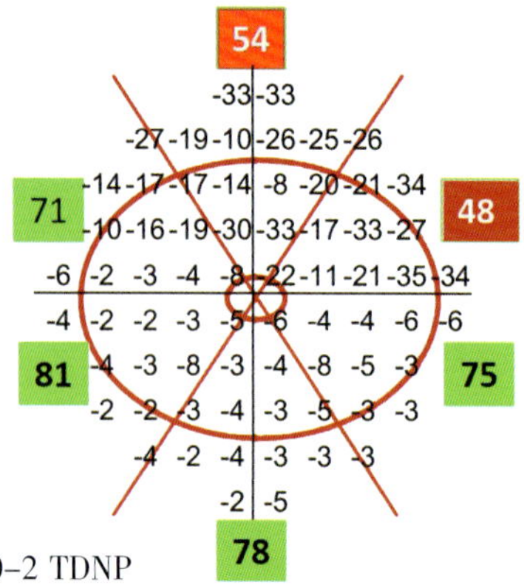

10–2 TDNP

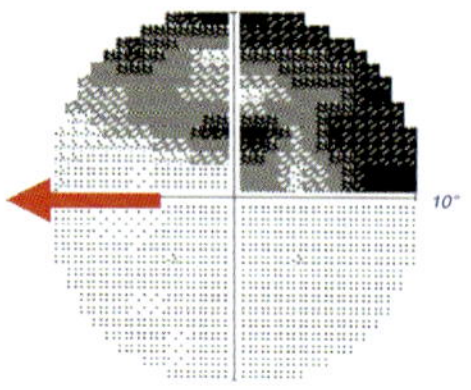

10–2 灰度图

MD:–11.41 dB,$P<1\%$
PSD:10.81 dB,$P<1\%$

黄斑扇形图数值如下:上方乳斑束 81μm,下方乳斑束 71μm,中下扇区 54μm,颞下黄斑易损区 48μm,颞上扇区 75μm,中上扇区 78μm

左眼

10–2 视野:结果可靠,下方视野正常

OCT GCA 扫描报告:结果可靠,颞下部黄斑易损区(48μm)和中下扇区(54μm)神经节细胞缺失。黄斑其余区域(包括下方乳斑束)的厚度均在 70μm 以上,视野下半部分和与上方乳斑束相关的区域故而没有视野缺损。这是一例已有视野缺损的青光眼,其节细胞厚度正常部分所对应的视野尚无缺损,这部分我们认为处于视野前期阶段,后续的随访中,需要重点关注 OCT 扫描报告中的这些区域

图 9.23

例 4

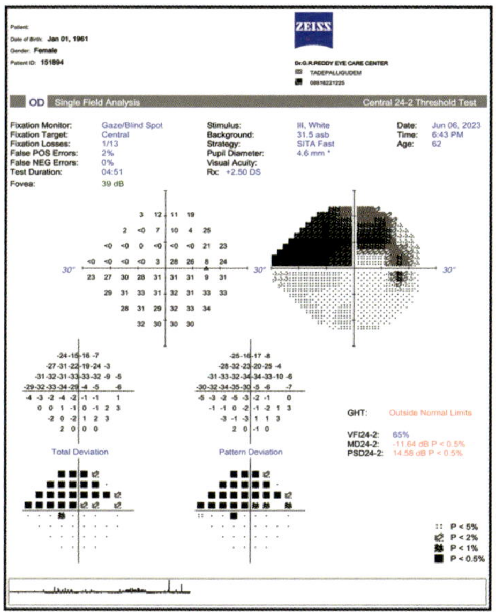

右眼 24–2 视野
假阳性率：2%
假阴性率：0%
固视丢失率：1/13

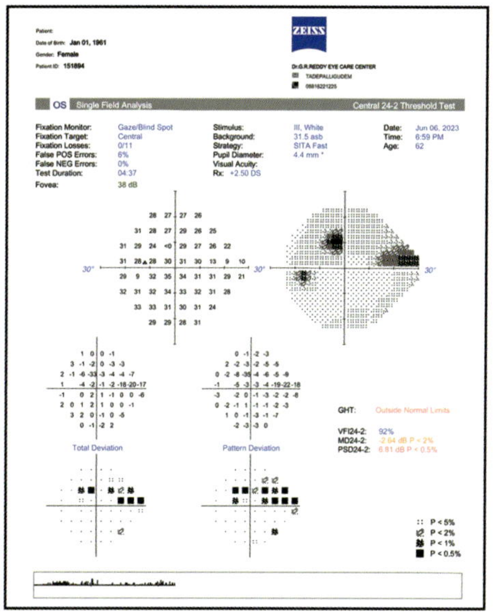

左眼 24–2 视野
假阳性率：6%
假阴性率：0%
固视丢失率：0/11

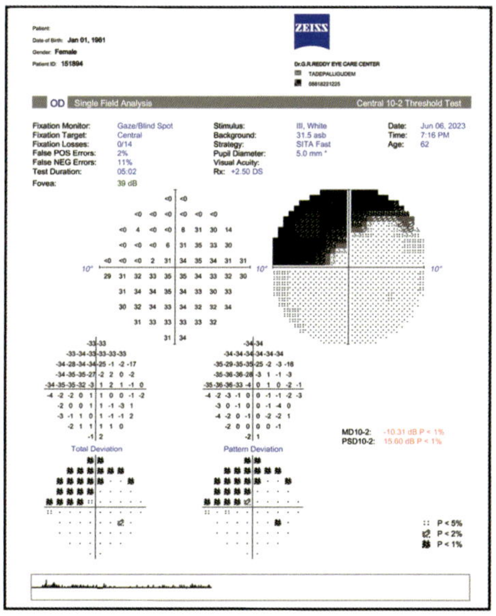

右眼 10–2 视野
假阳性率：2%
假阴性率：11%
固视丢失率：0/14

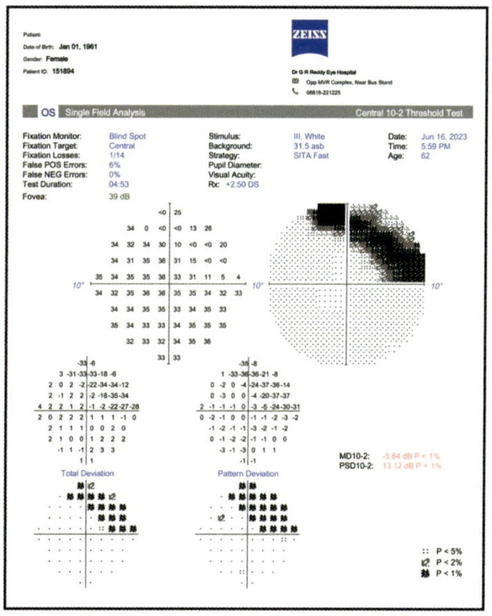

左眼 10–2 视野
假阳性率：6%
假阴性率：0%
固视丢失率：1/14

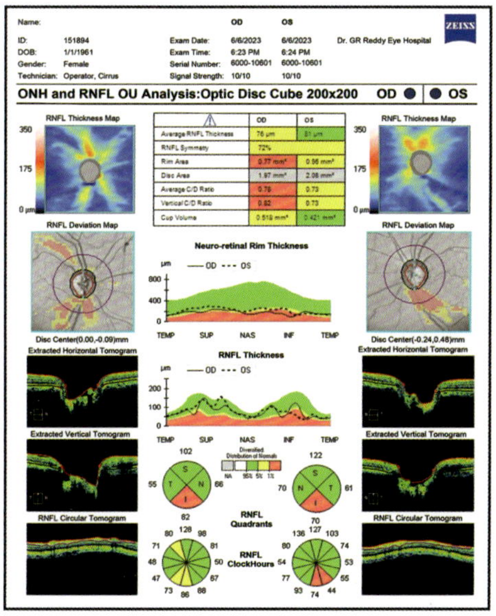

RNFL 信号强度
10/10 10/10

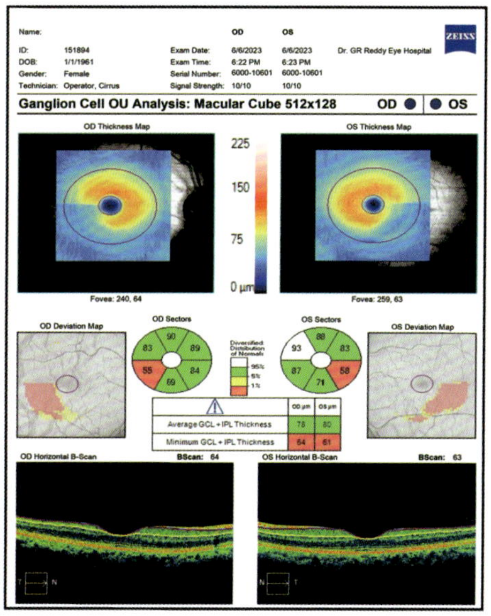

GCA 信号强度
10/10 10/10

图 9.24

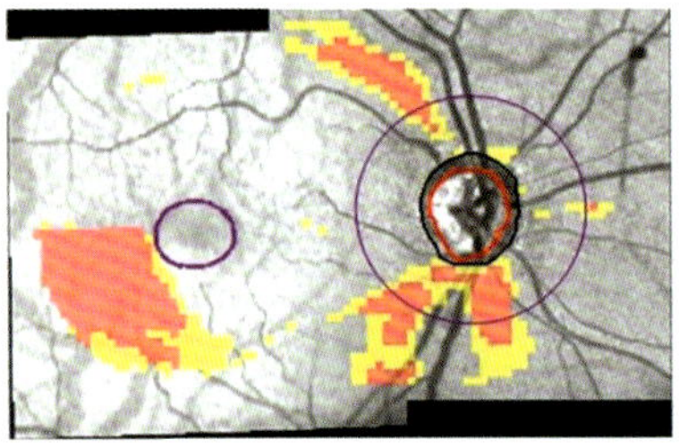

RNFL & GCC 全景分析报告

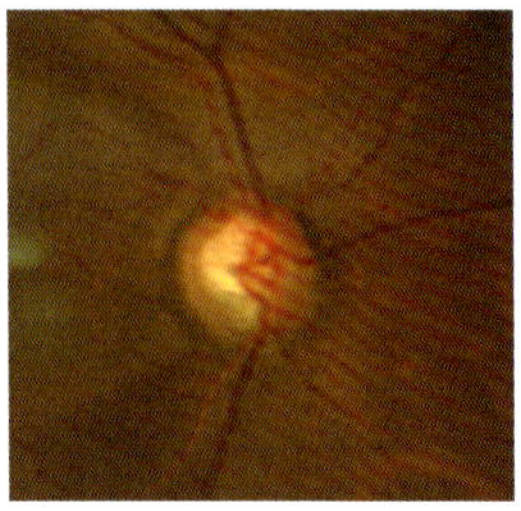

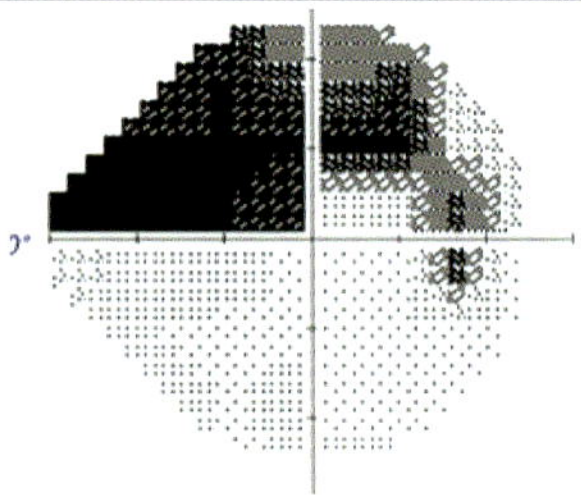

24–2 灰度图

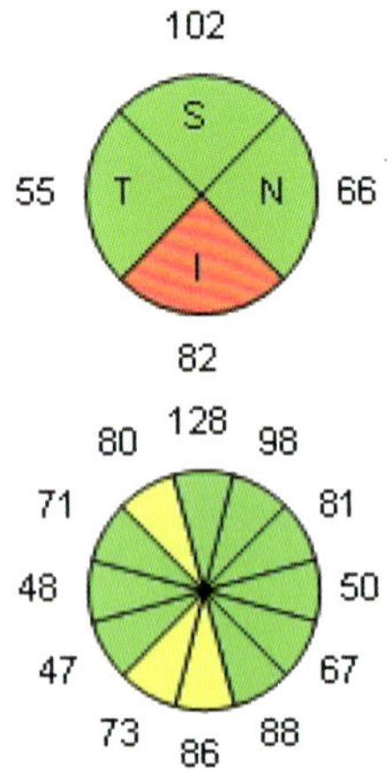

右眼 RNFL 象限值 & 钟点值

OCT RNFL 分析,结果可靠,RNFL 钟点图数值如下:12 点钟 128μm,6 点钟 86μm,颞侧 11 点钟 80μm,颞侧 7 点钟 73μm,颞侧(绿色)和鼻侧扇区(绿色)的平均厚度分别为 55μm 和 66μm。钟点值上代表黄斑区的范围是 8~10 点钟,这三个钟点与 GCA 扇形图中除颞上、颞下之外的所有扇区对应。应重点关注 GCA 数值,而非 RNFL 钟点厚度值

颞侧 7 点钟方向(73μm)对应 GCA 的颞下黄斑易损区(55μm),该厚度的减少导致中心视野缺损

VFI:65% MD:−11.64 dB,*P*<0.5%
PSD:14.58 dB,*P*<0.5%

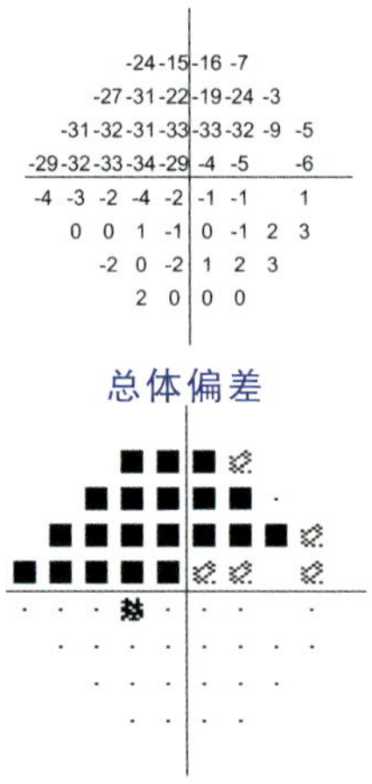

总体偏差

10–2 原始数值图

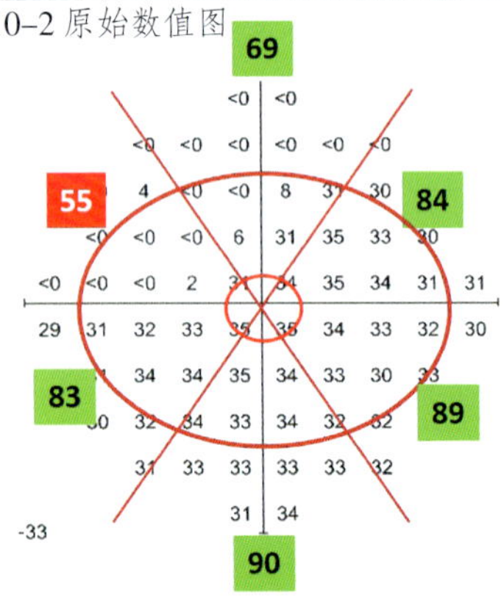

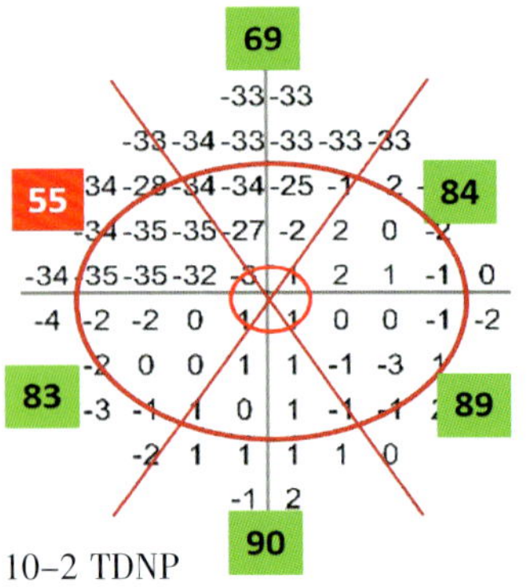

10–2 TDNP

右眼扇形图

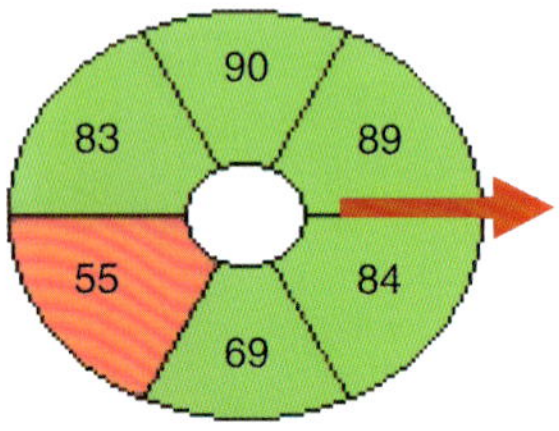

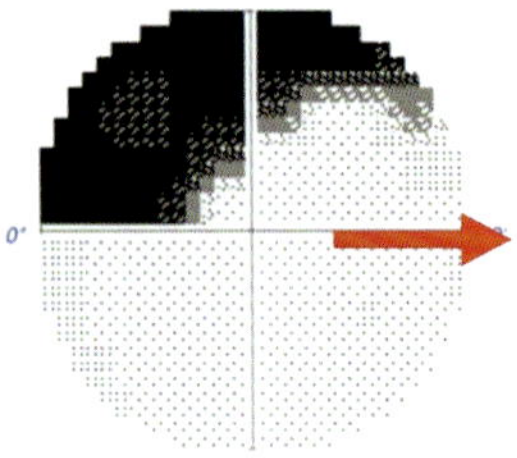

10–2 灰度图

MD:−10.31 dB,*P*<1%
PSD:15.60 dB,*P*<1%

黄斑扇形图数值如下:上方乳斑束 89μm,下方乳斑束 84μm,中下扇区 69μm,颞下黄斑易损区 55μm,颞上扇区 83μm,中上扇区 90μm

右眼

10–2 视野:结果可靠,GCL 厚度为 55μm 时(颞下黄斑易损区,红色),10–2 的视野上半部分出现绝对暗点,而乳斑束对应的视野正常

GCA 测量垂直方向 5°范围内的厚度值,中心视野无缺损

OCT GCA 扫描报告:结果可靠,上方三个扇区的厚度均在 83μm 以上,下方乳斑束区的厚度为 84μm。因此,视野下半部分以及乳斑束对应的视野上半部分未见缺损

图 9.25

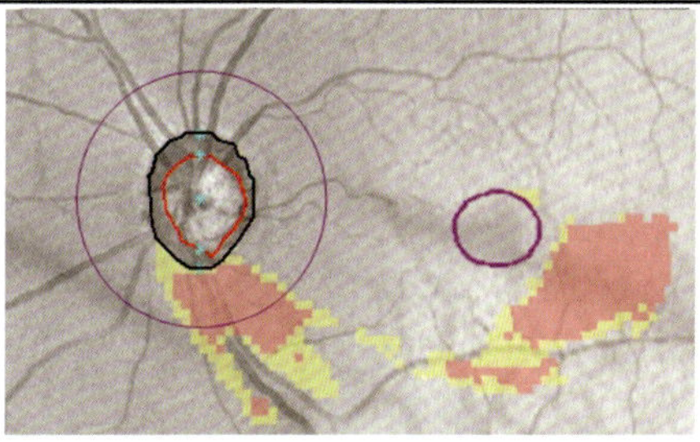

RNFL & GCC 全景分析报告

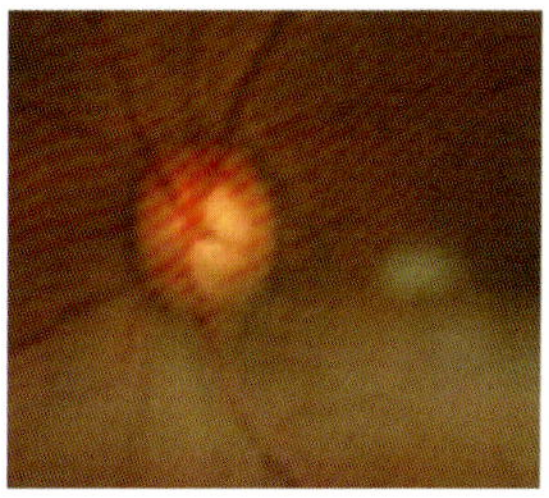

眼底照片

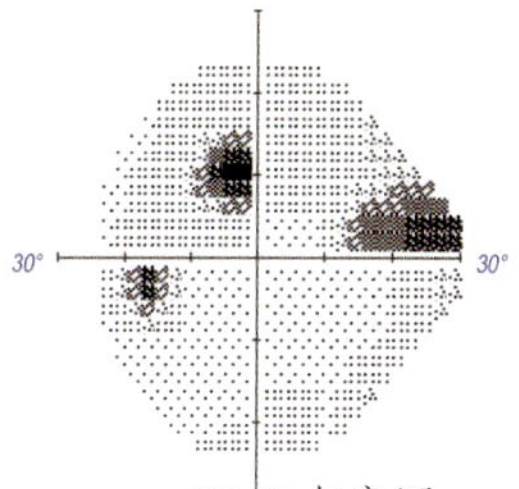

24–2 灰度图

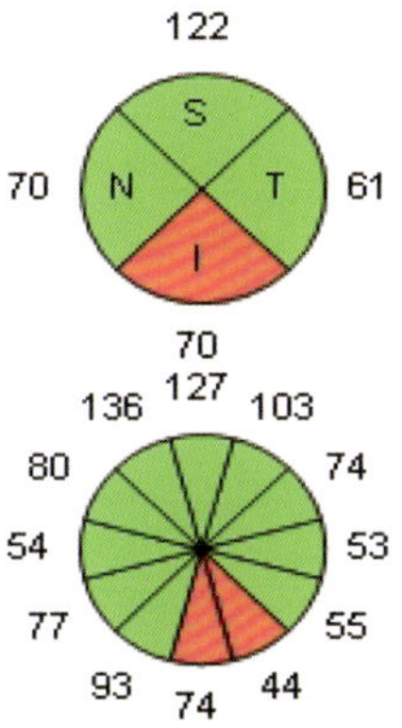

左眼 RNFL 象限值 & 钟点值

OCT RNFL 分析，结果可靠，RNFL 钟点图数值如下：12 点钟 127μm，6 点钟 74μm（红色），颞侧 1 点钟 103μm，颞侧 5 点钟 44μm（红色），颞侧扇区（绿色）和鼻侧扇区（绿色）的平均厚度分别为 61μm 和 70μm。6 点钟方向的厚度减少导致周边视野缺损。5 点钟位置对应 GCA 的颞下黄斑易损区（58μm），厚度变薄，导致中心视野缺损

VFI：92% MD：–2.64 dB，*P*<2%
PSD：6.81 dB，*P*<0.5%

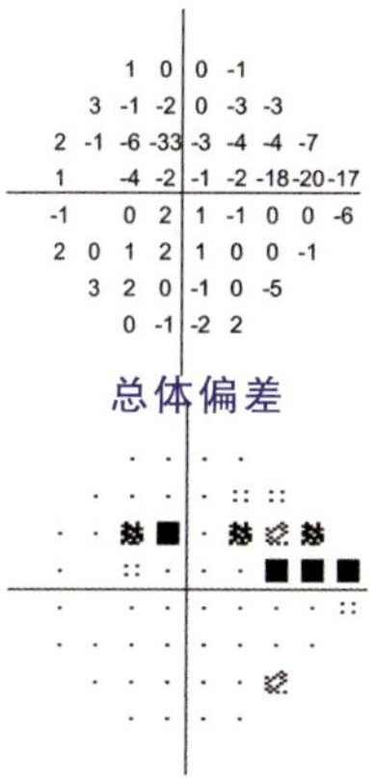

24–2 TDNP & TDPP

10–2 原始数值图

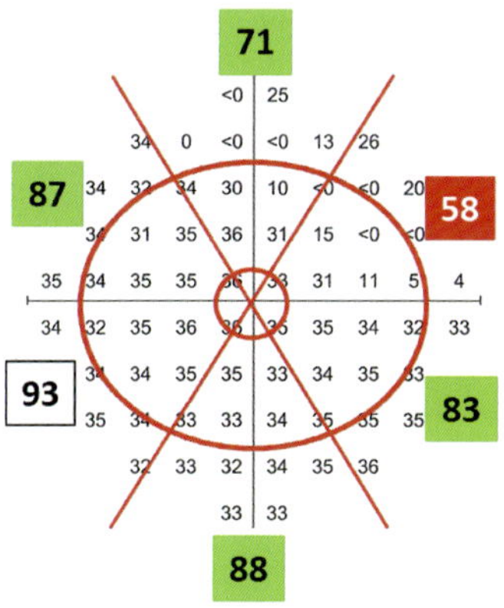

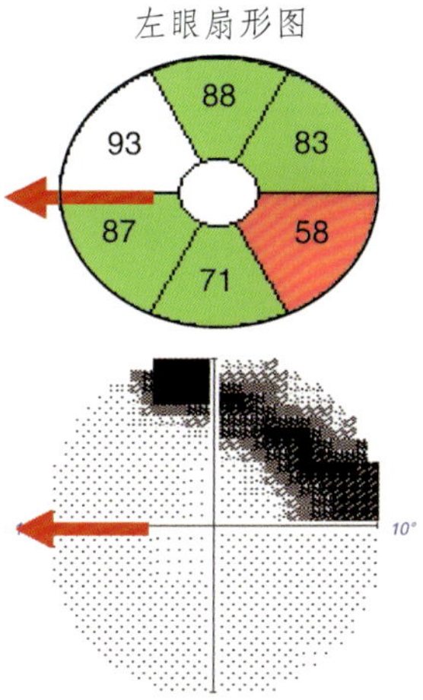

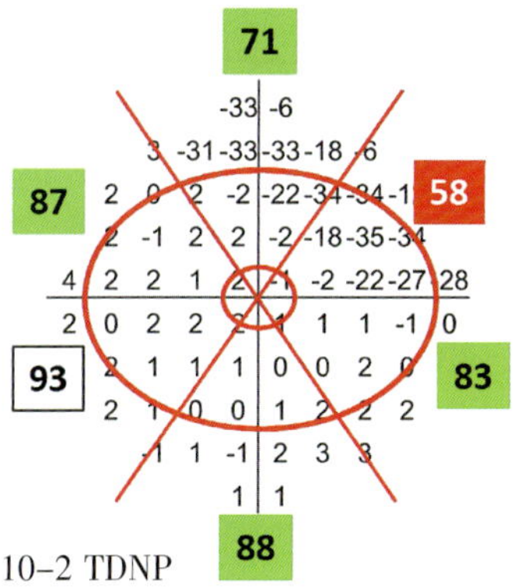

10–2 TDNP

MD：–5.84 dB，*P*<1%
PSD：13.12 dB，*P*<1%

黄斑扇形图数值如下：上方乳斑束 93μm，下方乳斑束 87μm，中下扇区 71μm，颞下黄斑易损区 58μm，颞上扇区 83μm，中上扇区 88μm

左眼

10–2 视野：结果可靠，颞下黄斑易损区厚度减少，导致 10–2 视野鼻上扇区出现绝对暗点和相对暗点

OCT GCA 扫描报告：扫描可靠，颞下黄斑易损区（58μm）和中下扇区（71μm）神经节细胞缺失。GCA 其余扇区的厚度接近或超过 85μm，因此，视野下半部分和与下方乳斑束对应的视野没有缺损。对于已确诊的青光眼病例，如果一部分视野无缺损，相应的 GCA 扇区和 RNFL 钟点图厚度值，是设定目标眼压、确定复查频次，以及估计小梁切除术后视力预后的重要参考因素。本例 RNFL 钟点图厚度值和 GCA 扇形图厚度值均好，治疗旨在遏制现有缺损视野进一步扩展

图 9.26

例 5

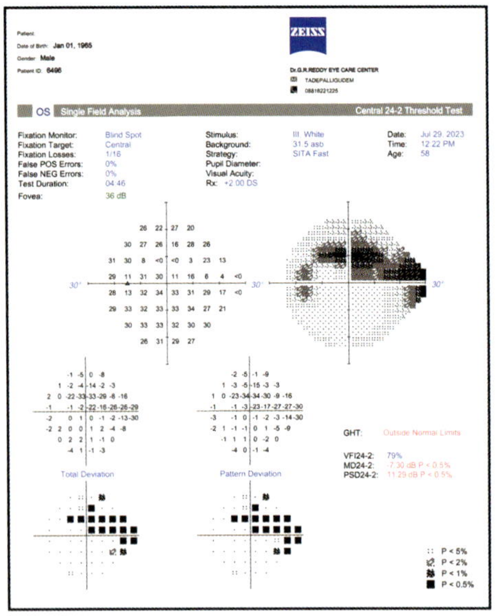

右眼 24–2 视野
假阳性率：2%
假阴性率：0%
固视丢失率：0/11

左眼 24–2 视野
假阳性率：0%
假阴性率：0%
固视丢失率：1/16

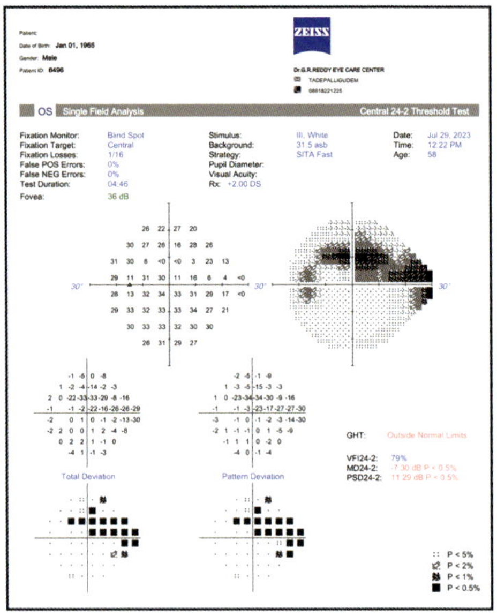

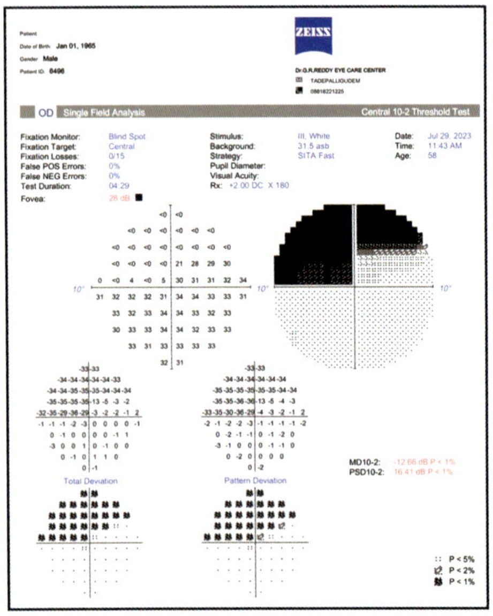

右眼 10–2 视野
假阳性率：0%
假阴性率：0%
固视丢失率：0/15

左眼 10–2 视野
假阳性率：0%
假阴性率：0%
固视丢失率：2/14

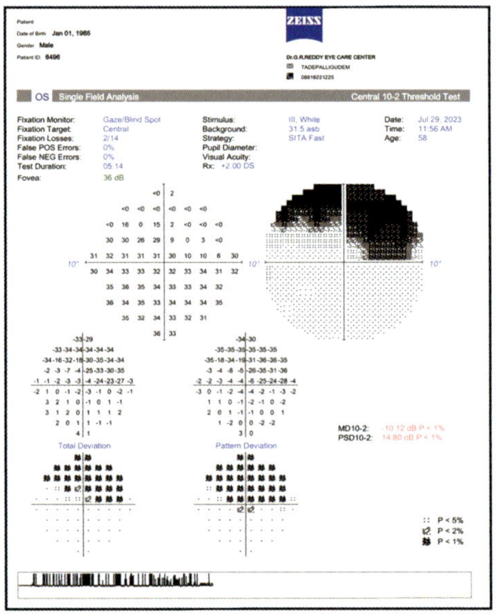

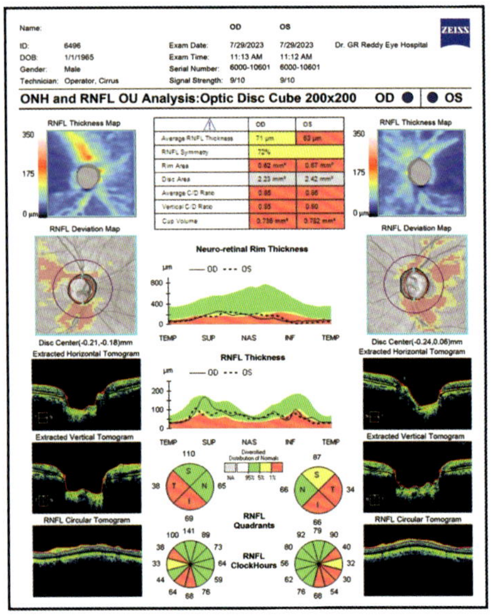

RNFL 信号强度
9/10 9/10

GCA 信号强度
10/10 10/10

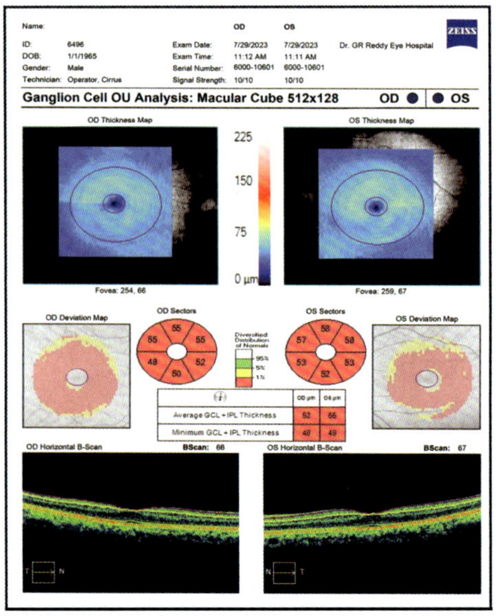

图 9.27

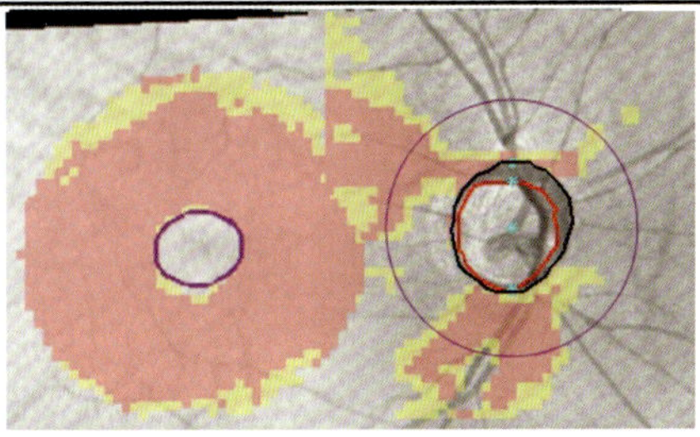

RNFL & GCC 全景分析报告

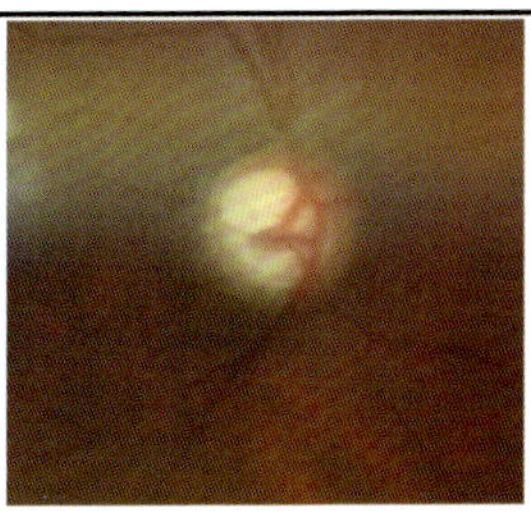

眼底照片

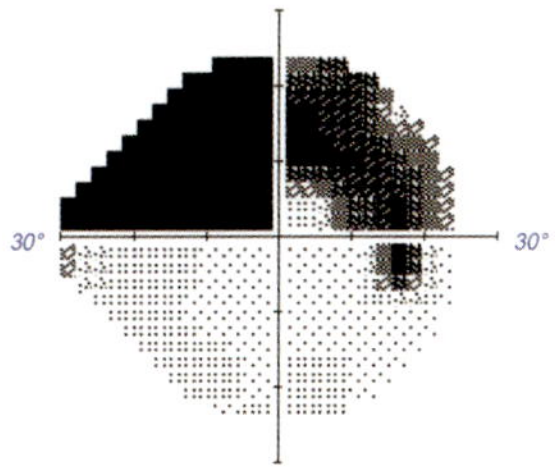

24–2 灰度图

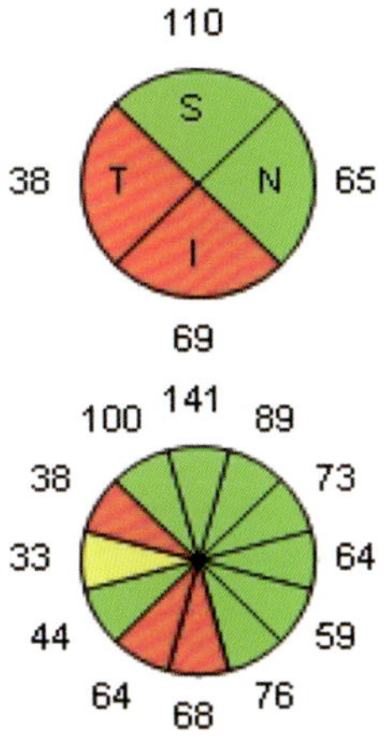

右眼 RNFL 象限值 & 钟点值

OCT RNFL 分析，结果可靠，RNFL 钟点图数值如下：12 点钟 141μm，6 点钟 68μm，颞侧 11 点钟 100μm，颞侧 7 点钟 64μm，颞侧扇区（红色）和鼻侧扇区（绿色）的平均厚度分别为 38μm 和 65μm。6 点钟方向的 RNFL 厚度降至 68μm，导致鼻上方周边视野缺损。与 RNFL 钟点值中 11 点钟至 7 点钟相对应的 GCA 所有扇区厚度减少，是造成大部分视野缺损的原因

VFI：92% MD：–2.64 dB，*P*<2%
PSD：6.81 dB，*P*<0.5%

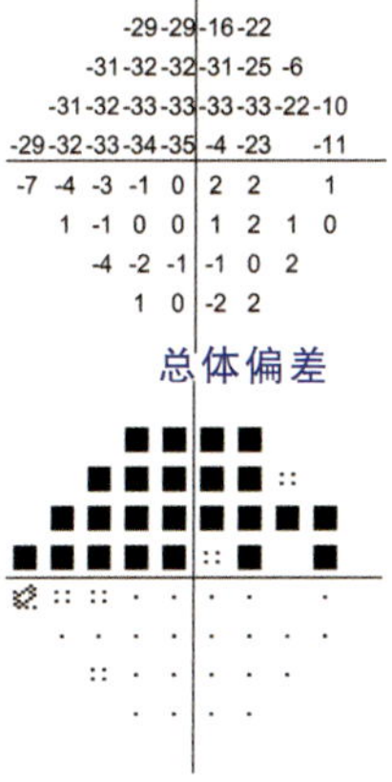

24–2 TDNP & TDPP

10–2 原始数值图

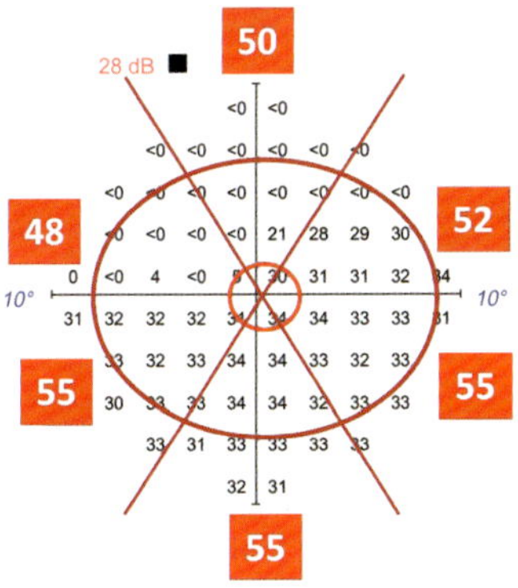

右眼扇形图

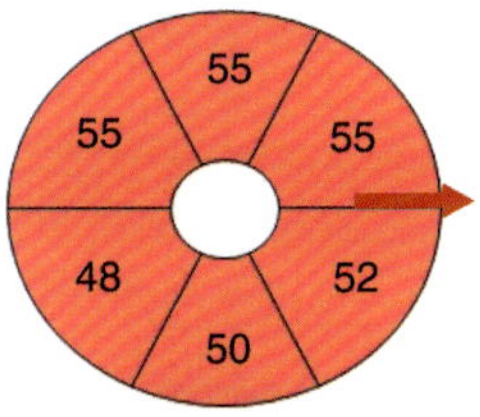

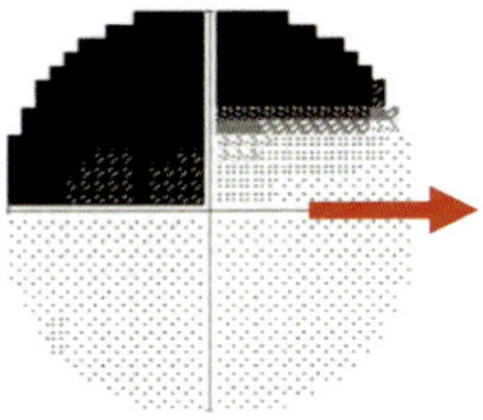

黄斑扇形图数值如下：上方乳斑束 55μm，下方乳斑束 52μm，中下扇区 50μm，颞下黄斑易损区 48μm，颞上和中上扇区均为 55μm

右眼

24–2 和 10–2 视野：结果可靠，视野下半部分，以及乳斑束对应的中心视野没有缺损

OCT GCA 扫描报告：结果可靠，所有红色区域均有广泛的神经节细胞缺失。值得注意的是，GC 扇形图中厚度 55μm 的区域虽然是红色，但对应的 10–2 视野正常。GCL+IPL 厚度减少到至少 60~65μm 以下时，才会在 10°范围内出现相对暗点。神经节细胞厚度<60μm 时，目标眼压就应该更低，以保护视野尚未出现缺损的区域，同时阻止现有视野缺损进一步发展。下方乳斑束厚度为 52μm 时，对应的视野尚属正常

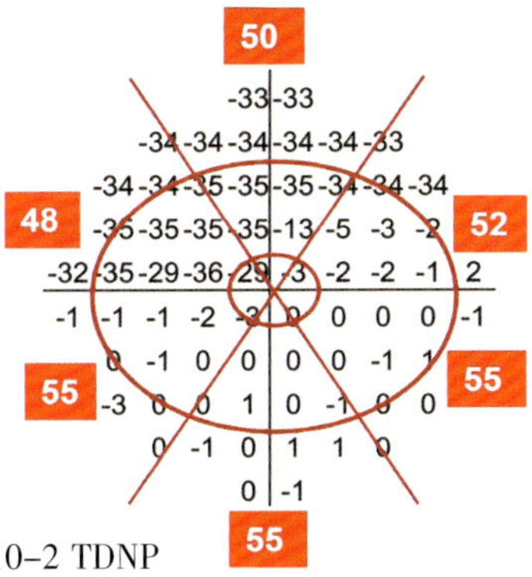

10–2 TDNP

MD：–12.66 dB，*P*<1%
PSD：16.41 dB，*P*<1%

图 9.28

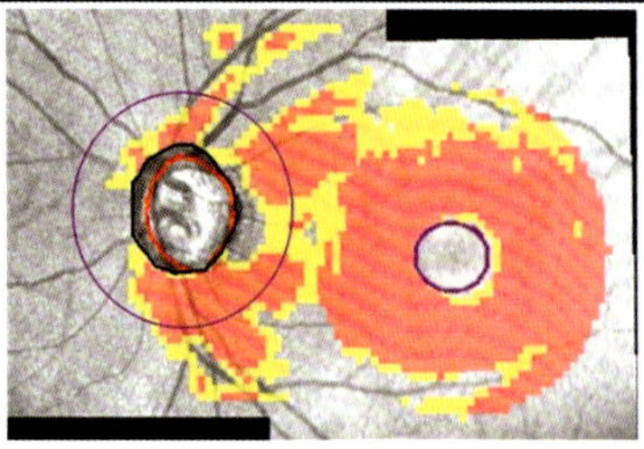

RNFL & GCC 全景分析报告

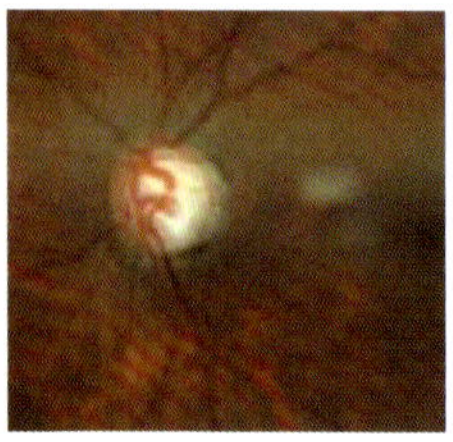

眼底照片

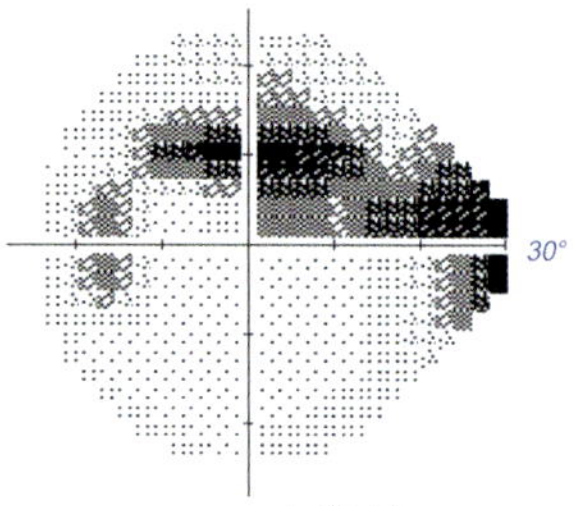

24-2 灰度图

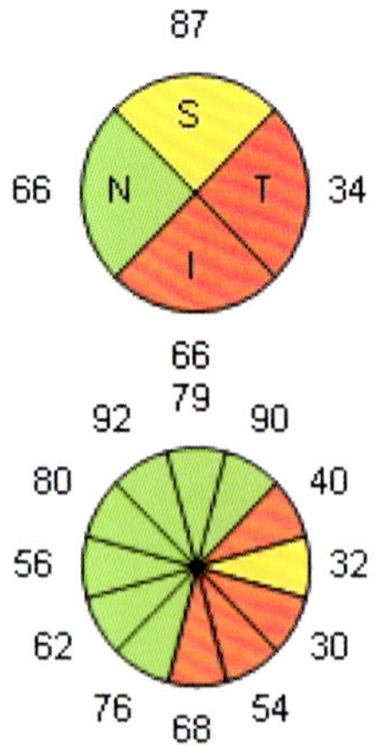

左眼 RNFL 象限值 & 钟点值

OCT RNFL 分析，结果可靠，RNFL 钟点图数值如下：12 点钟 79μm，6 点钟 68μm（红色），颞侧 1 点钟 90μm，颞侧 5 点钟 54μm，颞侧扇区（红色）和鼻侧扇区（绿色）的平均厚度分别为 34μm 和 66μm

6 点钟方向的厚度减少至 68μm，导致鼻侧周边视野缺损。与 RNFL 钟点值中 1 点钟至 5 点钟相对应的 GCA 所有扇区厚度减少，是造成中心视野缺损的主要原因

VFI：79% MD：-7.30 dB，*P*<0.5%
PSD：11.29 dB，*P*<0.5%

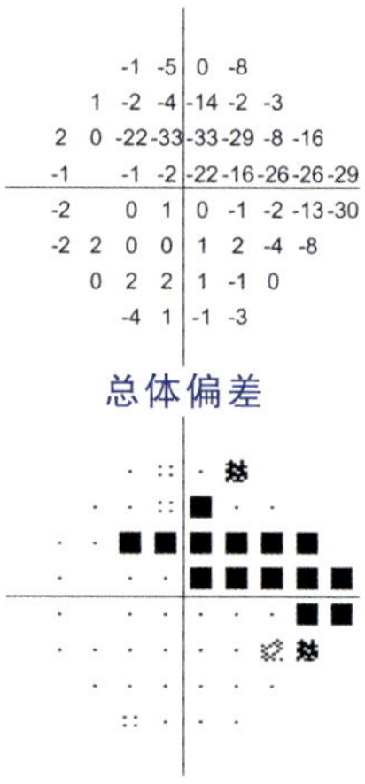

24-2 TDNP & TDPP

10-2 原始数值图

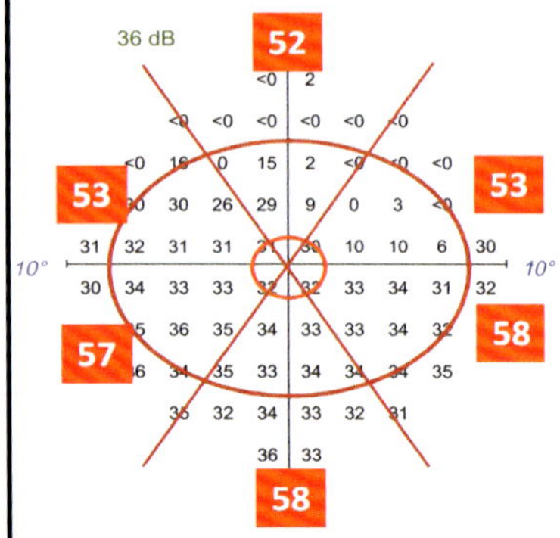

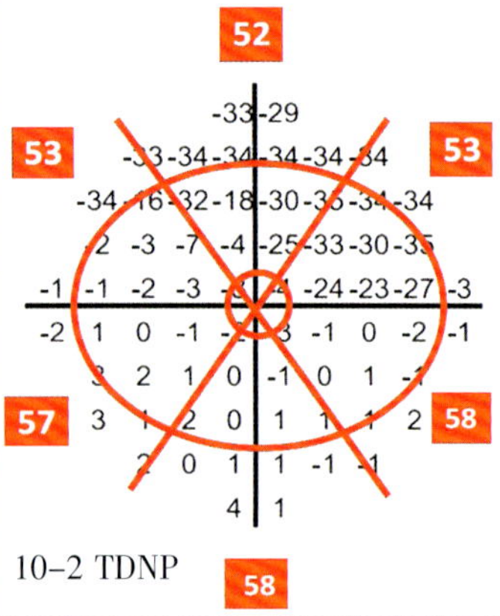

10-2 TDNP

左眼扇形图

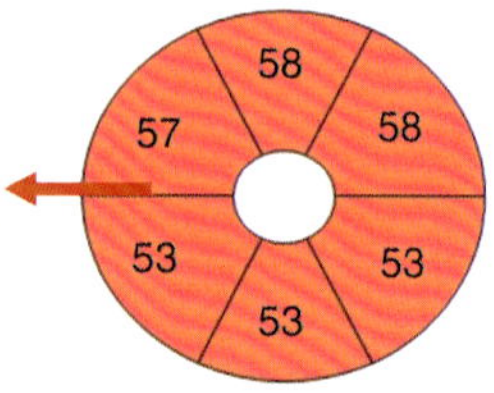

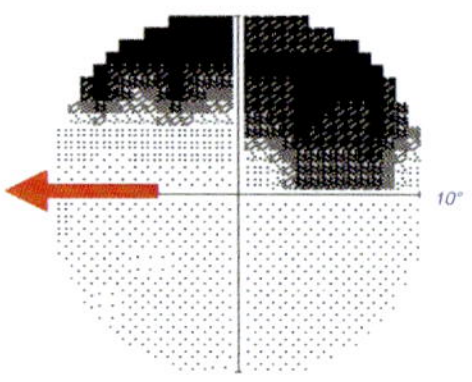

MD：-10.12 dB，*P*<1%
PSD：14.80 dB，*P*<1%

黄斑扇形图数值如下：上方乳斑束 57μm，下方乳斑束 53μm，中下扇区 52μm，颞下黄斑易损区 53μm，颞上扇区 58μm，中上扇区 58μm

左眼

24-2 和 10-2 视野：结果可靠，下半部分视野以及乳斑束对应的中心视野没有缺损

OCT GCA 扫描报告：结果可靠，所有红色区域均有广泛的神经节细胞缺失。值得注意的是，尽管 GC 中厚度为 58μm 的区域为红色，但 10-2 视野中对应的部分检查结果正常。其次，乳斑束虽然厚度仅为 53μm，但视野也正常。而中下扇区（52μm）和颞下黄斑易损区（53μm）却已经造成视野绝对暗点。由此可见，与其他区域的节细胞相比，乳斑束的节细胞视功能更强（厚度 53，视野犹正常）

图 9.29

例 6

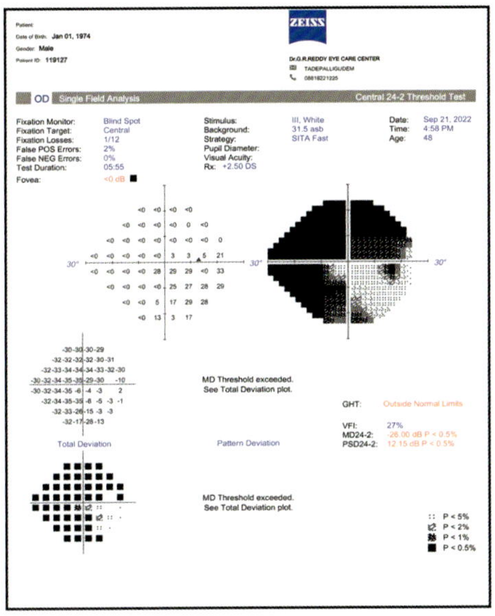

右眼 24–2 视野
假阳性率：2%
假阴性率：0%
固视丢失率：1/12

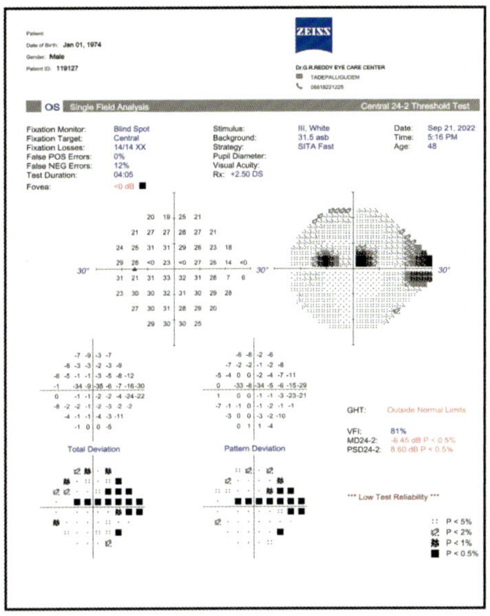

左眼 24–2 视野
假阳性率：0%
假阴性率：12%
固视丢失率：14/14XX

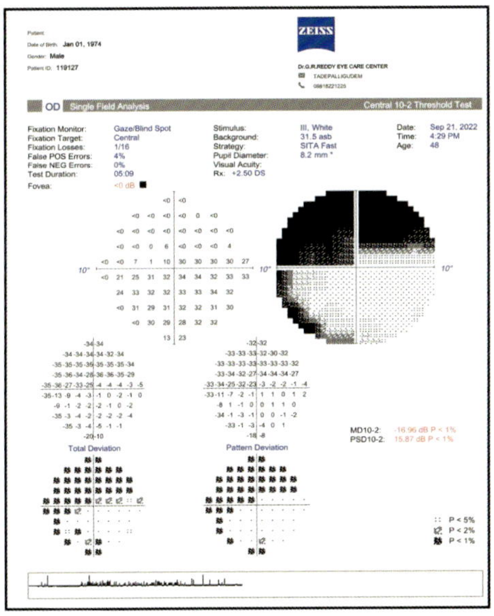

右眼 10–2 视野
假阳性率：4%
假阴性率：0%
固视丢失率：1/16

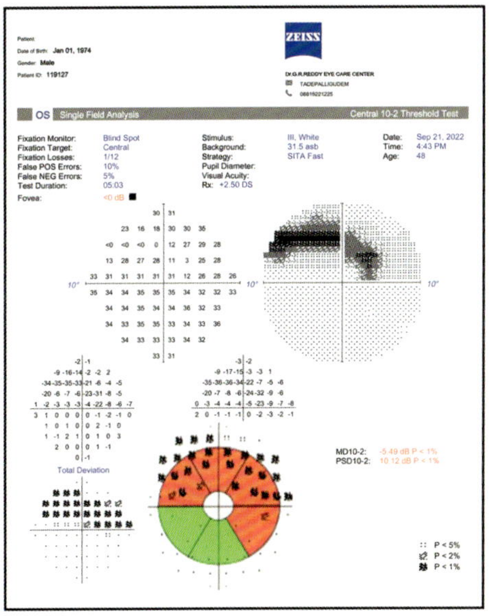

左眼 10–2 视野
假阳性率：10%
假阴性率：5%
固视丢失率：1/12

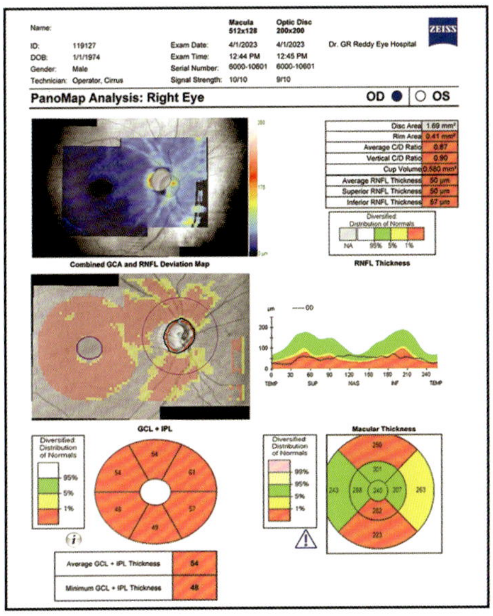

RNFL 信号强度
9/10 8/10

GCA 信号强度
10/10 10/10

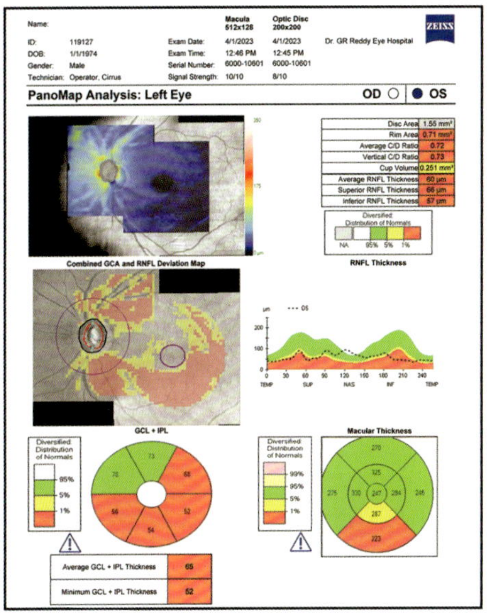

图 9.30

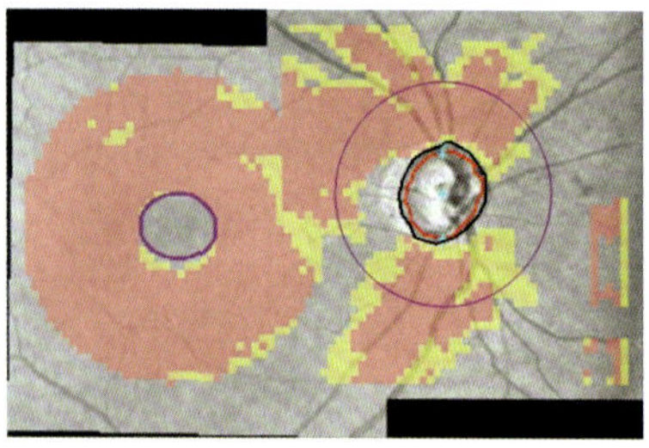

RNFL & GCC 全景分析报告

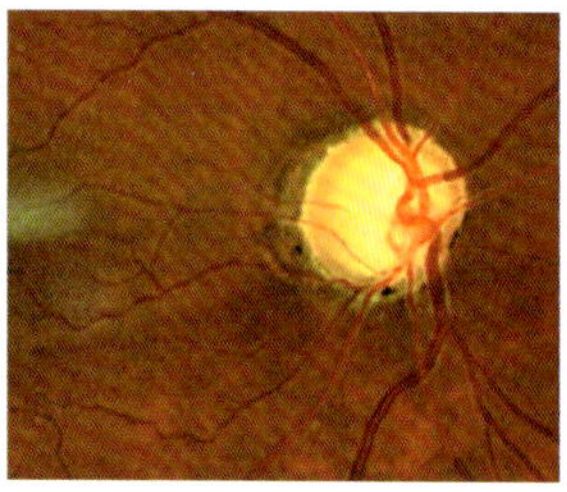

眼底照片

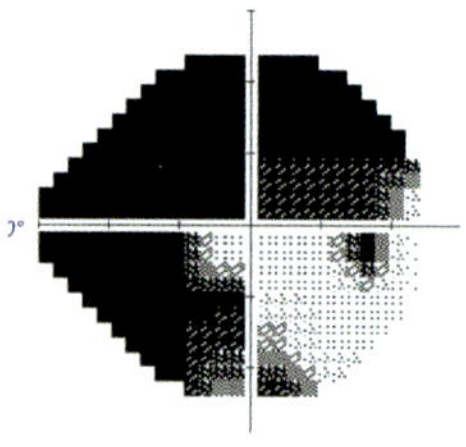

24–2 灰度图

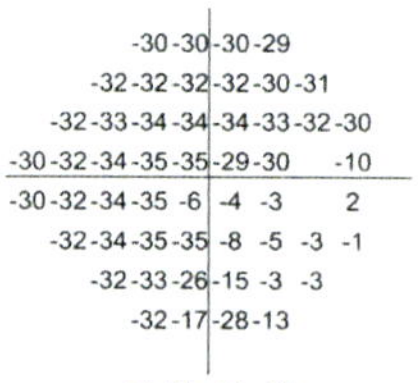

总体偏差

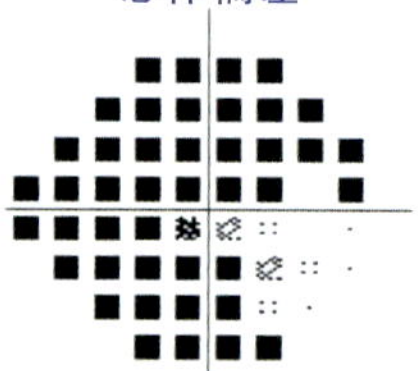

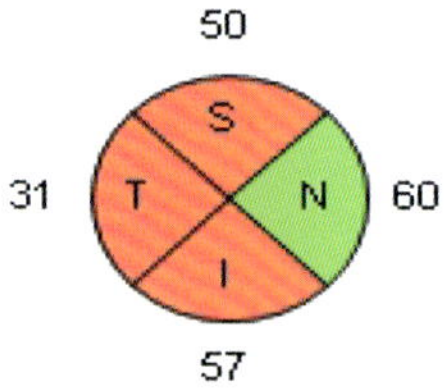

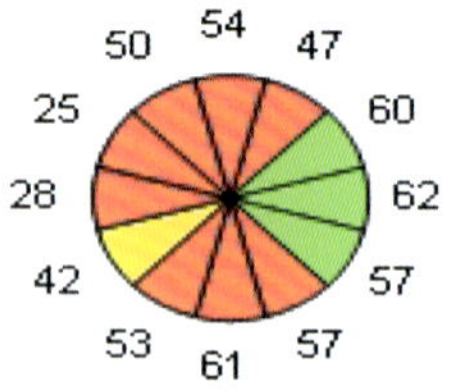

OCT RNFL 分析,结果可靠,RNFL 钟点图数值如下:12 点钟 54μm,6 点钟 61μm (都是红色),颞侧 11 点钟 50μm,颞侧 7 点钟 53μm(都是红色),颞侧(红色)和鼻侧扇区(绿色)的平均厚度分别为 31μm 和 60μm

与 RNFL 钟点值中 11 点钟至 7 点钟相对应的 GCA 全区域厚度减少,是造成 24–2 和 10–2 视野大部分缺损的原因。RNFL 中 6 点钟和 12 点钟方向厚度变薄,是导致 24–2 周边视野缺损的原因

VFI:27% MD:–26.00 dB,*P*<0.5%
PSD:12.15 dB,*P*<0.5%

右眼 RNFL 象限值 & 钟点值

24–2 TDNP & TDPP

10–2 原始数值图

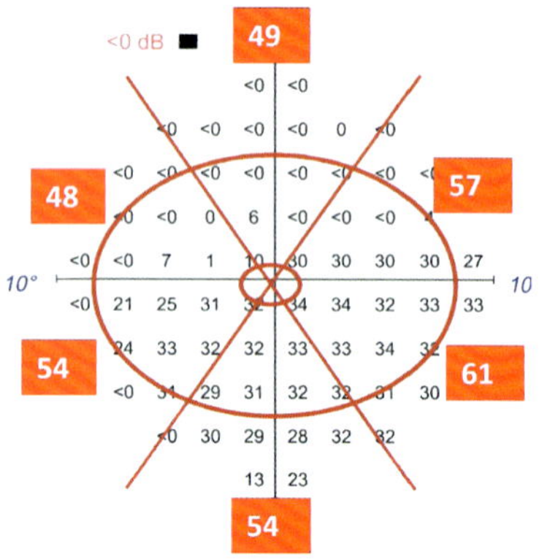

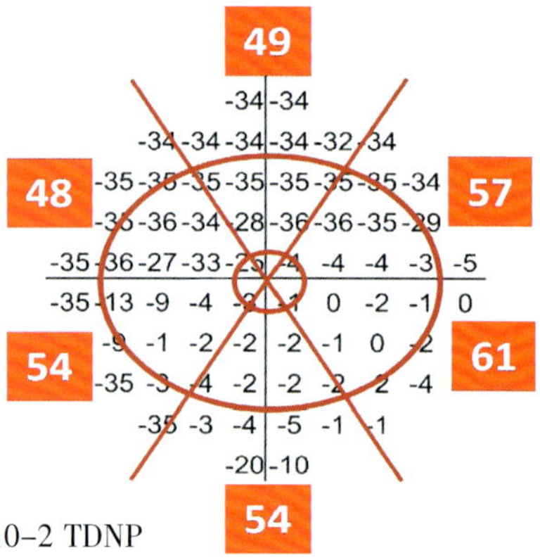

10–2 TDNP

右眼扇形图

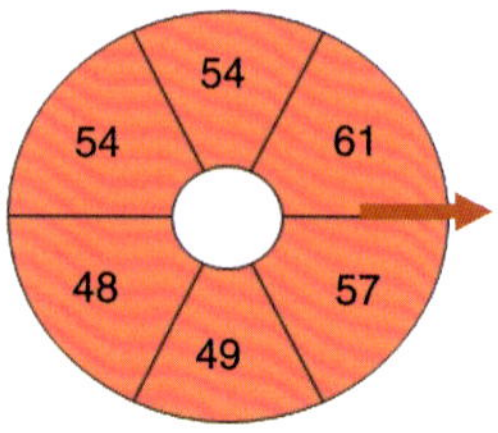

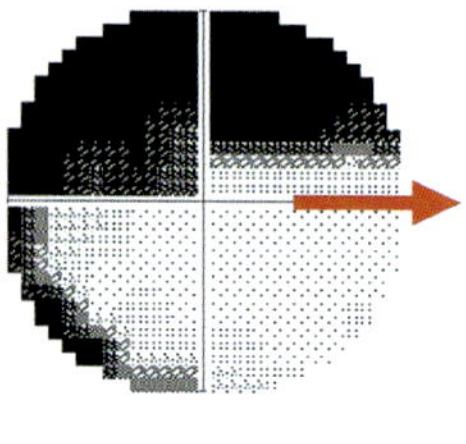

10–2 灰度图

MD:–16.96 dB,*P*<1%
PSD:15.87 dB,*P*<1%

黄斑扇形图数值如下:上方乳斑束 61μm,下方乳斑束 57μm,中下扇区 49μm,颞下黄斑易损区 48μm,颞上扇区 54μm,中上扇区 54μm

右眼

24–2 和 10–2 视野:结果可靠,10–2 视野下半部分以及乳斑束对应的中心视野没有缺损

OCT GCA 扫描报告:结果可靠,所有红色区域均有广泛的神经节细胞缺失。GC 扇区厚度<50μm 时,会导致绝对暗点。厚度在 55μm 左右时,虽然呈红色,但 10–2 视野正常。视野即使正常,也必须注意对应的扇区厚度值。如果视野正常,但对应的厚度值较低,就需要积极的治疗和频繁的随访,对术后视力预后务须谨慎

图 9.31

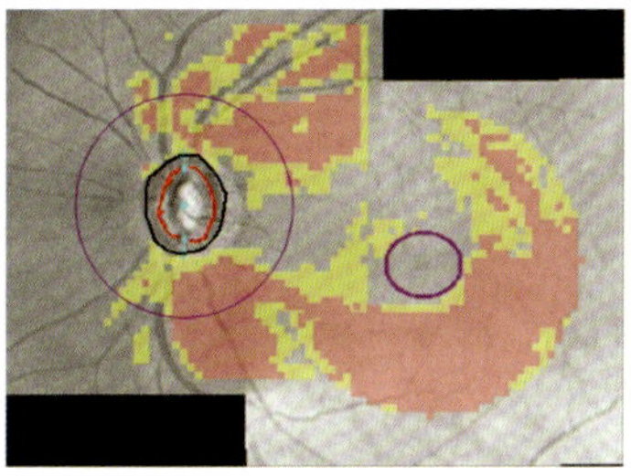

RNFL & GCC 全景分析报告

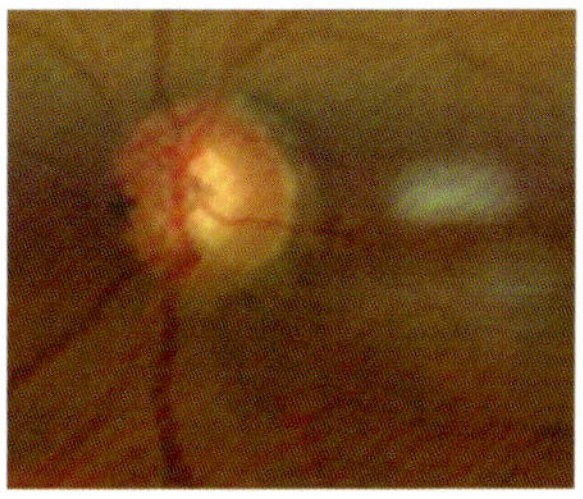

眼底照片

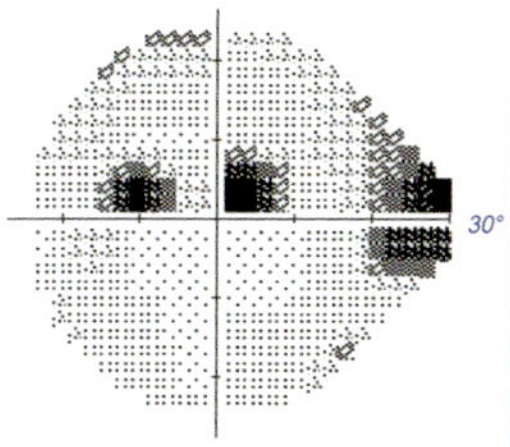

24–2 灰度图

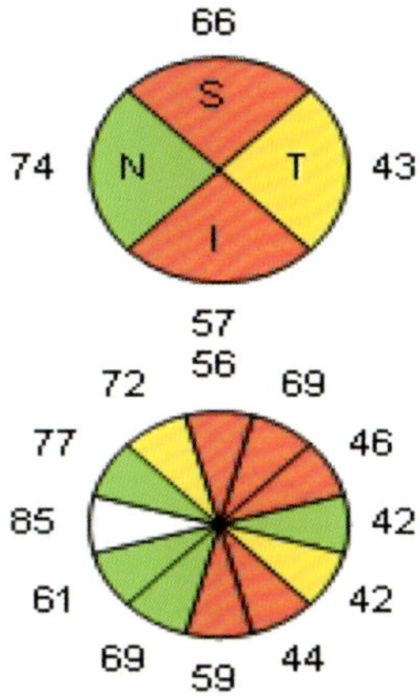

左眼 RNFL 象限值 & 钟点值

OCT RNFL 分析，结果可靠，RNFL 钟点图数值如下：12 点钟 56μm，6 点钟 59μm（都是红色），颞侧 1 点钟 69μm，颞侧 5 点钟 44μm（都是红色），颞侧（黄色）和鼻侧扇区（绿色）的平均厚度分别为 43μm 和 74μm

6 点钟方向的 RNFL 厚度减少，导致 24–2 鼻上周边视野缺损。与 RNFL 5 点钟方向（44μm）相对应的 GCA 颞下扇区厚度（52μm）的减少，是 10°范围内鼻上局部视野缺损的原因

VFI：81% MD：–6.45 dB，P<0.5%
PSD：8.60 dB，P<0.5%

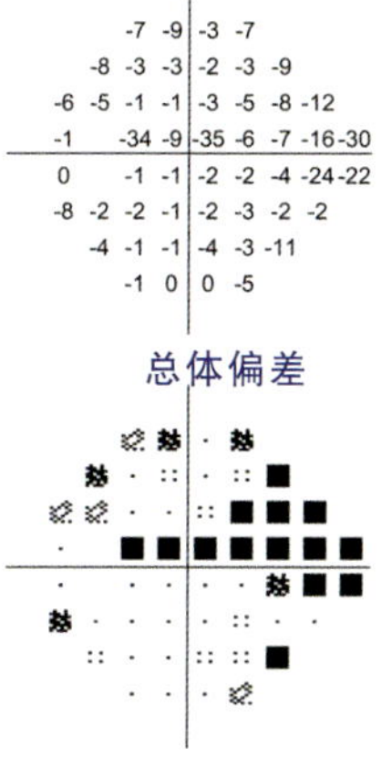

24–2 TDNP & TDPP

10–2 原始数值图

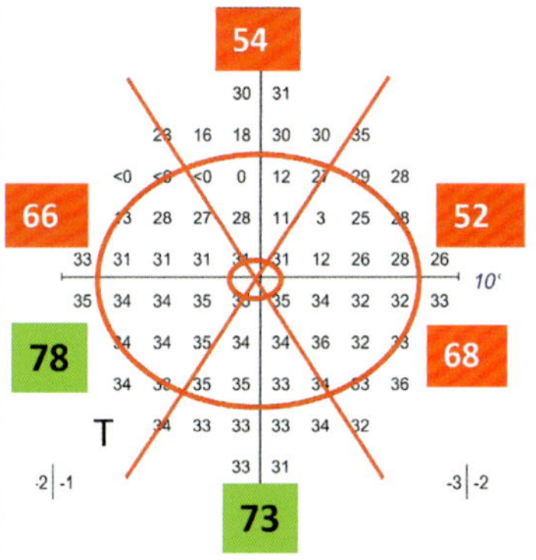

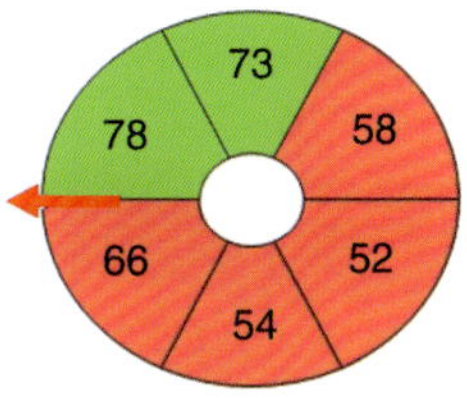

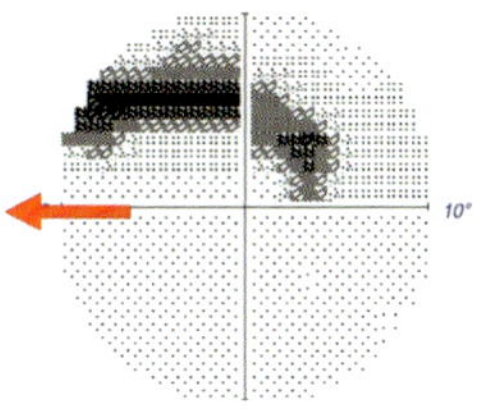

10–2 灰度图

MD：–5.49 dB，P<1%
PSD：10.12 dB，P<1%

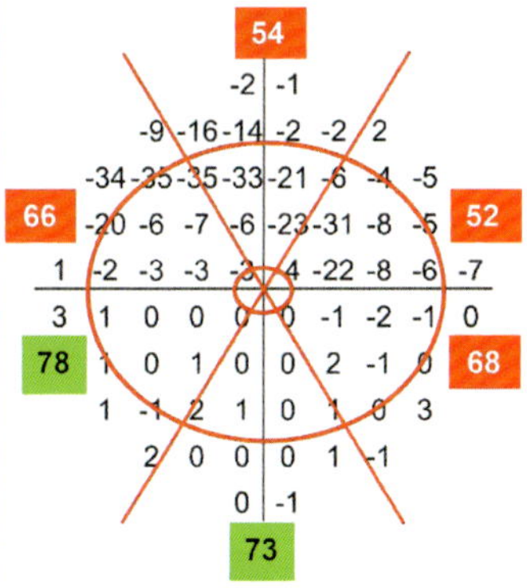

10–2 TDNP

黄斑扇形图数值如下：上方乳斑束 78μm，下方乳斑束 66μm，中下扇区 54μm，颞下黄斑易损区 52μm，颞上扇区 68μm，中上扇区 73μm

左眼

24–2 和 10–2 视野：结果可靠，视野下半部分以及乳斑束对应的中心视野没有缺损

OCT GCA 扫描报告：扫描可靠，所有红色区域均有神经节细胞缺失。值得注意的是，虽然有 4 个扇区呈红色，但 10°视野中只有一小部分暗点。当 GCL+IPL 厚度约为 68μm 时，P<1%，虽然显示为红色，但在厚度降至 55μm 之前，视野都较好

一旦厚度值从 55μm 开始下降，光敏度就会显著下降。厚度降至 45μm 左右时，视野出现绝对暗点。切记，正常视野（可以称为青光眼的视野前期阶段），应该对应正常的厚度值；如果视野正常，而所对应的厚度值较低，就需要更积极的治疗和更频繁的随访，倘需手术，对术后视力预后务须谨慎

图 9.32

例 7

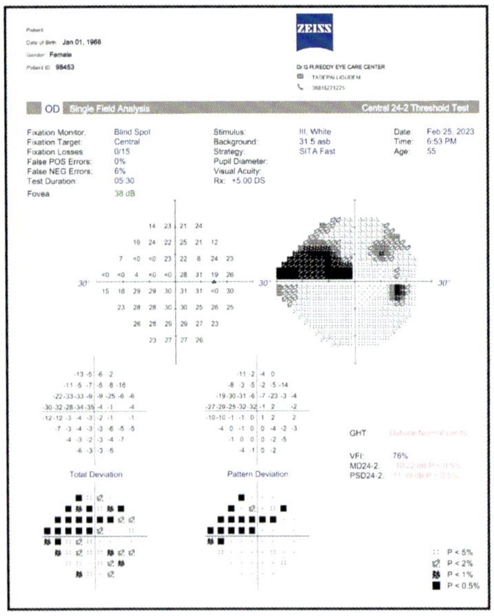

右眼 24–2 视野
假阳性率：0%
假阴性率：6%
固视丢失率：0/15

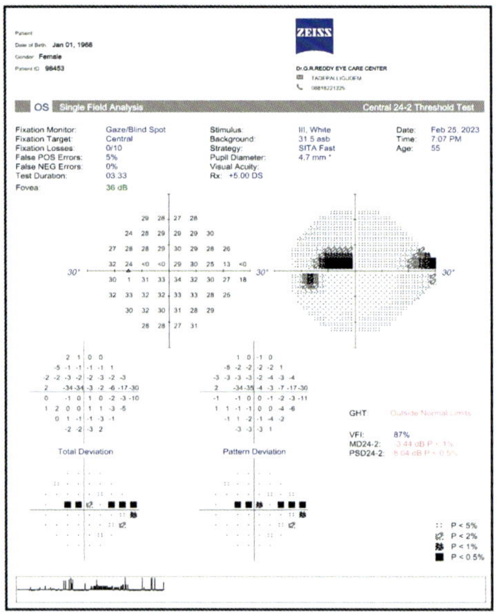

左眼 24–2 视野
假阳性率：5%
假阴性率：0%
固视丢失率：0/10

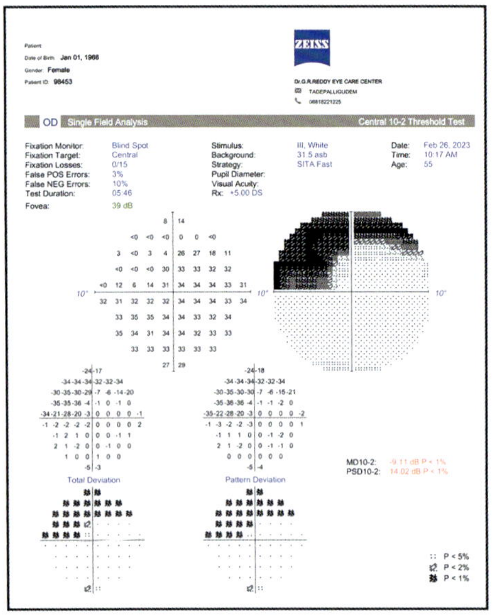

右眼 10–2 视野
假阳性率：3%
假阴性率：10%
固视丢失率：0/15

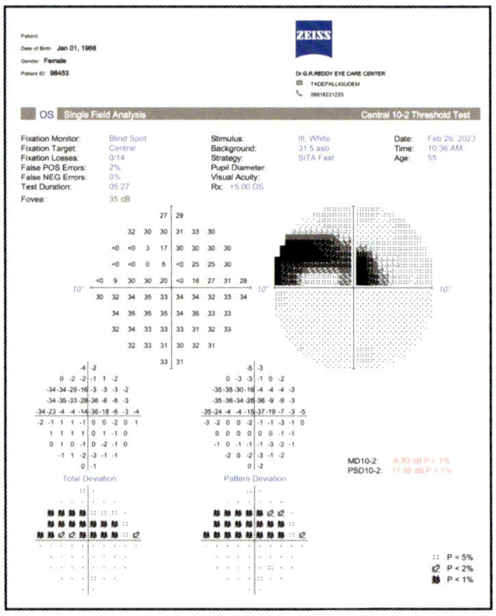

左眼 10–2 视野
假阳性率：2%
假阴性率：0%
固视丢失率：0/14

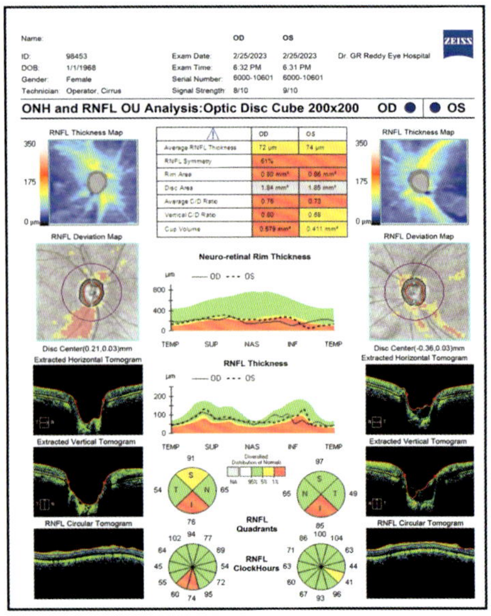

RNFL 信号强度
8/10 9/10

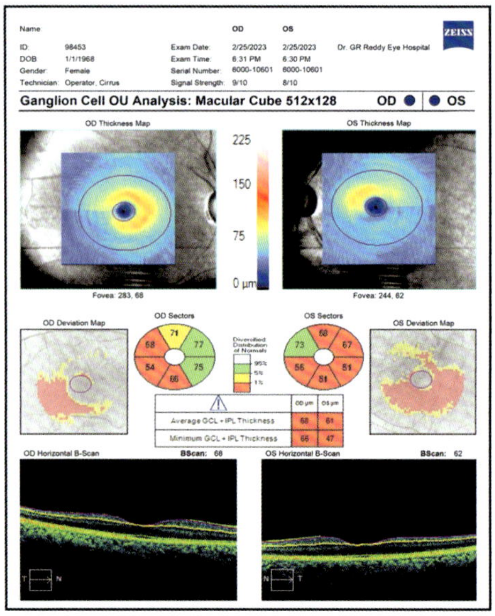

GCA 信号强度
9/10 8/10

图 9.33

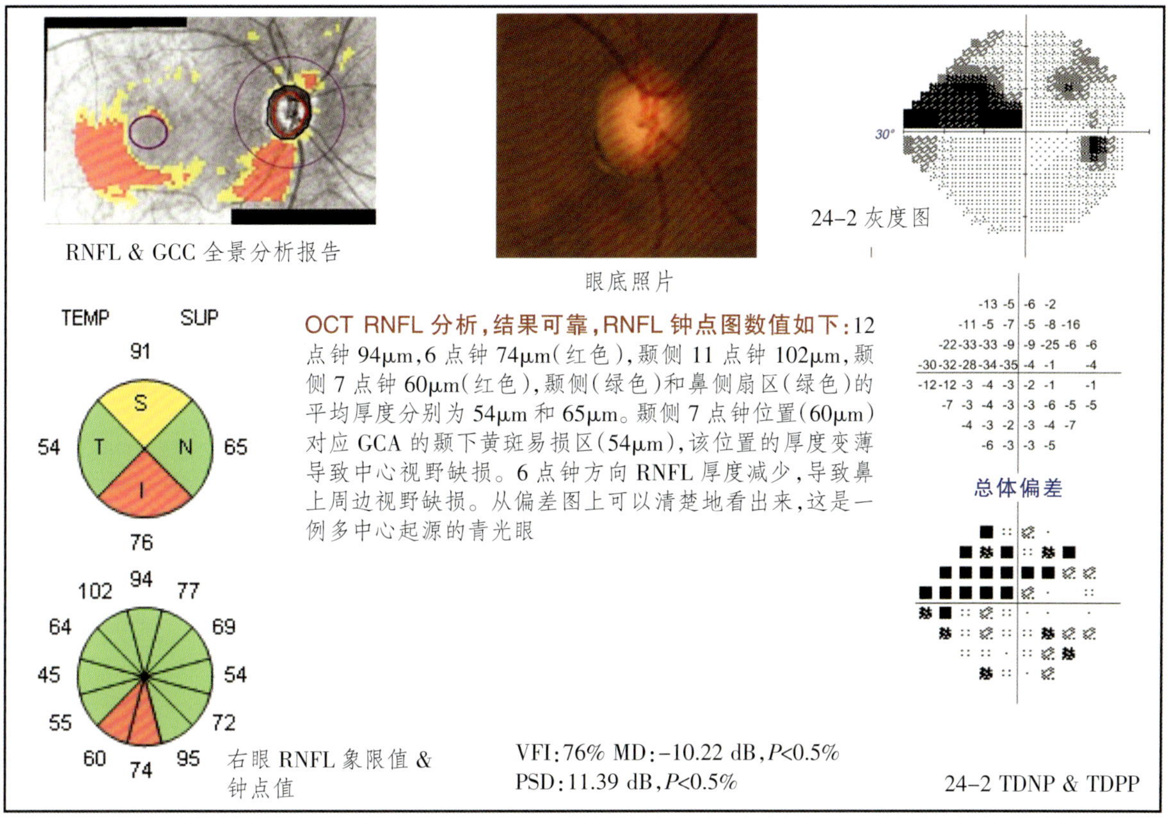
RNFL & GCC 全景分析报告
眼底照片
24-2 灰度图
30°
TEMP
SUP
91
S
T
N
I
54
65
76
OCT RNFL 分析，结果可靠，RNFL 钟点图数值如下：12 点钟 94μm，6 点钟 74μm（红色），颞侧 11 点钟 102μm，颞侧 7 点钟 60μm（红色），颞侧（绿色）和鼻侧扇区（绿色）的平均厚度分别为 54μm 和 65μm。颞侧 7 点钟位置（60μm）对应 GCA 的颞下黄斑易损区（54μm），该位置的厚度变薄导致中心视野缺损。6 点钟方向 RNFL 厚度减少，导致鼻上周边视野缺损。从偏差图上可以清楚地看出来，这是一例多中心起源的青光眼
总体偏差
102
94
77
64
69
45
54
55
72
60
74
95
右眼 RNFL 象限值 & 钟点值
VFI：76% MD：-10.22 dB，P<0.5%
PSD：11.39 dB，P<0.5%
24-2 TDNP & TDPP

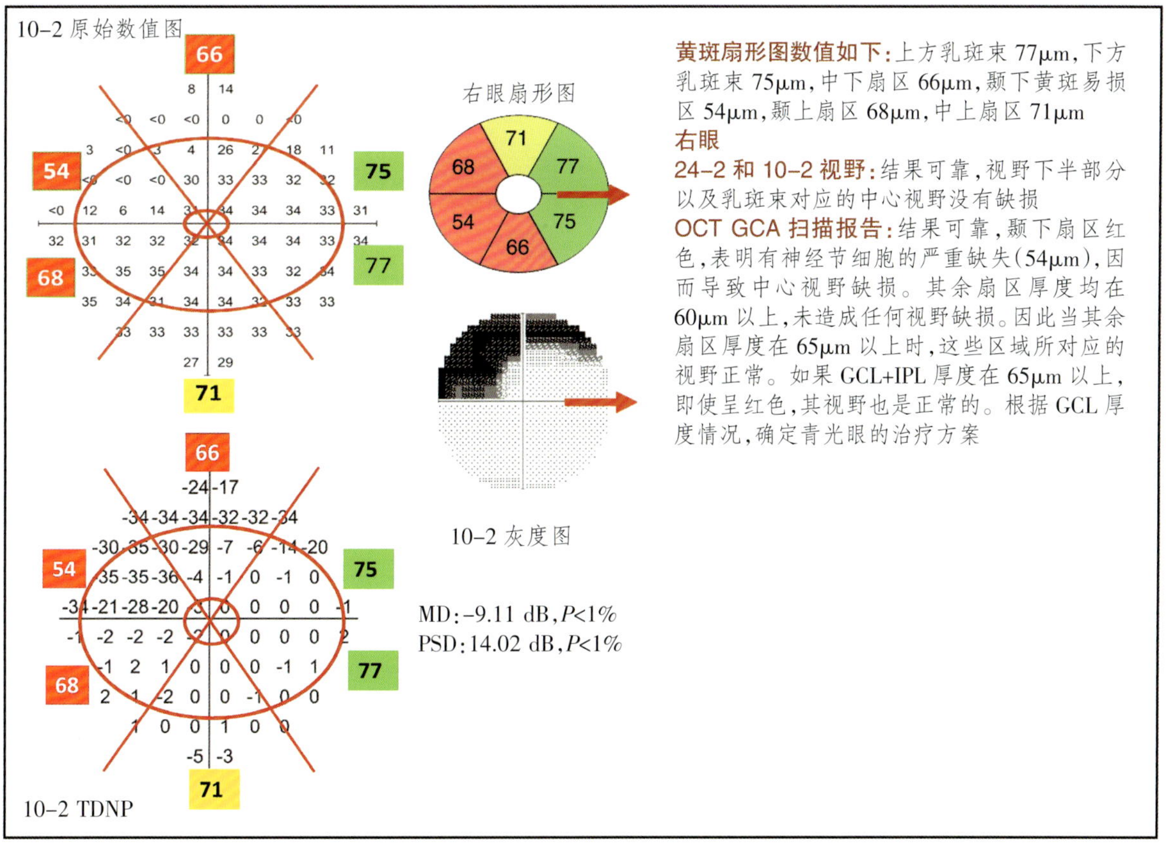
10-2 原始数值图
66
54
75
68
77
71
右眼扇形图
71
68
77
54
75
66
黄斑扇形图数值如下：上方乳斑束 77μm，下方乳斑束 75μm，中下扇区 66μm，颞下黄斑易损区 54μm，颞上扇区 68μm，中上扇区 71μm
右眼
24-2 和 10-2 视野：结果可靠，视野下半部分以及乳斑束对应的中心视野没有缺损
OCT GCA 扫描报告：结果可靠，颞下扇区红色，表明有神经节细胞的严重缺失（54μm），因而导致中心视野缺损。其余扇区厚度均在 60μm 以上，未造成任何视野缺损。因此当其余扇区厚度在 65μm 以上时，这些区域所对应的视野正常。如果 GCL+IPL 厚度在 65μm 以上，即使呈红色，其视野也是正常的。根据 GCL 厚度情况，确定青光眼的治疗方案
10-2 灰度图
MD：-9.11 dB，P<1%
PSD：14.02 dB，P<1%
10-2 TDNP

图 9.34

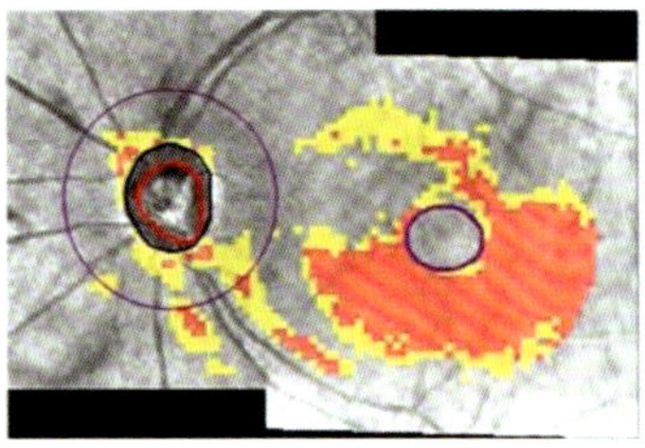

RNFL & GCC 全景分析报告

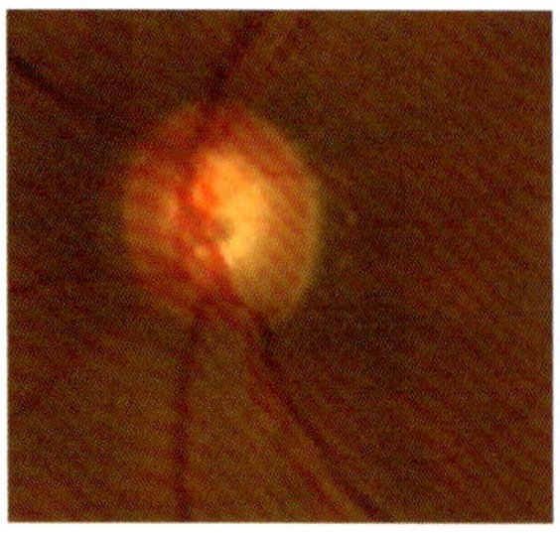

眼底照片

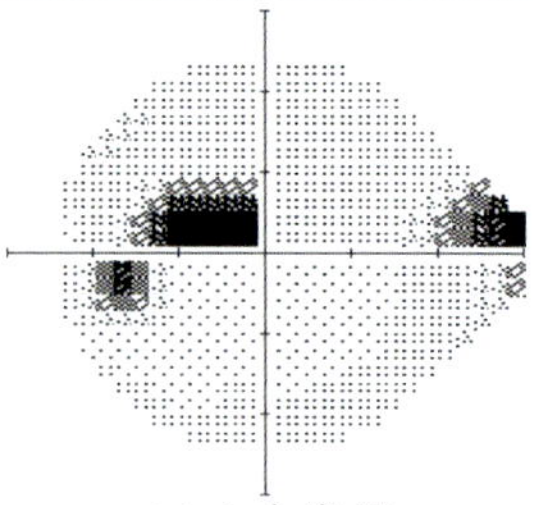

24–2 灰度图

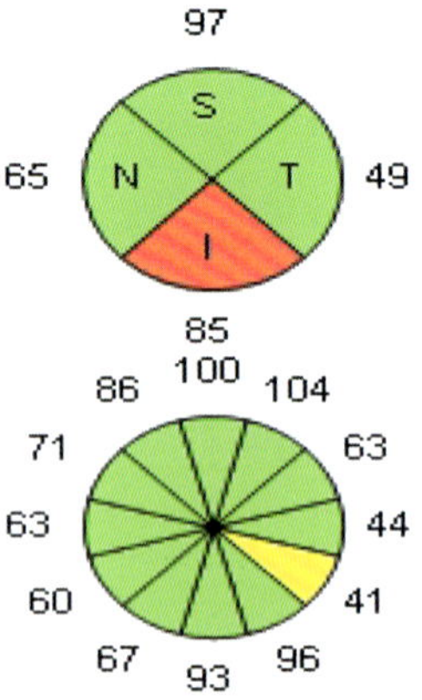

左眼 RNFL 象限值 & 钟点值

OCT RNFL 分析，结果可靠，RNFL 钟点图数值如下：12 点钟 100μm，6 点钟 93μm，颞侧 1 点钟 104μm，颞侧 5 点钟 96μm，颞侧（绿色）和鼻侧扇区（绿色）的平均厚度分别 49μm 和 65μm

6 点钟方向的 RNFL 厚度为 85μm，对应 24–2 鼻上周边相对视野缺损。GC 中颞下扇区（56μm）和中下扇区（51μm），分别对应 RNFL 中 3 点钟（44μm）和 4 点钟（41μm），这两个区域厚度的减少，造成中心视野缺损

VFI：81% MD：–6.45 dB，*P*<0.5%
PSD：8.60 dB，*P*<0.5%

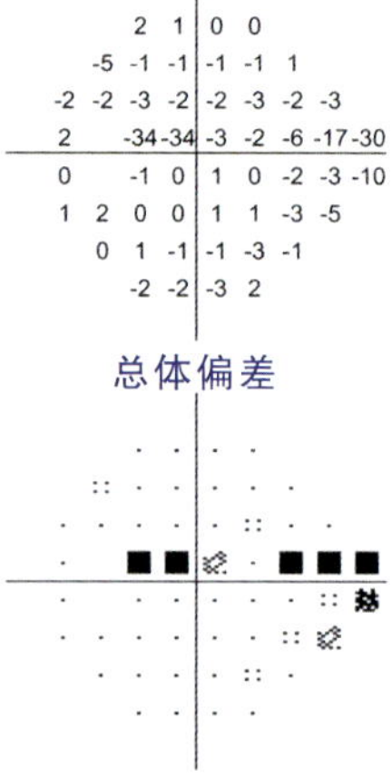

24–2 TDNP & TDPP

10–2 原始数值图

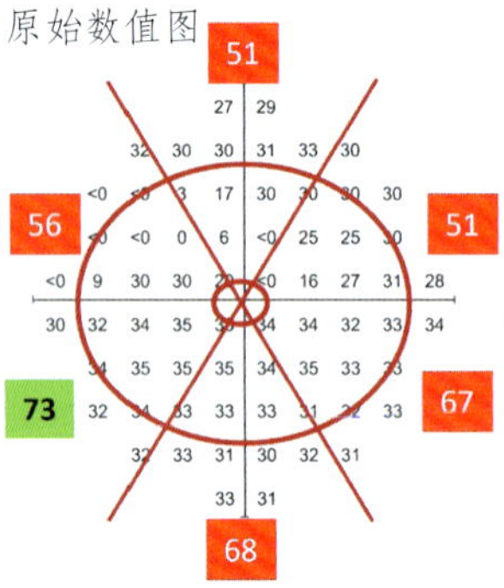

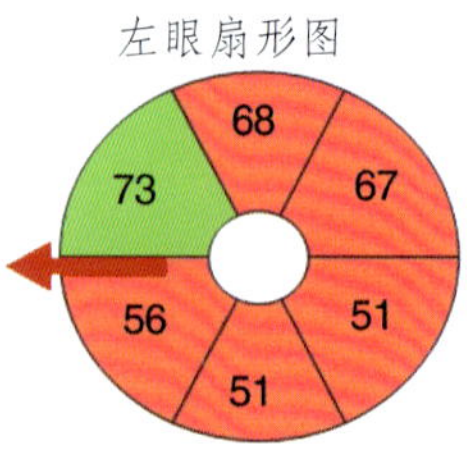

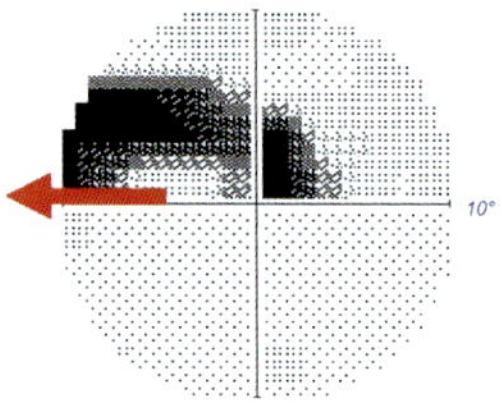

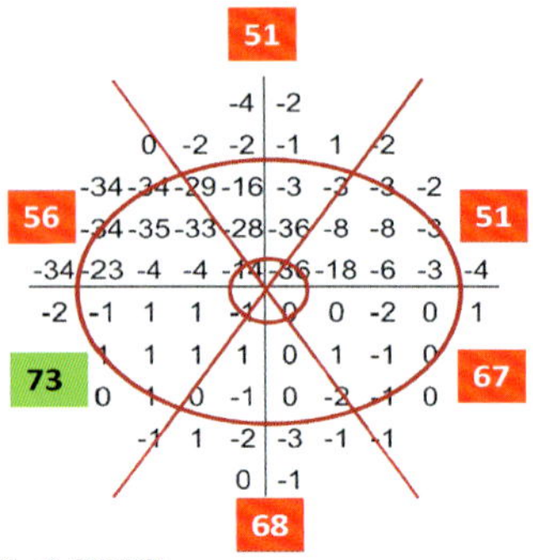

MD：–6.83 dB，*P*<1%
PSD：11.99 dB，*P*<1%

10–2 TDNP

受累最严重的区域是 GC 中颞下黄斑易损区和中下扇区，两者厚度均为 51μm。上方三个扇区度都在 65μm 以上，下方乳斑束区厚度为 56μm，因此这些区域所对应的视野均正常

左眼

24–2 和 10–2 视野：结果可靠，视野下半部分以及乳斑束对应的中心视野没有缺损

OCT GCA 扫描报告：结果可靠，除上方乳斑束区域（73μm，绿色）外，所有区域为红色，表明有神经节细胞的缺失。10–2 视野的下半部分正常，提示光敏度正常，这时还需要注意 10–2 视野下半部分所对应的 GCL+IPL 厚度——上方乳斑束（73μm，绿色）、中上扇区（68μm，红色）和颞上扇区（67μm，红色）。GCL+IPL 厚度在 68μm 左右时，因 P<1%，所以为红色。GCL+IPL 厚度减少到 60μm 之前，视野无改变。厚度一旦降至 55μm 以下，光敏度会显著下降；视网膜神经节细胞平均厚度 45μm 左右时，视野会出现绝对暗点

图 9.35

例 8

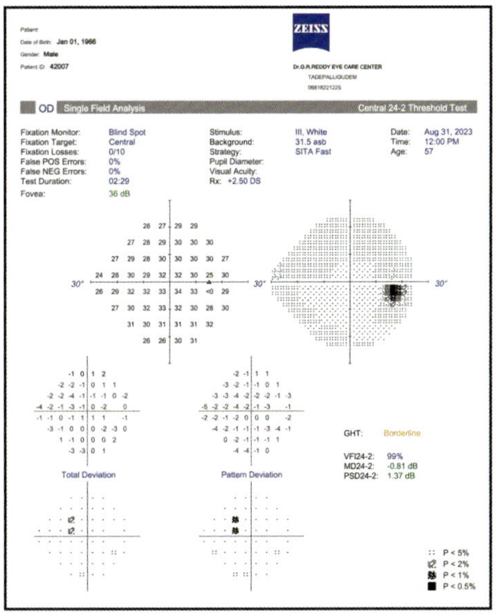

右眼 24–2 视野
假阳性率：0%
假阴性率：0%
固视丢失率：0/10

左眼 24–2 视野
假阳性率：0%
假阴性率：8%
固视丢失率：1/13

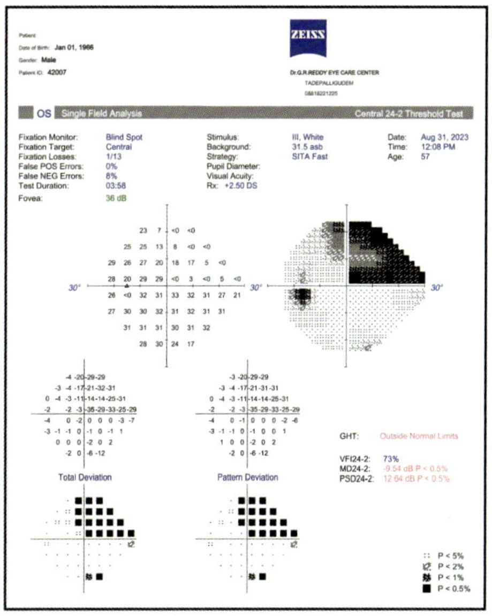

仔细分析左眼检查结果，会发现视野缺损由两个局部暗点组成。从左眼的 OCT 偏差图上可以清楚地看出，一个视野暗点从中心开始，另一个从周边开始

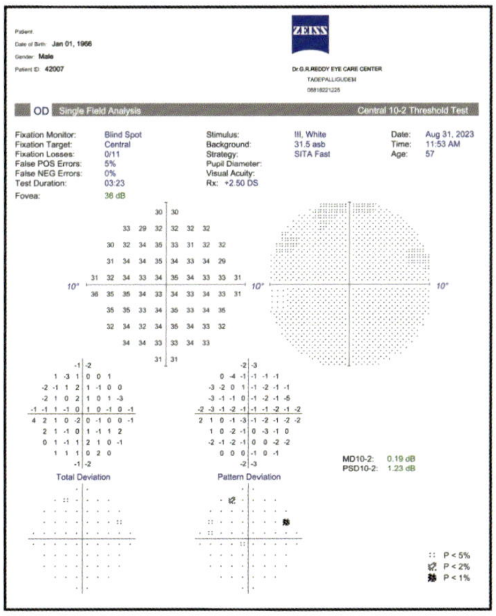

右眼 10–2 视野
假阳性率：5%
假阴性率：0%
固视丢失率：0/11

左眼 10–2 视野
假阳性率：3%
假阴性率：0%
固视丢失率：0/14

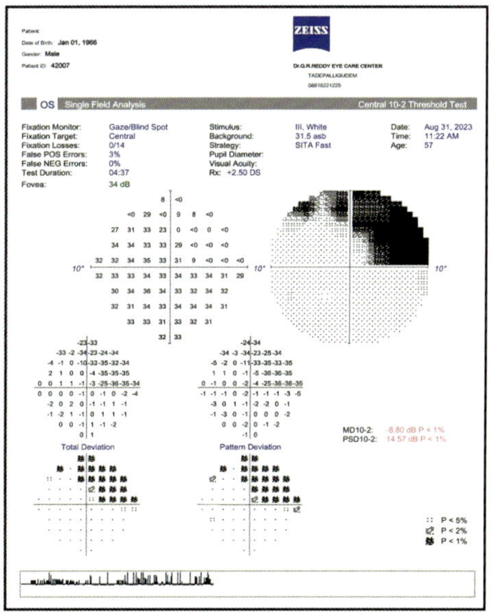

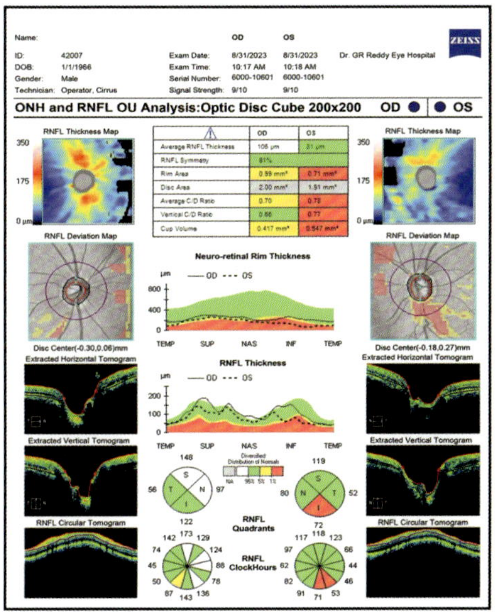

RNFL 信号强度
9/10 9/10

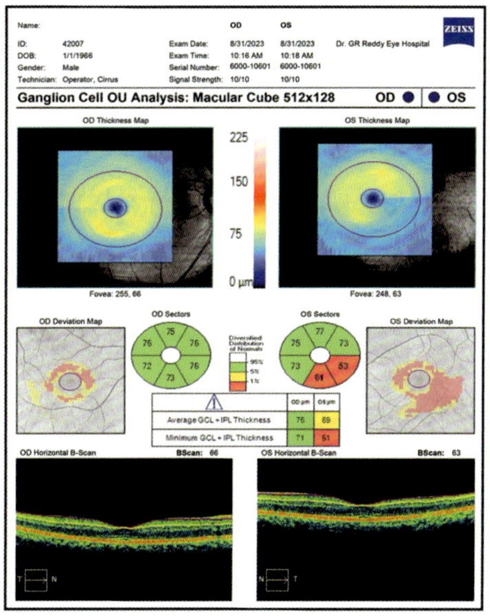

GCA 信号强度
10/10 10/10

图 9.36

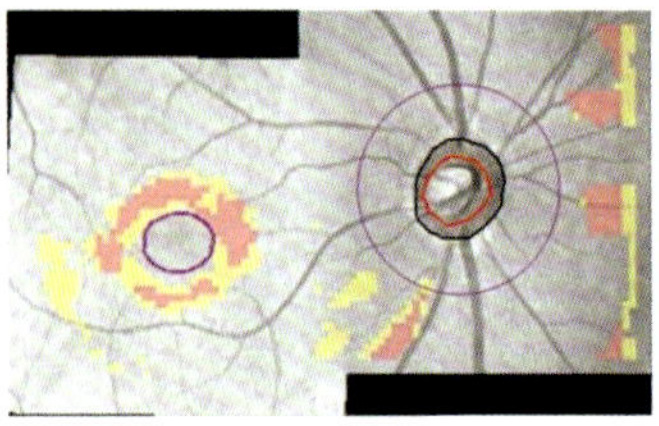

RNFL & GCC 全景分析报告

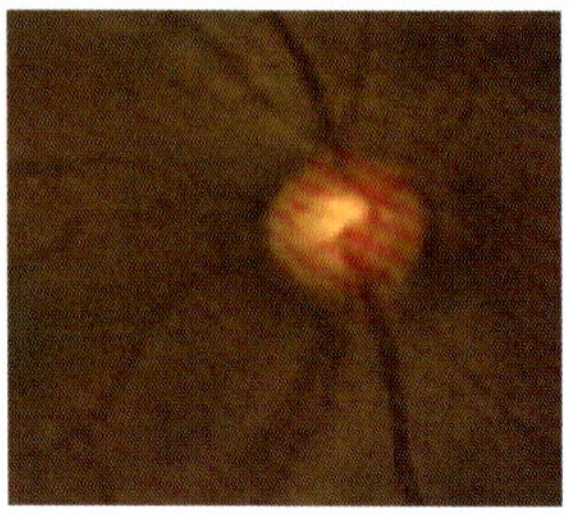

眼底照片

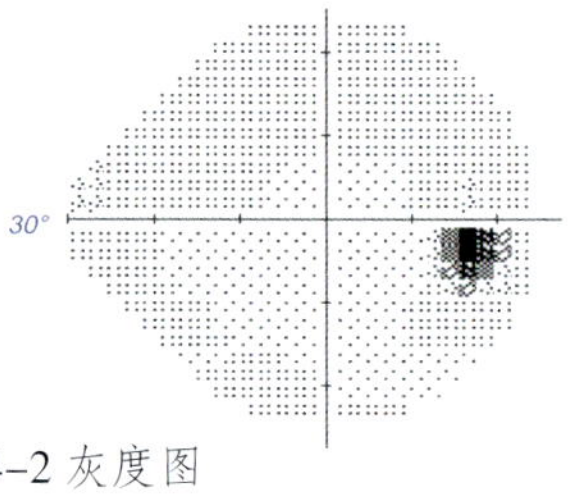

24–2 灰度图

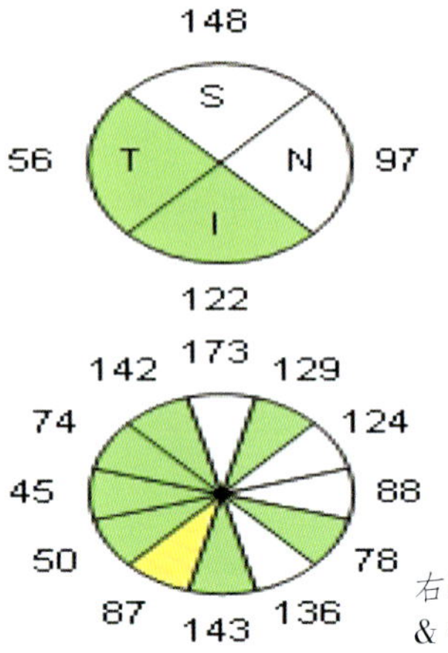

OCT RNFL 分析，结果可靠，RNFL 钟点图数值如下：12 点钟 173μm，6 点钟 143μm，颞侧 11 点钟 142μm，颞侧 7 点钟 87μm

颞侧（绿色）和鼻侧扇区（白色）的平均厚度分别为 56μm 和 97μm

右眼 RNFL 象限值 & 钟点值

VFI：99% MD：-0.81 dB
PSD：1.37 dB

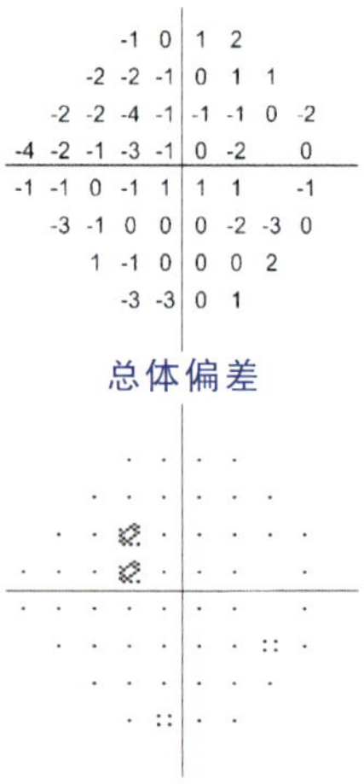

24–2 TDNP & TDPP

10–2 原始数值图

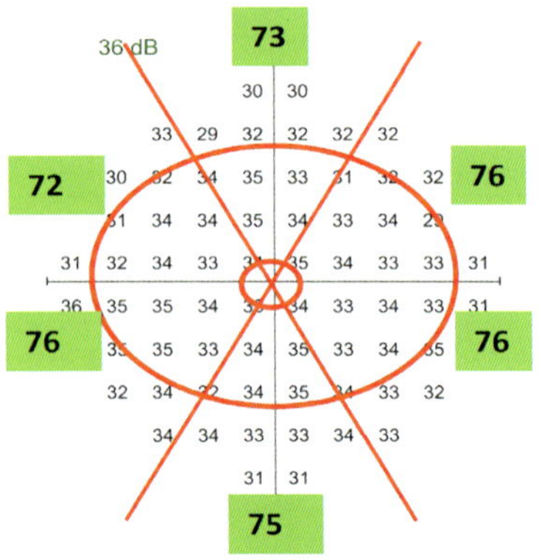

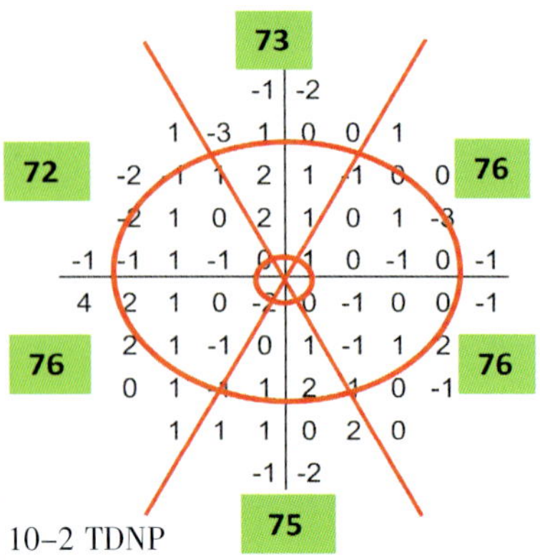

10–2 TDNP

右眼扇形图

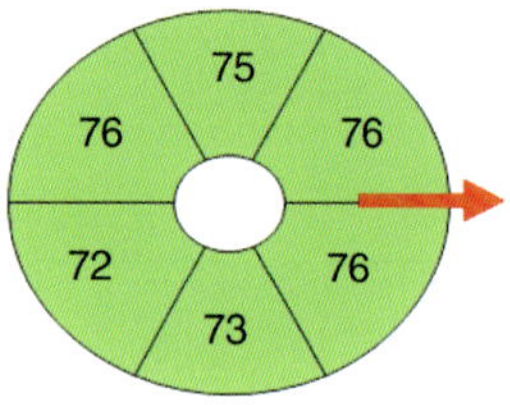

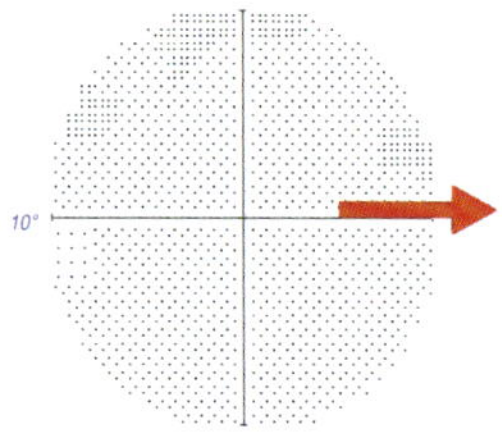

10–2 灰度图

MD：0.19 dB
PSD：1.23 dB

黄斑扇形图数值如下：上方乳斑束 76μm，下方乳斑束 76μm，中下扇区 73μm，颞下黄斑易损区 72μm，颞上扇区 76μm，中上扇区 75μm。该眼处于视野前期，GCA 平均厚度为 75μm

上方 3 个区域平均厚度为 76μm，下方 3 个区域平均厚度 74μm
上下两部分厚度相差 2μm

始终要根据 GCA 厚度值来设定目标眼压。本病例中，颞下黄斑易损区神经节细胞开始丢失，厚度为 72μm，对应 RNFL 钟点值中颞下 7 点钟位置（87μm）

图 9.37

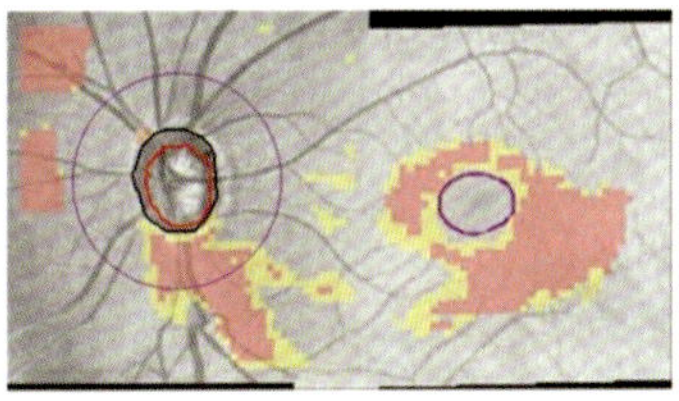

RNFL & GCC 全景分析报告

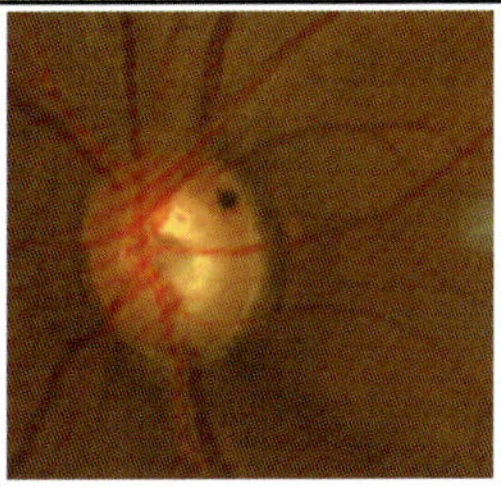

眼底照片

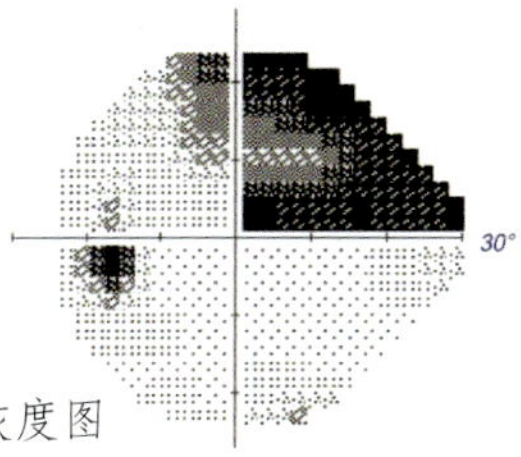

24–2 灰度图

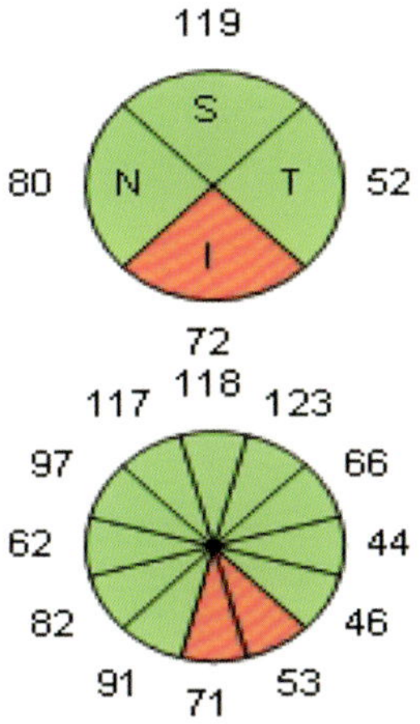

左眼 RNFL 象限值 & 钟点值

OCT RNFL 分析，结果可靠，RNFL 钟点图数值如下： 12 点钟 118μm，6 点钟 53μm，颞侧 1 点钟和颞侧 5 点钟厚度分别 123μm 和 53μm。颞侧（绿色）和鼻侧扇区（绿色）的平均厚度分别为 52μm 和 80μm

6 点钟方向的厚度减少，导致周边视野缺损。颞侧 5 点钟位置对应于 GCA 的颞下黄斑易损区（53μm），该位置的厚度变薄导致中心视野缺损

VFI：73%　MD：−9.54 dB，*P*<0.5%

PSD：12.64 dB，*P*<0.5%

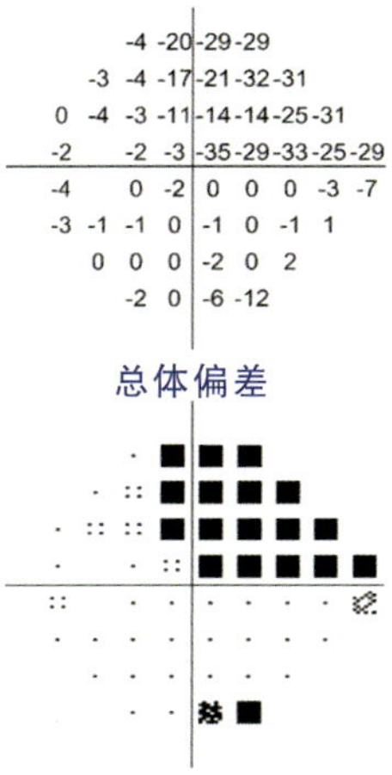

24–2 TDNP & TDPP

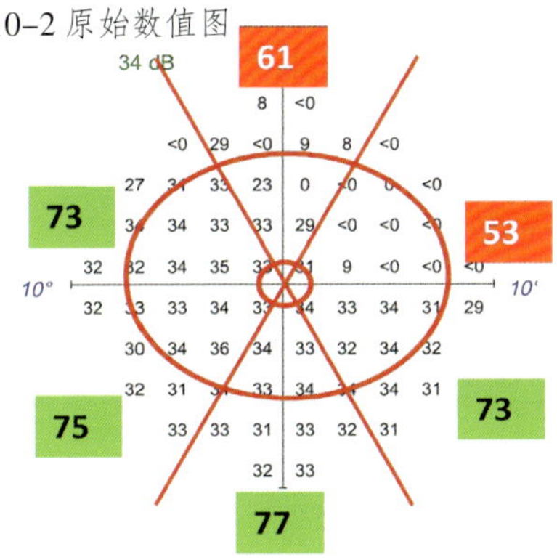

10–2 原始数值图

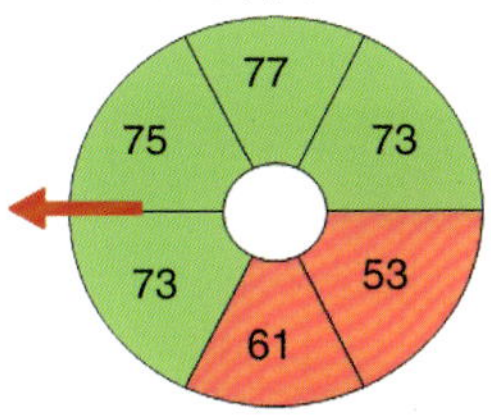

左眼扇形图

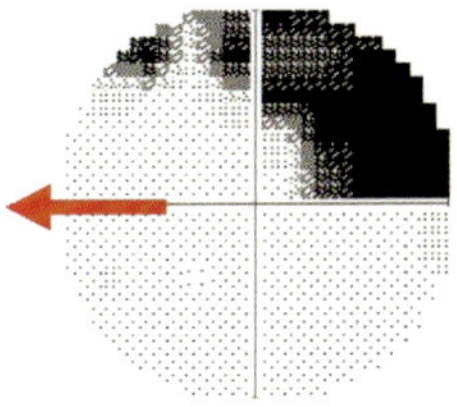

10–2 灰度图

MD：−8.80 dB，*P*<1%

PSD：14.57 dB，*P*<1%

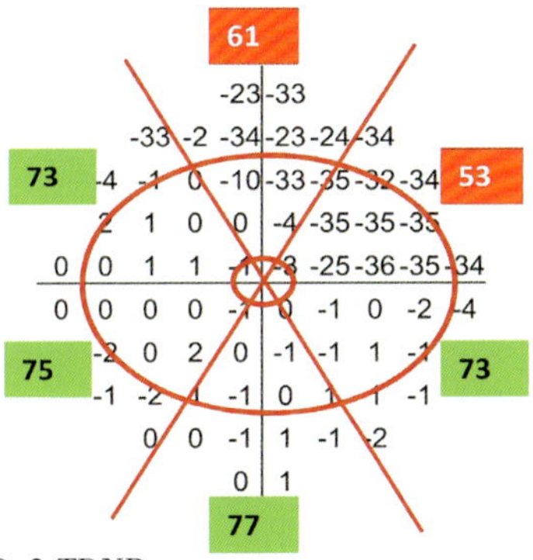

10–2 TDNP

黄斑扇形图数值如下： 上方乳斑束 75μm，下方乳斑束 73μm，中下扇区 61μm，颞下黄斑易损区 53μm，颞上扇区 73μm，中上扇区 77μm

左眼

24–2 和 10–2 视野： 结果可靠，视野下半部分以及乳斑束对应的中心视野没有缺损

OCT GCA 扫描报告： 结果可靠，红色区域神经节细胞缺失。中下扇区（61μm）虽为红色，但视野正常，而颞下黄斑易损区（53μm）对应的视野，则表现为绝对缺损

上方 3 个区域平均厚度为 75μm

下方 3 个区域平均厚度为 62μm

上下两部分间厚度相差 13μm

图 9.38

例 9

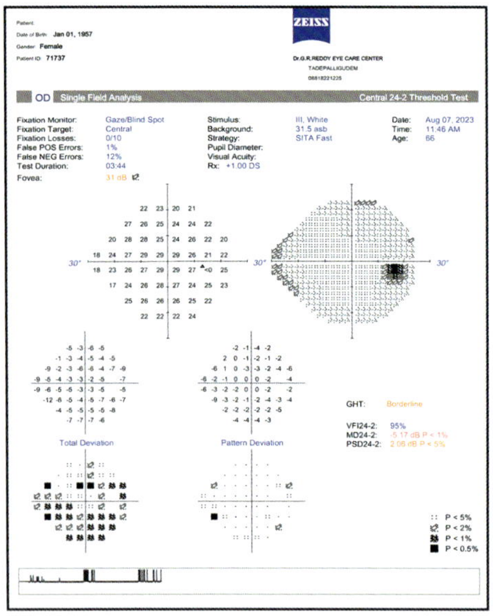

右眼 24-2 视野
假阳性率:1%
假阴性率:12%
固视丢失率:0/10

左眼 24-2 视野
假阳性率:0%
假阴性率:10%
固视丢失率:1/11

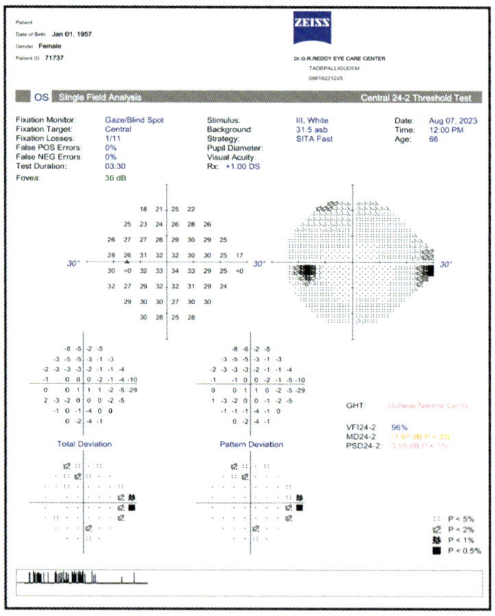

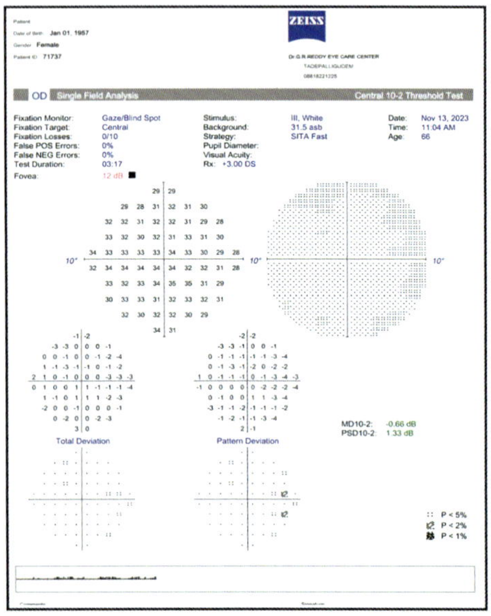

右眼 10-2 视野
假阳性率:0%
假阴性率:0%
固视丢失率:0/10

左眼 10-2 视野
假阳性率:0%
假阴性率:0%
固视丢失率:1/10

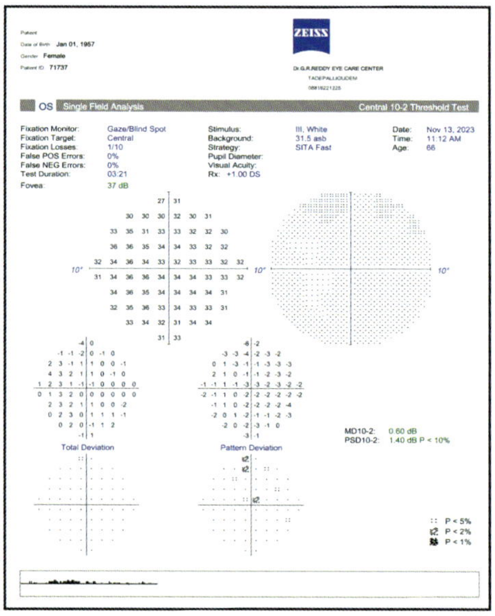

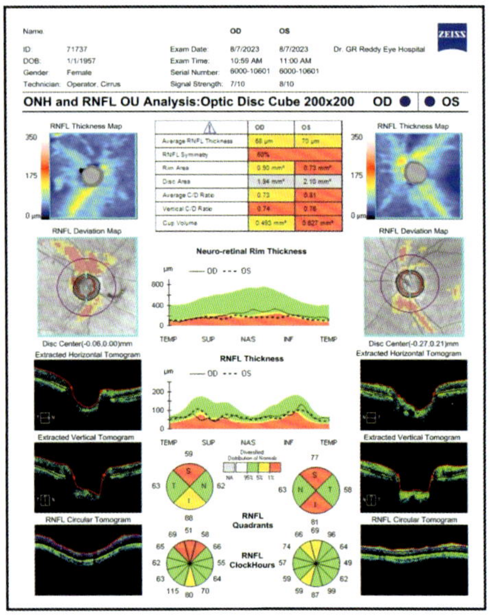

RNFL 信号强度
7/10 8/10

GCA 信号强度
8/10 9/10

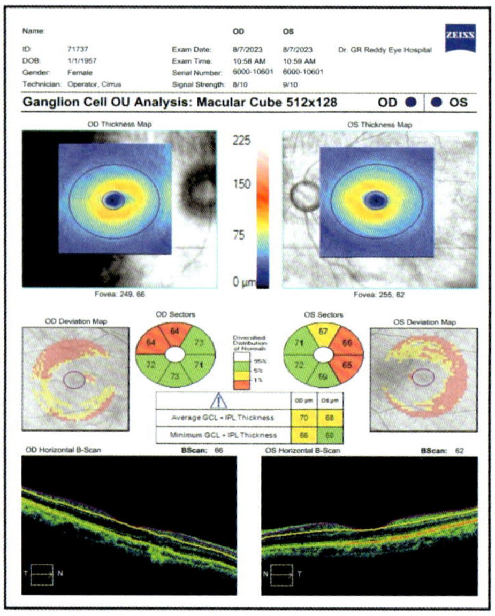

图 9.39

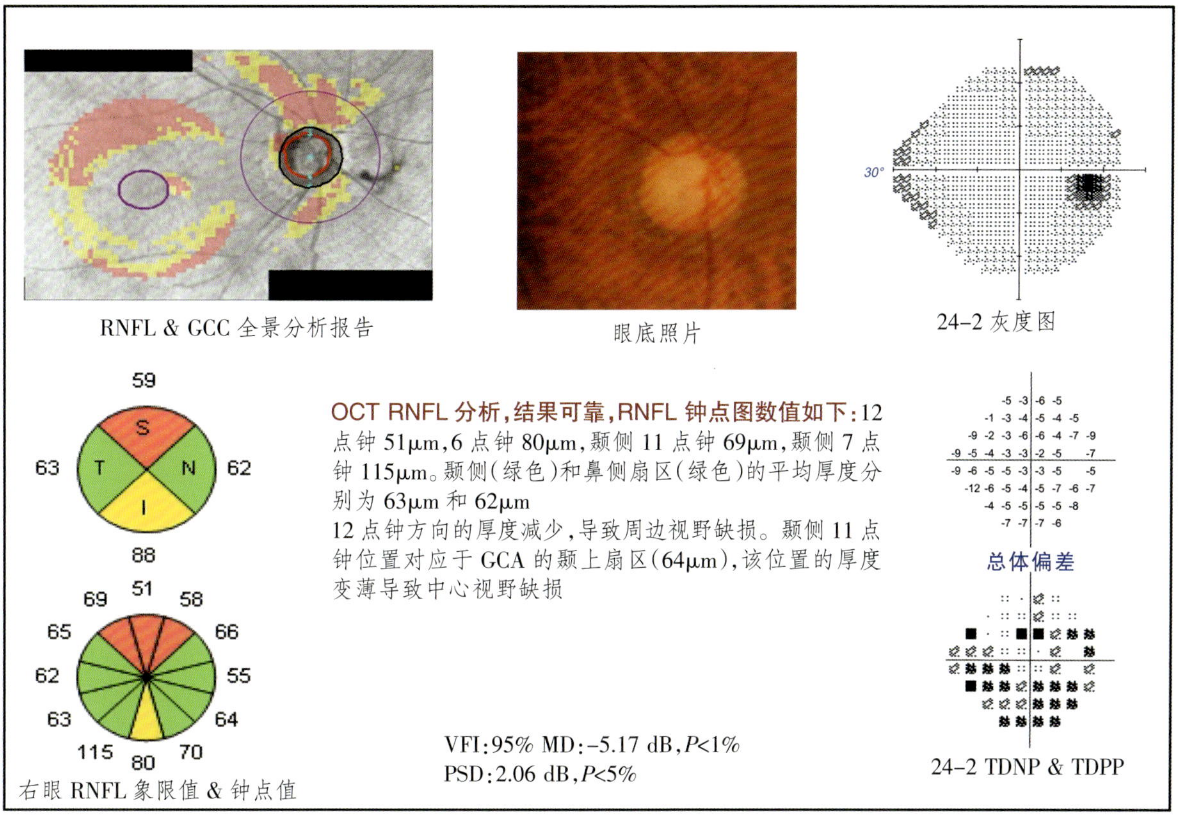
RNFL & GCC 全景分析报告
眼底照片
30°
24–2 灰度图
59
S
T
N
I
63
62
88
69
51
58
65
66
62
55
63
64
115
80
70
右眼 RNFL 象限值 & 钟点值
OCT RNFL 分析，结果可靠，RNFL 钟点图数值如下：12 点钟 51μm，6 点钟 80μm，颞侧 11 点钟 69μm，颞侧 7 点钟 115μm。颞侧（绿色）和鼻侧扇区（绿色）的平均厚度分别为 63μm 和 62μm
12 点钟方向的厚度减少，导致周边视野缺损。颞侧 11 点钟位置对应于 GCA 的颞上扇区（64μm），该位置的厚度变薄导致中心视野缺损
VFI：95% MD：−5.17 dB，P<1%
PSD：2.06 dB，P<5%
总体偏差
24–2 TDNP & TDPP

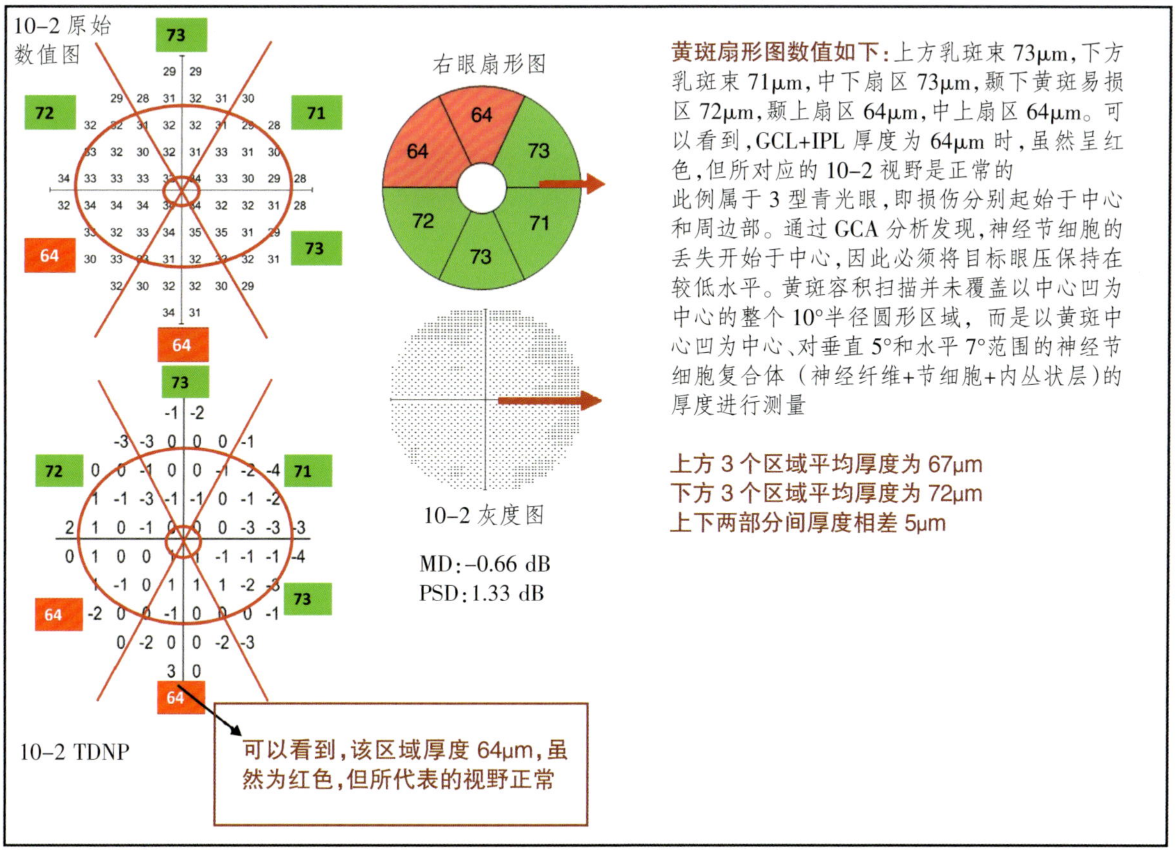
10–2 原始数值图
73
72
71
64
73
64
右眼扇形图
64
64
73
72
71
73
黄斑扇形图数值如下：上方乳斑束 73μm，下方乳斑束 71μm，中下扇区 73μm，颞下黄斑易损区 72μm，颞上扇区 64μm，中上扇区 64μm。可以看到，GCL+IPL 厚度为 64μm 时，虽然呈红色，但所对应的 10–2 视野是正常的
此例属于 3 型青光眼，即损伤分别起始于中心和周边部。通过 GCA 分析发现，神经节细胞的丢失开始于中心，因此必须将目标眼压保持在较低水平。黄斑容积扫描并未覆盖以中心凹为中心的整个 10°半径圆形区域，而是以黄斑中心凹为中心、对垂直 5°和水平 7°范围的神经节细胞复合体（神经纤维+节细胞+内丛状层）的厚度进行测量
10–2 灰度图
MD：−0.66 dB
PSD：1.33 dB
上方 3 个区域平均厚度为 67μm
下方 3 个区域平均厚度为 72μm
上下两部分间厚度相差 5μm
10–2 TDNP
可以看到，该区域厚度 64μm，虽然为红色，但所代表的视野正常

图 9.40

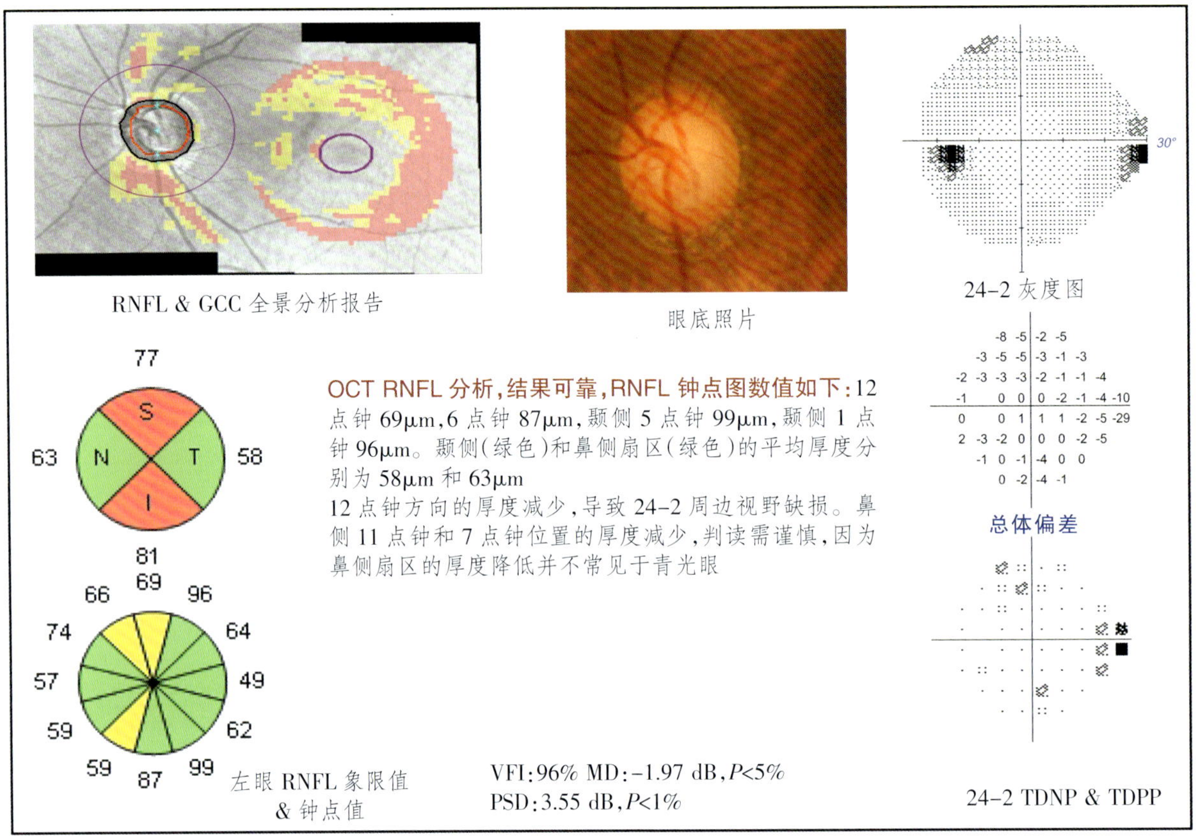

RNFL & GCC 全景分析报告
眼底照片
24–2 灰度图
30°
OCT RNFL 分析，结果可靠，RNFL 钟点图数值如下：12 点钟 69μm，6 点钟 87μm，颞侧 5 点钟 99μm，颞侧 1 点钟 96μm。颞侧（绿色）和鼻侧扇区（绿色）的平均厚度分别为 58μm 和 63μm
12 点钟方向的厚度减少，导致 24–2 周边视野缺损。鼻侧 11 点钟和 7 点钟位置的厚度减少，判读需谨慎，因为鼻侧扇区的厚度降低并不常见于青光眼
77
S
63
N
T
58
I
81
69
66
96
74
64
57
49
59
62
59
87
99
左眼 RNFL 象限值 & 钟点值
VFI：96% MD：–1.97 dB，P<5%
PSD：3.55 dB，P<1%
总体偏差
24–2 TDNP & TDPP

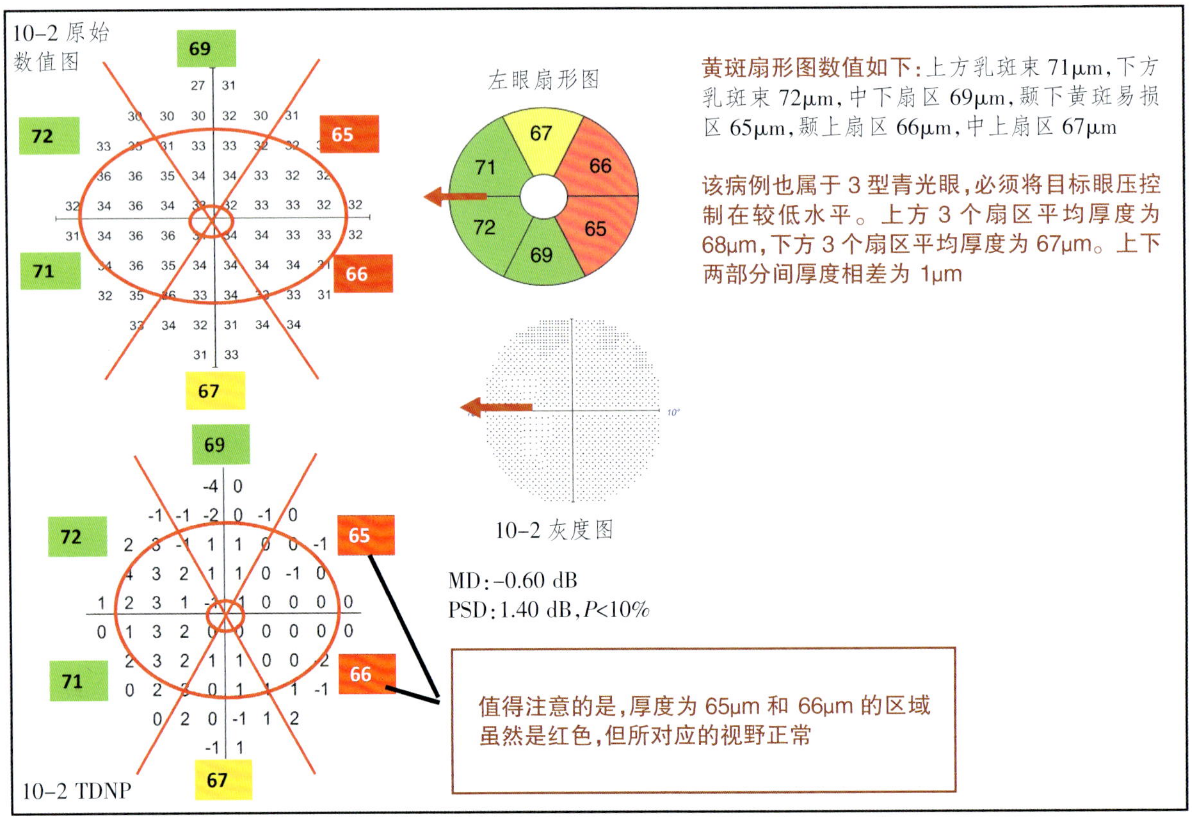

10–2 原始数值图
69
72
65
71
66
67
左眼扇形图
67
71
66
72
65
69
黄斑扇形图数值如下：上方乳斑束 71μm，下方乳斑束 72μm，中下扇区 69μm，颞下黄斑易损区 65μm，颞上扇区 66μm，中上扇区 67μm
该病例也属于 3 型青光眼，必须将目标眼压控制在较低水平。上方 3 个扇区平均厚度为 68μm，下方 3 个扇区平均厚度为 67μm。上下两部分间厚度相差为 1μm
10–2 灰度图
MD：–0.60 dB
PSD：1.40 dB，P<10%
值得注意的是，厚度为 65μm 和 66μm 的区域虽然是红色，但所对应的视野正常
10–2 TDNP

图 9.41

例 10

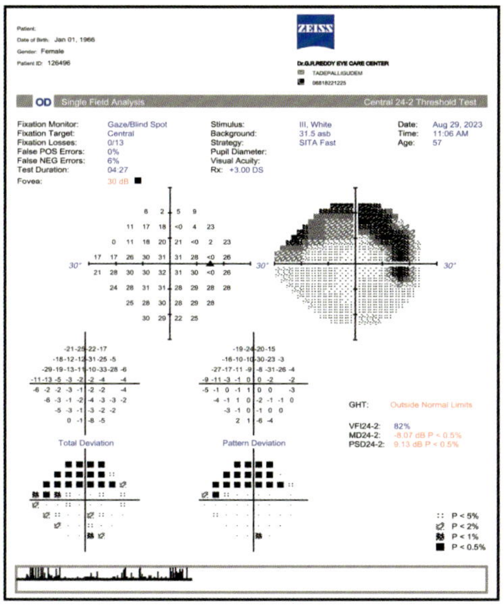

右眼 24-2 视野
假阳性率:0%
假阴性率:6%
固视丢失率:0/13

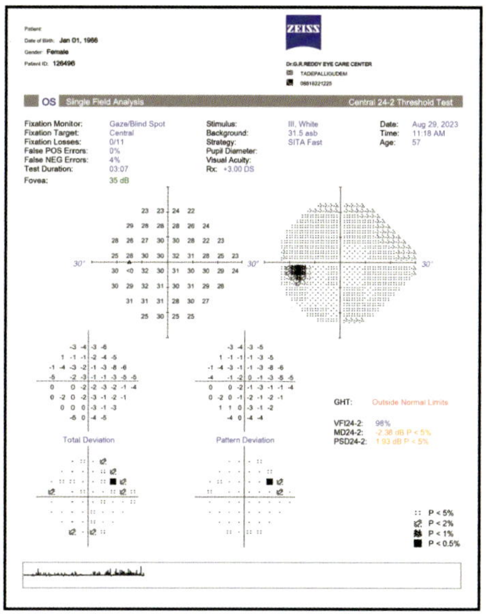

左眼 24-2 视野
假阳性率:0%
假阴性率:4%
固视丢失率:0/11

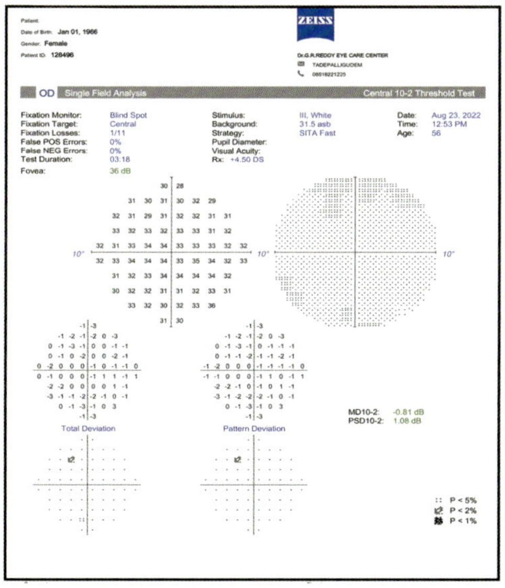

右眼 10-2 视野
假阳性率:0%
假阴性率:0%
固视丢失率:1/11

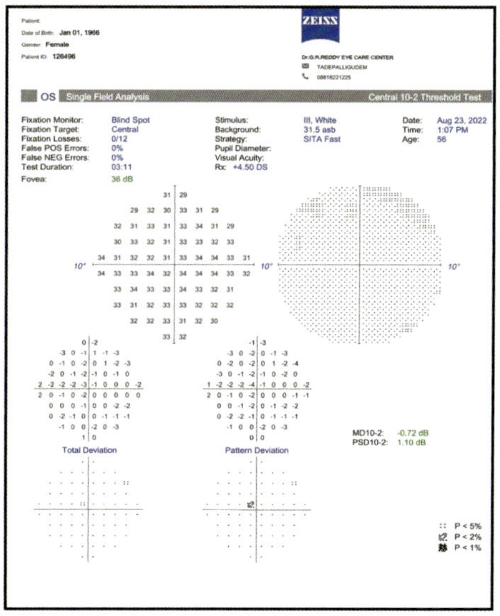

左眼 10-2 视野
假阳性率:0%
假阴性率:0%
固视丢失率:0/12

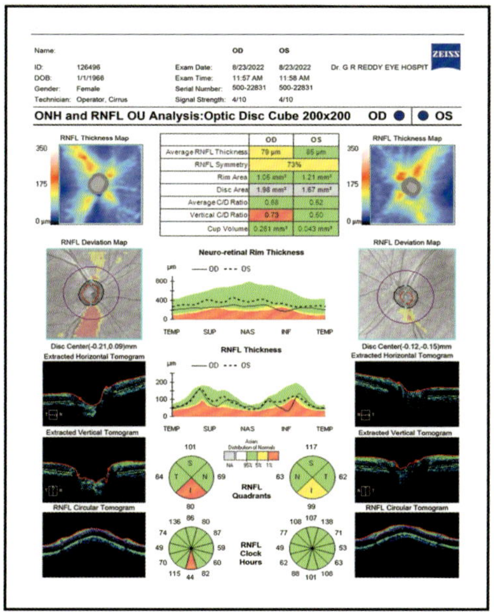

RNFL 信号强度
4/10 4/10

GCA 信号强度
5/10 5/10

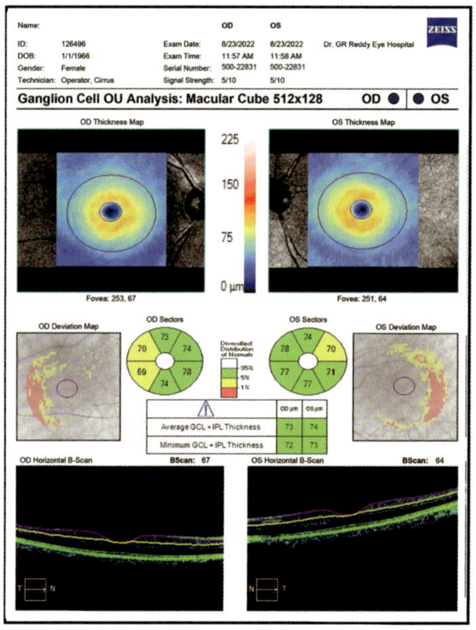

图 9.42

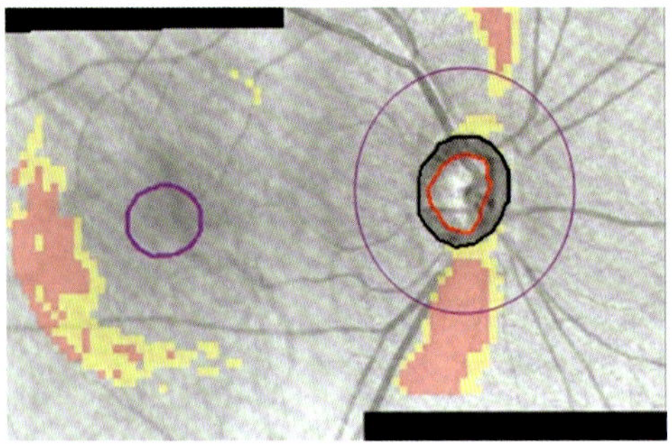

RNFL & GCC 全景分析报告

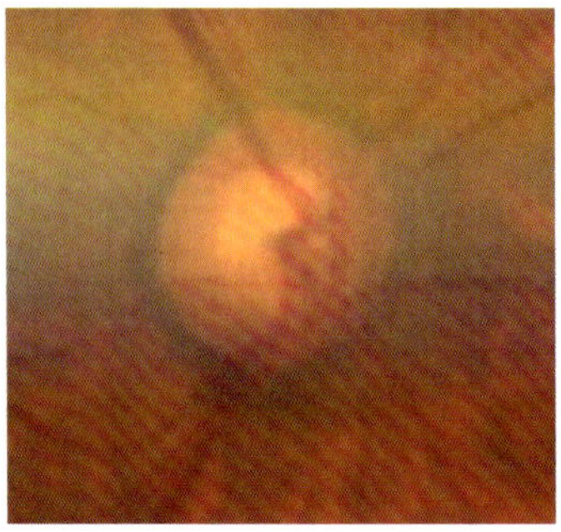

眼底照片

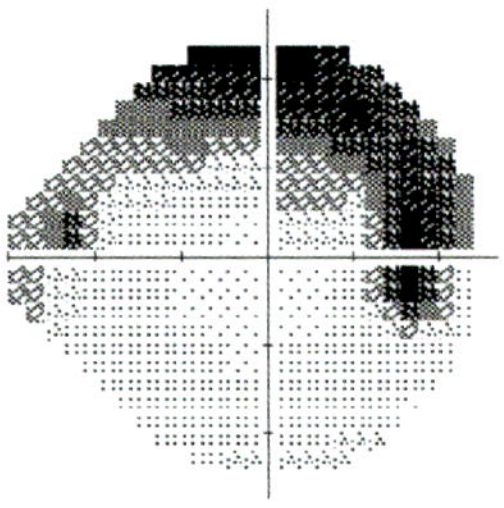

24–2 灰度图

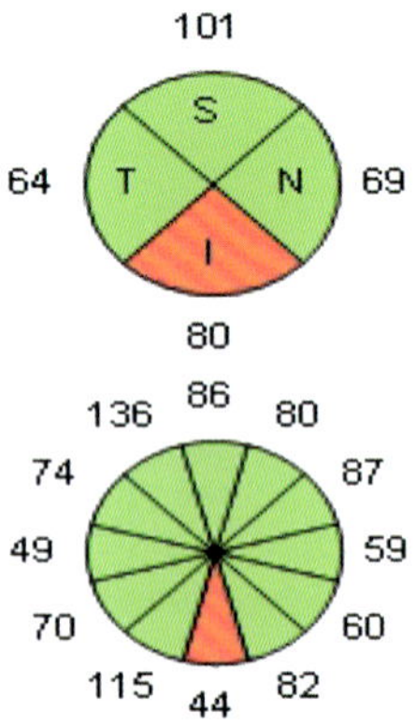

右眼 RNFL 象限值 & 钟点值

OCT RNFL 分析，结果可靠，RNFL 钟点图数值如下：12 点钟 86μm，6 点钟 44μm，颞侧 11 点钟 136μm，颞侧 7 点钟 115μm。颞侧（绿色）和鼻侧扇区（绿色）的平均厚度分别为 64μm 和 69μm。在 GCA 中，上方和下方孔斑束的厚度分别为 74μm 和 78μm

VFI：82% MD：–8.07 dB，$P<0.5\%$
PSD：9.13 dB，$P<0.5\%$

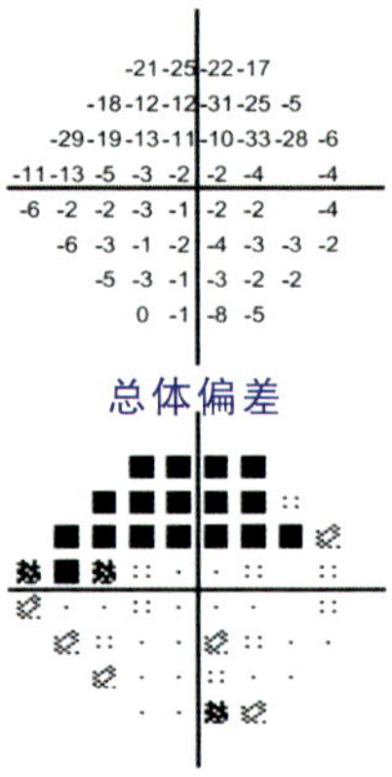

24–2 TDNP & TDPP

10–2 原始数值图

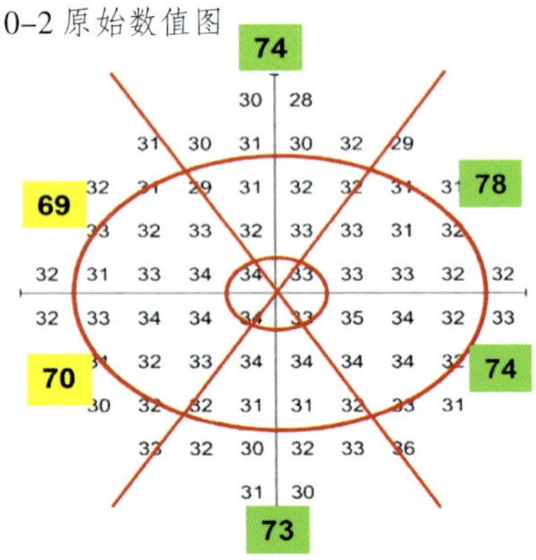

右眼扇形图

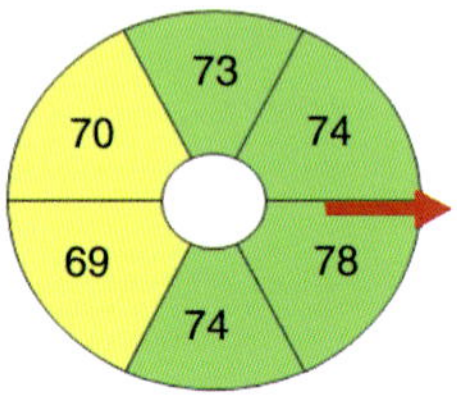

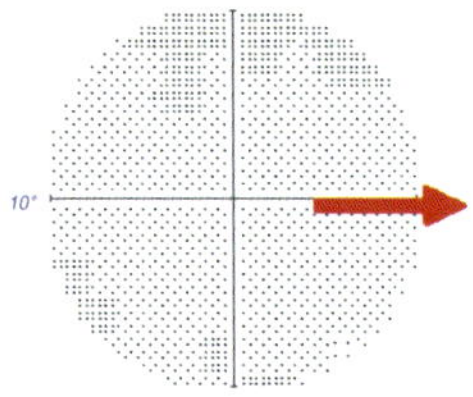

10–2 灰度图

MD：–0.81 dB
PSD：1.08 dB

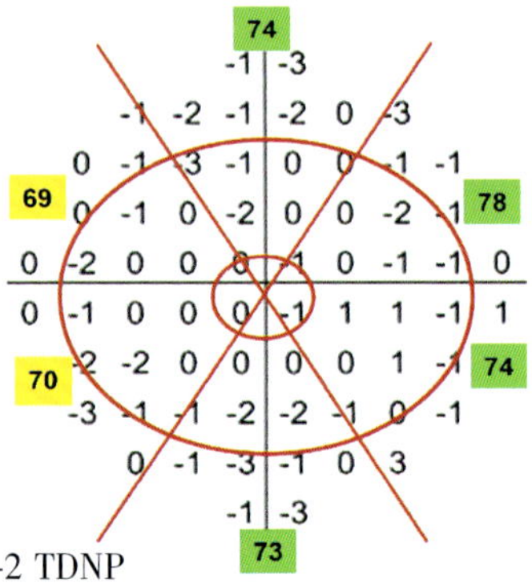

10–2 TDNP

黄斑扇形图数值如下：上方乳斑束 74μm，下方乳斑束 78μm，中下扇区 74μm，颞下部黄斑易损区 69μm，颞上扇区 70μm，中上扇区 73μm

右眼

24–2 和 10–2 视野：结果可靠，24–2 视野缺损主要位于周边部，表现为上方弓形暗点，而 10–2 视野正常

OCT GCA 扫描报告：结果可靠，颞下扇区黄斑易损区（69μm，黄色）和颞上扇区（70μm，黄色）神经节细胞有缺失。但是，GCL+IPL 厚度在 65μm 以上时，其功能不受影响（视野正常）

图 9.43

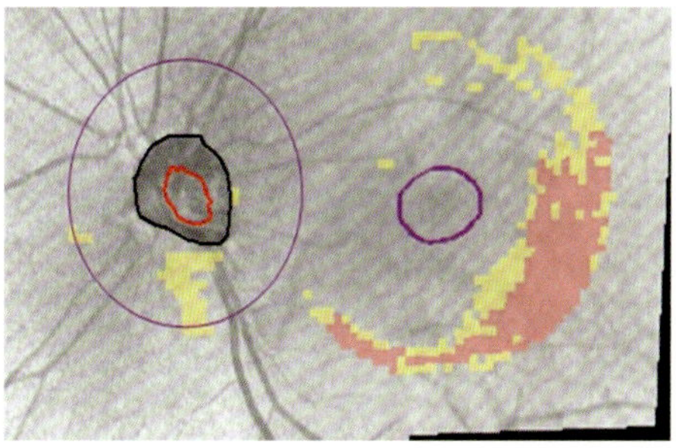

RNFL & GCC 全景分析报告

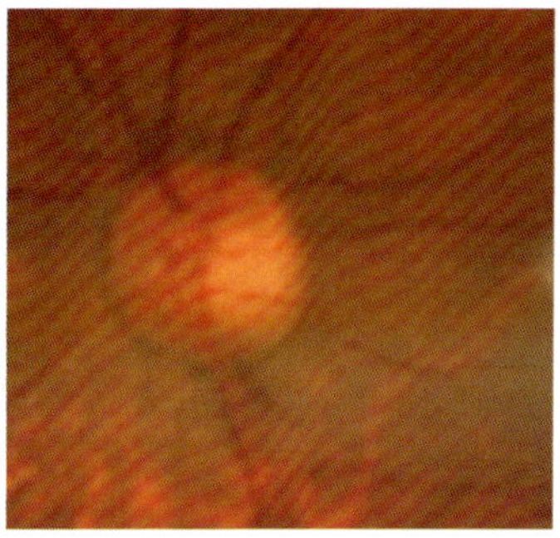

眼底照片

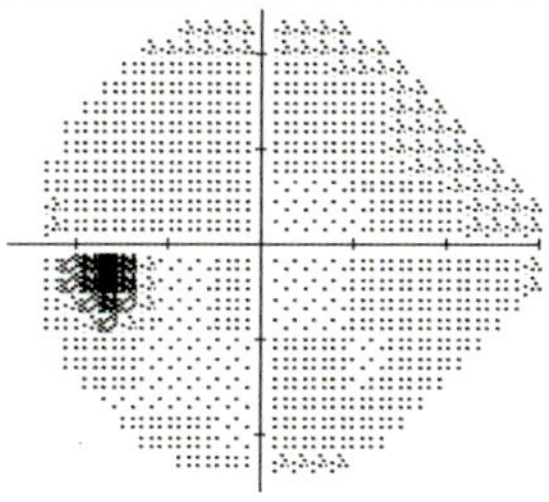

24-2 灰度图

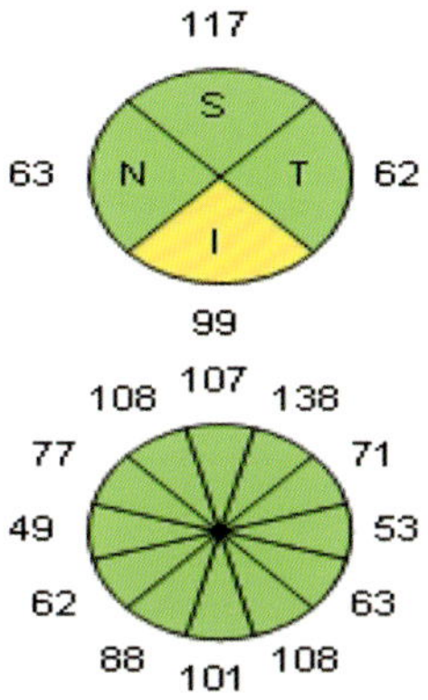

左眼 RNFL 象限值 & 钟点值

OCT RNFL 分析，结果可靠，RNFL 钟点图数值如下： 12 点钟 107μm，6 点钟 101μm，颞侧 1 点钟 138μm，颞侧 5 点钟 108μm

颞侧（绿色）和鼻侧扇区（绿色）的平均厚度分别为 62μm 和 63μm。在 GCA 中，上方和下方乳斑束的厚度分别为 78mμ 和 77μm

VFI：98% MD：−2.38 dB，$P<5\%$
PSD：1.93 dB，$P<5\%$

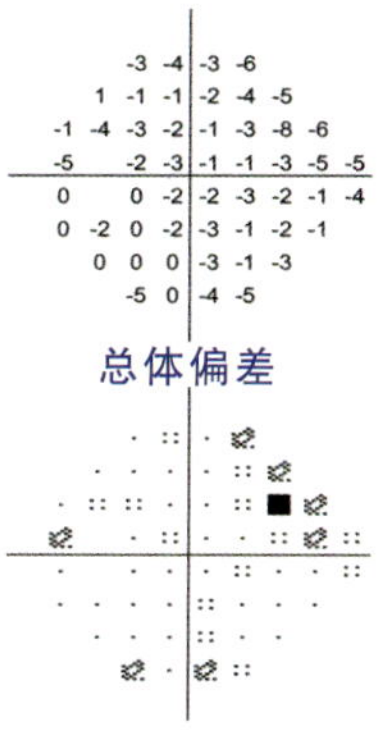

24-2 TDNP & TDPP

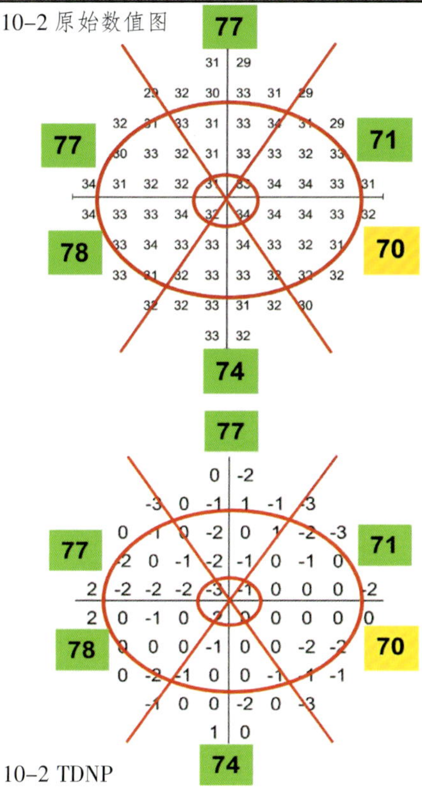

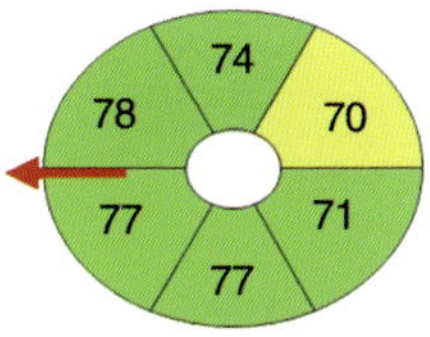

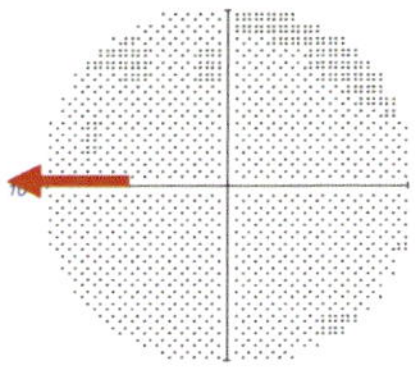

10-2 灰度图

MD：−0.72 dB
PSD：1.10 dB

黄斑扇形图数值如下： 上方乳斑束 78μm，下方乳斑束 77μm，中下扇区 77μm，颞下部黄斑易损区 71μm，颞上扇区 70μm，中上扇区 74μm

左眼

24-2 和 10-2 视野： 结果可靠，视野在正常范围内

OCT GCA 扫描报告： 结果可靠，颞上扇区 70μm（黄色），提示有神经节细胞缺失。临床上，应把黄色当作红色来看待，因为黄色所代表的数值范围很窄。厚度减少 5μm 时，黄色将转变为红色

上方 3 个区域平均厚度为 74μm
下方 3 个区域平均厚度为 75μm
上下两部分间厚度相差 1μm

图 9.44

第 10 章

OCT 在早期开角型青光眼中的应用

本章将介绍 7 例早期开角型青光眼病例，眼底照相有明确的青光眼征象，但是 24–2 视野中固视点周围 10°内的变化很小。如果遗漏了与青光眼有关的眼底征象，就很容易忽略掉 24–2 视野检查中的早期变化。本章将强调 10–2 视野检查、OCT–RNFL 和 OCT–GCA 的重要作用。

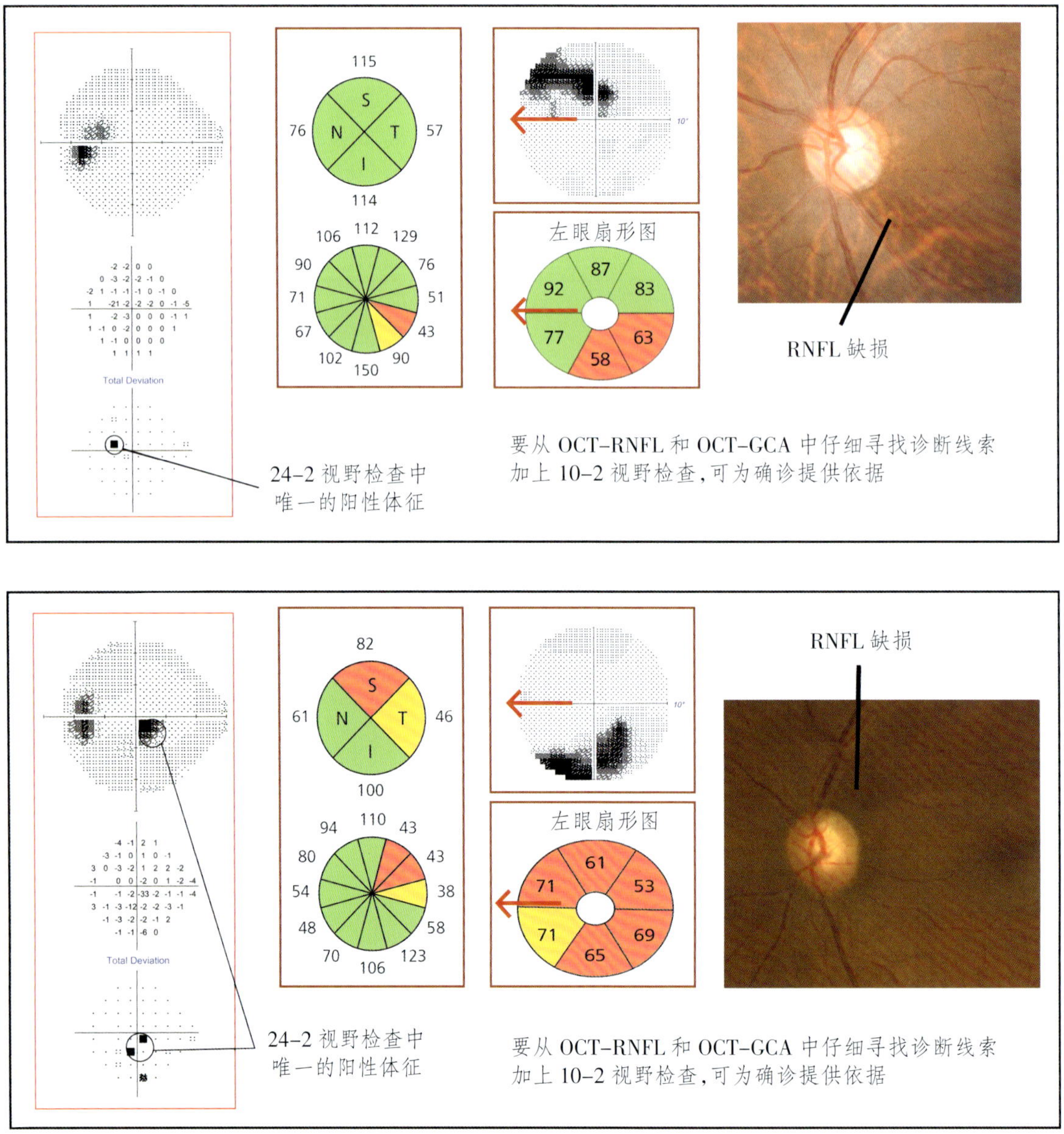

图 10.1

例 1

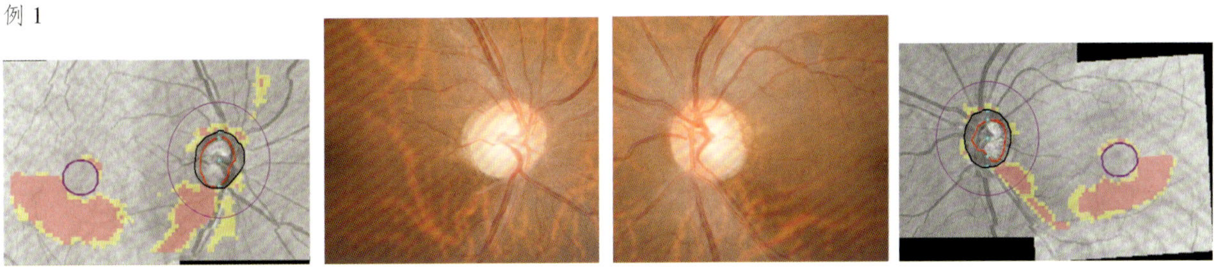

NTG 新确诊病例；CCT，右眼 492μm，左眼 491μm，双眼眼压均 14mmHg，使用 Travo-Z 治疗中

图 10.2

例 2

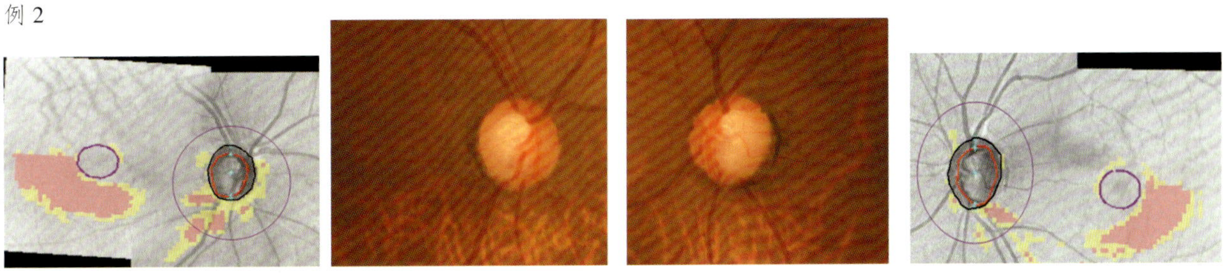

POAG 确诊病例。CCT；右眼 461μm，左眼 469μm。右眼眼压 17mmHg，左眼 16.5mmHg，双眼 Travatan 治疗，后加用 E/d Travo-Z 和 Dorzox，目前双眼眼压均为 13mmHg

图 10.3

例 3

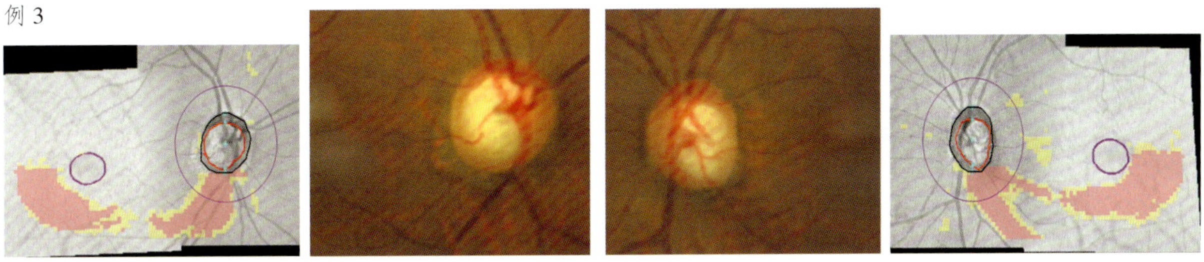

2021 年 9 月确诊的 POAG 病例，CCT：右眼 522μm，左眼 511μm。双眼 Symbrinza 和 Careprot 治疗，眼压均为 20mmHg。双眼后行白内障超声乳化吸除术。目前治疗同前，右眼眼压 18mmHg，左眼 16mmHg

图 10.4

例 4

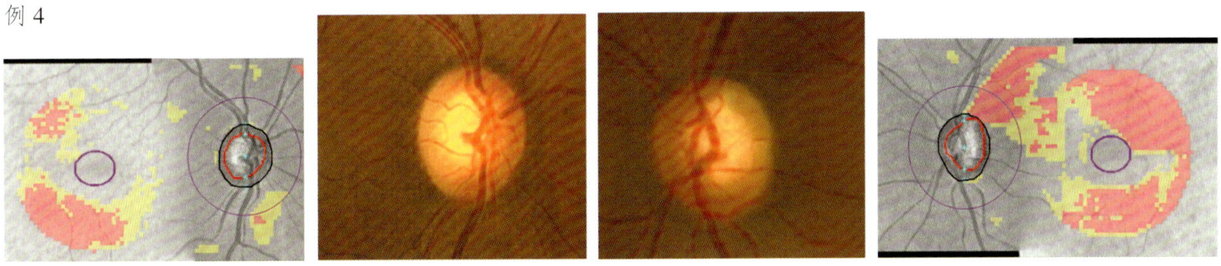

NTG 新确诊病例，CCT：右眼 472μm，左眼 491μm。右眼眼压 17.4mmHg，左眼 18mmHg。目前双眼 Travo-Z 和 Azopt 治疗中，右眼眼压 13.4mmHg，左眼 15mmHg

图 10.5

例 5

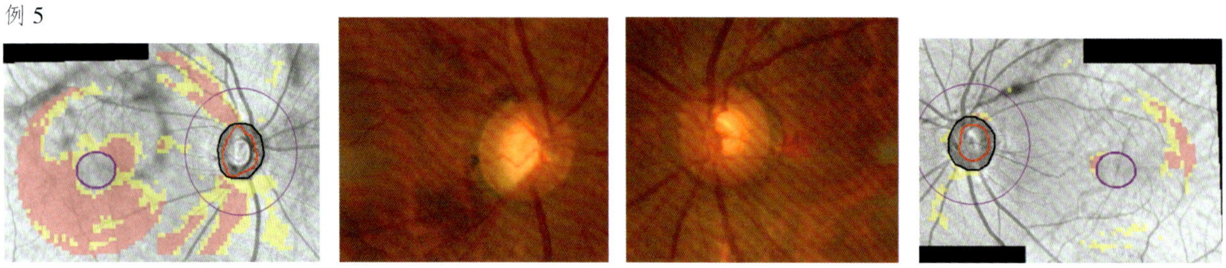

POAG 确诊病例,CCT:右眼 514μm,左眼 522μm。右眼眼压 16mmHg,左眼 13mmHg。双眼 Travo-Z 治疗,后加用 Dorzox-PF。目前右眼眼压 12mmHg,左眼 9.5mmHg

图 10.6

例 6

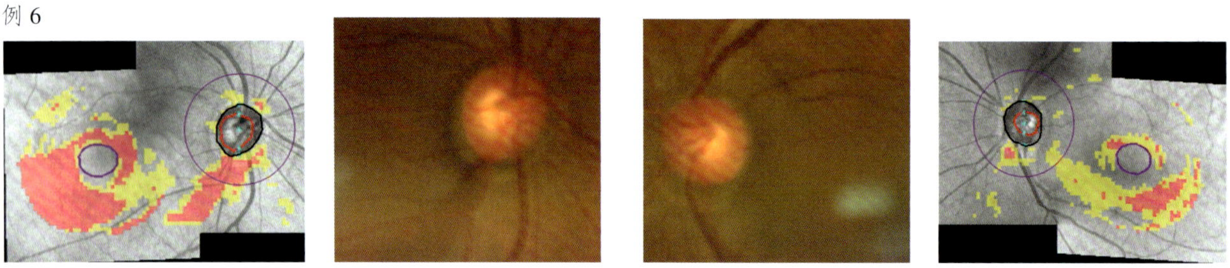

NTG 新确诊病例,视盘出血。CCT:右眼 480μm,左眼 491μm。右眼眼压 16.4mmHg,左眼 15mmHg。目前双眼 Betafree 治疗,右眼眼压 13.4mmHg,左眼 15mmHg。双眼均已行白内障超声乳化吸除术

图 10.7

例 7

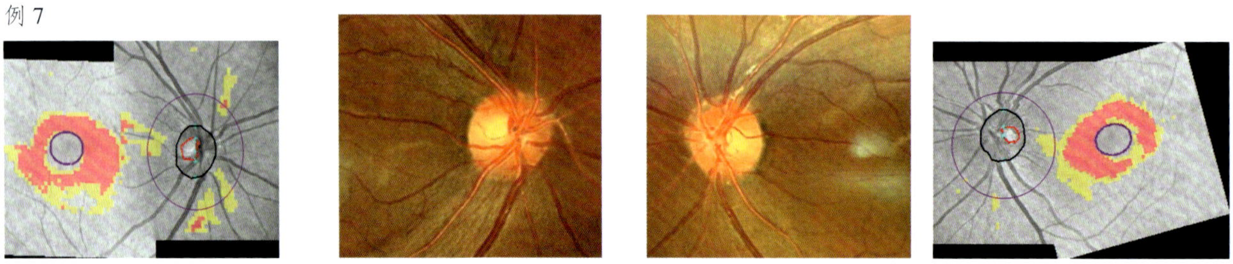

POAG 新确诊病例,CCT: 右眼 480μm, 左眼 491μm。右眼眼压 22.8mmHg, 左眼 21.0mmHg。双眼 Travo-Z 治疗, 后加用 Betafree。目前右眼眼压 17mmHg,左眼 16mmHg

图 10.8

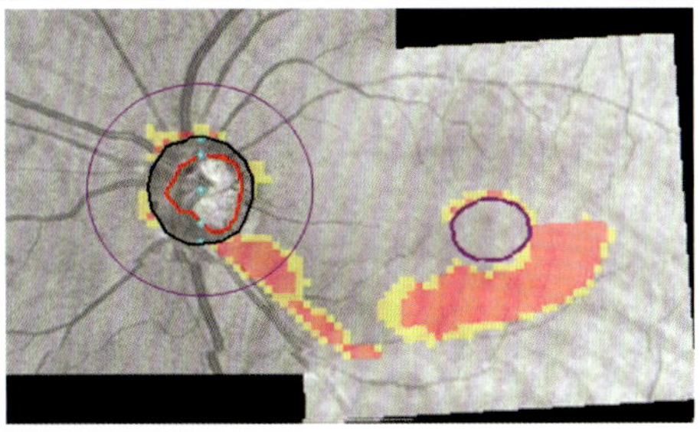

RNFL & GCC 全景分析报告

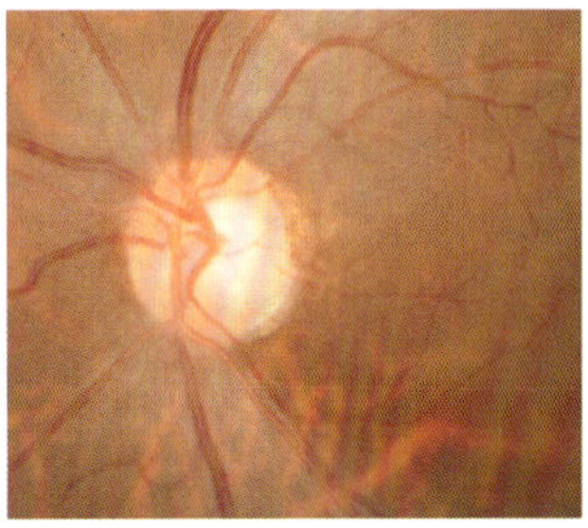

眼底照片

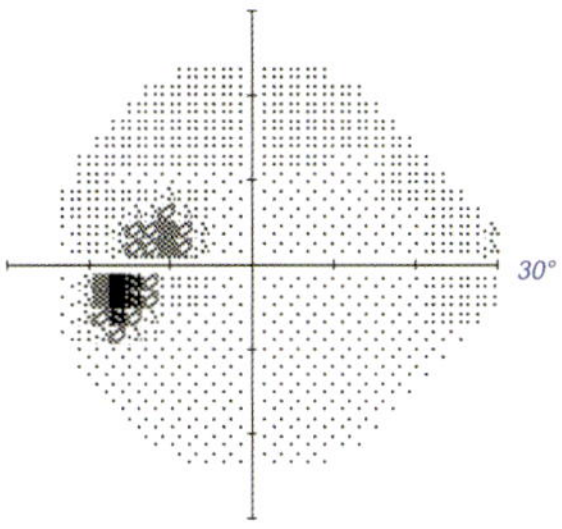

24–2 灰度图

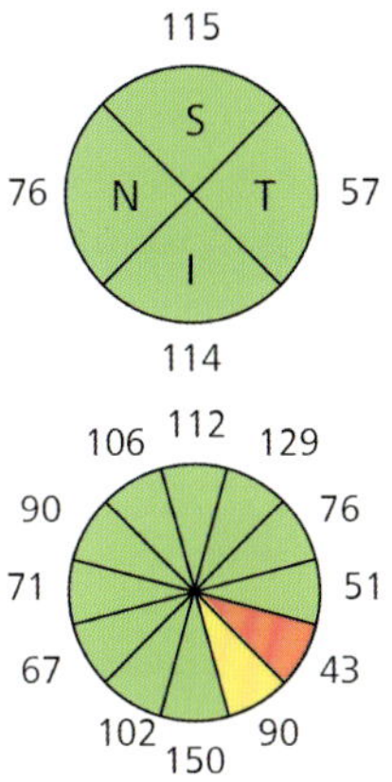

左眼 RNFL 象限值 & 钟点值

OCT RNFL 分析，结果可靠，RNFL 钟点图数值如下：12 点钟 112μm，6 点钟 150μm，颞侧 1 点钟 129μm，颞侧 5 点钟 90μm，颞下侧 4 点钟 43μm。颞侧（绿色）和鼻侧扇区（绿色）的平均厚度分别为 76μm 和 57μm

RNFL 颞侧 4 点钟位置（43μm）和 5 点钟位置（90μm），分别与 GCA 的颞下黄斑易损区（63μm）和中下扇区（58μm）相对应，该区域的厚度减少导致中心视野缺损

VFI：97%，MD：−0.94 dB
PSD：3.29 dB，*P*<1%

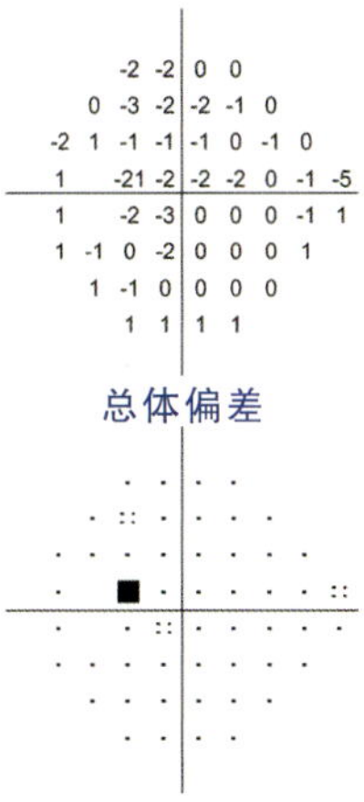

24–2 TDNP & TDPP

10–2 原始数值图

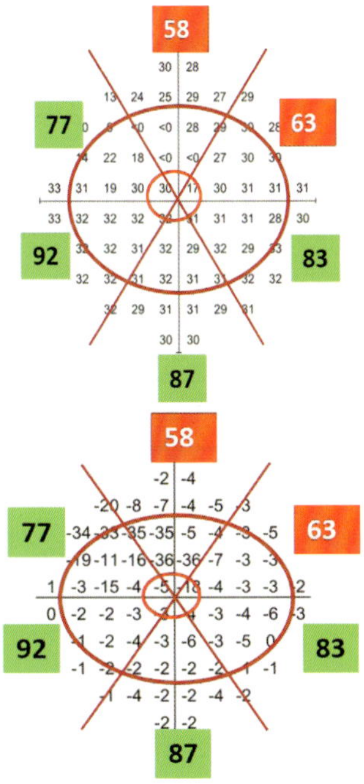

10–2 TDNP

左眼扇形图

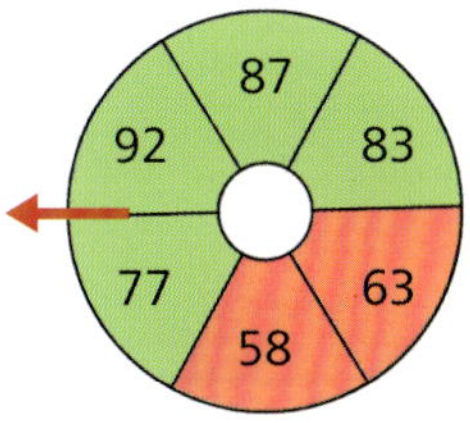

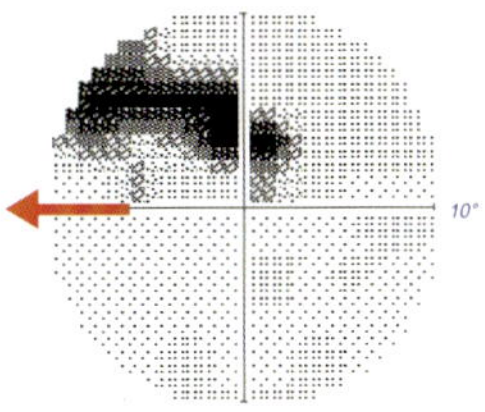

10–2 灰度图

MD：−6.98 dB，*P*<1%
PSD：9.77 dB，*P*<1%

黄斑扇形图数值如下：上方乳斑束 92μm，下方乳斑束 77μm，中下扇区 58μm，颞下黄斑易损区 63μm，颞上扇区 83μm，中上扇区 87μm

左眼

24–2 和 10–2 视野：结果可靠，视野缺损主要位于 10°内的颞上扇区

OCT GCA 扫描报告：结果可靠，颞下部黄斑易损区（63μm，红色）和中下扇区（58μm，红色）有神经节细胞的缺失，导致相应区域出现相对和绝对暗点。黄斑其余部分的厚度均>75μm。由于这种青光眼的视野前期部分，在 RNFL 时钟图和 GCA 扇形图上对应区域的神经节细胞层厚度都较厚，因此，目标眼压设定的目的是，遏制现有视野缺损的进一步扩大

图 10.11

例 2

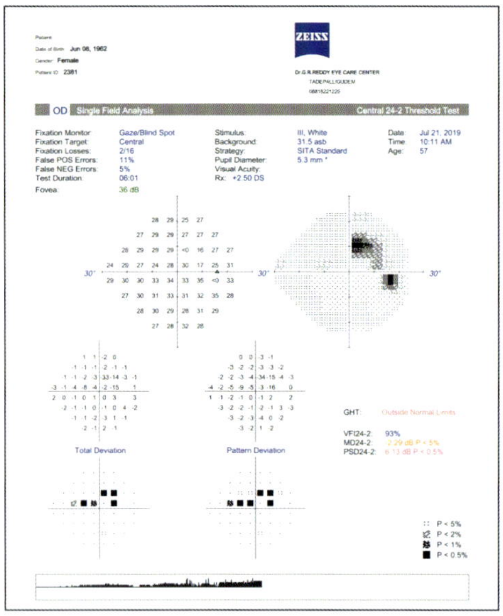

右眼 24–2 视野
假阳性率：11%
假阴性率：5%
固视丢失率：2/16

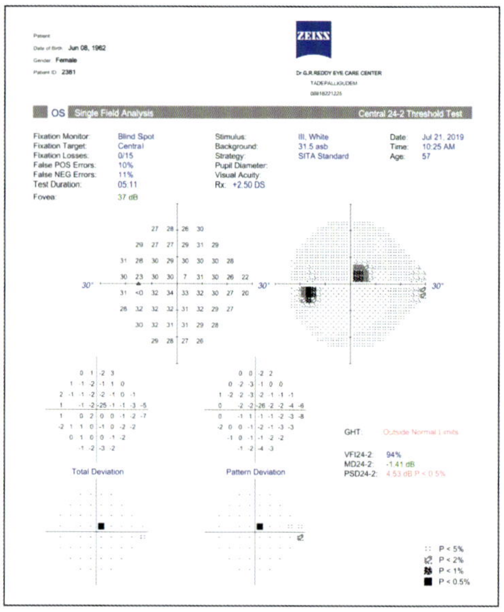

左眼 24–2 视野
假阳性率：10%
假阴性率：11%
固视丢失率：0/15

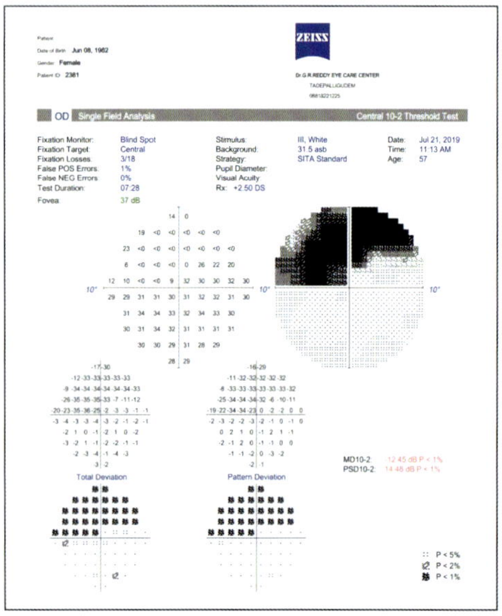

右眼 10–2 视野
假阳性率：1%
假阴性率：0%
固视丢失率：3/18

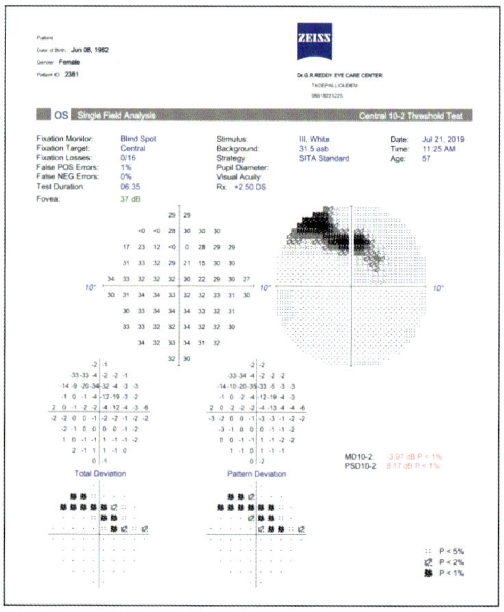

左眼 10–2 视野
假阳性率：1%
假阴性率：0%
固视丢失率：0/16

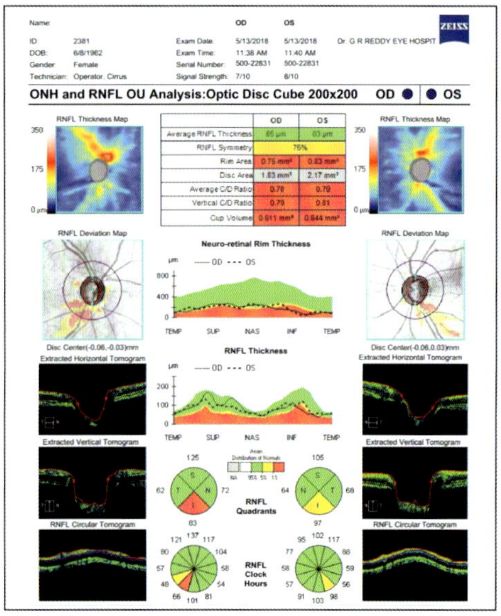

RNFL 信号强度
7/10 8/10

GCA 信号强度
7/10 9/10

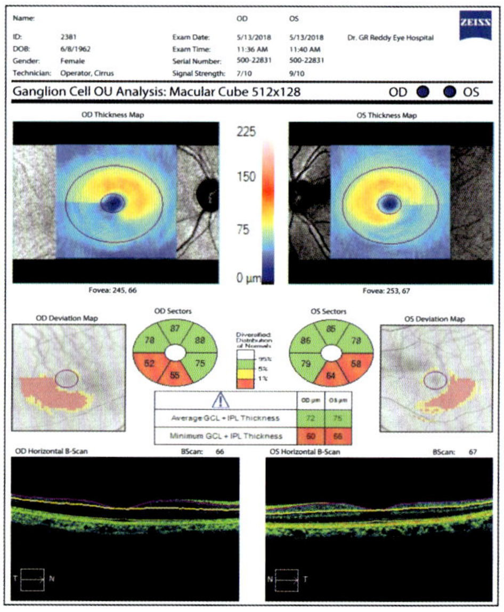

图 10.12

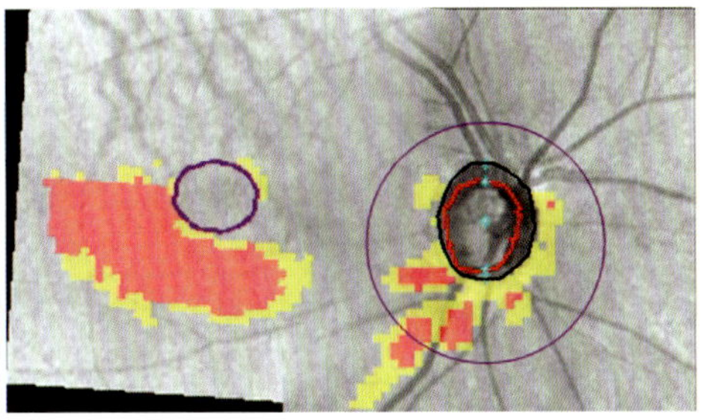

RNFL & GCC 全景分析报告

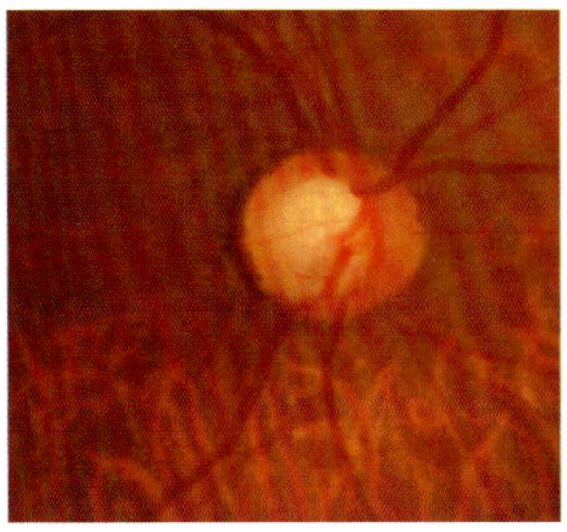

眼底照片

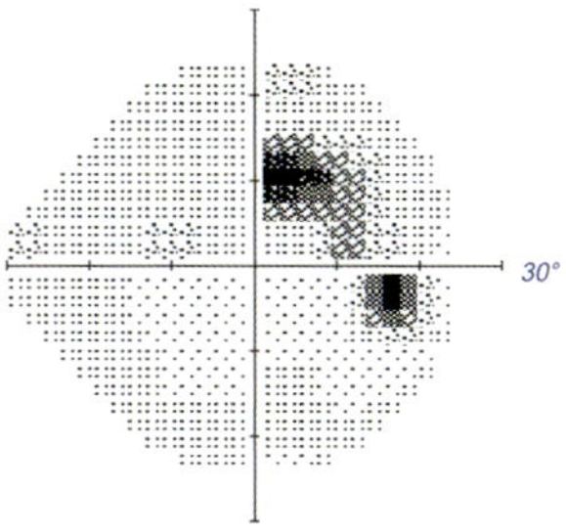

24–2 灰度图

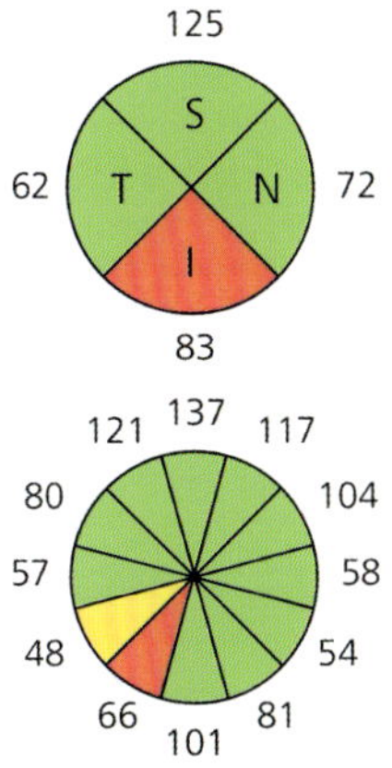

右眼 RNFL 象限值 & 钟点值

OCT RNFL 分析，结果可靠，RNFL 钟点图数值如下：12 点钟 137μm，6 点钟 101μm，颞侧 11 点钟 121μm，颞侧 7 点钟 66μm。颞侧扇区（绿色）和鼻侧扇区（绿色）的平均厚度分别为 62μm 和 72μm

RNFL 图中颞侧 7 点钟位置（66μm）和 8 点钟位置（48μm），与 GCA 的中下扇区（55μm）和颞下黄斑易损区（52μm）相对应，该区域的厚度减少导致中心视野缺损

VFI：93%，MD：–2.29 dB，*P*<5%
PSD：6.13 dB，*P*<0.5%

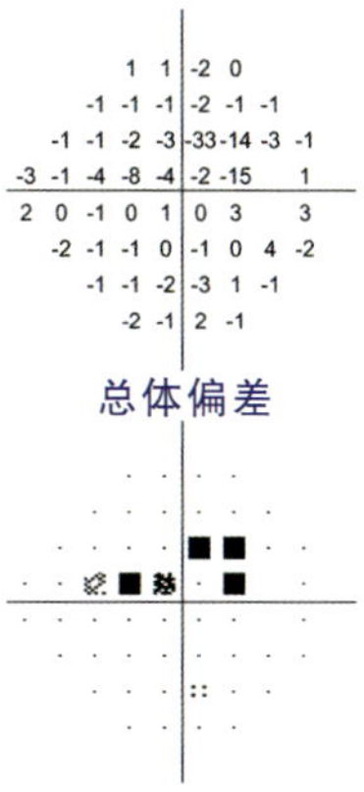

24–2 TDNP & TDPP

10–2 原始数值图

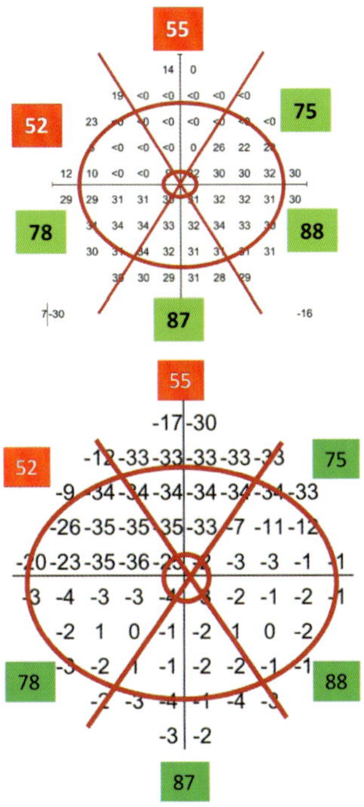

10–2 TDNP

右眼扇形图

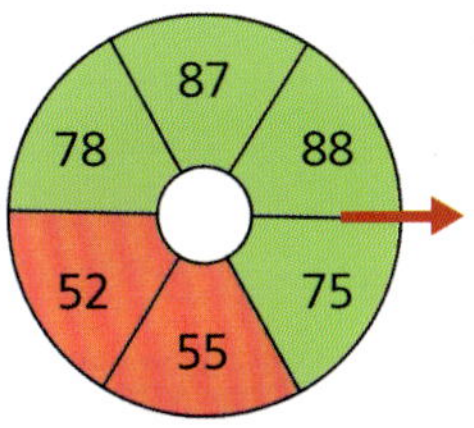

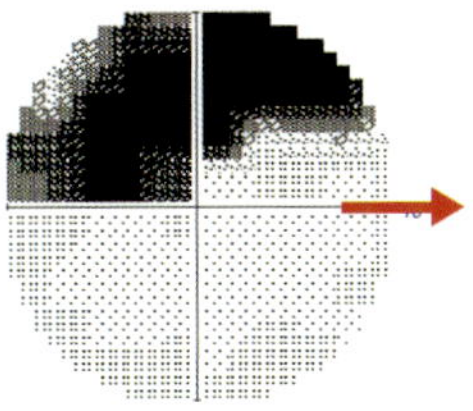

10–2 灰度图

MD：–12.45 dB，*P*<1%
PSD：14.48 dB，*P*<1%

黄斑扇形图数值如下：上方乳斑束 88μm，下方乳斑束 75μm，中下扇区 55μm，颞下黄斑易损区 52μm，颞上扇区 78μm，中上扇区 87μm

右眼

24–2 和 10–2 视野：结果可靠，视野缺损主要位于 10°区域内的上半部分

OCT GCA 扫描报告：结果可靠，GCA 中颞下黄斑易损区（52μm，红色）和中下扇区（55μm，红色）有神经节细胞的缺失。GCL+IPL 厚度<55μm 时，相应区域出现相对和绝对暗点。黄斑其余区域的节细胞复合体厚度>75um。由于视野未受累部位对应的 RNFL 钟点值和 GCA 扇形图上的节细胞层厚度很好，因此，目标眼压设定的目的是，遏制上方视野缺损的进一步扩大

图 10.13

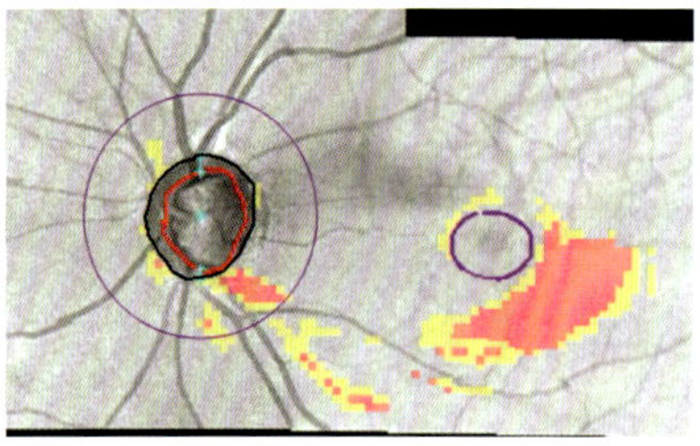

RNFL & GCC 全景分析报告

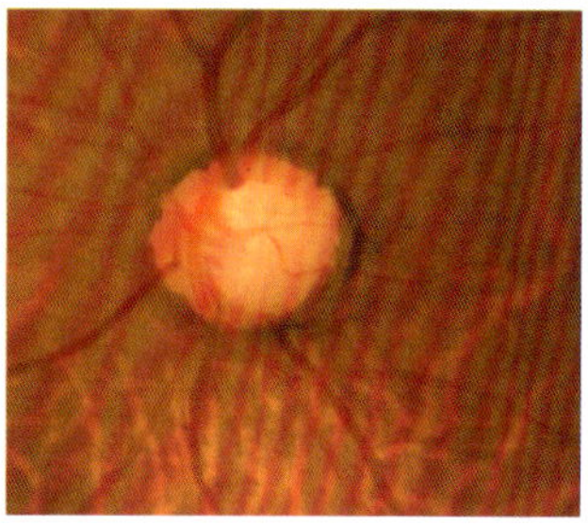

眼底照片

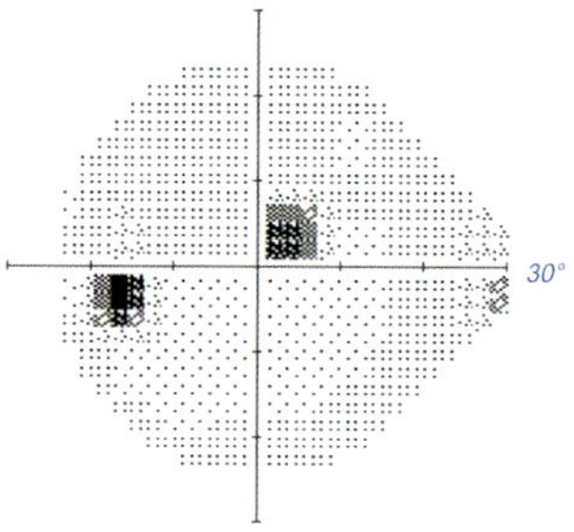

24-2 灰度图

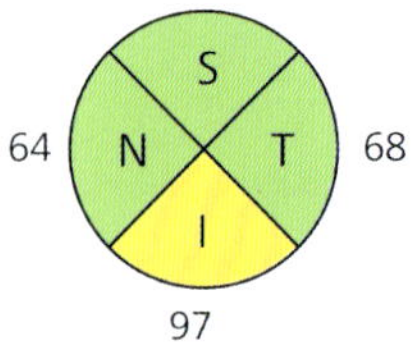

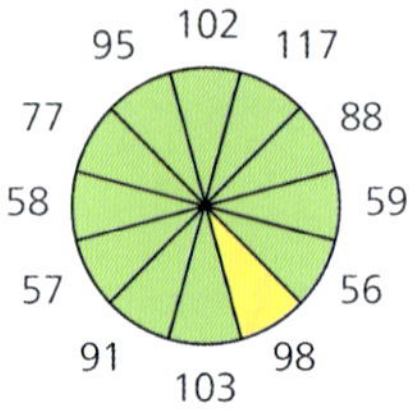

左眼 RNFL 象限值 & 钟点值

OCT RNFL 分析，结果可靠,RNFL 钟点图数值如下:12 点钟 102μm,6 点钟 103μm,颞侧 1 点钟 117μm,颞侧 5 点钟 98μm 颞侧（绿色）和鼻侧扇区（绿色）的平均厚度分别为 68μm 和 64μm

RNFL 图中颞侧 5 点钟位置(98μm)与 GCA 的颞下黄斑易损区(58μm)相对应,该区域的厚度减少导致中心视野缺损

VFI:94%,MD:-1.41 dB
PSD:4.53 dB,P<0.5%

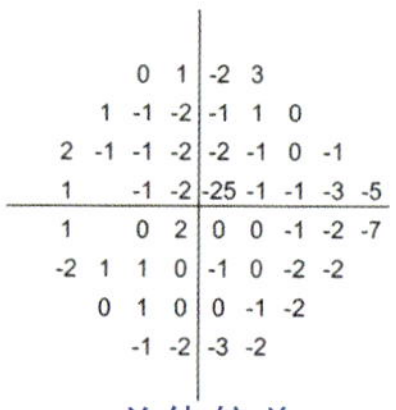

总体偏差

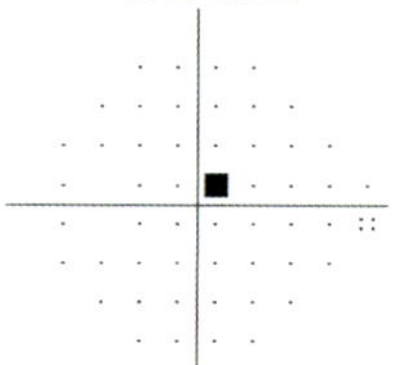

24-2 TDNP & TDPP

10-2 原始数值图

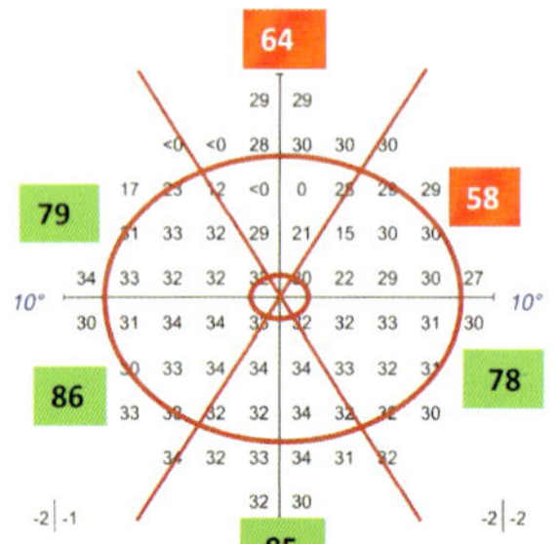

左眼扇形图

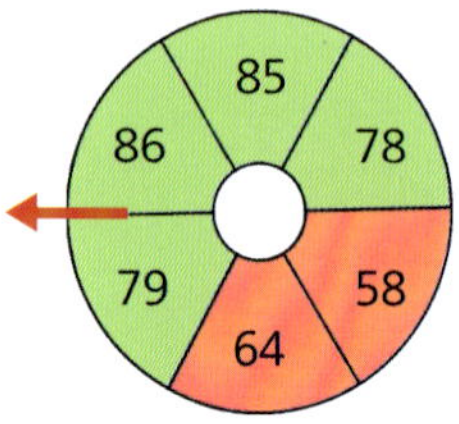

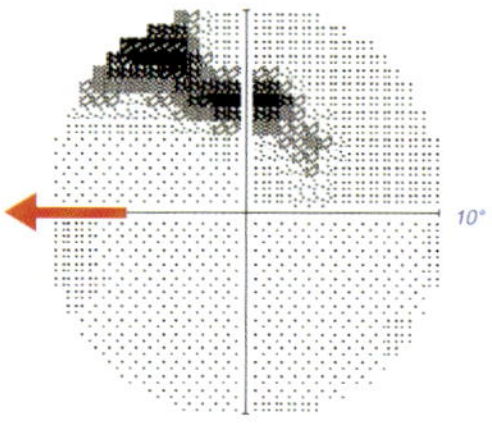

10-2 灰度图

MD:-3.97 dB,P<1%
PSD:8.17 dB,P<1%

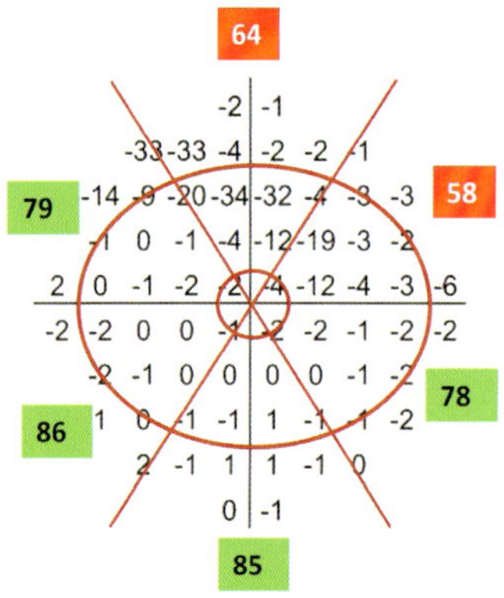

10-2 TDNP

黄斑扇形图数值如下:上方乳斑束 86μm,下方乳斑束 79μm,中下扇区 64μm(红色),颞下部黄斑易损区 58μm(红色),颞上扇区 78μm,中上扇区 85μm

左眼

24-2 和 10-2 视野:结果可靠,视野缺损主要出现在固视点附近的鼻上扇区

OCT GCA 扫描报告:结果可靠,颞下部黄斑易损区(58μm,红色)和中下扇区(64μm,红色)有神经节细胞的缺失。这两个区域 GCL+IPL 厚度降低,导致相应的视野区域出现相对暗点。设定目标眼压,主要需要参考 GCL+IPL 的厚度值。未受累扇区的厚度>75μm,因此,目标眼压设定的目的是,遏制现有缺损视野进一步扩大

图 10.14

例 3

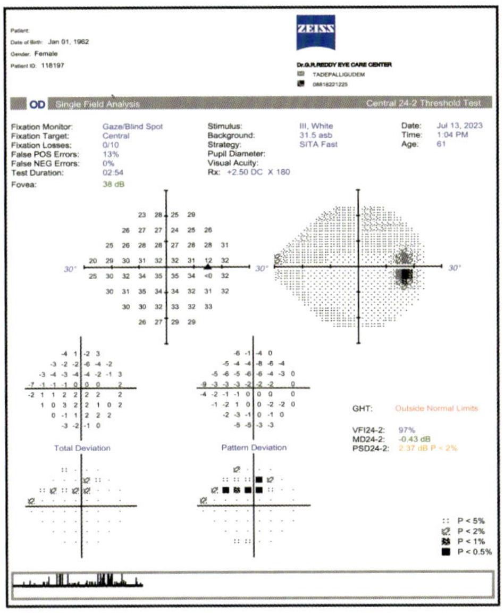

右眼 24–2 视野
假阳性率：13%
假阴性率：0%
固视丢失率：0/10

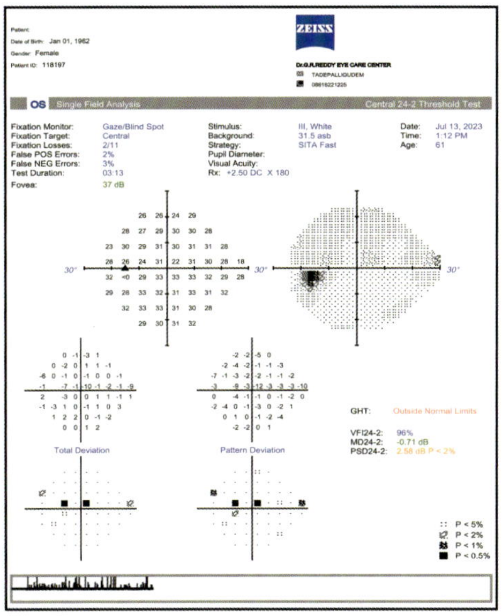

左眼 24–2 视野
假阳性率：2%
假阴性率：3%
固视丢失率：2/11

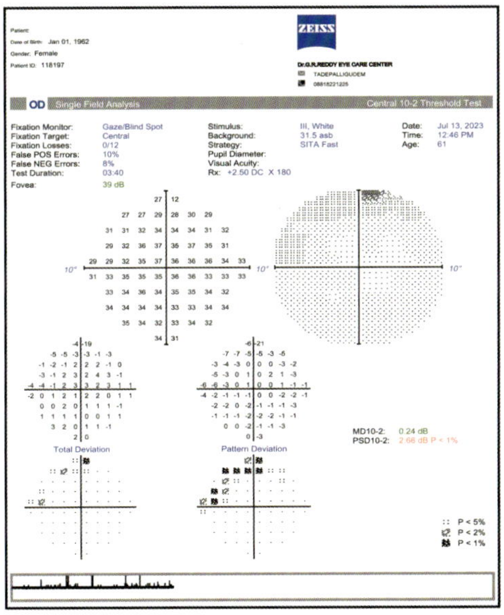

右眼 10–2 视野
假阳性率：10%
假阴性率：8%
固视丢失率：0/12

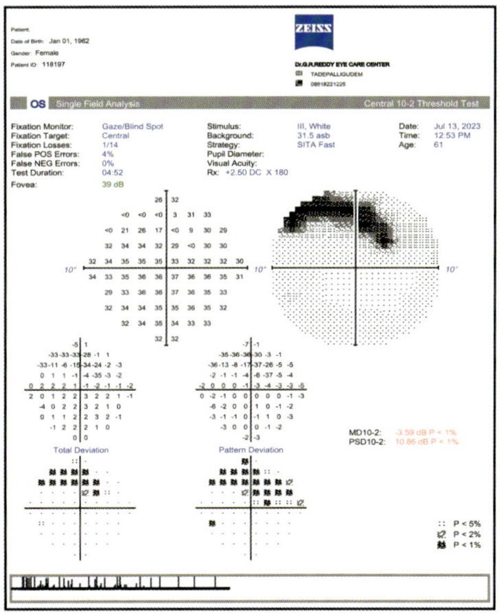

左眼 10–2 视野
假阳性率：4%
假阴性率：0%
固视丢失率：1/14

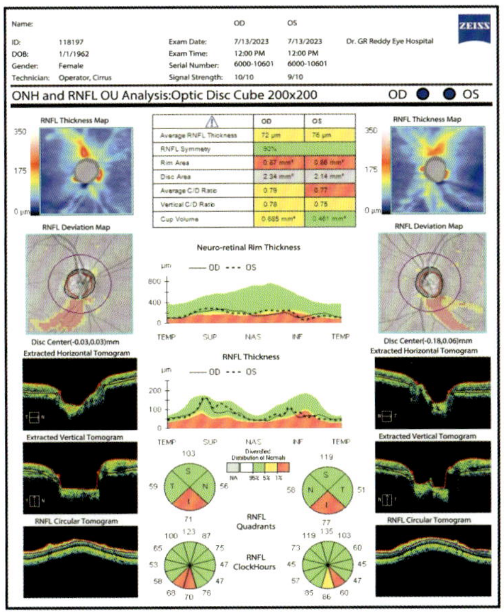

RNFL 信号强度
10/10 9/10

GCA 信号强度
10/10 10/10

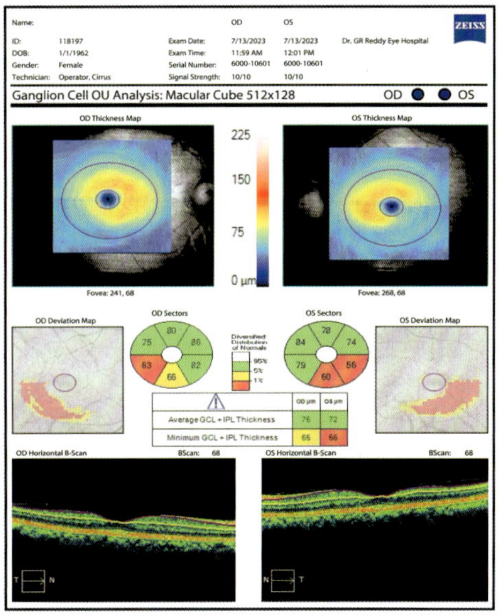

图 10.15

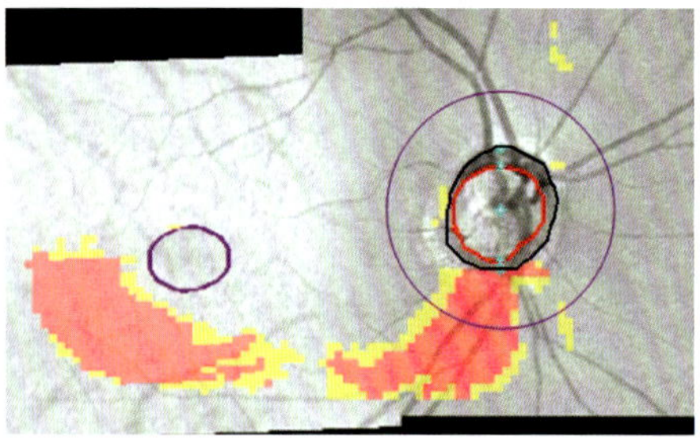

RNFL & GCC 全景分析报告

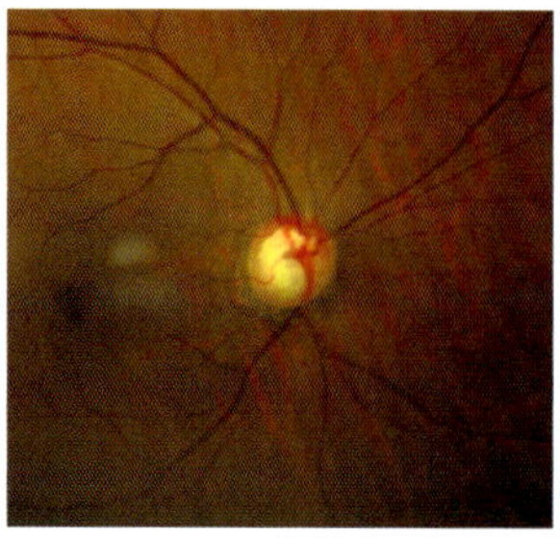

眼底照片

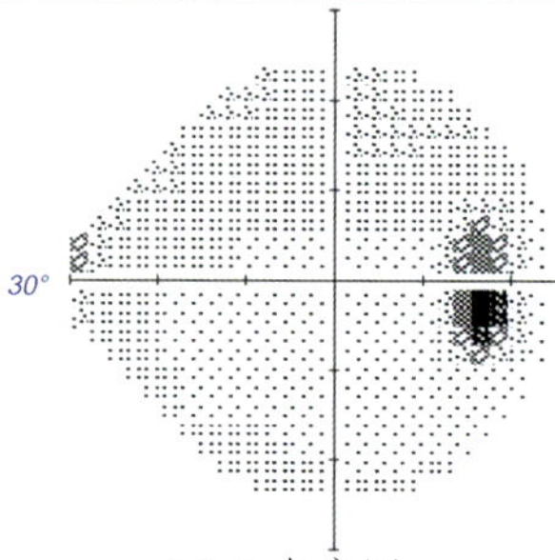

24-2 灰度图

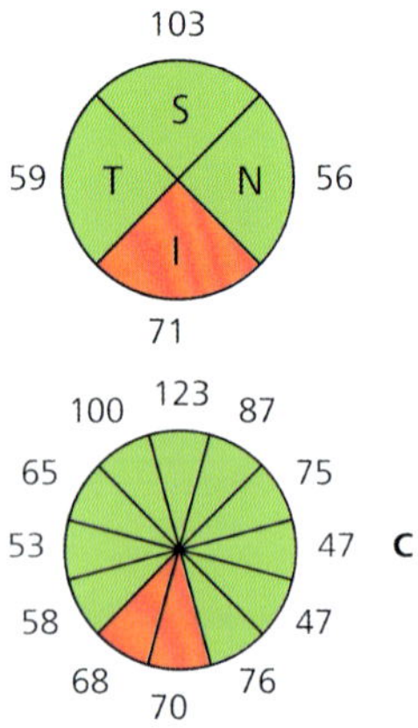

右眼 RNFL 象限值 & 钟点值

OCT RNFL 分析,结果可靠,RNFL 钟点图数值如下:12 点钟 123μm,6 点钟 70μm, 颞侧 11 点钟 100μm, 颞侧 7 点钟 68μm。颞侧(绿色)和鼻侧扇区(绿色)的平均厚度分别为 59μm 和 56μm。6 点钟位置 RNFL 厚度(70μm)减少,导致周边视野缺损。RNFL 图中颞侧 7 点钟位置(68μm),与 GCA 的颞下黄斑易损区(63μm)相对应,该区域的厚度减少导致中心视野缺损

VFI:97%,MD:-0.43 dB
PSD:2.37 dB,$P<2\%$

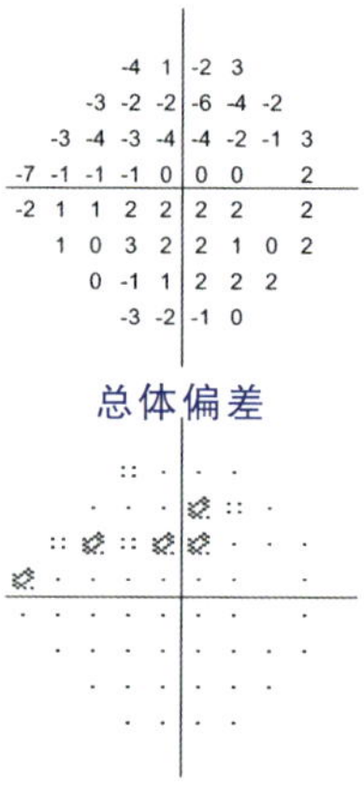

24-2 TDNP & TDPP

10-2 原始数值图

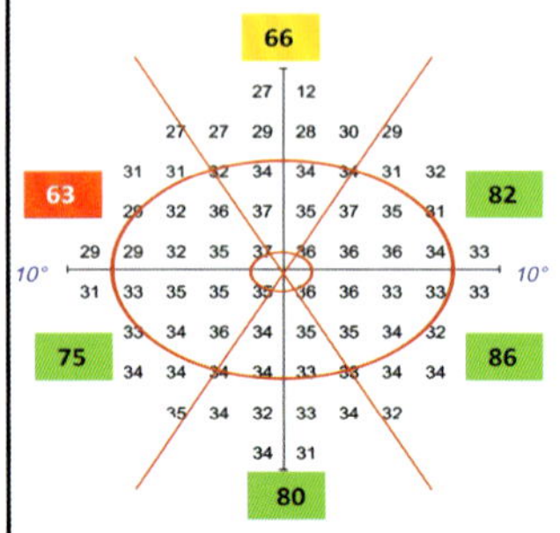

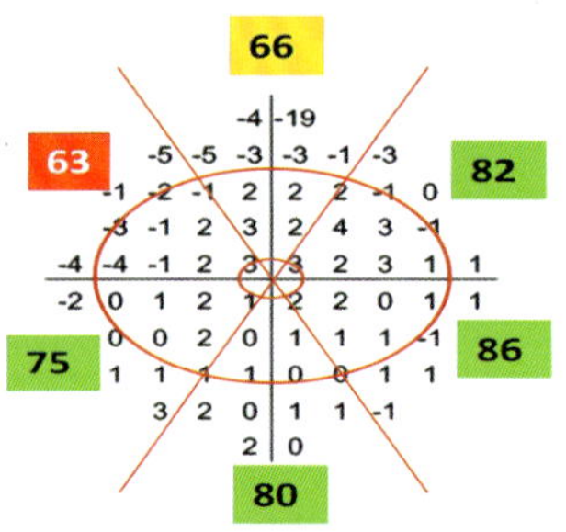

10-2 TDNP

右眼扇形图

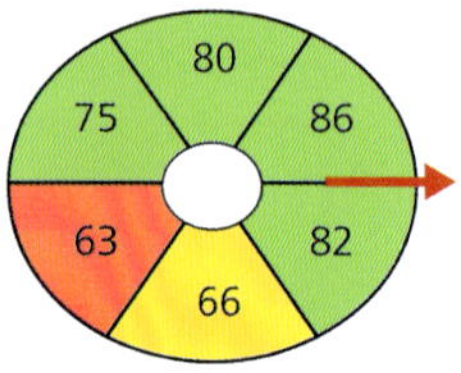

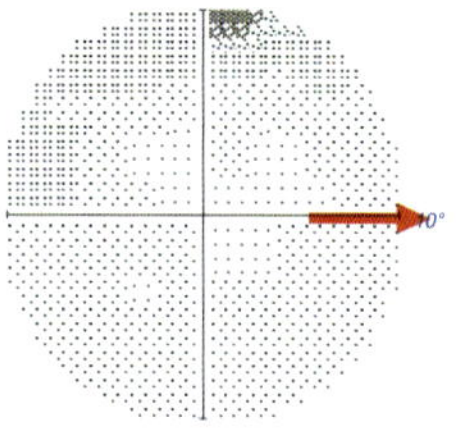

10-2 灰度图

MD:0.24 dB
PSD:2.66 dB,$P<1\%$

黄斑扇形图数值如下:上方乳斑束 86μm,下方乳斑束 82μm,中下扇区 66μm(黄色),颞下黄斑易损区 63μm(红色),颞上扇区 75μm,中上扇区 80μm

右眼

24-2 和 10-2 视野:结果可靠,10°内相对暗点

OCT GCA 扫描报告:结果可靠,颞下黄斑易损区(63μm,红色)和中下扇区(66μm,黄色)有神经节细胞的缺失。需要注意的是,GCL+IPL 厚度不低于 60μm 时,通常不会有明显的功能丧失,尽管 60μm 的厚度是红色标记(<68μm 厚度的 $P<1\%$,因此,统计颜色代码为红色)

图 10.16

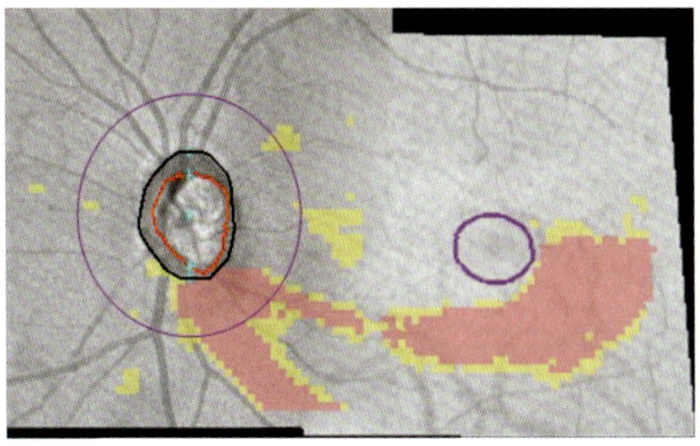

RNFL & GCC 全景分析报告

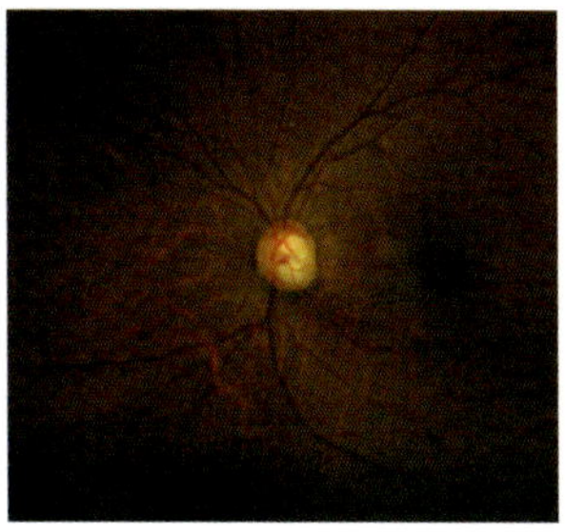

眼底照片

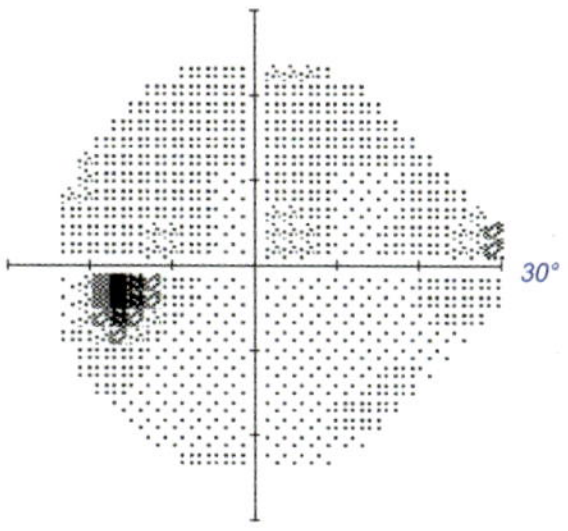

24-2 灰度图

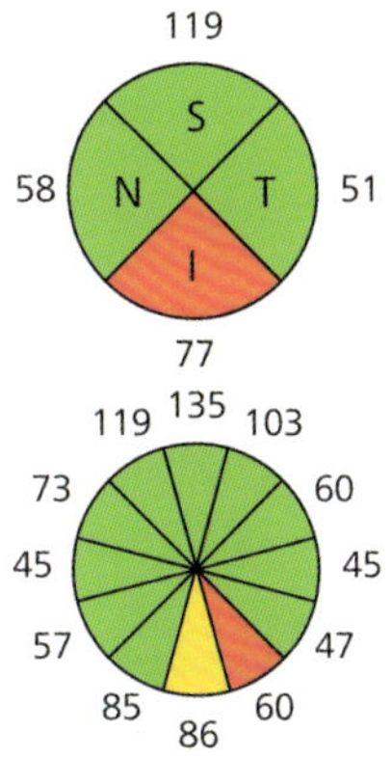

左眼 RNFL 象限值 & 钟点值

OCT RNFL 分析，结果可靠，RNFL 钟点图数值如下：12 点钟 135μm，6 点钟 86μm，颞侧 1 点钟 103μm，颞侧 5 点钟 60μm。颞侧（绿色）和鼻侧扇区（绿色）的平均厚度分别为 51μm 和 58μm

6 点钟位置（86μm）的厚度减少，导致周边视野缺损。RNFL 图中颞侧 5 点钟位置（60μm），与 GCA 的颞下黄斑易损区（56μm）相对应，该区域的厚度减少可导致中心视野缺损

VFI：96%，MD：-0.71 dB
PSD：2.58 dB，$P<2\%$

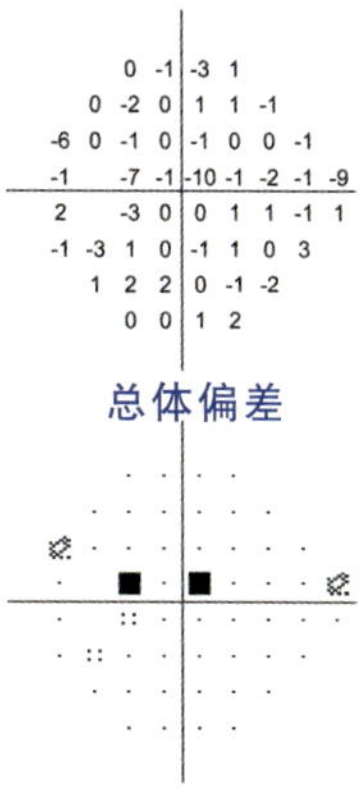

24-2 TDNP & TDPP

10-2 原始数值图

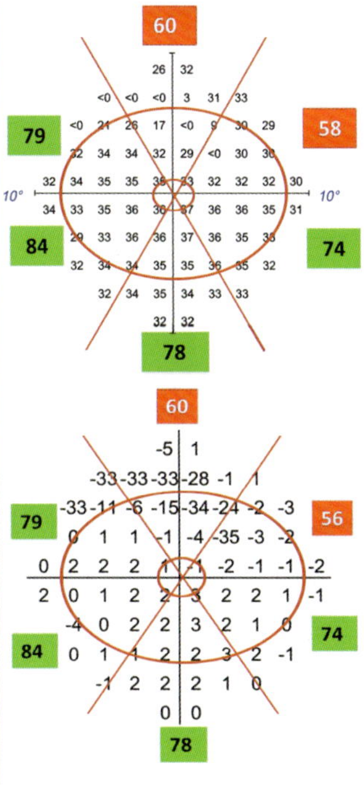

10-2 TDNP

左眼扇形图

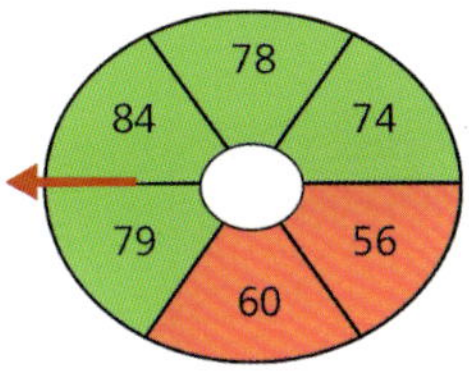

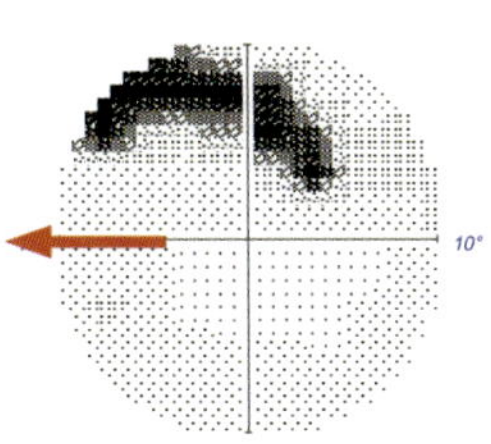

10-2 灰度图

MD：-3.59 dB，$P<1\%$
PSD：10.86 dB，$P<1\%$

黄斑扇形图数值如下：上方乳斑束 84μm，下方乳斑束 79μm，中下扇区 60μm（红色），颞下黄斑易损区 56μm（红色），颞上扇区 74μm，中上扇区 78μm

左眼

24-2 和 10-2 视野：结果可靠，视野缺损主要位于 10°内的鼻上和颞上区域

OCT GCA 扫描报告：结果可靠，颞下黄斑易损区（56μm，红色）和中下扇区（60μm，红色）有神经节细胞的缺失。黄斑其余区域的厚度>75um。由于视野未受累部位对应的 RNFL 钟点值和 GCA 扇形图上的节细胞层厚度很好，因此，目标眼压的设定目的是，遏制现有视野缺损的进一步扩大

图 10.17

例 4

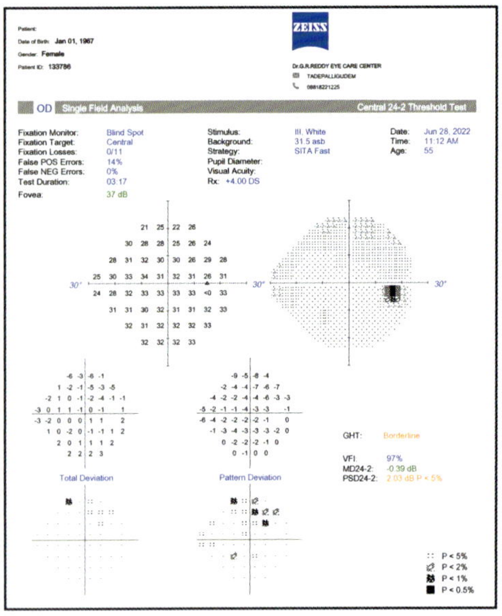

右眼 24–2 视野
假阳性率:14%
假阴性率:0%
固视丢失率:0/11

左眼 24–2 视野
假阳性率:0%
假阴性率:3%
固视丢失率:1/12

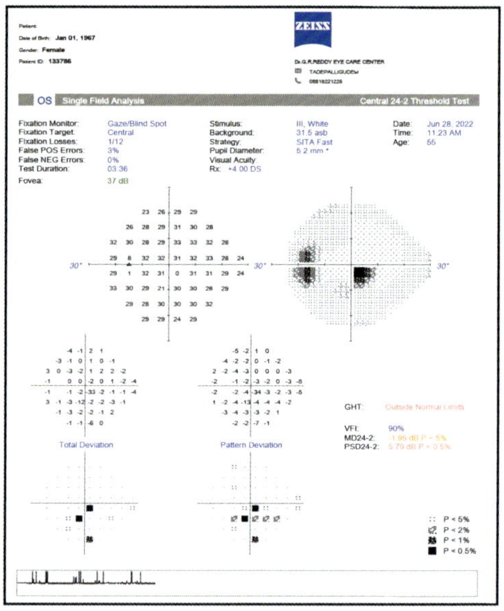

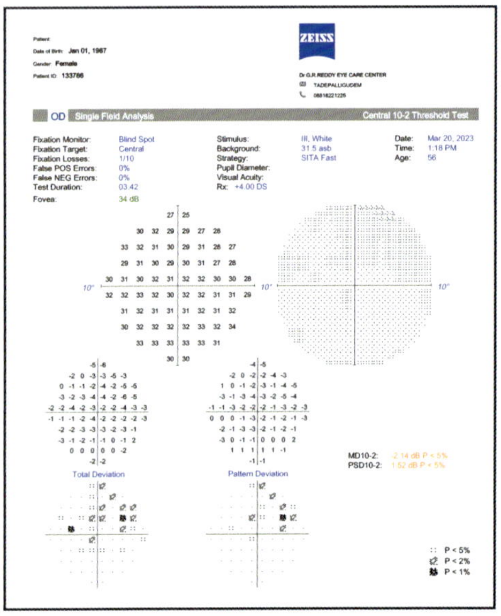

右眼 10–2 视野
假阳性率:0%
假阴性率:0%
固视丢失率:1/10

左眼 10–2 视野
假阳性率:3%
假阴性率:0%
固视丢失率:0/14

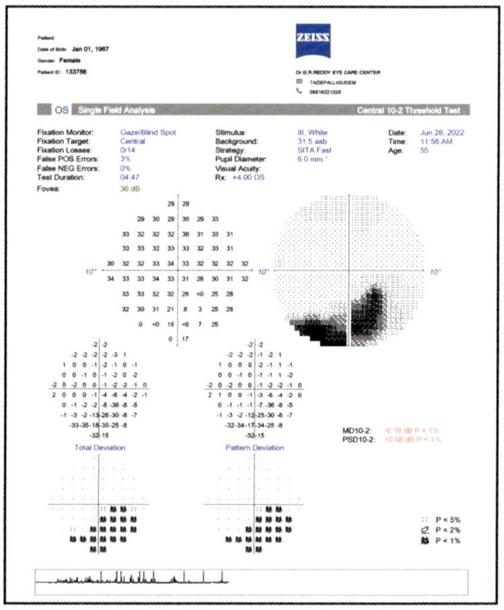

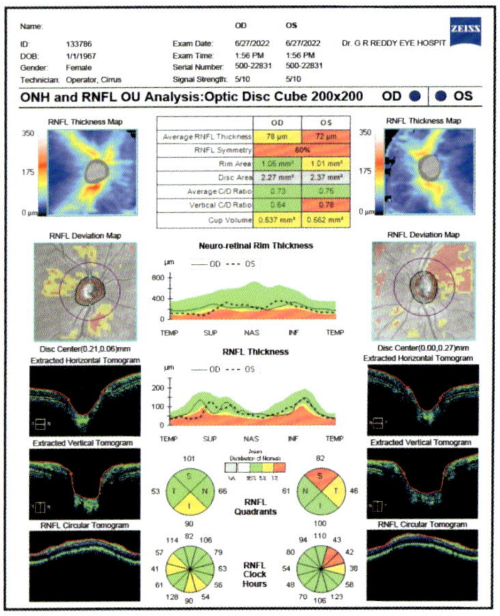

RNFL 信号强度
5/10 5/10

GCA 信号强度
6/10 5/10

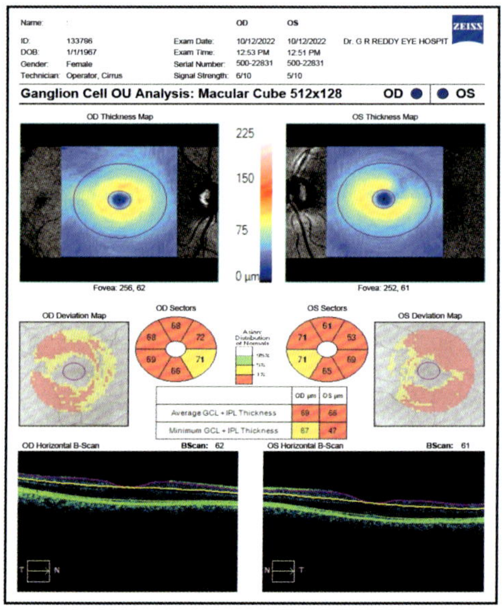

图 10.18

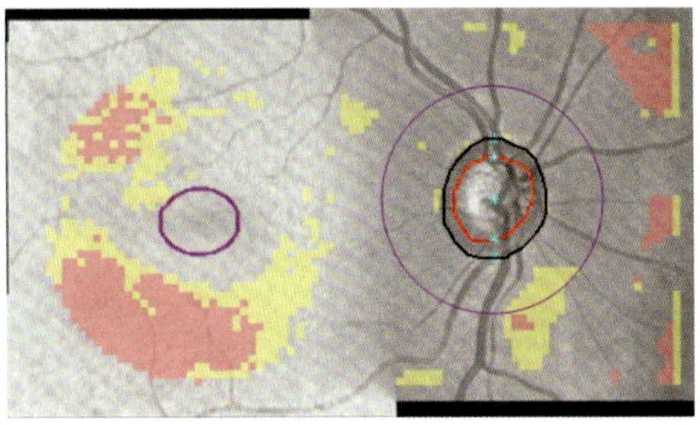

RNFL & GCC 全景分析报告

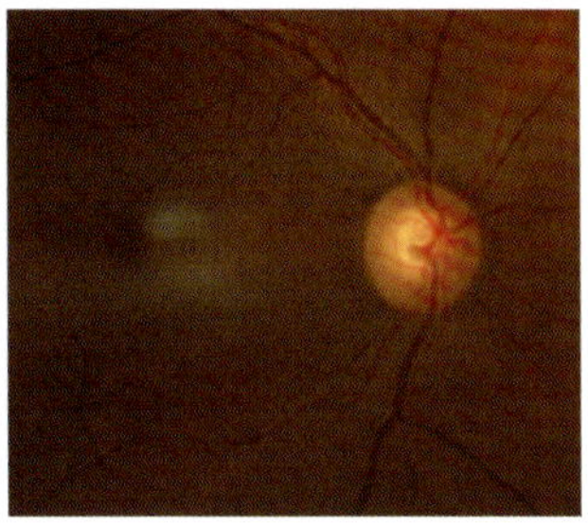

眼底照片

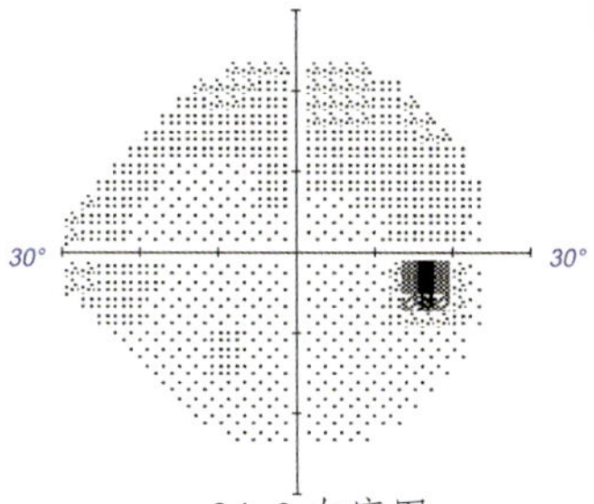

24–2 灰度图

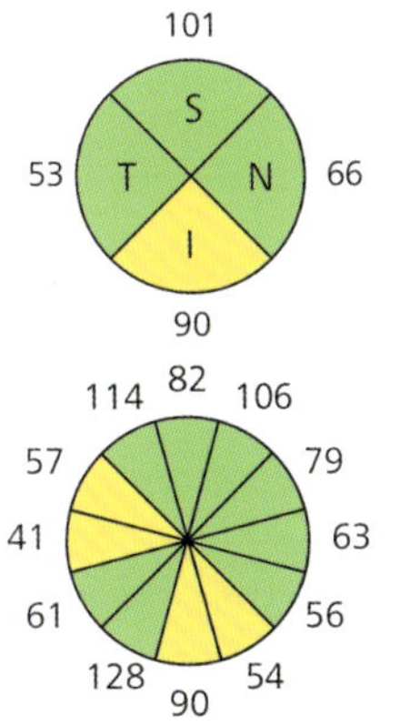

右眼 RNFL 象限值 & 钟点值

OCT RNFL 分析，结果可靠，RNFL 钟点图数值如下：12 点钟 82μm，6 点钟 90μm，颞侧 11 点钟 114μm，颞侧 7 点钟 128μm。颞侧（绿色）和鼻侧扇区（绿色）的平均厚度分别为 53μm 和 66μm。6 点钟位置（90μm）厚度的减少，导致周边视野缺损。RNFL 图中 9 点钟位置（41μm）和 10 点钟位置（57μm），与 GCA 的上方乳斑束区（72μm）和上中扇区（68μm）相对应，该区域的厚度减少导致中心视野缺损

VFI：97%，MD：–0.39 dB
PSD：2.03 dB，$P<5\%$

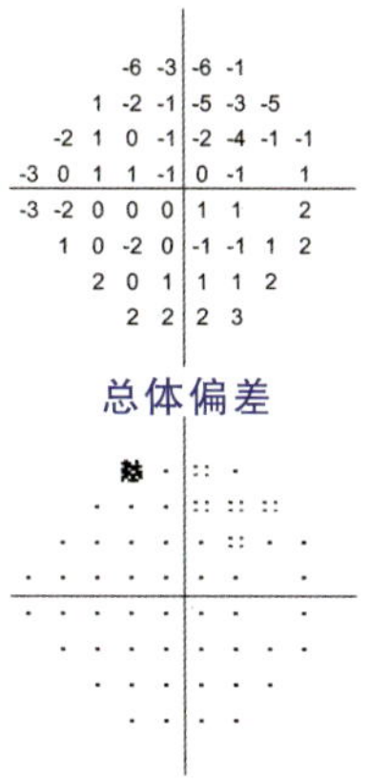

24–2 TDNP & TDPP

10–2 原始数值图

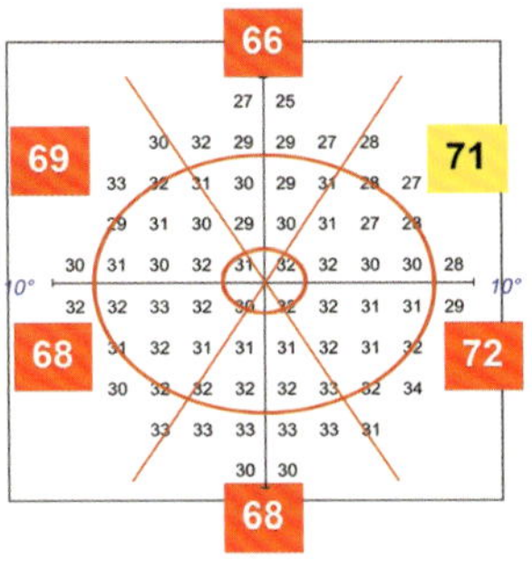

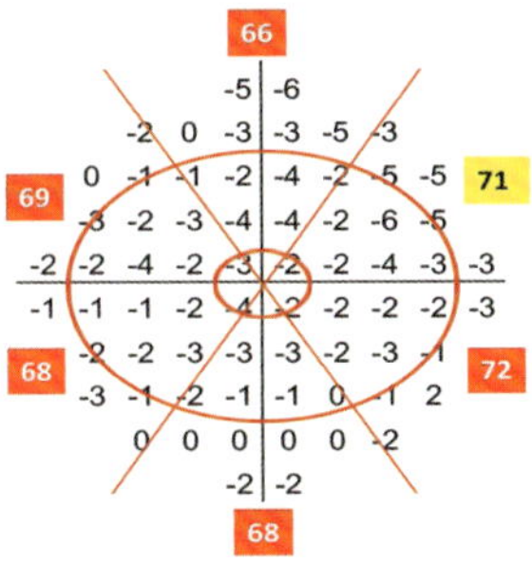

10–2 TDNP

右眼扇形图

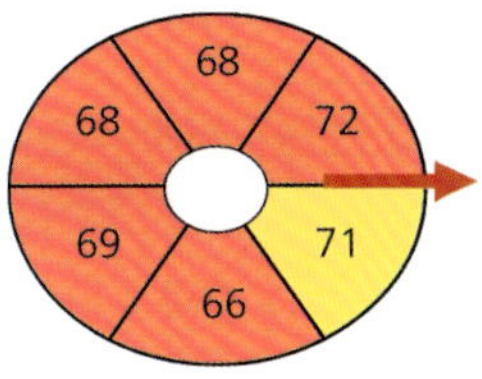

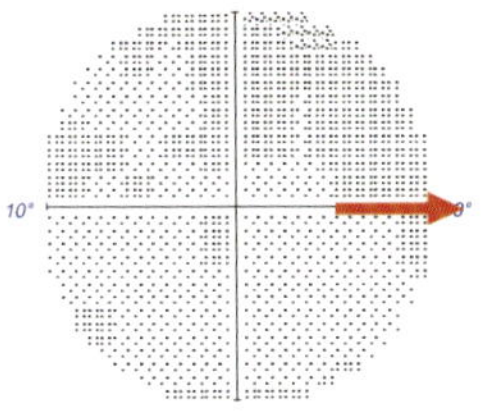

10–2 灰度图

MD：–2.14 dB，$P<5\%$
PSD：1.52 dB，$P<5\%$

黄斑扇形图数值如下：上方乳斑束 72μm，下方乳斑束 71μm，中下扇区 66μm，颞下黄斑易损区 69μm，颞上扇区 68μm，中上扇区 68μm

右眼

24–2 和 10–2 视野：结果可靠，视野在正常范围内

OCT GCA 扫描报告：结果可靠，除下方乳斑束区呈黄色外，其余所有区域均呈红色，表明有神经节细胞的缺失。值得注意的是，中央（上方和下方）和颞侧（上方和下方）的 GCL+IPL 厚度均<70μm

通常，厚度为 68μm 左右时显示为红色，但是厚度降至 65~60μm 以下时，才开始出现功能的丧失（视野改变）。本例中，目标眼压应控制在 15mmHg 以下，以保护未出现缺损的视野。只有通过分析 OCT GCA 各扇区的厚度值，才能了解疾病的严重程度

图 10.19

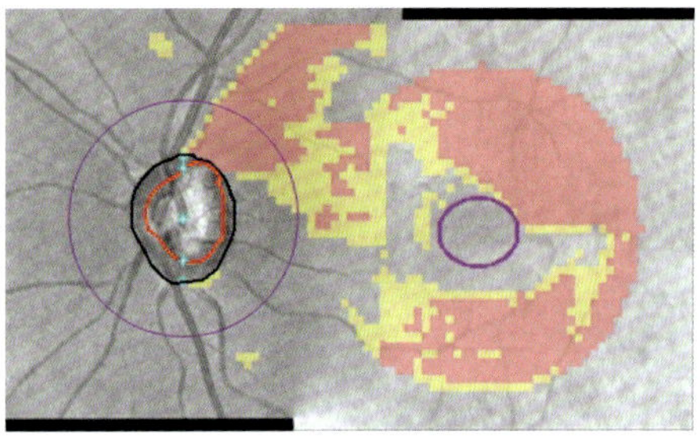

RNFL & GCC 全景分析报告

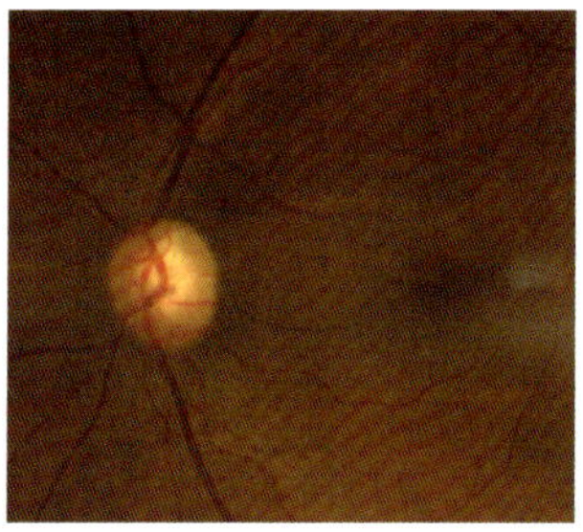

眼底照片

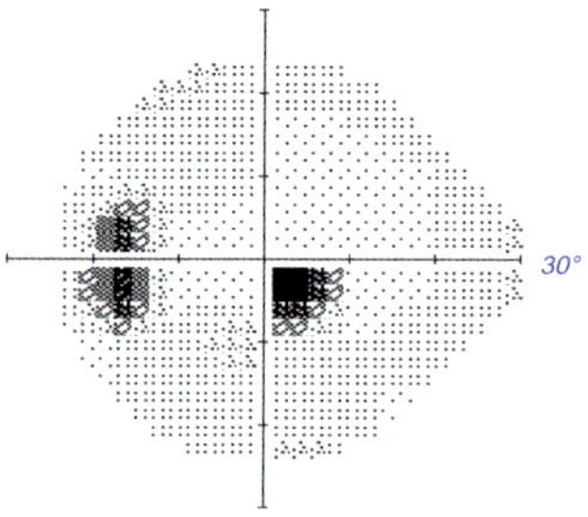

24-2 灰度图

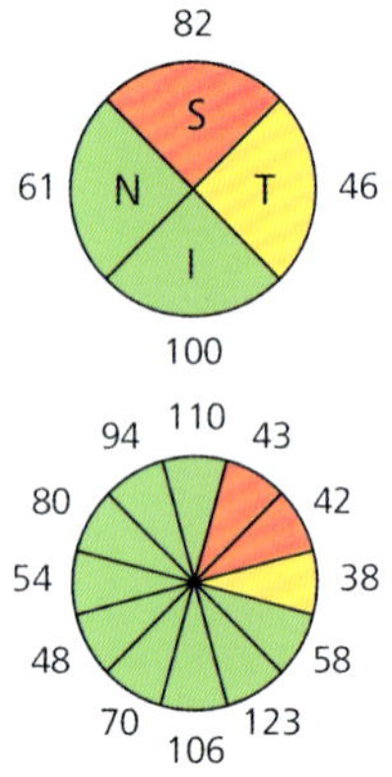

左眼 RNFL 象限值 & 钟点值

OCT RNFL 分析，结果可靠，RNFL 钟点图数值如下：12 点钟 110μm，6 点钟 106μm，颞侧 1 点钟 43μm，颞侧 5 点钟 123μm。颞侧（绿色）和鼻侧扇区（绿色）的平均厚度分别为 46μm 和 61μm

1 点钟（43μm）、2 点钟（42μm）和 3 点钟位置（38μm），分别对应于颞上扇区（53μm）、中上扇区（61μm）和上方乳斑束区，这些区域的厚度减少，导致中心视野缺损

VFI：90%，MD：-3.61 dB，*P*<1%
PSD：5.36 dB，*P*<0.5%

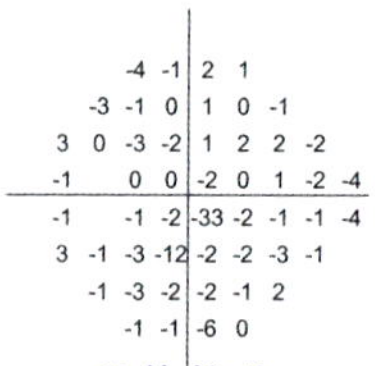

总体偏差

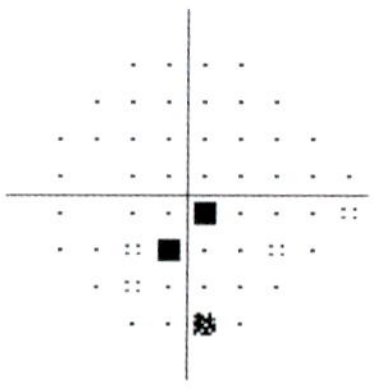

24-2 TDNP & TDPP

10-2 原始数值图

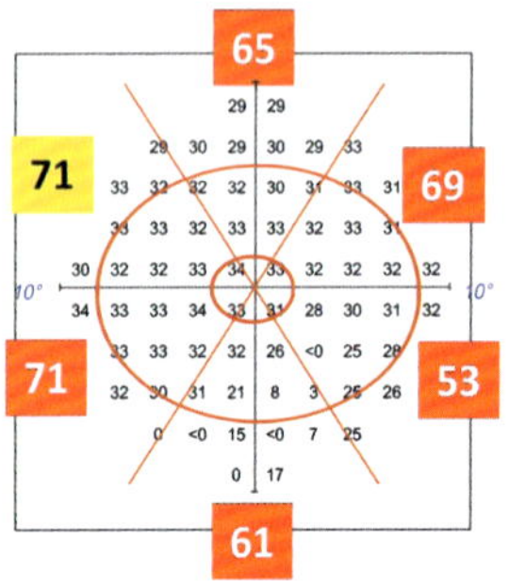

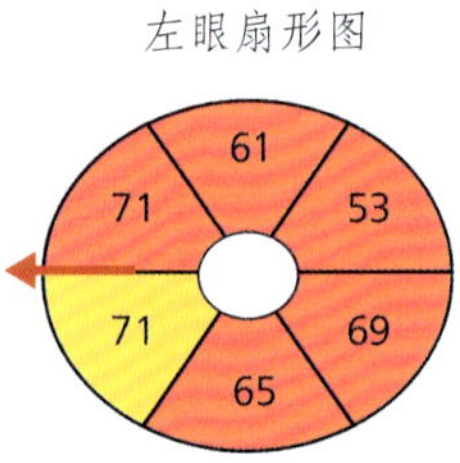

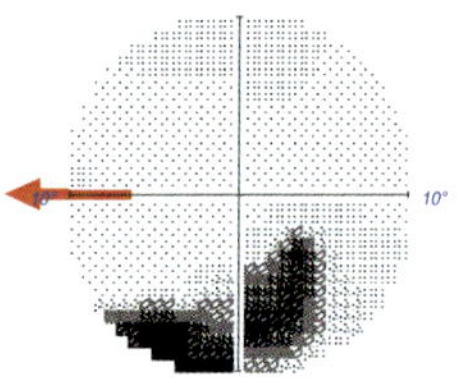

10-2 灰度图

MD：-6.19 dB，*P*<1%
PSD：10.58 dB，*P*<1%

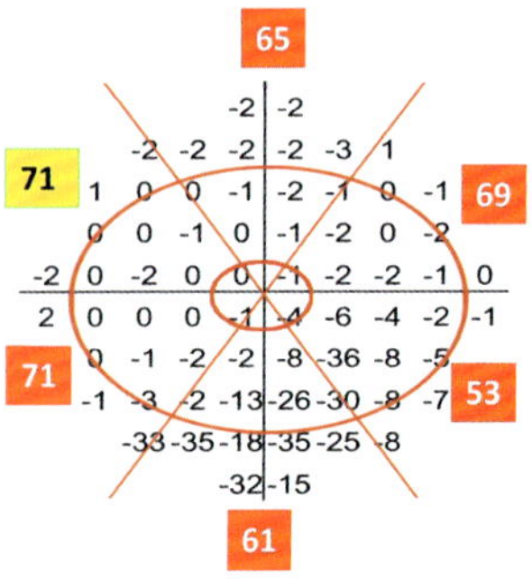

10-2 TDNP

黄斑扇形图数值如下：上方乳斑束 71μm，下方乳斑束 71μm，中下扇区 65μm，颞下黄斑易损区 69μm，颞上扇区 53μm，中上扇区 61μm

左眼

24-2 和 10-2 视野：结果可靠，缺损主要位于视野下半部分、固视点附近中心 10°内

OCT GCA 扫描报告：结果可靠，除下方乳斑束区呈黄色外，其余所有区域均呈红色，说明有神经节细胞的缺失。颞上扇区（53μm）和中上扇区（61μm）导致了相对视野缺损。需要注意的是，如果 GCL+IPL 厚度在 65μm 左右，不应等到 HFA 视野出现缺损时，才开始使用抗青光眼药物。目标眼压应始终保持在 15mmHg 以下，如果有必要，可使用两种抗青光眼药物（不包含 β 受体阻滞剂），以达到目标眼压。只有通过 OCT-GCA 扇形图厚度值，才能了解疾病的严重程度

图 10.20

例 5

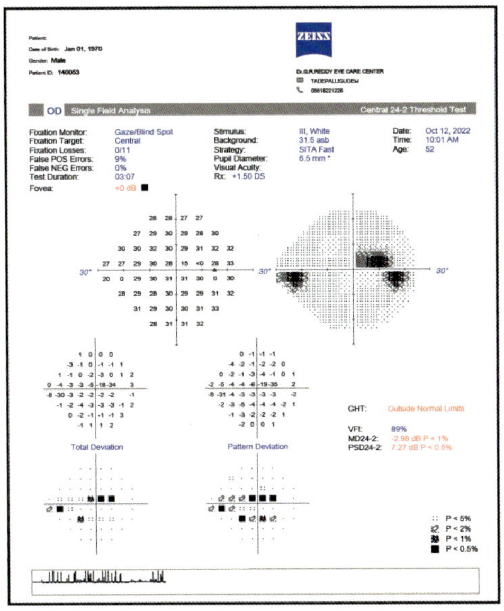

右眼 24-2 视野
假阳性率:9%
假阴性率:0%
固视丢失率:0/11

左眼 24-2 视野
假阳性率:0%
假阴性率:0%
固视丢失率:1/10

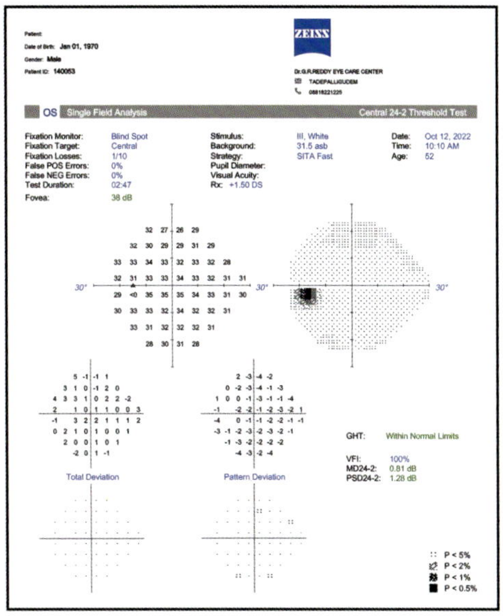

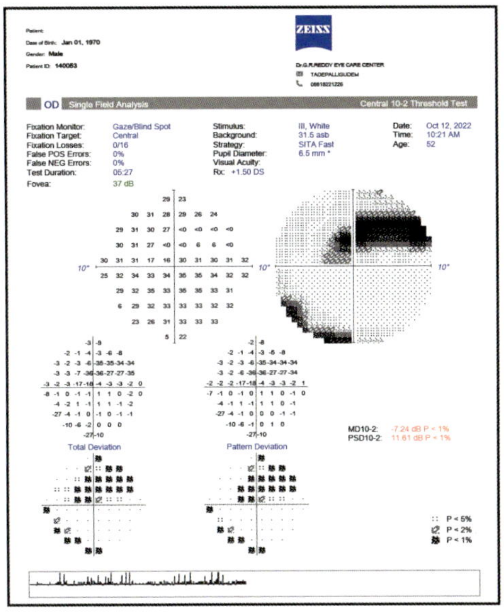

右眼 10-2 视野
假阳性率:0%
假阴性率:0%
固视丢失率:0/16

左眼 10-2 视野
假阳性率:2%
假阴性率:0%
固视丢失率:1/10

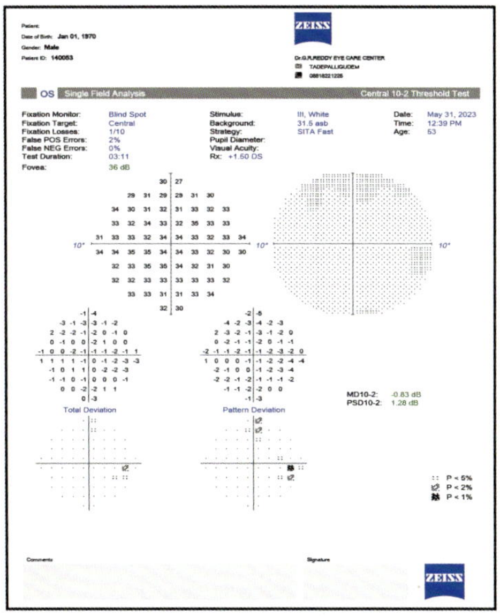

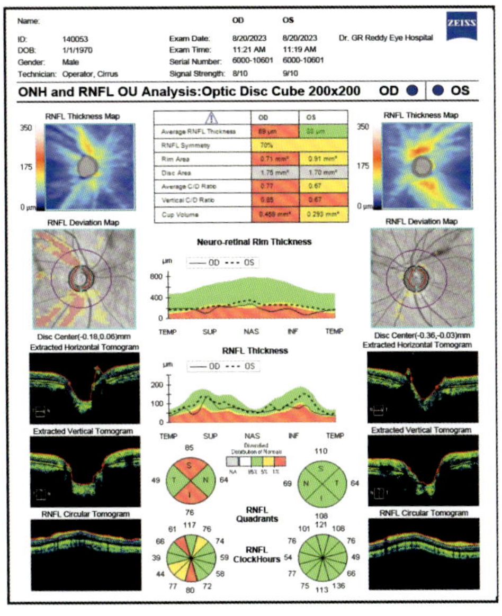

RNFL 信号强度
8/10 9/10

GCA 信号强度
8/10 9/10

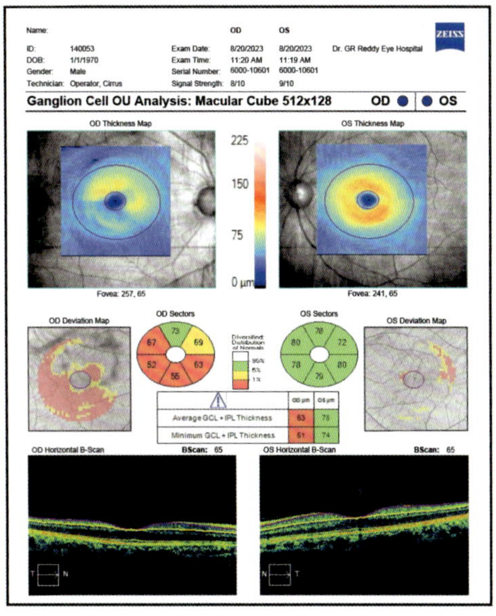

图 10.21

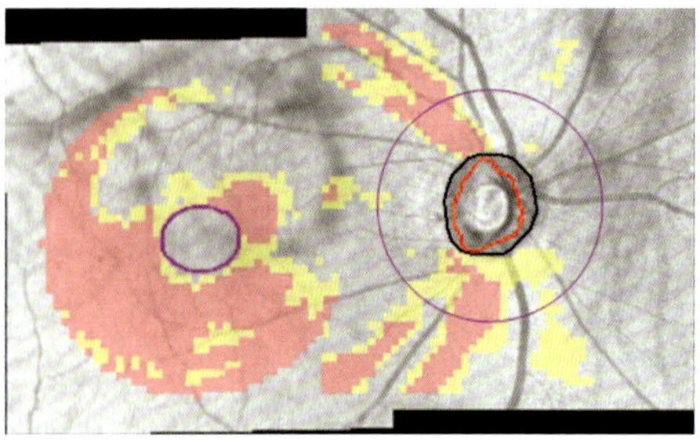

RNFL & GCC 全景分析报告

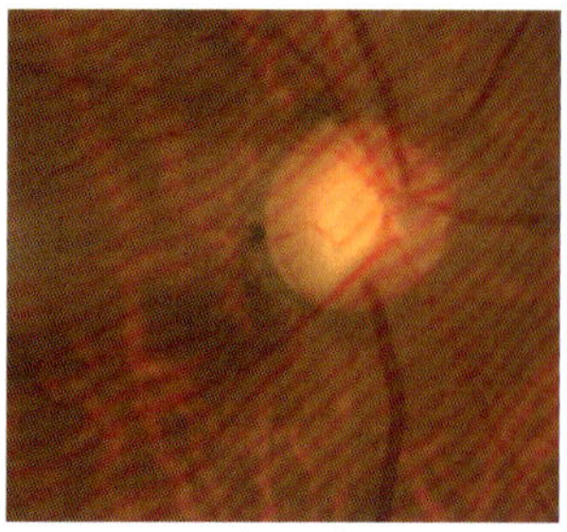

眼底照片

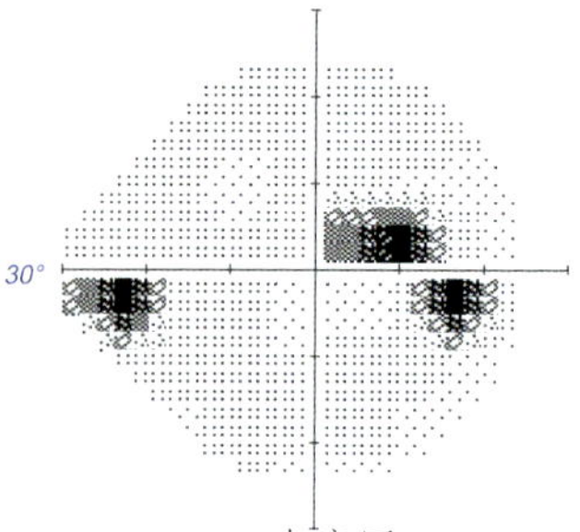

24–2 灰度图

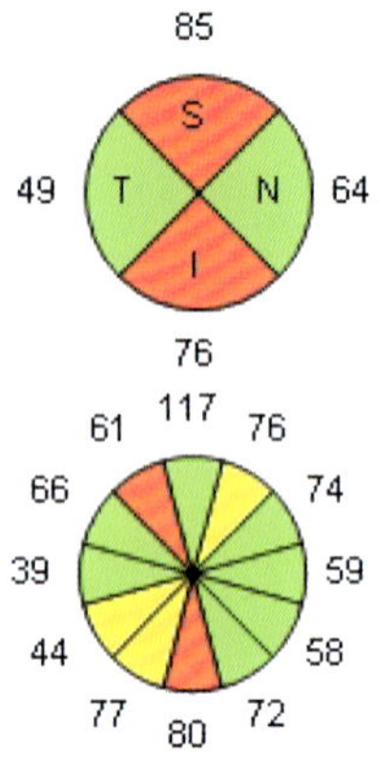

右眼 RNFL 象限值 &
钟点值

OCT RNFL 分析，结果可靠，RNFL 钟点图数值如下：12 点钟 117μm，6 点钟 80μm，颞侧 11 点钟 61μm，颞侧 7 点钟 77μm

6 点钟位置厚度（80μm）的减少，导致周边视野缺损

颞侧 11 点钟位置（61μm），对应颞上黄斑易损区（67μm），其厚度的减少导致下方中心视野缺损。RNFL 图中颞侧 7 点钟和 8 点钟位置，分别对应颞下黄斑易损区（52μm）和中下扇区（55μm），其厚度变薄导致上方中心视野缺损

VFI：89%，MD：–2.98 dB，*P*<1%
PSD：7.27 dB，*P*<0.5%

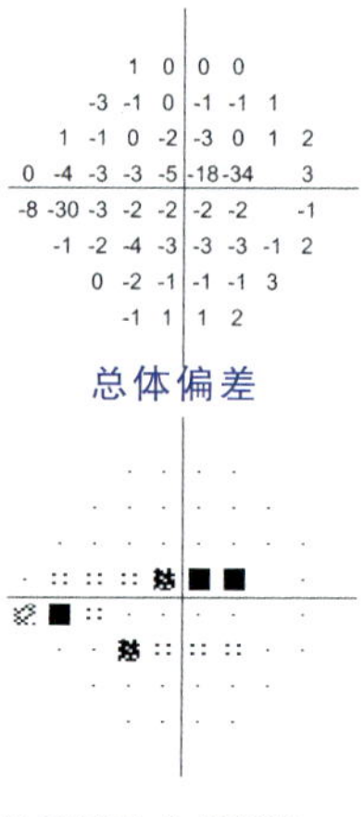

24–2 TDNP & TDPP

10–2 原始数值图

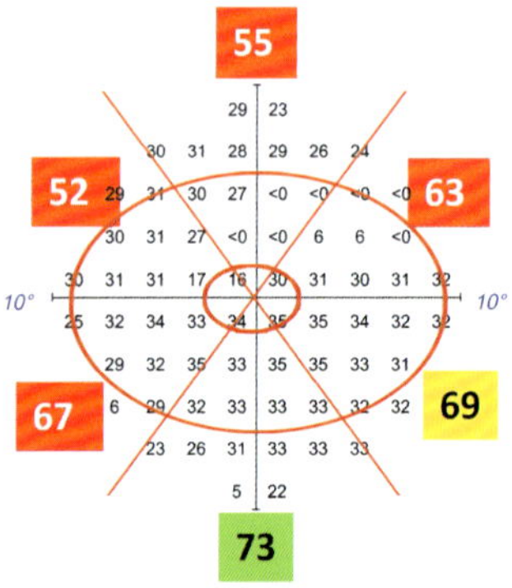

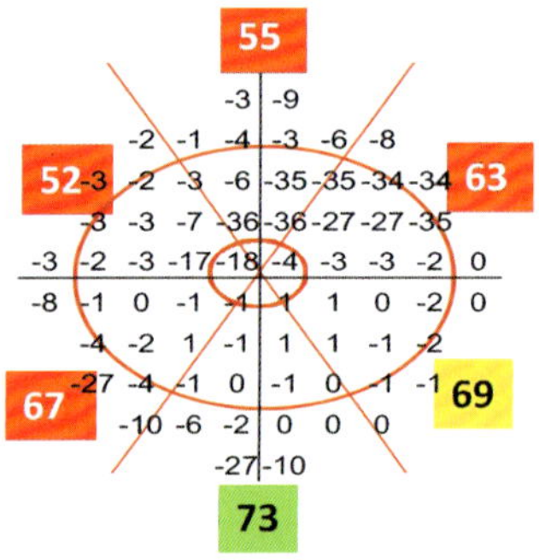

10–2 TDNP

右眼扇形图

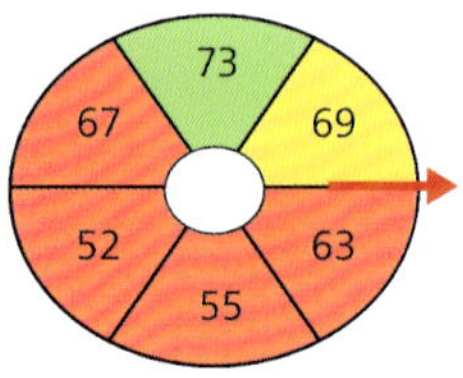

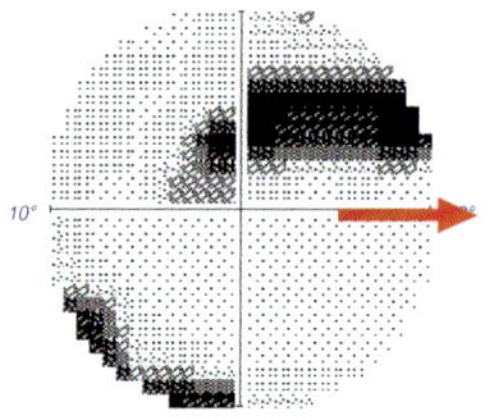

10–2 灰度图

MD：–7.24 dB，*P*<1%
PSD：11.61 dB，*P*<1%

黄斑扇形图数值如下：上方乳斑束 69μm，下方乳斑束 63μm，中下扇区 55μm，颞下黄斑易损区 52μm，颞上扇区 67μm，中上扇区 73μm

右眼

24–2 和 10–2 视野：结果可靠，中心 10–2 固视点附近出现视野缺损

OCT GCA 扫描报告：结果可靠，除上方乳斑束区（69μm，黄色）和中上扇区（73μm，绿色）外，其余所有区域均呈红色，表明有神经节细胞的缺失。值得注意的是，尽管 GCL+IPL 可能标记为红色，只要厚度>60μm，通常不会有严重的功能损失。本例大多数 GCL+IPL 厚度区域都呈红色，因此，需要将眼压控制在较低水平

图 10.22

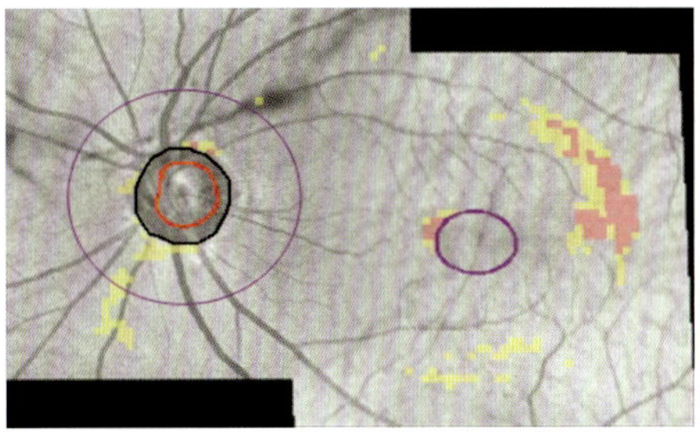

RNFL & GCC 全景分析报告

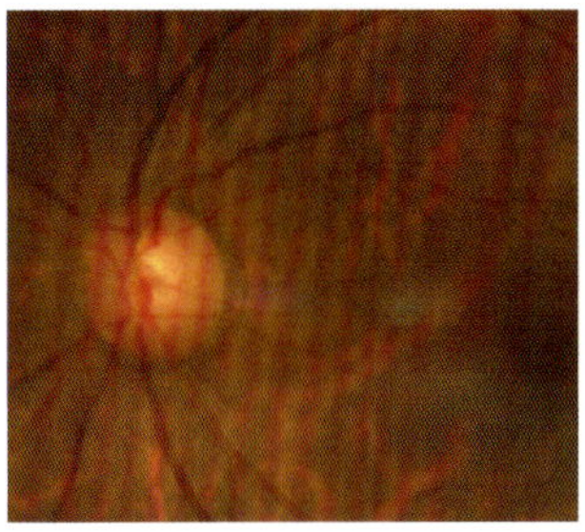

眼底照片

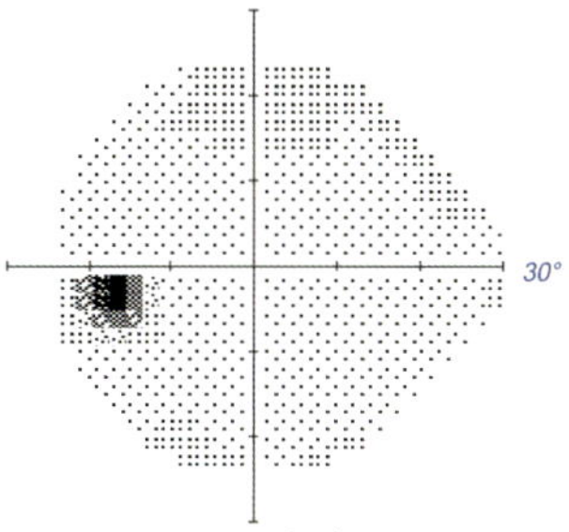

24–2 灰度图

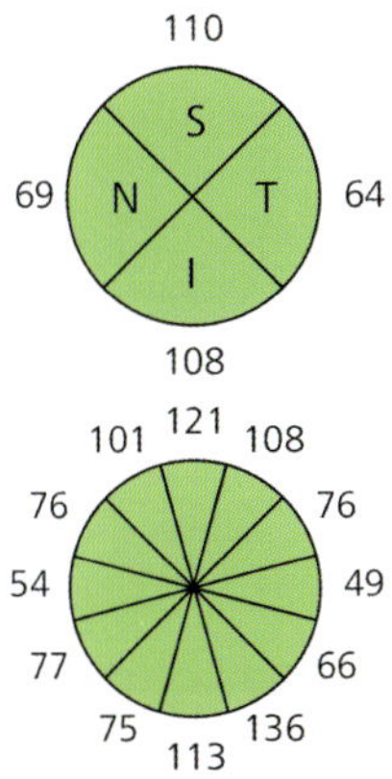

左眼 RNFL 象限值 & 钟点值

OCT RNFL 分析，结果可靠，RNFL 钟点图数值如下： 12 点钟 121μm，6 点钟 113μm，颞侧 1 点钟 108μm，颞侧 5 点钟 136μm。颞侧（绿色）和鼻侧扇区（绿色）的平均厚度分别为 64μm 和 69μm。在 GCA 中，上方和下方乳斑束的厚度分别为 80μm 和 78μm

VFI：100%，MD：0.81 dB
PSD：1.28 dB

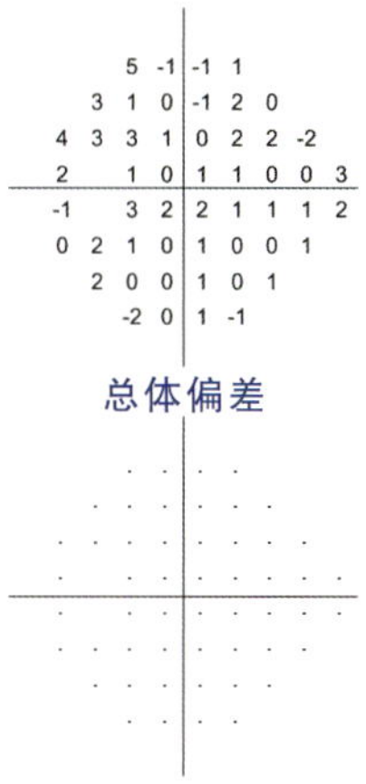

24–2 TDNP & TDPP

10–2 原始数值图

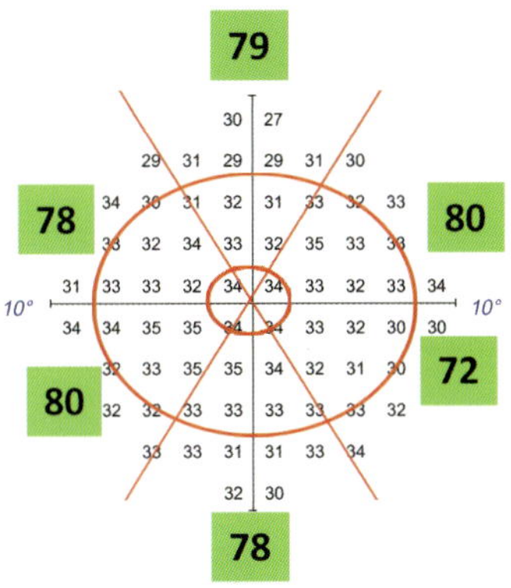

左眼扇形图

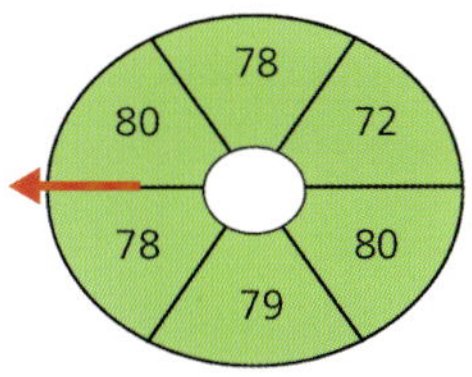

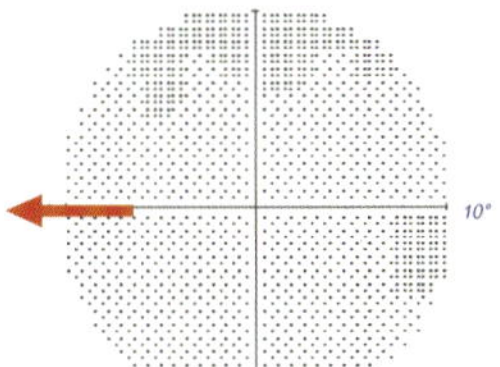

10–2 灰度图

MD：–0.83 dB
PSD：1.28 dB

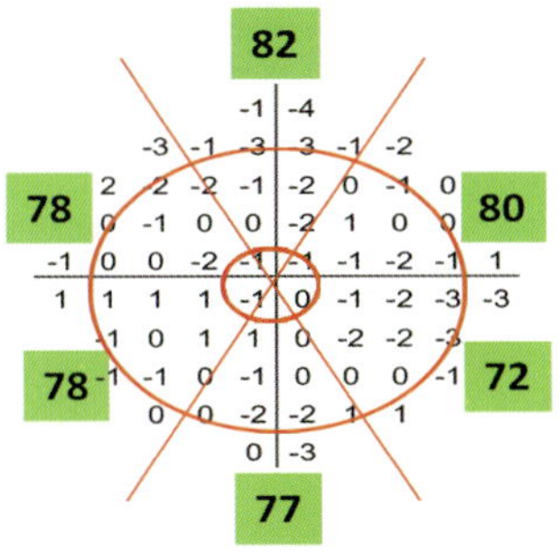

10–2 TDNP

黄斑扇形图数值如下： 上方乳斑束 80μm，下方乳斑束 78μm，中下扇区 79μm，颞下黄斑易损区 80μm，颞上扇区 72μm，中上扇区 78μm

左眼

24–2 和 10–2 视野： 结果可靠，视野在正常范围内。

OCT GCA 扫描报告： 结果可靠，未见神经节细胞缺失的迹象，所有 GC 区域均为绿色

当 GCL+IPL 厚度减少到 68μm 左右时，会显示为红色。厚度应降至 65μm 以下时，才出现相对视野缺损。厚度应降至 45μm 左右时，才有视野绝对暗点

图 10.23

例 6

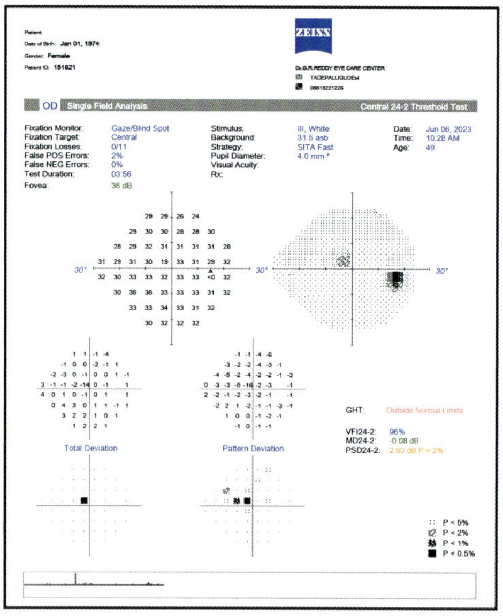

右眼 24-2 视野
假阳性率:2%
假阴性率:0%
固视丢失率:0/11

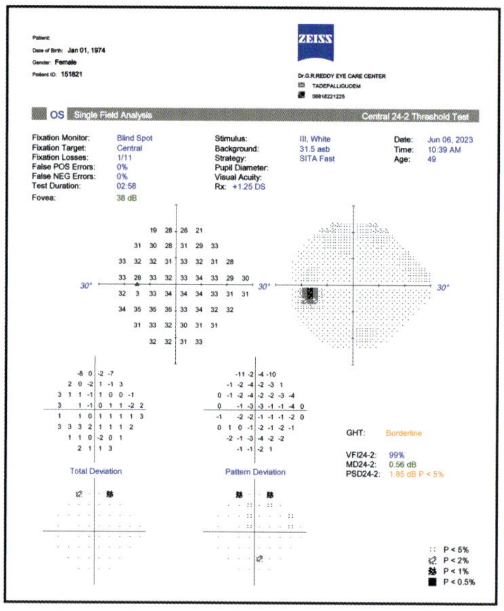

左眼 24-2 视野
假阳性率:0%
假阴性率:0%
固视丢失率:1/11

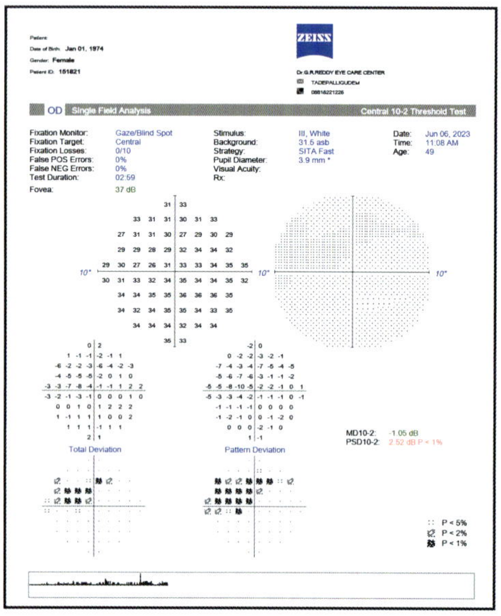

右眼 10-2 视野
假阳性率:0%
假阴性率:0%
固视丢失率:0/10

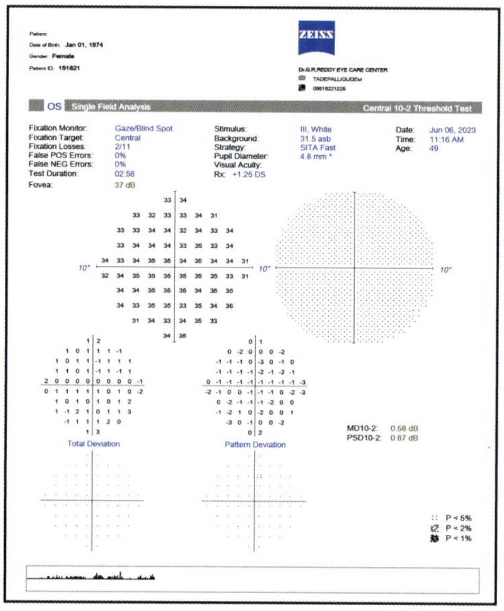

左眼 10-2 视野
假阳性率:0%
假阴性率:0%
固视丢失率:2/11

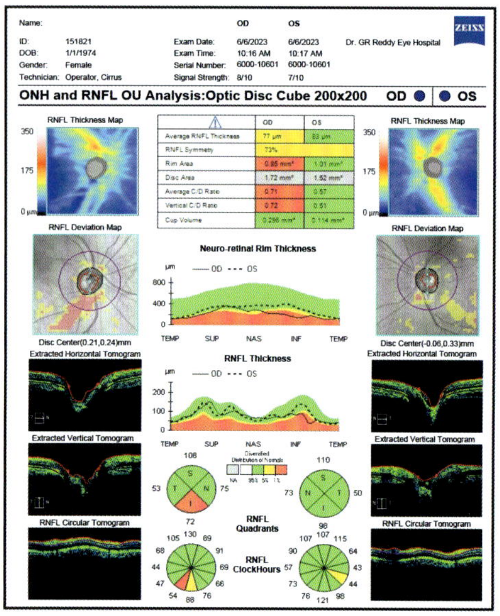

RNFL 信号强度
8/10 7/10

GCA 信号强度
8/10 8/10

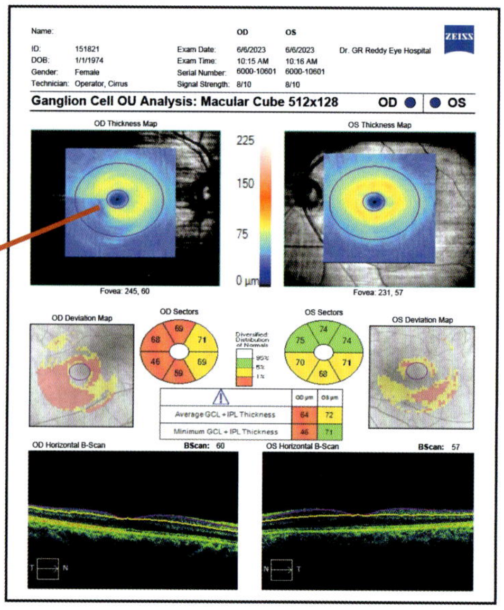

神经节细胞变薄的标志是在厚度图的中心凹颞侧出现一条水平线,厚度图因此呈现出典型的表现——“螺旋桨征”(propeller sign)(编者注:其他文献中多称为颞中缝征,temporal raphe sign)

图 10.24

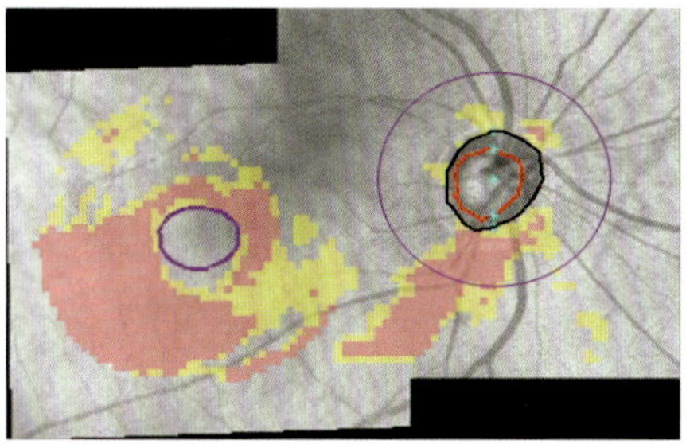

RNFL & GCC 全景分析报告

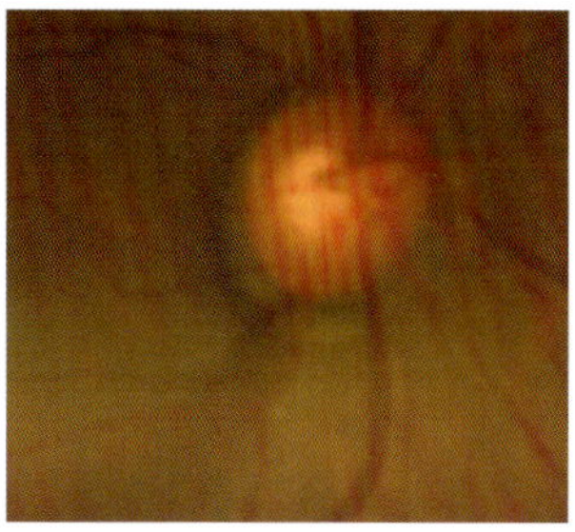

眼底照片

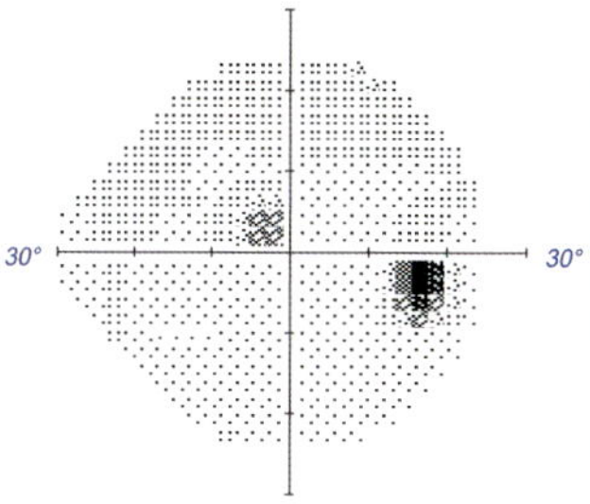

24–2 灰度图

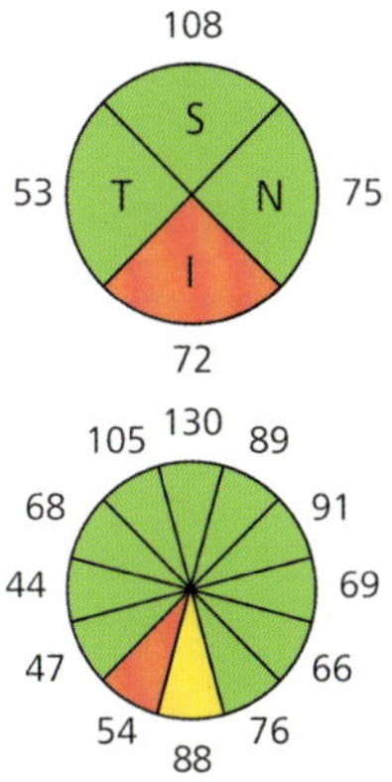

右眼 RNFL 象限值 & 钟点值

OCT–RNFL 分析，结果可靠，RNFL 钟点图数值如下：12 点钟 130μm，6 点钟 88μm，颞侧 11 点钟 105μm，颞侧 7 点钟 54μm。颞侧（绿色）和鼻侧扇区（绿色）的平均厚度分别为 53μm 和 75μm

RNFL 钟点值显示，6 点钟和颞侧 7 点钟位置分别为黄色和红色，说明该区域厚度变薄。颞侧 7 点钟位置（54μm）对应颞下黄斑易损区（46μm），其厚度减少可导致上方中心视野缺损

VFI：96%，MD：–0.08 dB，*P*<2%
PSD：2.80 dB，*P*<2%

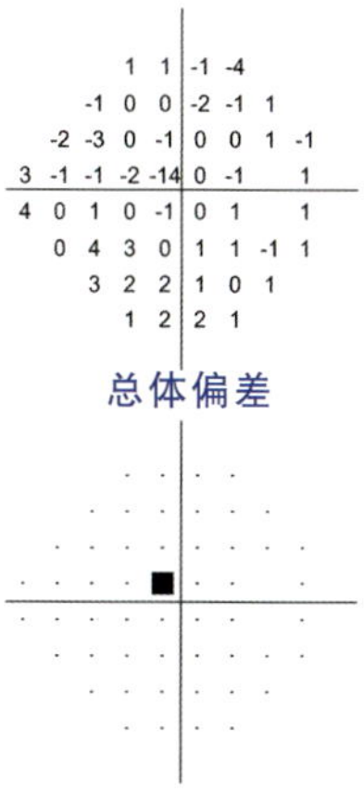

24–2 TDNP & TDPP

10–2 原始数值图

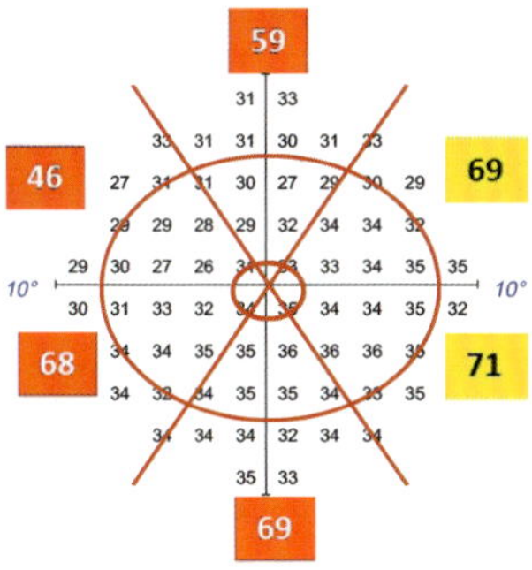

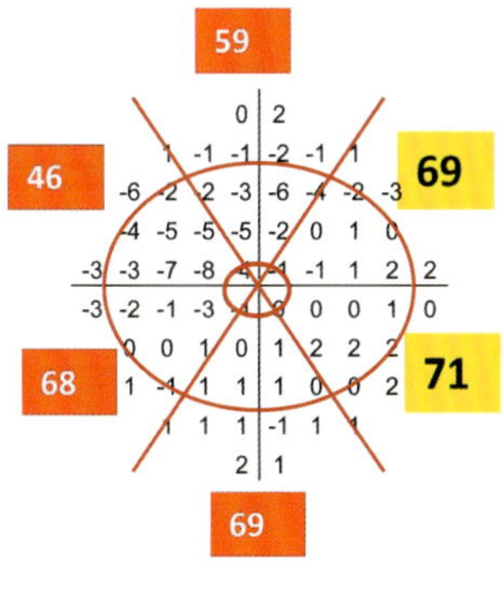

10–2 TDNP

右眼扇形图

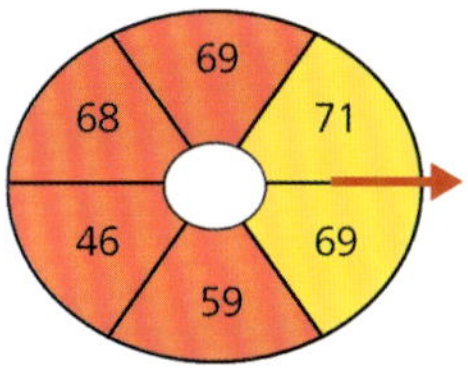

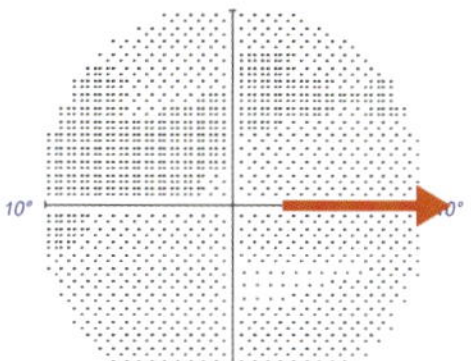

10–2 灰度图

MD：–1.05 dB
PSD：2.52 dB，*P*<1%

黄斑扇形图数值如下：上方乳斑束 71μm，下方乳斑束 69μm，中下扇区 59μm，颞下黄斑易损区46μm，颞上扇区 68μm，中上扇区 69μm

右眼

24–2 和 10–2 视野：结果可靠，视野有缺损，10–2 灰度图显示固视点周围阴影，10–2 概率图的相应区域可见视野缺损

OCT–GCA 扫描报告：结果可靠，除上、下方乳斑束（71μm 和 69μm，黄色）外，其余所有区域均呈红色，表明有神经节细胞的缺失。颞下黄斑易损区（46μm）导致视野相对暗点。与其他区域相比，同等厚度情况下，乳斑束的光敏度更好。RNFL & GCC 全景偏差图可以明确显示变薄的区域，还可以观察到黄斑区节细胞特有的弓形变薄形态，此为视野前期青光眼的早期特征之一

图 10.25

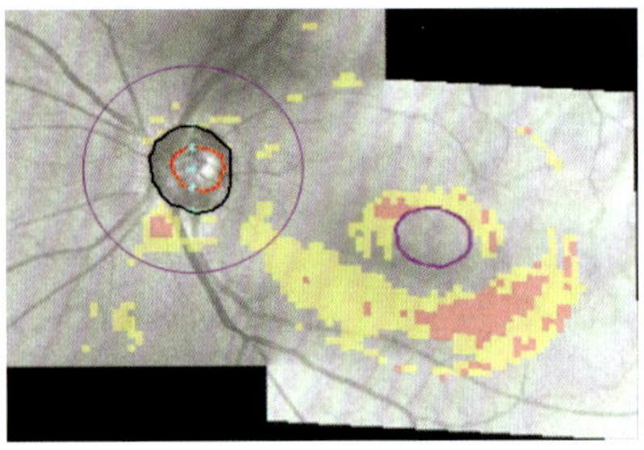

RNFL & GCC 全景分析报告

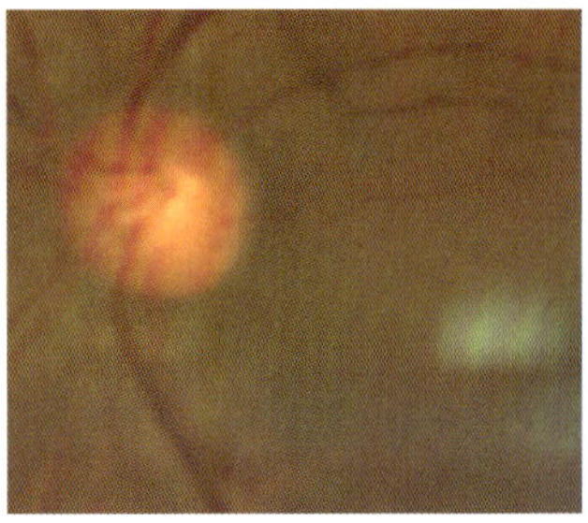

眼底照片

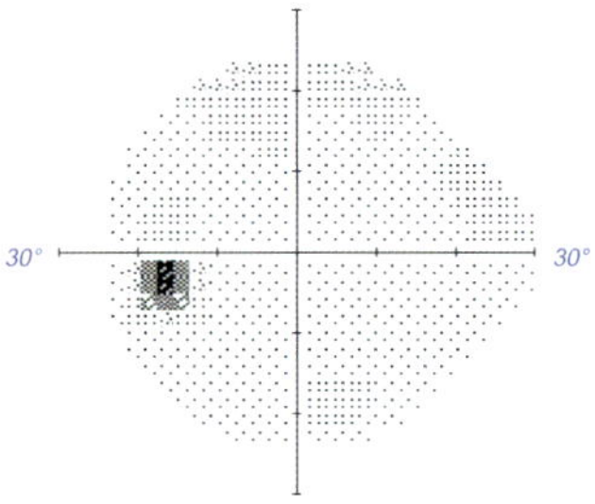

24-2 灰度图

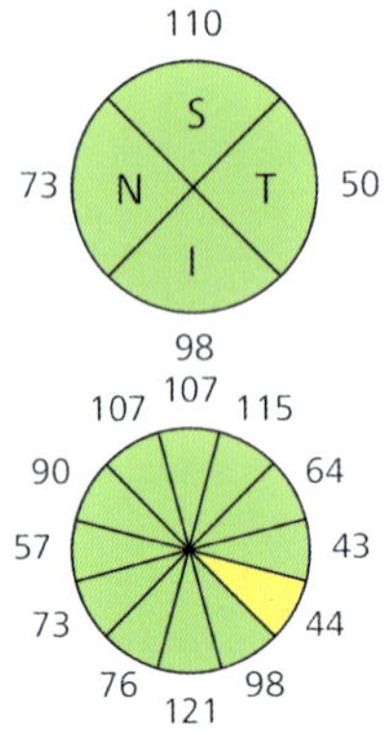

左眼 RNFL 象限值 & 钟点值

OCT-RNFL 分析,结果可靠,RNFL 钟点图数值如下: 12 点钟 107μm,6 点钟 121μm,颞侧 1 点钟 115μm,颞侧 5 点钟 98μm。颞侧(绿色)和鼻侧扇区(绿色)的平均厚度分别为 50μm 和 73μm。左眼颞侧 2 点钟至 4 点钟的范围代表黄斑区域,这三个钟点区域与 GCA 中除了颞侧扇区以外的其余区域相对应。应重点关注 GCA 的数值,而不只是 RNFL 钟点图数值

VFI:99%,MD:0.56 dB
PSD:1.85 dB,$P<5\%$

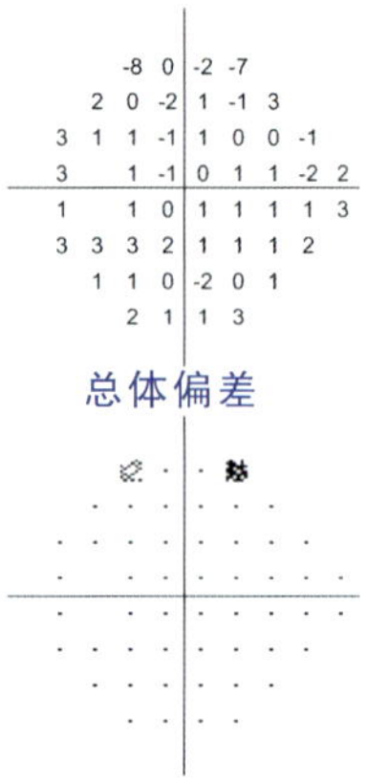

24-2 TDNP & TDPP

10-2 原始数值图

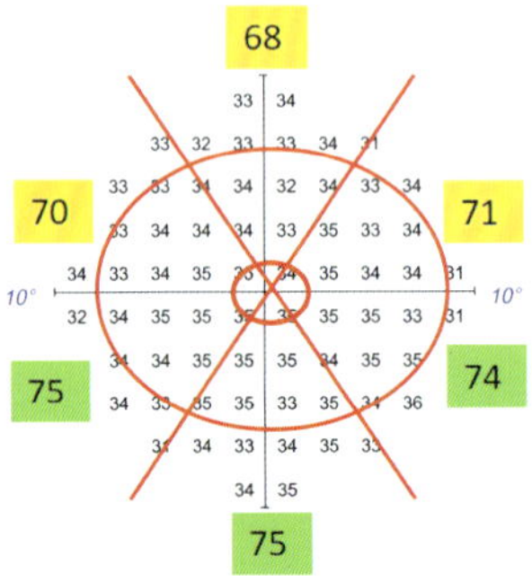

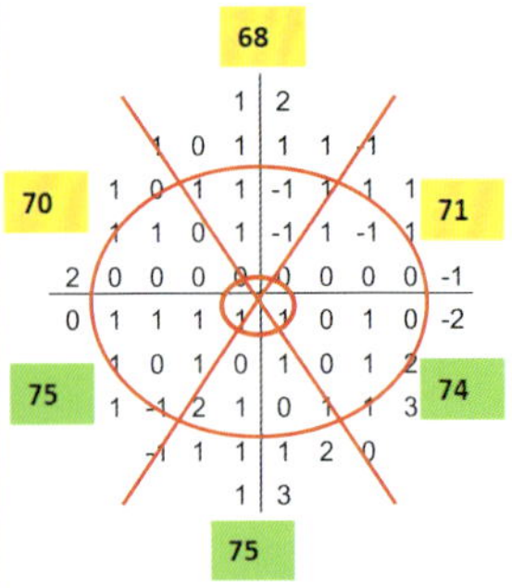

10-2 TDNP

左眼扇形图

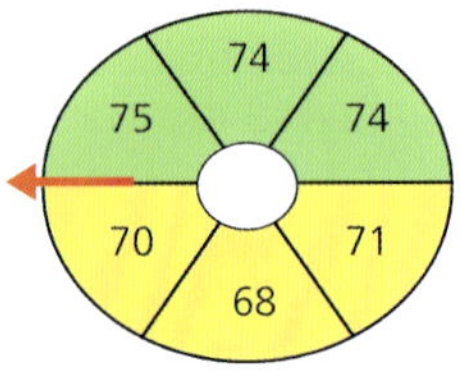

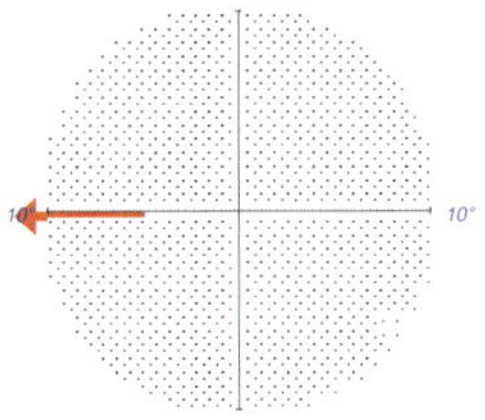

10-2 灰度图

MD:0.58 dB
PSD:0.87 dB

黄斑扇形图数值如下: 上方乳斑束 75μm,下方乳斑束 70μm,中下扇区 68μm,颞下黄斑易损区 71μm,颞上扇区 74μm,中上扇区 74μm

左眼

24-2 和 10-2 视野: 结果可靠,视野在正常范围内

OCT-GCA 扫描报告: 结果可靠,颞下黄斑易损区(71μm,黄色)、中下扇区(68μm,黄色)和下方乳斑束区(70μm,黄色)的节细胞丢失。注意,GCL+IPL 厚度超过 65μm 时,视野无异常。下方各扇区的节细胞层同时受累变薄,P 值<1%,提示青光眼进展较快,需要将眼压控制在 15mmHg 以下

图 10.26

例 7

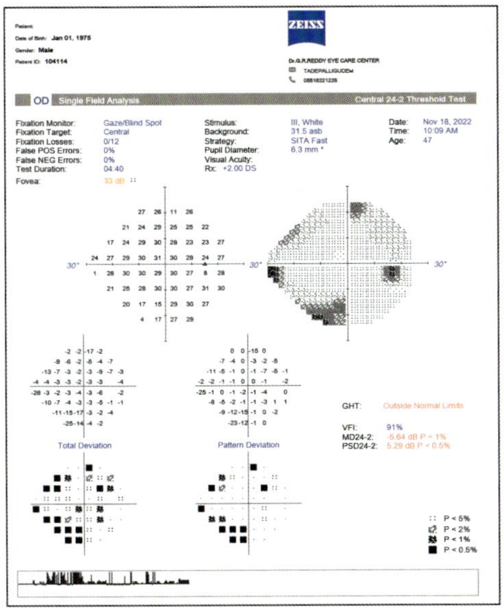

右眼 24-2 视野
假阳性率:0%
假阴性率:0%
固视丢失率:0/12
VFI:91%

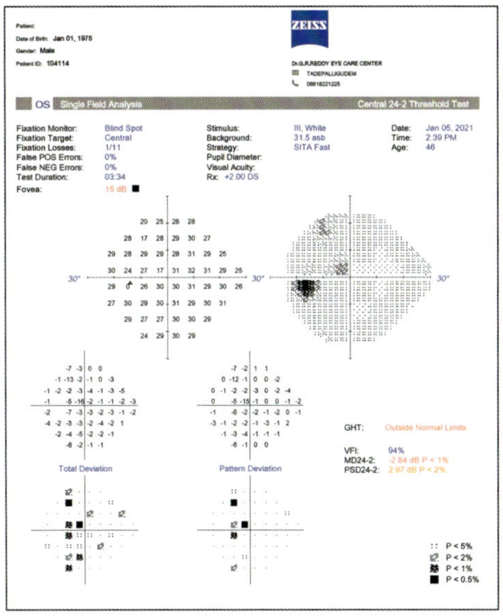

左眼 24-2 视野
假阳性率:0%
假阴性率:0%
固视丢失率:1/11

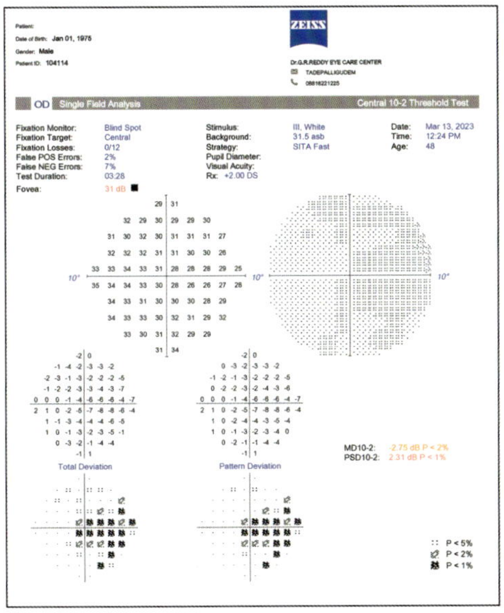

右眼 10-2 视野
假阳性率:2%
假阴性率:7%
固视丢失率:0/12

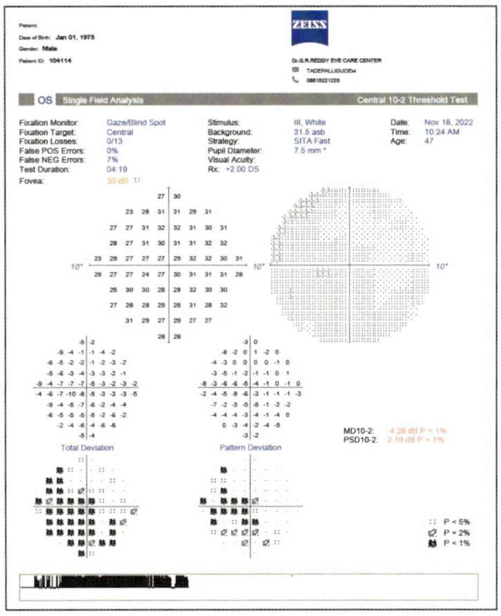

左眼 10-2 视野
假阳性率:0%
假阴性率:7%
固视丢失率:0/13

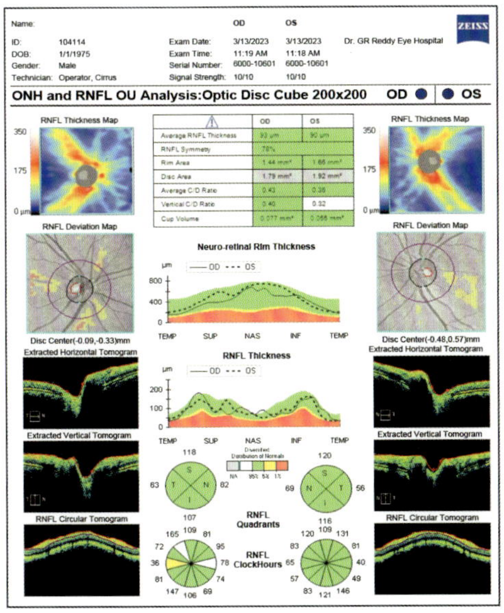

RNFL 信号强度
10/10 10/10

GCA 信号强度
10/10 10/10

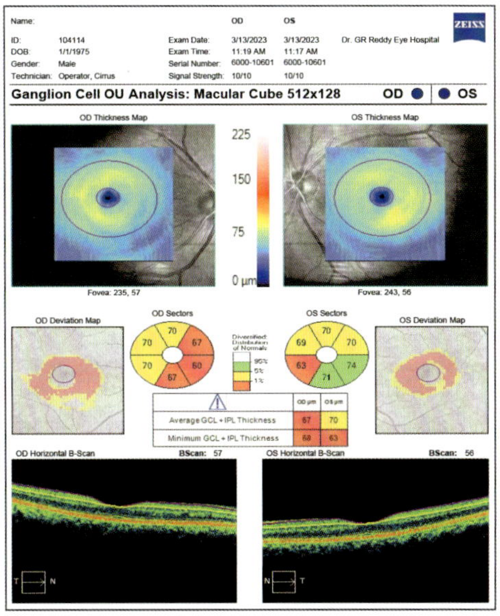

图 10.27

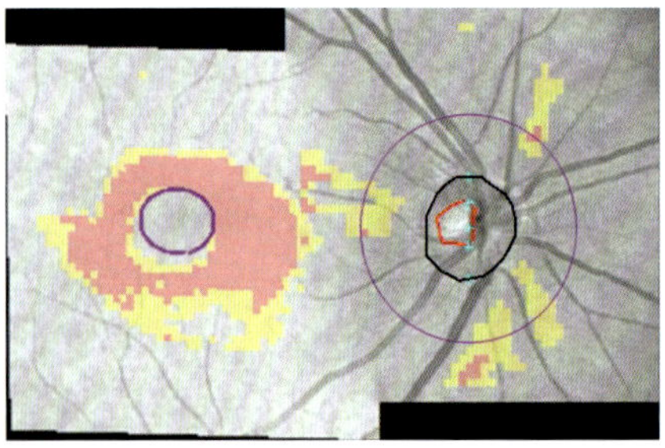

RNFL & GCC 全景分析报告

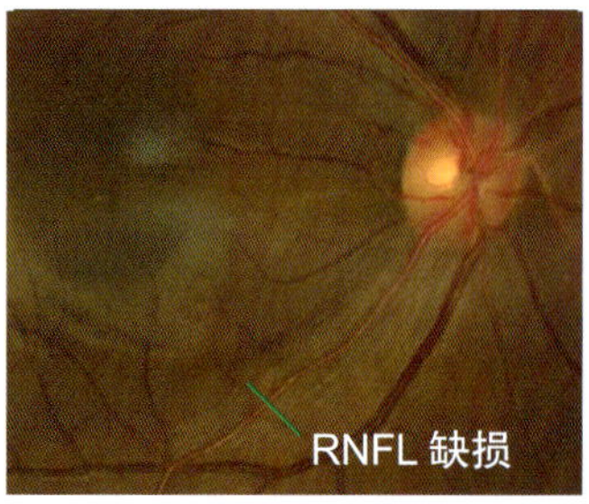

眼底照片

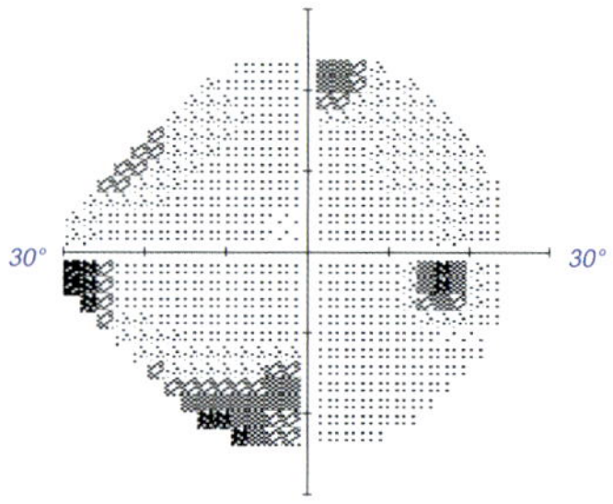

24–2 灰度图

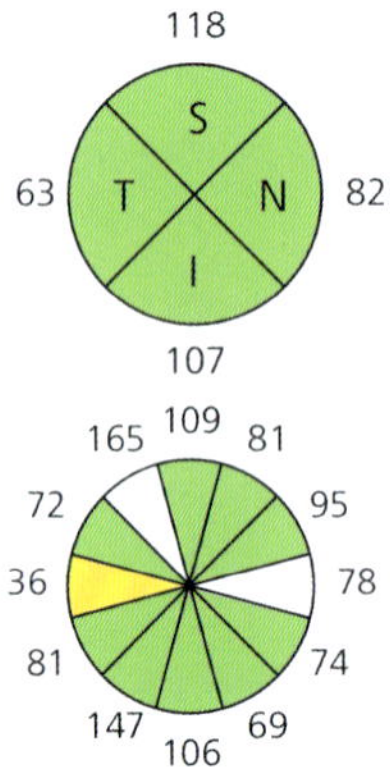

右眼 RNFL 象限值 & 钟点值

OCT–RNFL 分析，结果可靠，RNFL 钟点图数值如下：12 点钟 109μm，6 点钟 106μm，颞侧 11 点钟 165μm，颞侧 7 点钟 147μm。颞侧(绿色)和鼻侧扇区(绿色)的平均厚度分别为 63μm 和 82μm

颞侧 9 点钟位置(36μm)与 GCA 中乳斑束区(上方乳斑束 67μm，下方 60μm)相对应，其厚度减少导致中心视野缺损

VFI：91%，MD：–5.64 dB，*P*<1%
PSD：5.29 dB，*P*<0.5%

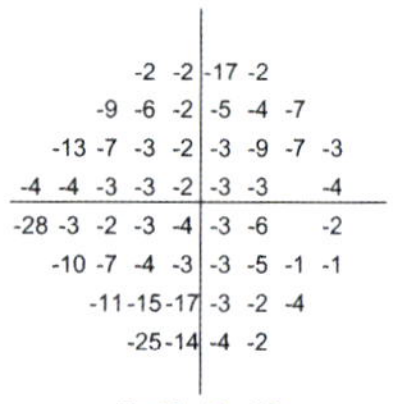

总体偏差

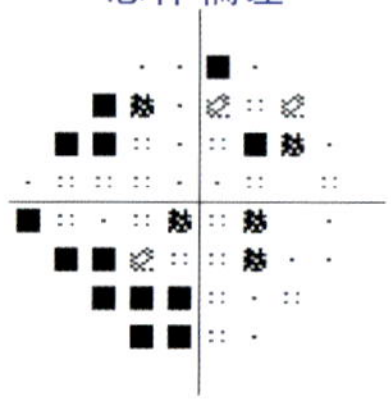

24–2 TDNP & TDPP

10–2 原始数值图

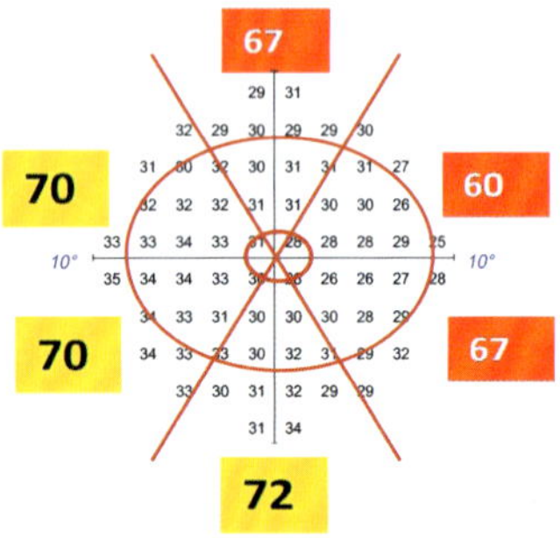

右眼扇形图

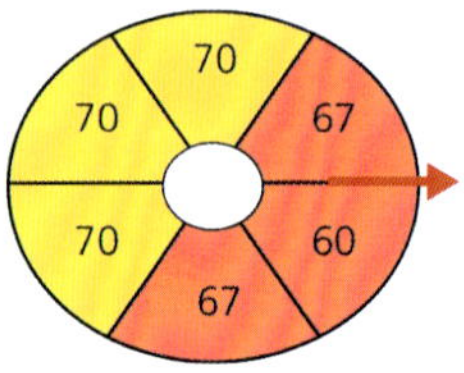

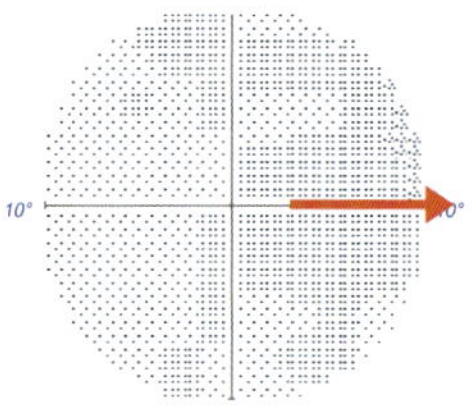

10–2 灰度图

MD：–2.75 dB，*P*<2%
PSD：2.31 dB，*P*<1%

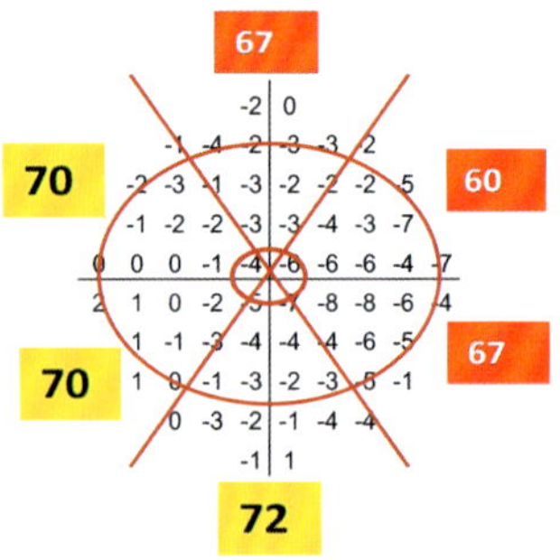

10–2 TDNP

黄斑扇形图数值如下：上方乳斑束 67μm，下方乳斑束 60μm，中下扇区 67μm，颞下黄斑易损区 70μm，颞上扇区 70μm，中上扇区 70μm

右眼

24–2 和 10–2 视野：结果可靠，显示视野缺损，灰度图显示固视点周围阴影，概率图的相应区域可见视野缺损

OCT–GCA 扫描报告：结果可靠，包含上、下方乳斑束区(67μm 和 60μm)在内的三个区域呈红色，表明有神经节细胞的缺失。下方乳斑束区厚度 60μm，视野中存在相对暗点。从厚度图上可以清楚地看到，黄斑神经节细胞厚度显著减少。在眼底检查中可见 RNFL 缺损，但 OCT–RNFL 未能识别到。由于本例为 NTG，不建议使用 β 受体阻滞剂，目标眼压应<15mmHg

图 10.28

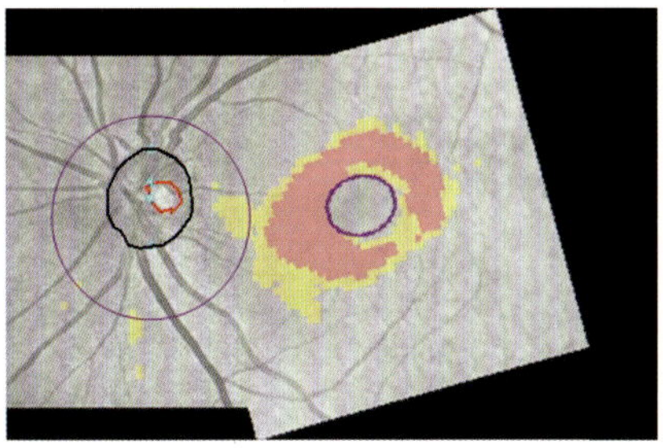

RNFL & GCC 全景分析报告

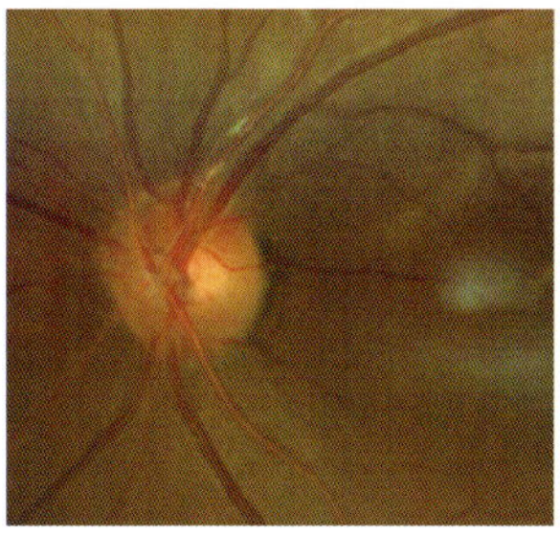

眼底照片

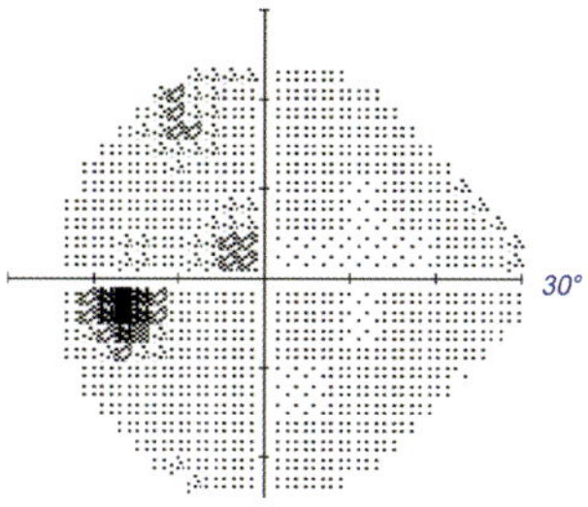

24–2 灰度图

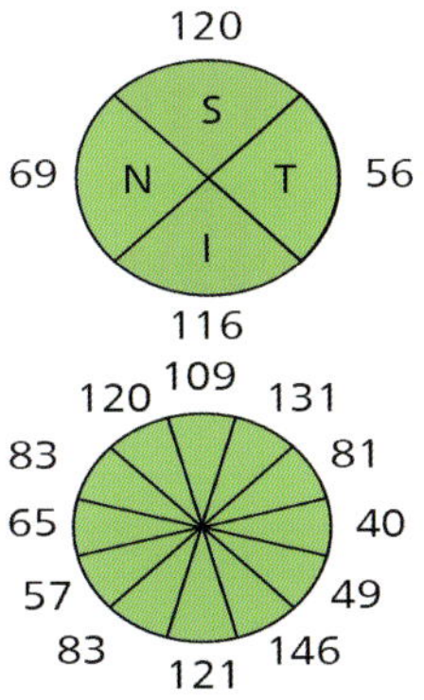

左眼 RNFL 象限值 & 钟点值

OCT–RNFL 分析，结果可靠，RNFL 钟点图数值如下：12 点钟 109μm，6 点钟 121μm，颞侧 1 点钟 131μm，颞侧 5 点钟 146μm。颞侧（绿色）和鼻侧扇区（绿色）的平均厚度分别为 56μm 和 69μm。颞侧扇区的 RNFL 与 GCA 中除颞侧扇区之外的其他区域对应，颞侧 RNFL 厚度值也需要与 GCA 扇区厚度值对应

VFI：94%，MD：–2.84 dB，*P*<1%
PSD：2.97 dB，*P*<2%

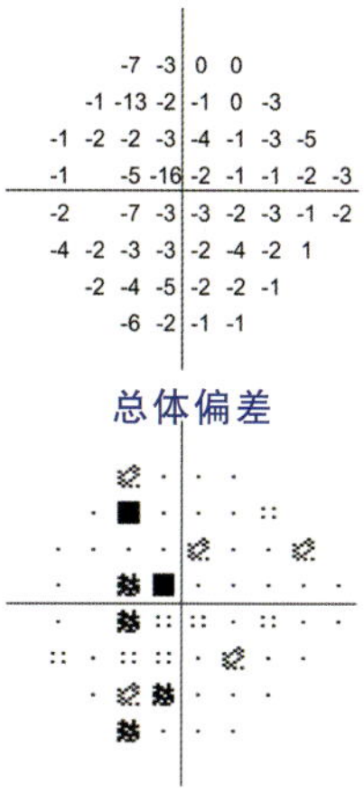

24–2 TDNP & TDPP

10–2 原始数值图

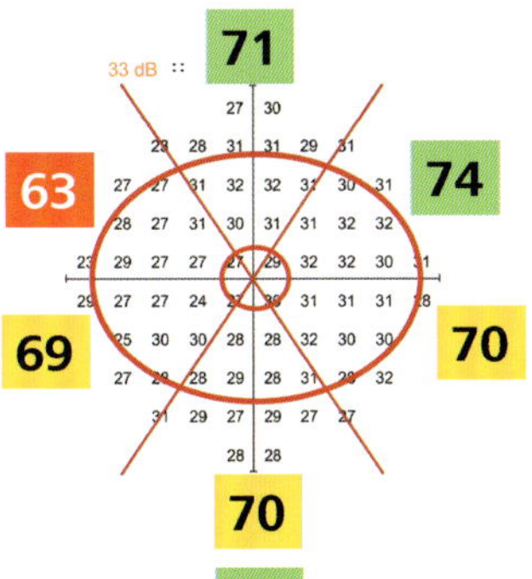

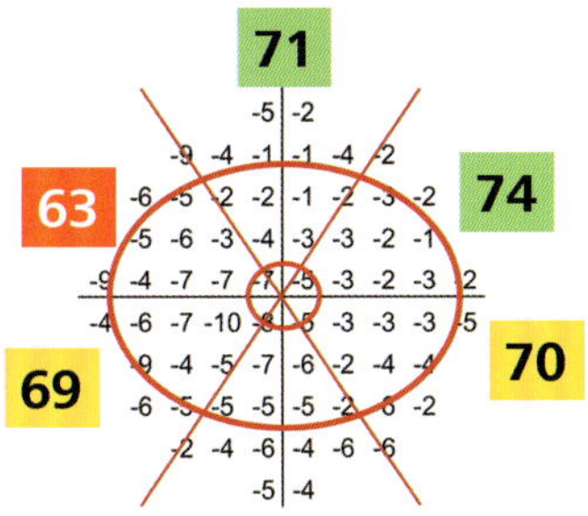

10–2 TDNP

左眼扇形图

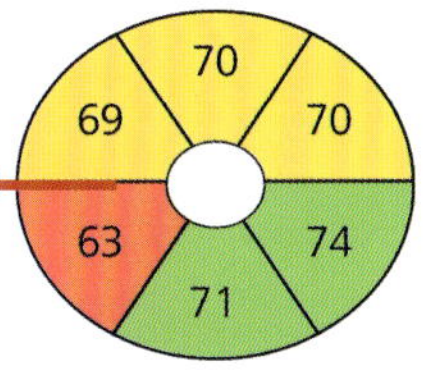

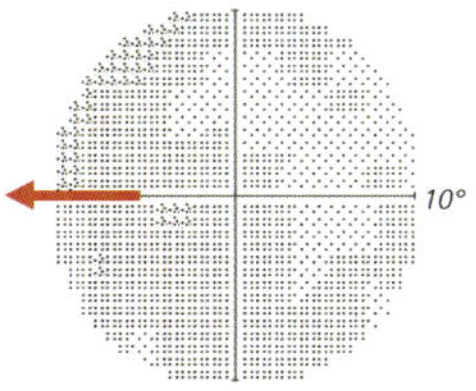

10–2 灰度图

MD：–4.28 dB，*P*<1%
PSD：2.19 dB，*P*<1%

黄斑扇形图数值如下：上方乳斑束 69μm，下方乳斑束 63μm，中下扇区 71μm，颞下黄斑易损区 74μm，颞上扇区 70μm，中上扇区 70μm

左眼

24–2 和 10–2 视野：结果可靠，固视点鼻上区域有视野缺损

OCT–GCA 扫描报告：结果可靠，下方乳斑束区有神经节细胞缺失的迹象（63μm，红色）。下方乳斑束的厚度降低至 60μm 时，即使视野正常，目标眼压也应低于 15mmHg。GCL 厚度值>65μm 时，视野正常。由于本例为 NTG，不建议使用 β 受体阻滞剂，目标眼压应设定在 15mmHg 以下

图 10.29

第 11 章 OCT 在视野前期青光眼中的应用

本章将介绍 7 个病例，其中 6 例并无青光眼视野改变(图 11.1 至图 11.30)。如果遗漏了眼底中可疑的早期青光眼线索，就很有可能漏诊视野前期青光眼。本章强调了 OCT-RNFL、OCT-GCA，以及视盘和黄斑厚度偏差全景图对于发现视野前期青光眼的重要性。第 7 例之所以疑有青光眼，是因为视盘出血。

例 6

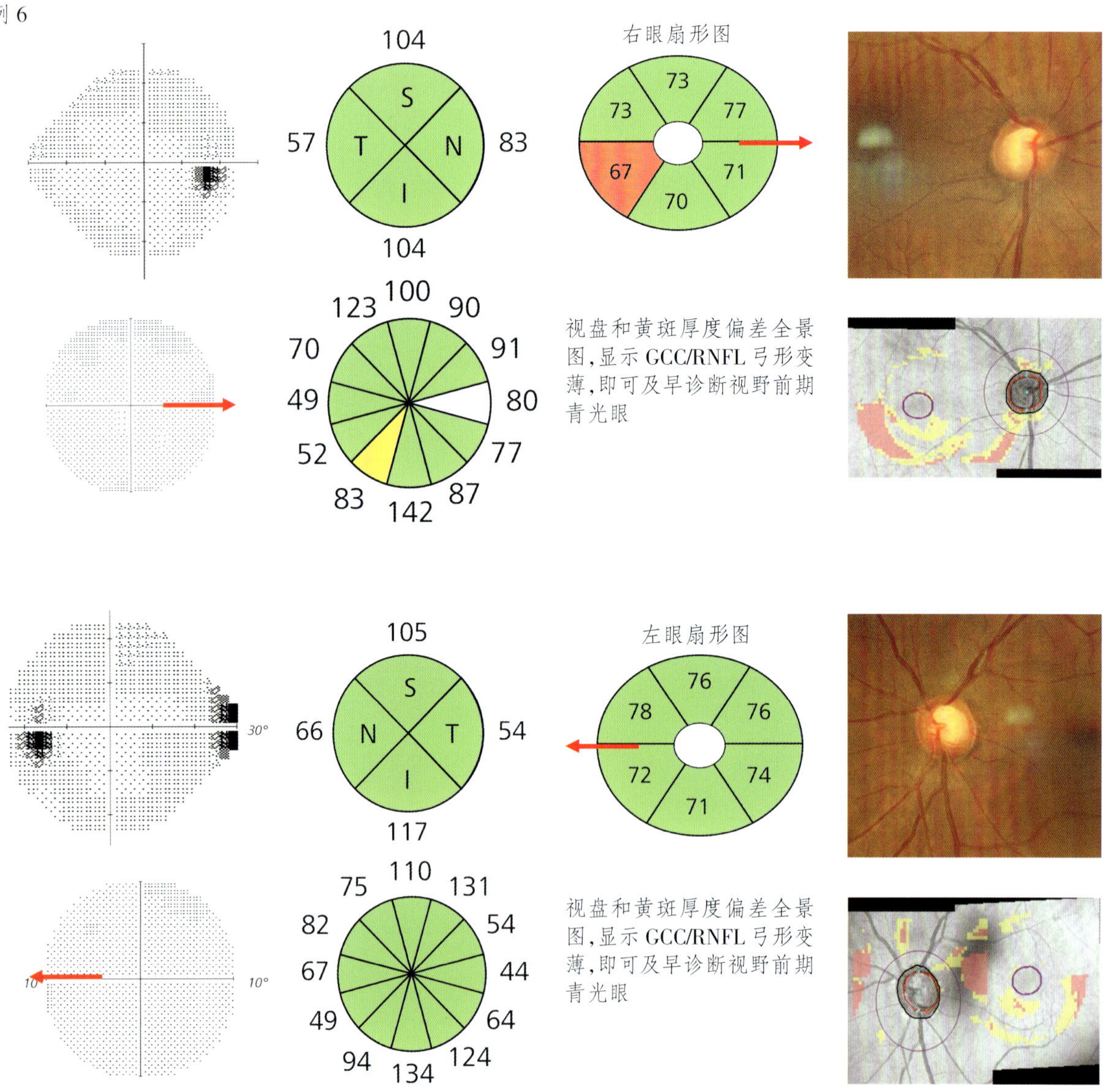

图 11.1

例 1

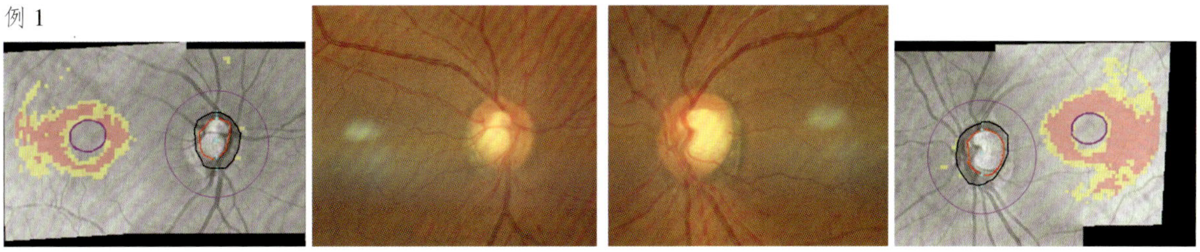

视野前期青光眼疑似病例，CCT 右眼 534μm，左眼 522μm。右眼眼压 15mmHg，左眼 16mmHg。暂未开始任何药物治疗。建议 6 个月后复查

图 11.2

例 2

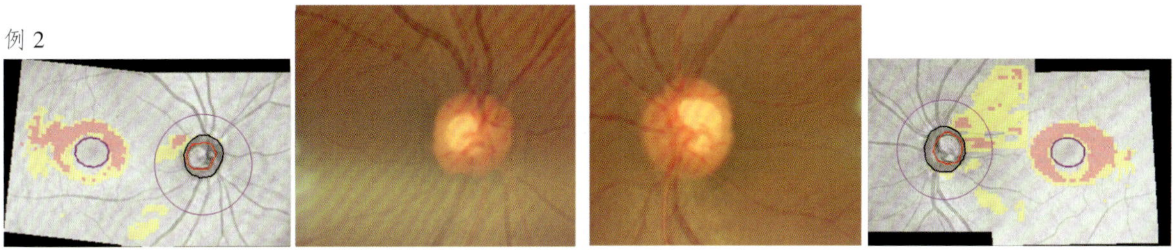

视野前期青光眼新确诊病例，有明确青光眼家族史。CCT 右眼 552μm，左眼 563μm。右眼眼压 24mmHg，左眼 20mmHg。因左眼疑似 RNFL 缺损，以及全景图中 RNFL 和 GCA 区域变薄，予以 Careprost 治疗，目前双眼眼压均为 17mmHg

图 11.3

例 3

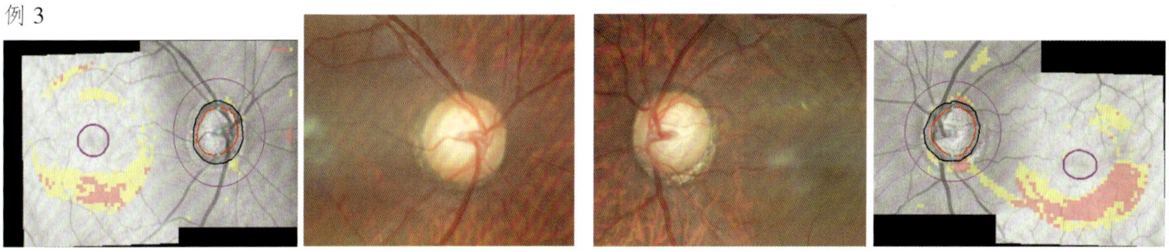

视野前期青光眼新确诊病例，CCT 右眼 534μm，左眼 522μm。右眼眼压 18mmHg，左眼 17mmHg。全景图中 RNFL 和 GCA 区域变薄，予以 Travo-Z 治疗

图 11.4

例 4

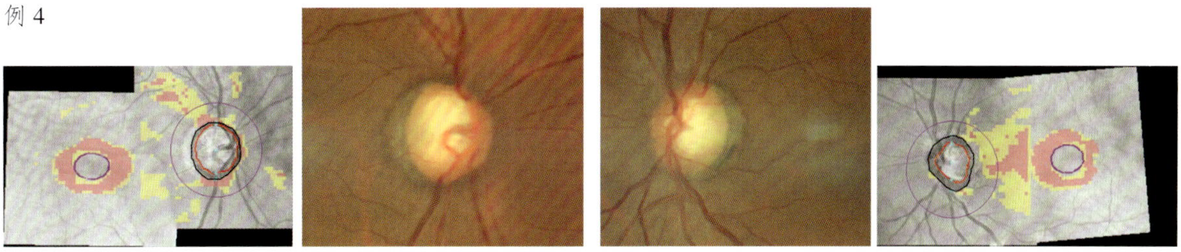

视野前期青光眼新确诊病例，CCT 右眼 462μm，左眼 471μm。有青光眼家族史，右眼眼压 18mmHg，左眼 17mmHg。因为右眼 11 点钟位置 RNFL 缺损，以及全景图中 RNFL 和 GCA 区域变薄，予以 Travo-Z 治疗。目前右眼眼压 14mmHg，左眼 13mmHg

图 11.5

例 5

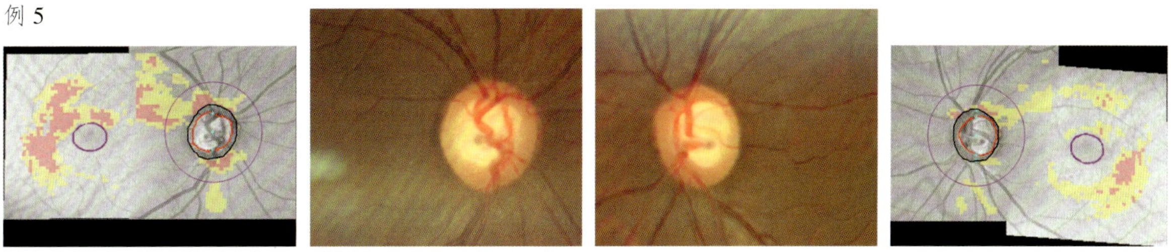

视野前期青光眼新确诊病例，CCT 右眼 562μm，左眼 513μm。右眼眼压 17mmHg，左眼 19.5mmHg，予以 Travo-Z 治疗

图 11.6

例 1

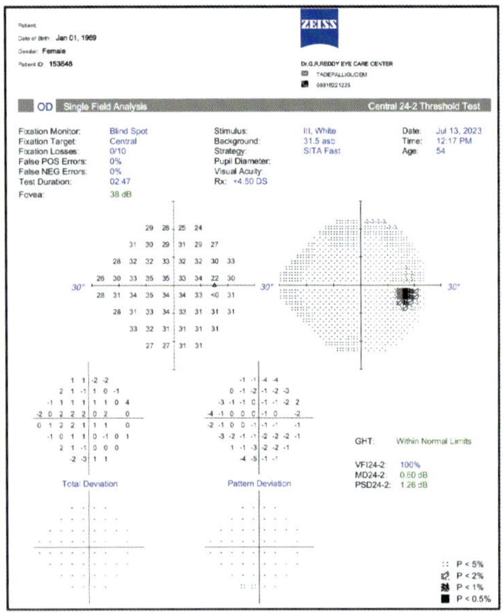

右眼 24-2 视野
假阳性率:0%
假阴性率:0%
固视丢失率:0/10

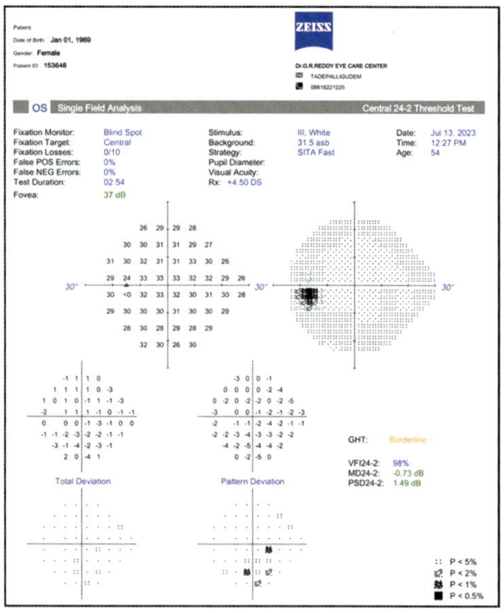

左眼 24-2 视野
假阳性率:0%
假阴性率:0%
固视丢失率:0/10

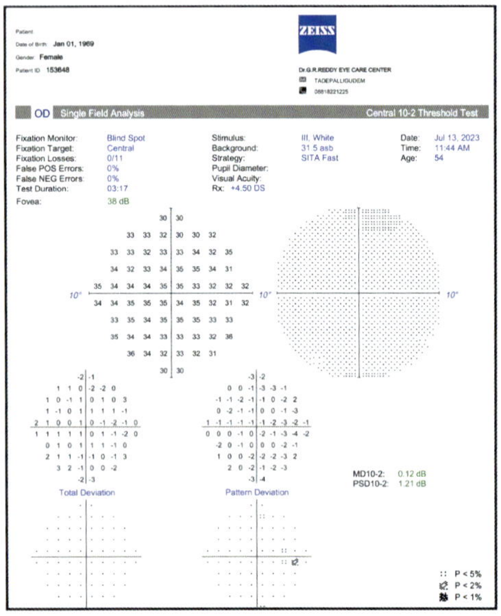

右眼 10-2 视野
假阳性率:0%
假阴性率:0%
固视丢失率:0/11

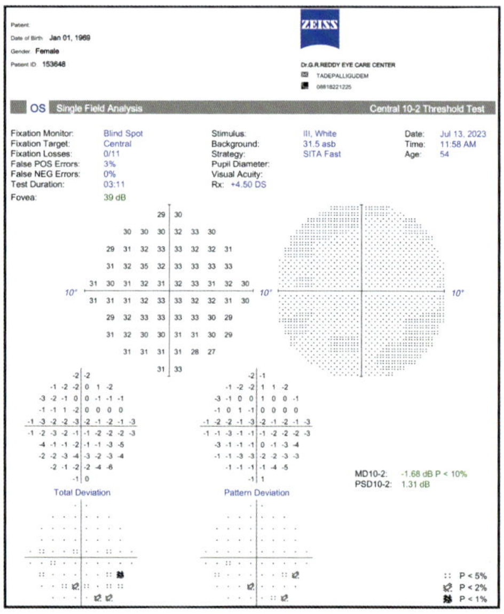

左眼 10-2 视野
假阳性率:3%
假阴性率:0%
固视丢失率:0/11

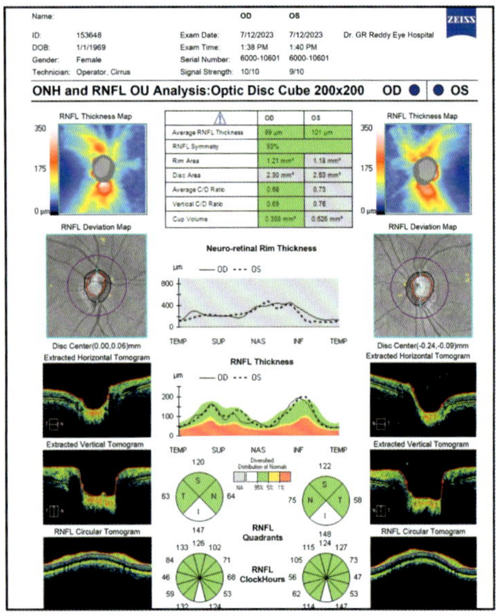

RNFL 信号强度
10/10 9/10

GCA 信号强度
10/10 10/10

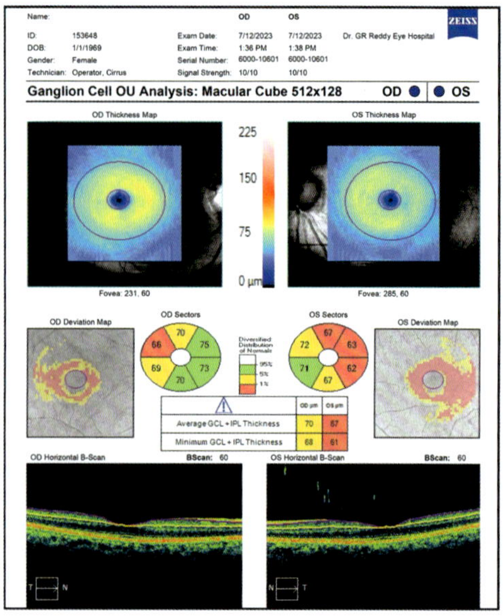

图 11.7

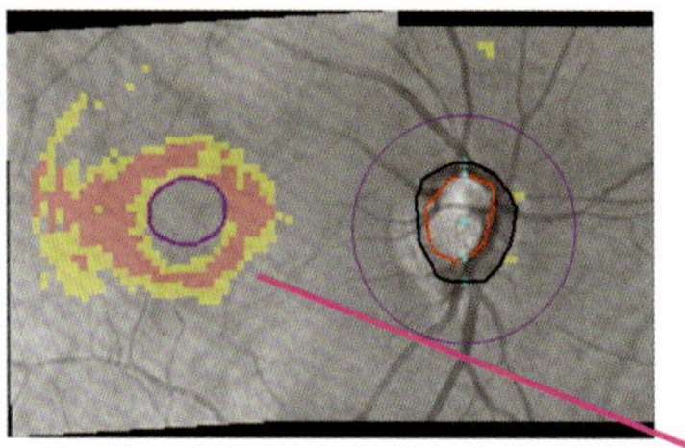

RNFL & GCC 全景分析报告

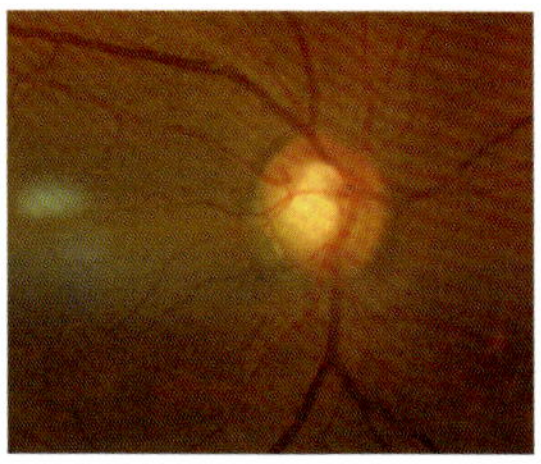

眼底照片

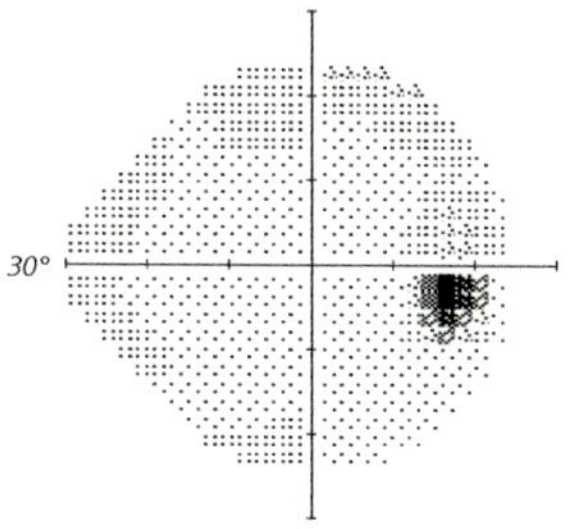

24-2 灰度图

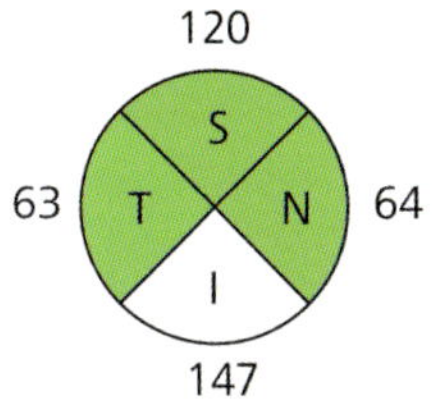

OCT 前期青光眼：视野正常，RNFL 厚度图正常，GCA 扇区变薄，偏差图全景报告上见 GCA 的颞下和颞上区域变薄

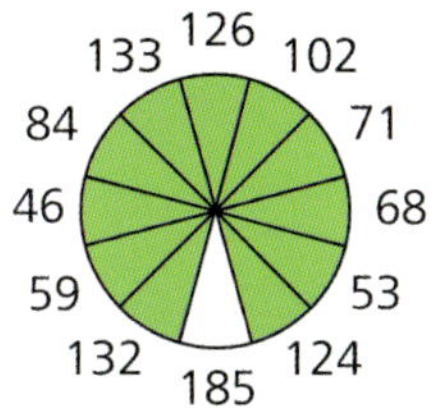

右眼 RNFL 象限值 & 钟点值

OCT-RNFL 分析，结果可靠，RNFL 钟点图数值如下：12 点钟 126μm，6 点钟 185μm，11 点钟 133μm，7 点钟 132μm。颞侧象限（绿色）和鼻侧象限（绿色）的平均厚度分别为 63μm 和 64μm

VFI：100%，MD：0.60 dB
PSD：1.26 dB

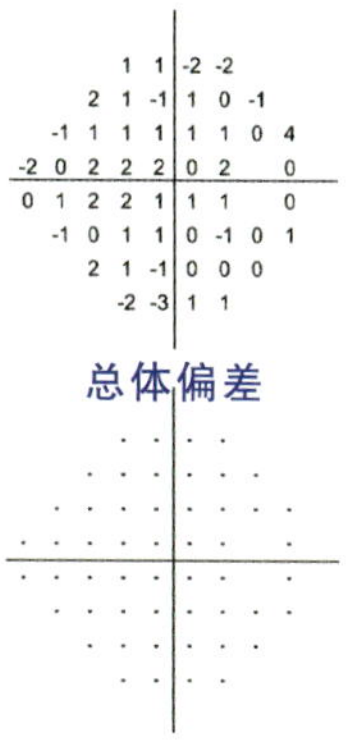

24-2 TDNP & TDPP

10-2 原始数值图

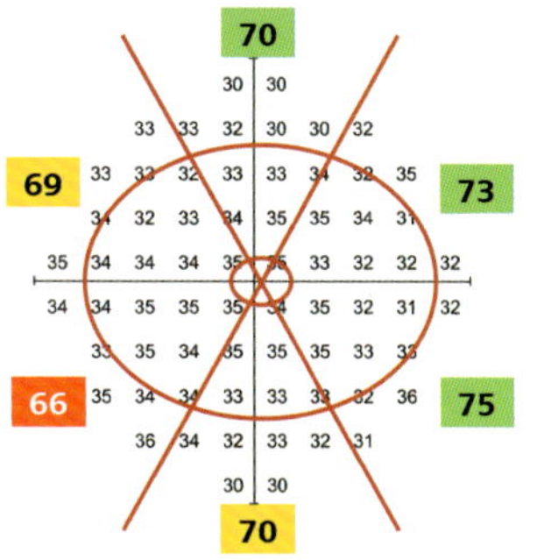

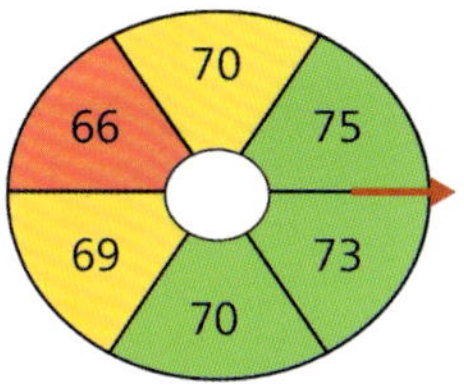

右眼 GCA 扇区值

黄斑扇形图数值如下：上方乳斑束 75μm，下方乳斑束 73μm，中下扇区 70μm，颞下黄斑易损区 69μm（黄色），颞上扇区 66μm（红色），中上扇区 70μm（黄色）

右眼

24-2 和 10-2 视野：结果可靠，视野正常

OCT-GCA 扫描报告：结果可靠，GCA 三个区域有神经节细胞丢失。尽管视网膜神经节细胞层的厚度有所减少，但该病例仍未出现功能丧失/视野缺损。值得注意的是，当视网膜神经节细胞层厚度在 67μm 以上时，即使标记为红色或黄色，也具有相对完好的功能

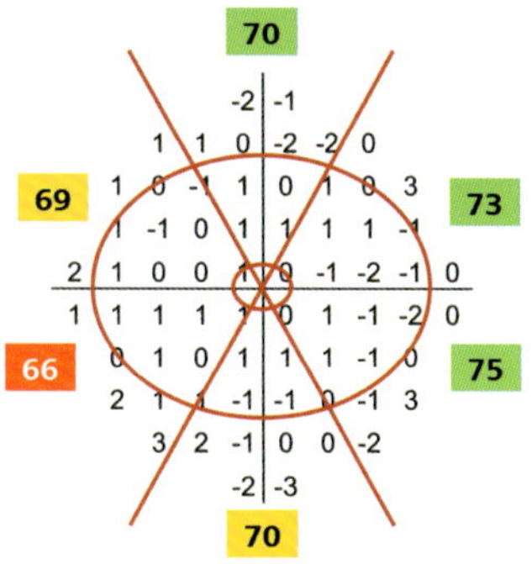

10-2 TDNP

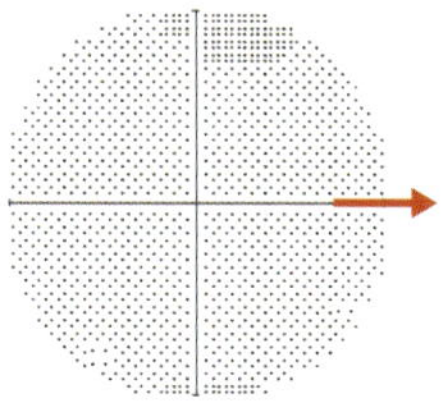

10-2 灰度图

MD：0.12 dB
PSD：1.21 dB

图 11.8

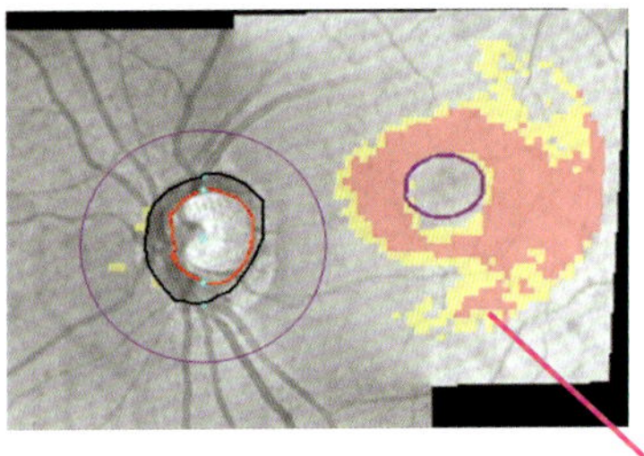

RNFL & GCC 全景分析报告

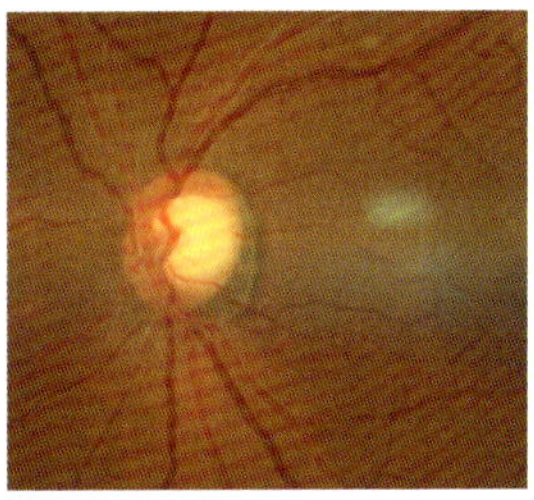

眼底照片

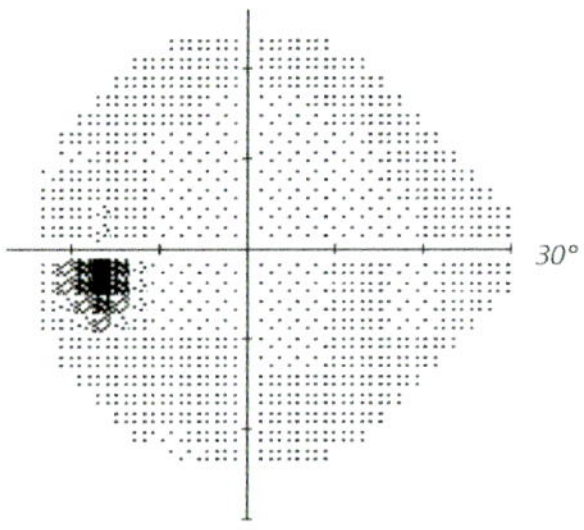

24-2 灰度图

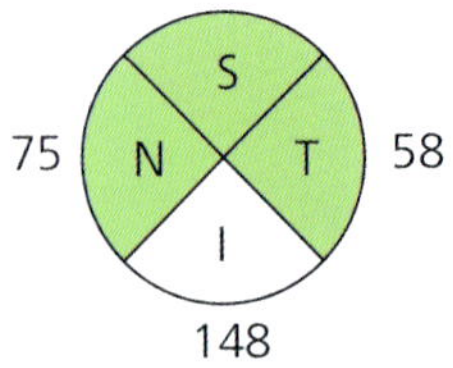

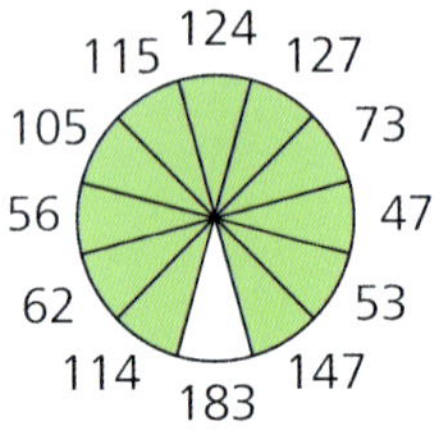

左眼 RNFL 象限值 & 钟点值

OCT 前期青光眼：视野正常，RNFL 厚度图正常，GCA 扇区变薄，偏差图全景报告上见 GCA 的颞下和颞上区域变薄

OCT-RNFL 分析，结果可靠，RNFL 钟点图数值如下：12 点钟 124μm，6 点钟 183μm，1 点钟 127μm，5 点钟 147μm。颞侧象限（绿色）和鼻侧象限（绿色）的平均厚度分别为 58μm 和 75μm

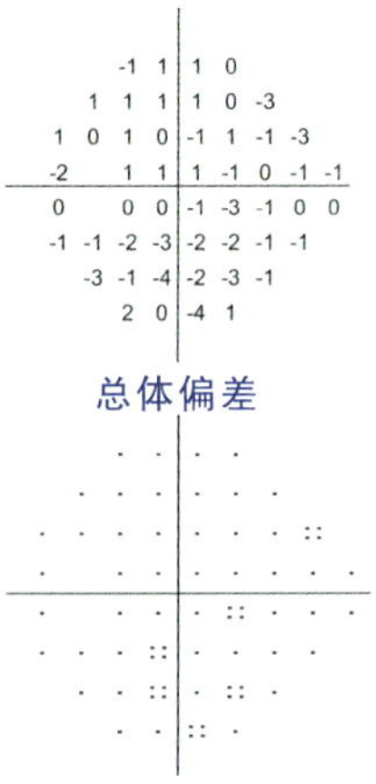

VFI：98%，MD：-0.73 dB
PSD：1.49 dB

24-2 TDNP & TDPP

10-2 原始数值图

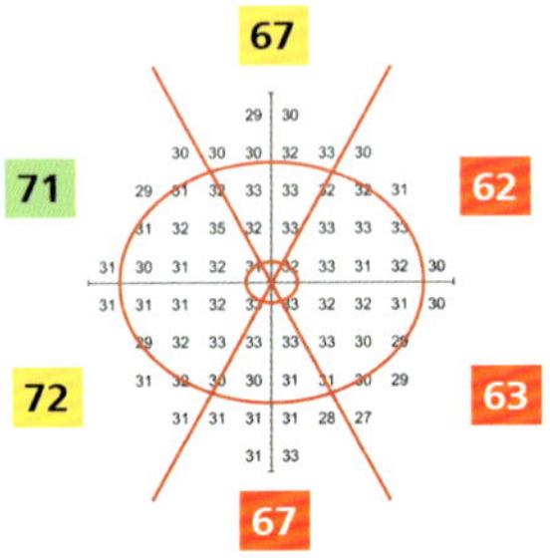

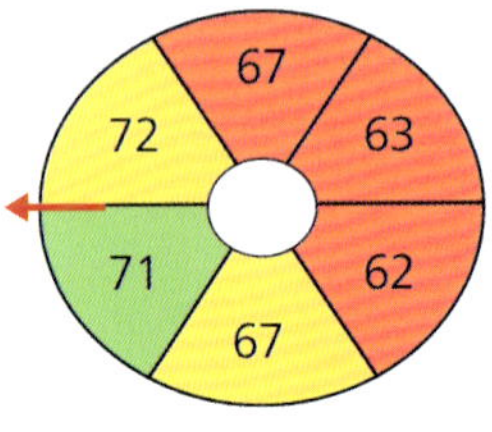

左眼 GCA 扇区值

黄斑扇形图数值如下：上方乳斑束 72μm，下方乳斑束 71μm，中下扇区 67μm，颞下黄斑易损区 62μm（红色），颞上扇区 63μm（红色），中上扇区 67μm（红色）

左眼

24-2 和 10-2 视野：结果可靠，视野正常

OCT-GCA 扫描报告：结果可靠，GCA 三个扇区有神经节细胞丢失。尽管视网膜神经节细胞层的厚度有所减少（红色），但该病例仍未出现视野缺损。值得注意的是，当视网膜神经节细胞层厚度为 62、63、67μm 时，即使标记为红色，功能也相对完好

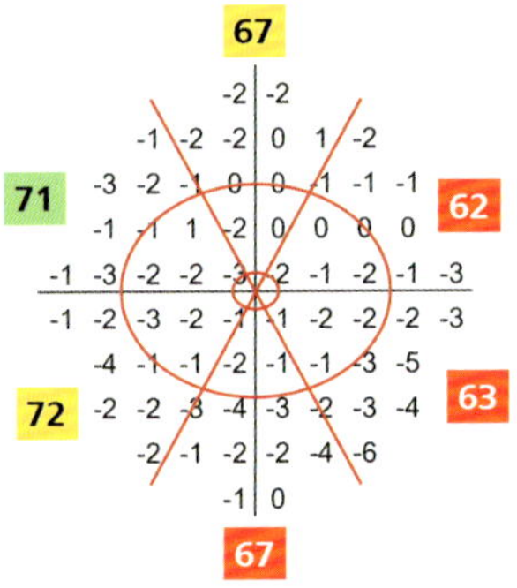

10-2 TDNP

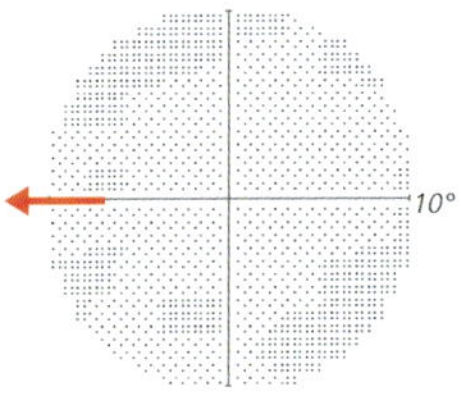

10-2 灰度图

MD：-1.68 dB，$P<10\%$
PSD：1.31 dB

图 11.9

例 2

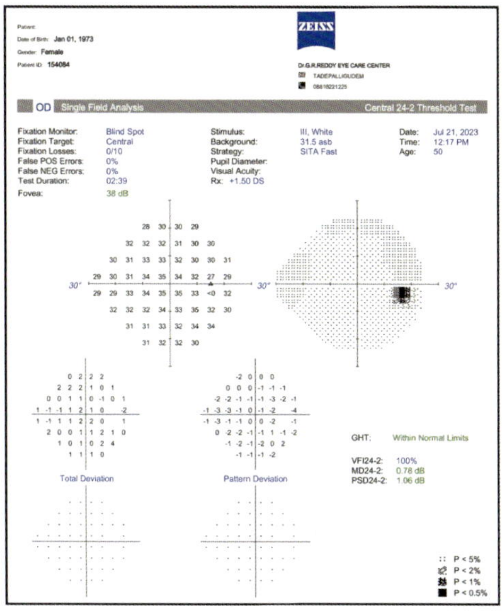

右眼 24–2 视野
假阳性率:0%
假阴性率:0%
固视丢失率:0/10

左眼 24–2 视野
假阳性率:9%
假阴性率:0%
固视丢失率:0/10

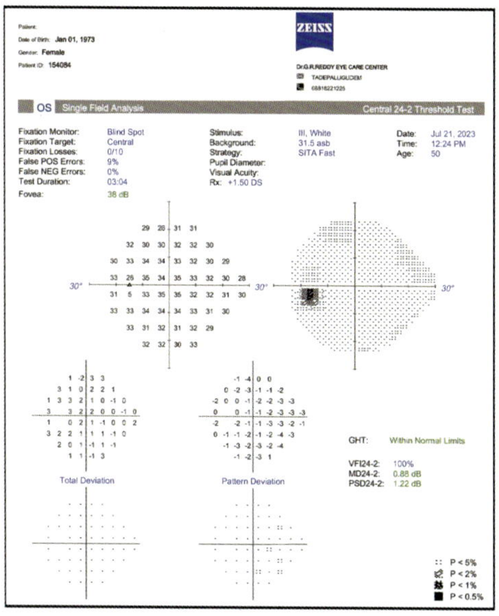

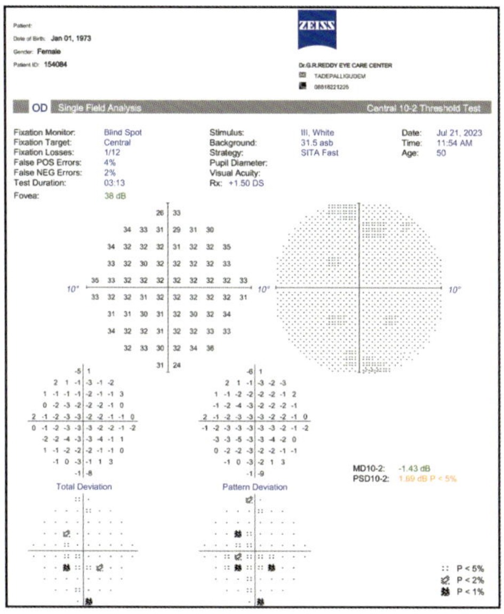

右眼 10–2 视野
假阳性率:4%
假阴性率:2%
固视丢失率:1/12

左眼 10–2 视野
假阳性率:0%
假阴性率:0%
固视丢失率:0/12

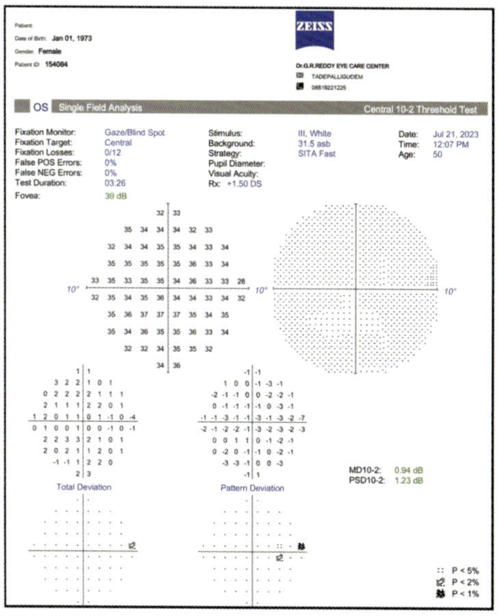

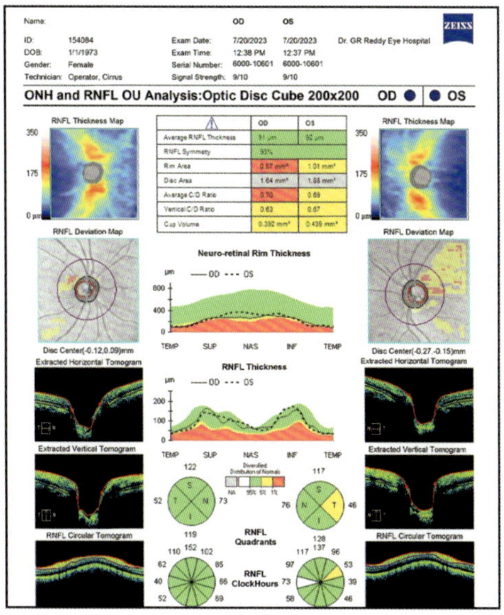

RNFL 信号强度
9/10 9/10

GCA 信号强度
10/10 10/10

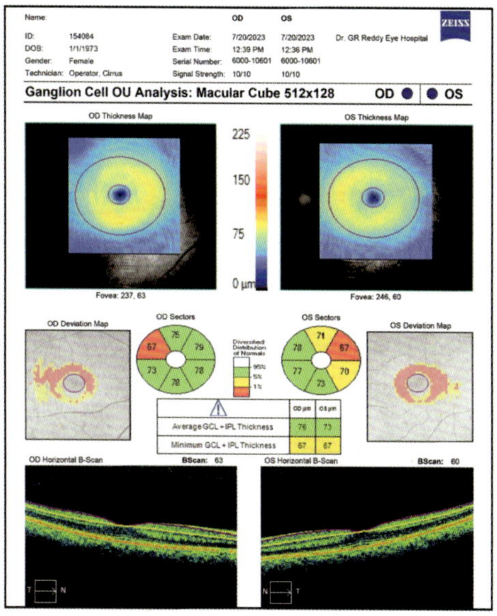

图 11.10

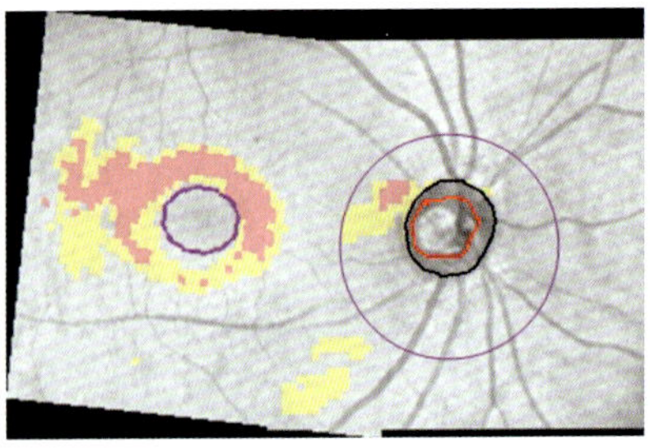

RNFL & GCC 全景分析报告

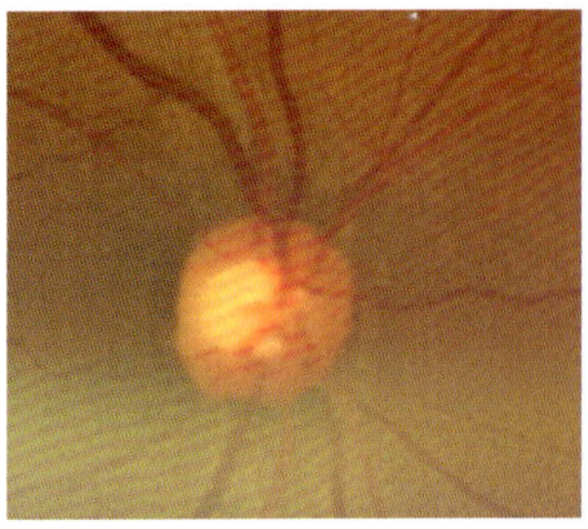

眼底照片

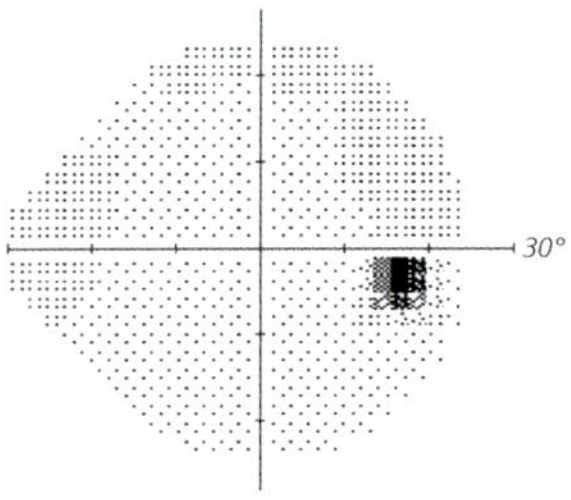

24–2 灰度图

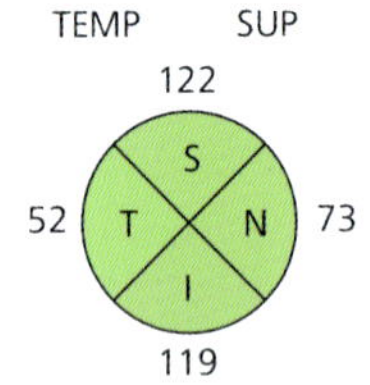

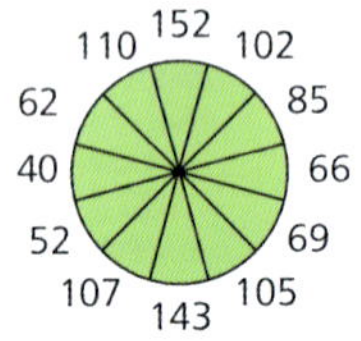

右眼 RNFL 象限值 &
钟点值

OCT–RNFL 分析,结果可靠,RNFL 钟点图数值如下:12 点钟 152μm,6 点钟 143μm,11 点钟 110μm,7 点钟 107μm。颞侧象限(绿色)和鼻侧象限(绿色)的平均厚度分别为 52μm 和 73μm

VFI 24–2:100%,MD 24–2:0.78 dB
PSD 24–2:1.06 dB

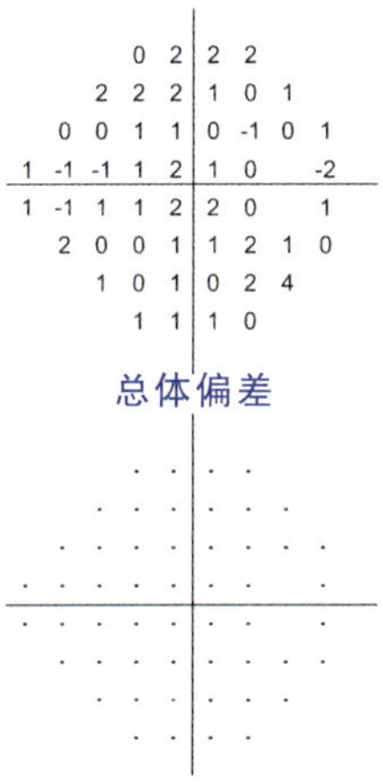

24–2 TDNP & TDPP

10–2 原始数值图

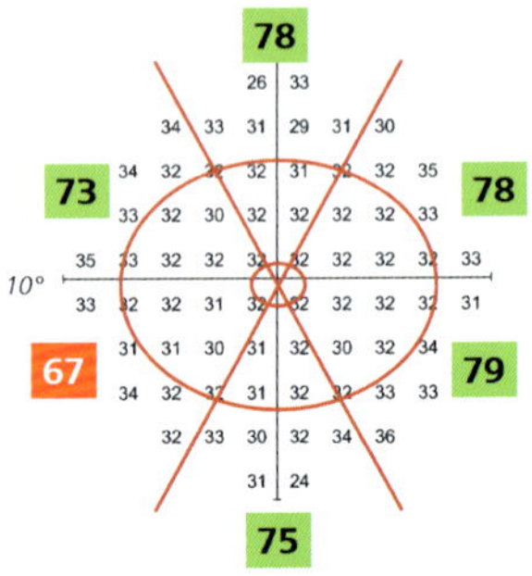

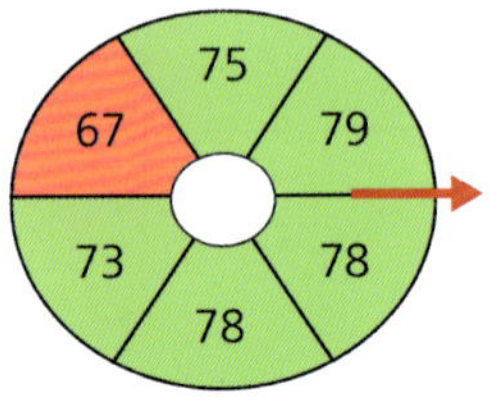

右眼 GCA 扇区值

黄斑扇形图数值如下:上方乳斑束 79μm,下方乳斑束 78μm,中下扇区 78μm,颞下黄斑易损区 73μm,颞上扇区 67μm(红色),中上扇区 75μm

右眼

24–2 和 10–2 视野:结果可靠,视野正常

OCT–GCA 扫描报告:结果可靠,颞上象限厚度为 67μm(红色),表明有神经节细胞丢失。尽管视网膜神经节细胞层的厚度有所减少,但未出现视野缺损。值得注意的是,当视网膜神经节细胞层厚度为 67μm 时,即使标记为红色,视野仍然正常

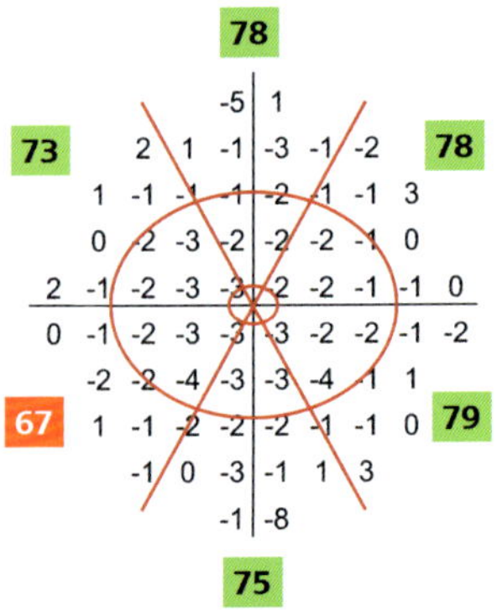

10–2 TDNP

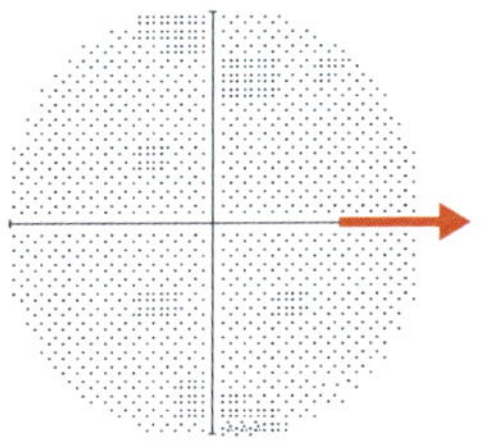

10–2 灰度图

MD:–1.43 dB
PSD:1.69 dB,*P*<5%

图 11.11

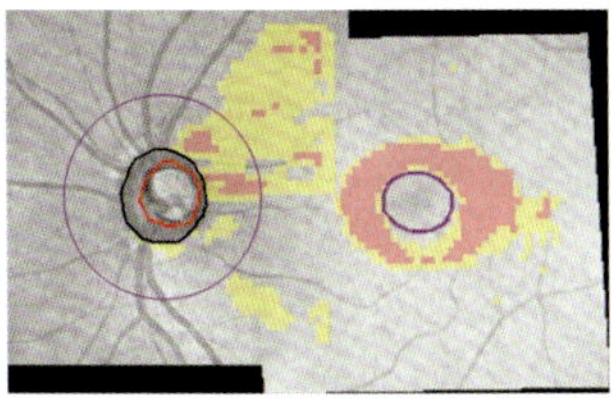

RNFL & GCC 全景分析报告

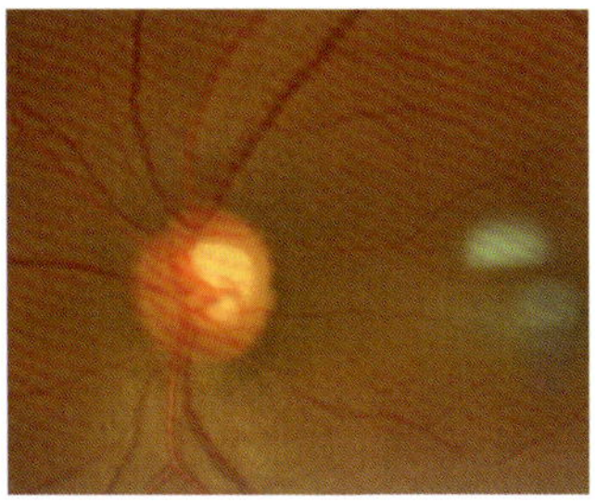

眼底照片

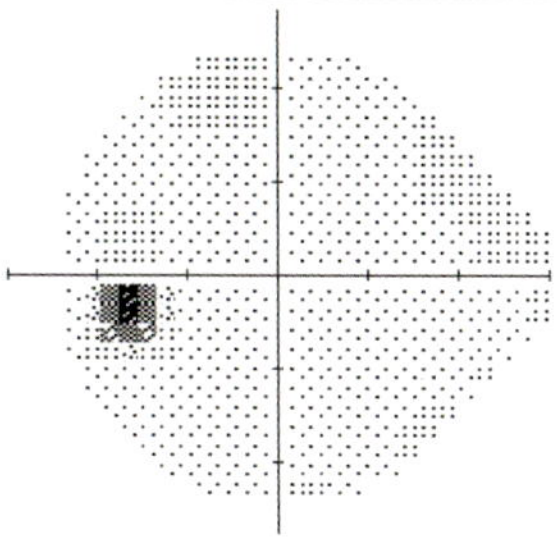

24-2 灰度图

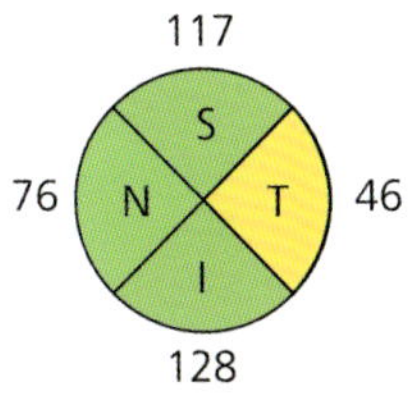

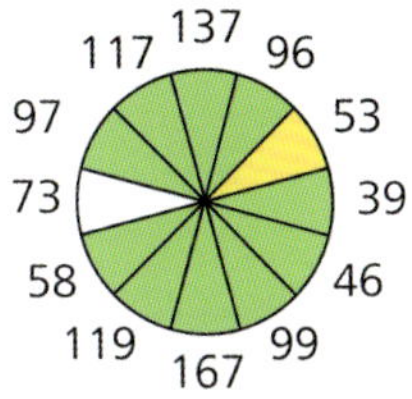

左眼 RNFL 象限值 & 钟点值

OCT-RNFL 分析，结果可靠，RNFL 钟点图数值如下：12 点钟 137μm，6 点钟 167μm，1 点钟 96μm，5 点钟 99μm。颞侧象限（黄色）和鼻侧象限（绿色）的平均厚度分别为 46μm 和 76μm

VFI：100%，MD：0.88 dB
PSD：1.22 dB

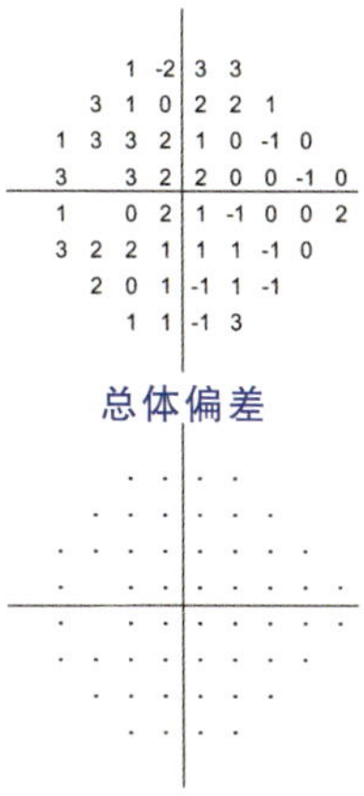

24-2 TDNP & TDPP

10-2 原始数值图

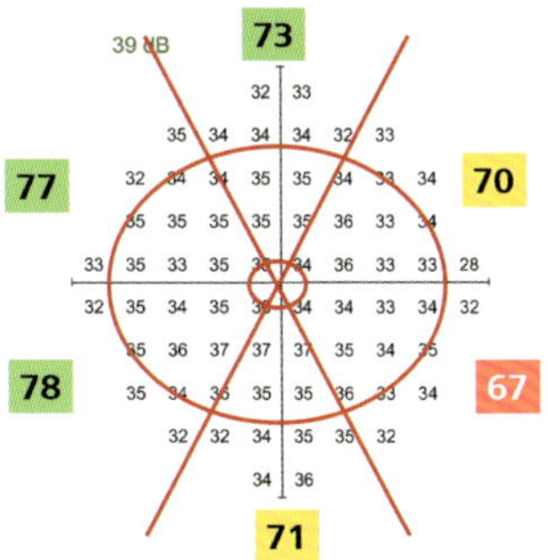

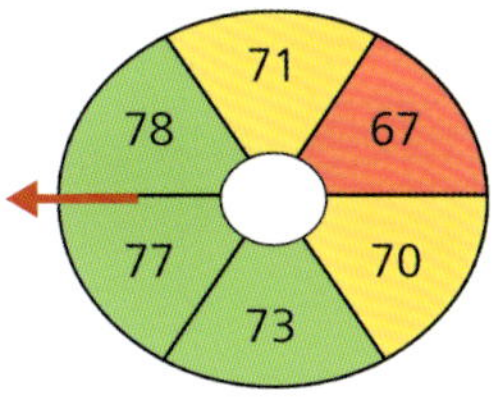

左眼 GCA 扇区值

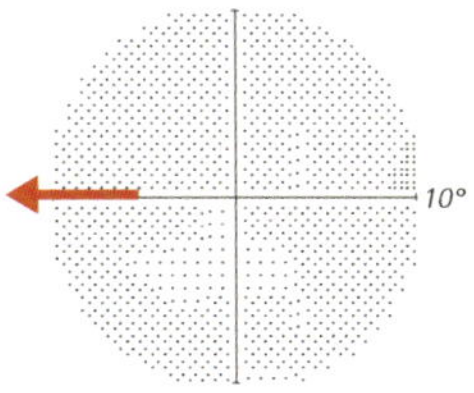

10-2 灰度图

MD：0.94 dB
PSD：1.23 dB

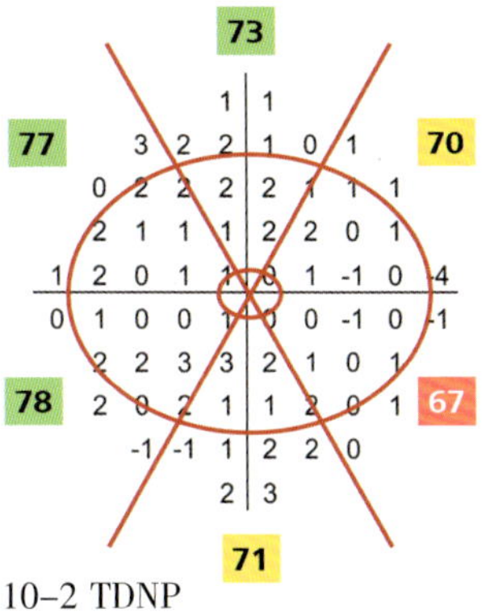

10-2 TDNP

黄斑扇形图数值如下：上方乳斑束 78μm，下方乳斑束 77μm，中下扇区 73μm，颞下黄斑易损区 70μm（黄色），颞上扇区 67μm（红色），中上扇区 71μm（黄色）

左眼

24-2 和 10-2 视野：结果可靠，视野正常

OCT-GCA 扫描报告：结果可靠，GCA 三个区域有神经节细胞丢失。值得注意的是，当视网膜神经节细胞厚度在 67μm 以上时，即使标记为红色或黄色，功能也相对完好。应根据 GCA 的数值设立目标眼压

图 11.12

例 3

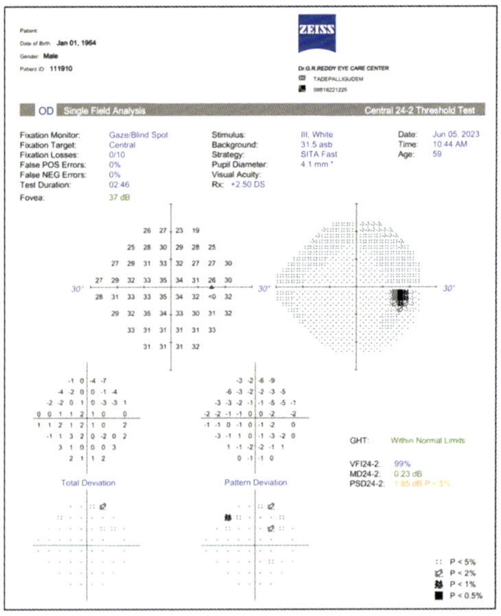

右眼 24–2 视野
假阳性率:0%
假阴性率:0%
固视丢失率:0/10

左眼 24–2 视野
假阳性率:0%
假阴性率:0%
固视丢失率:0/11

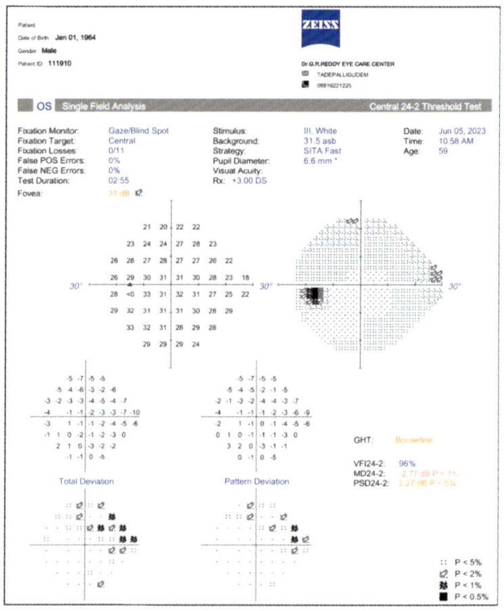

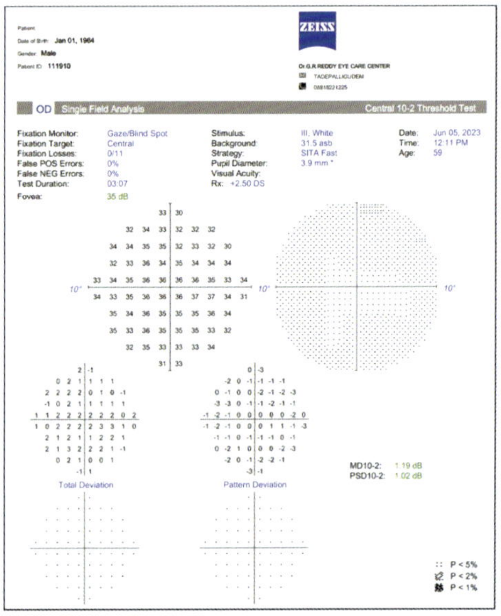

右眼 10–2 视野
假阳性率:0%
假阴性率:0%
固视丢失率:0/11

左眼 10–2 视野
假阳性率:1%
假阴性率:2%
固视丢失率:0/11

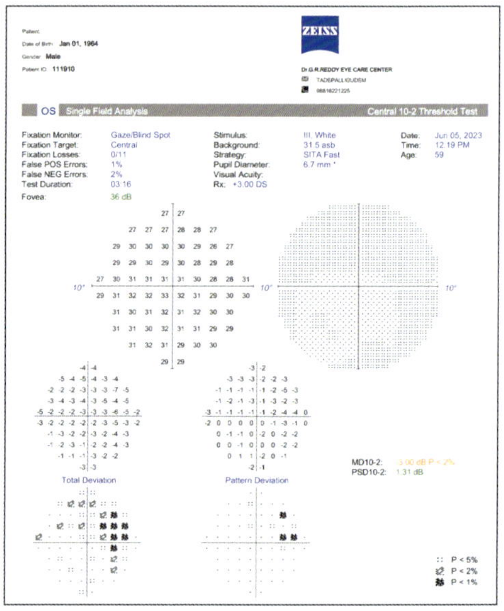

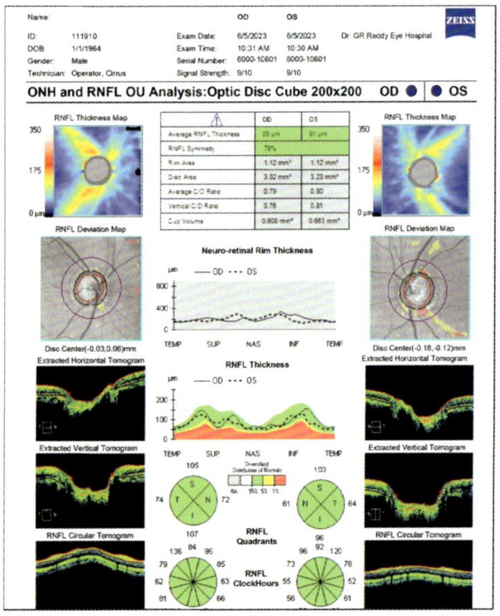

RNFL 信号强度
9/10 9/10

GCA 信号强度
10/10 10/10

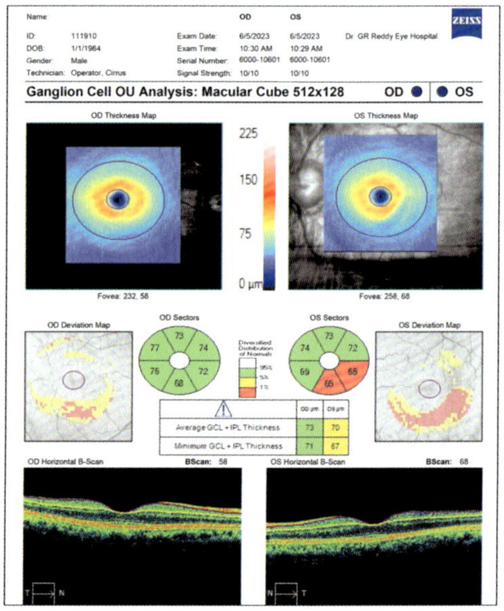

图 11.13

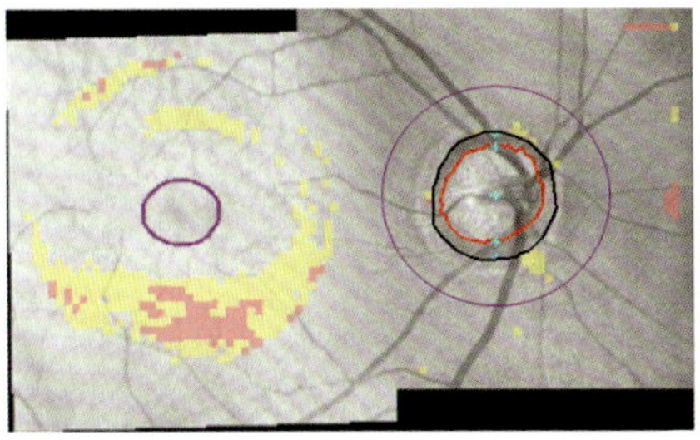

RNFL & GCC 全景分析报告

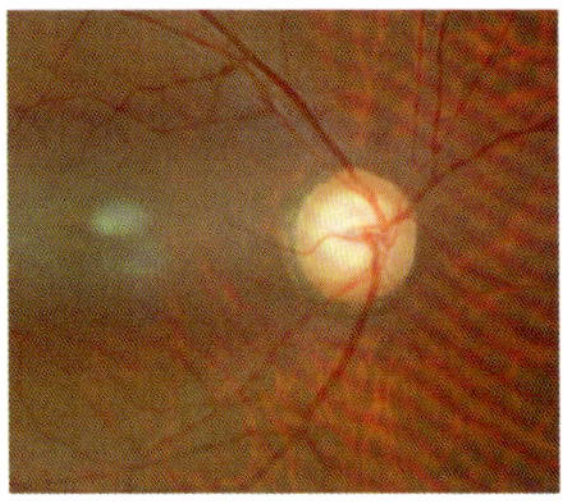

眼底照片

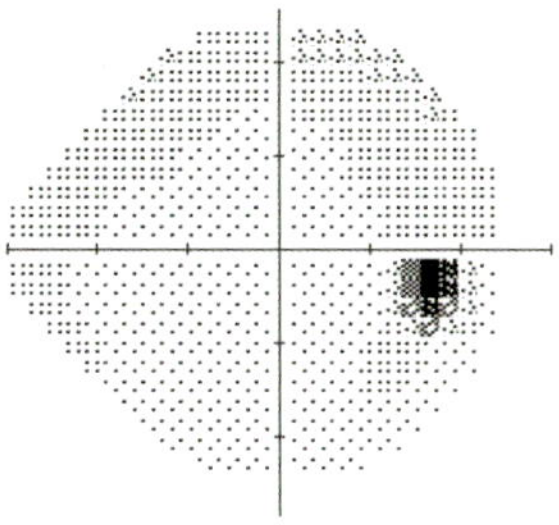

24-2 灰度图

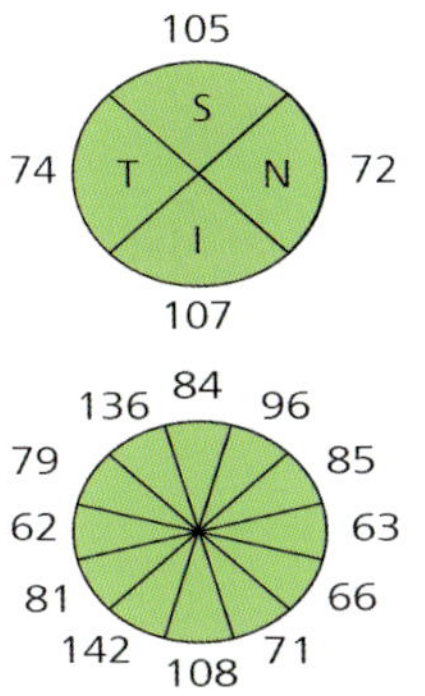

右眼 RNFL 象限值 &
钟点值

在 RNFL & GCC 偏差图全景报告中，可以更准确地观察到 RNFL 和 GCC 的变薄形态

OCT-RNFL 分析，结果可靠，RNFL 钟点图数值如下：12 点钟 84μm，6 点钟 108μm，11 点钟 136μm，7 点钟 142μm。颞侧象限（绿色）和鼻侧象限（绿色）的平均厚度分别为 74μm 和 72μm

VFI：99%，MD：0.23 dB
PSD：1.85 dB，P<5%

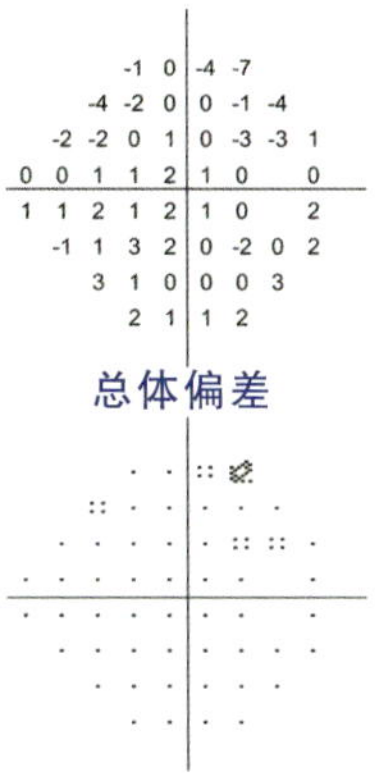

24-2 TDNP & TDPP

10-2 原始数值图

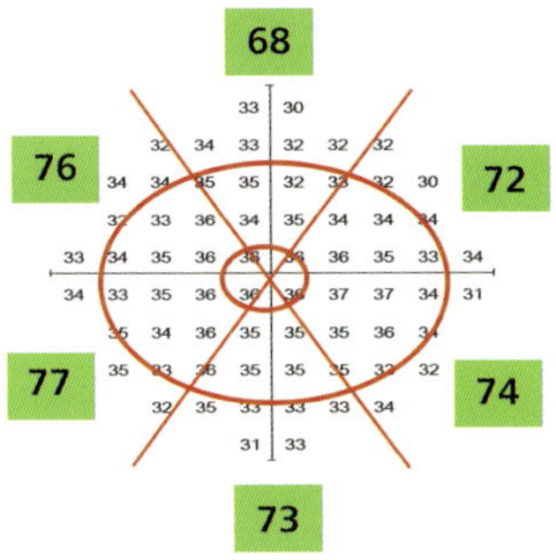

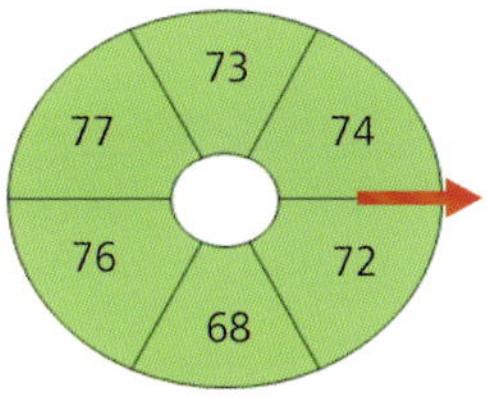

右眼 GCA 扇区值

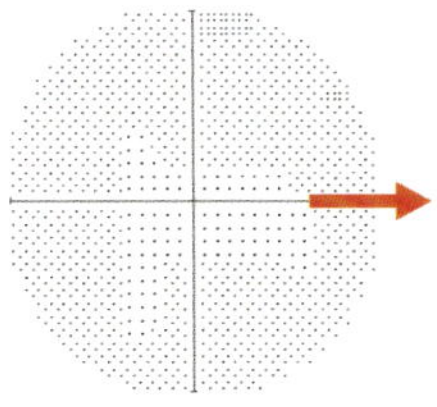

10-2 灰度图

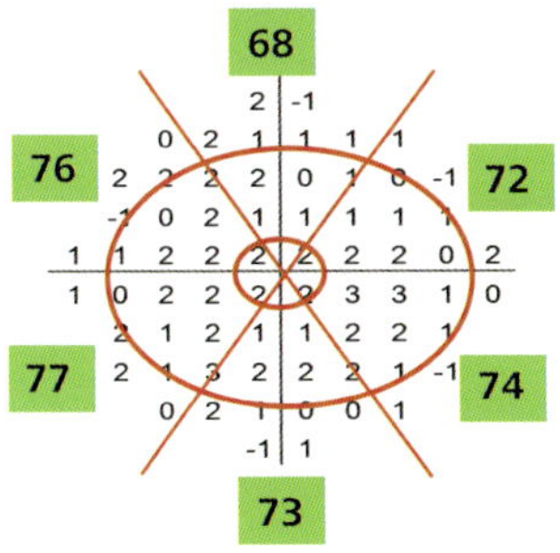

10-2 TDNP

MD：1.19 dB
PSD：1.02 dB

黄斑扇形图数值如下：上方乳斑束 74μm，下方乳斑束 72μm，中下扇区 68μm，颞下黄斑易损区 76μm，颞上扇区 77μm，中上扇区 73μm

右眼

24-2 和 10-2 视野：结果可靠，视野正常

OCT-GCA 扫描报告：结果可靠，六个区域中未见神经节细胞丢失的迹象，中下扇区最薄，为 68μm。在偏差图上，可以观察到黄斑区中下扇区变薄

图 11.14

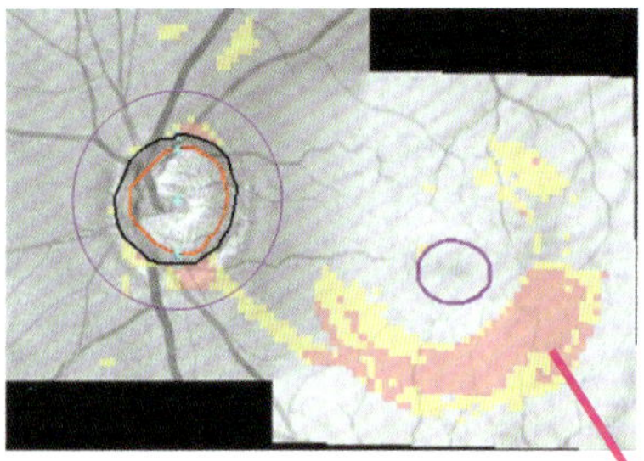

RNFL & GCC 全景分析报告

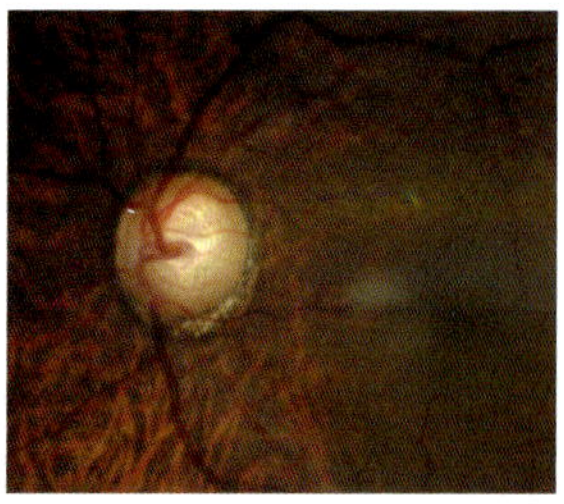

眼底照片

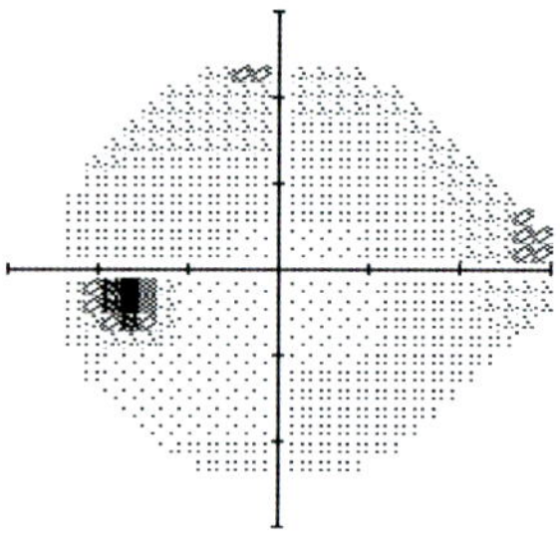

24–2 灰度图

在 RNFL & GCC 偏差图全景报告中，可以更准确地观察到 RNFL 和 GCC 的变薄形态

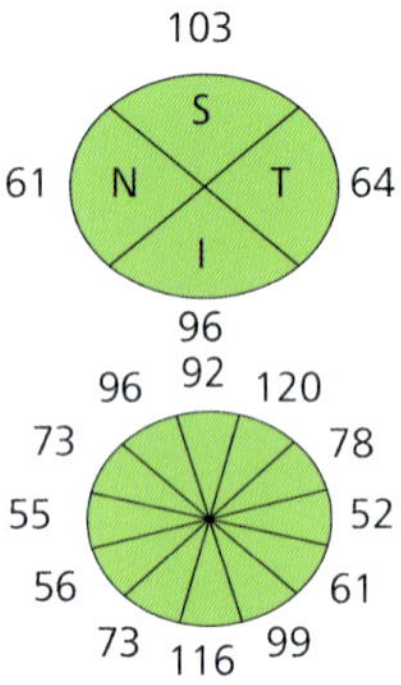

左眼 RNFL 象限值 & 钟点值

OCT–RNFL 分析，结果可靠，RNFL 钟点图数值如下：12 点钟 92μm，6 点钟 116μm，1 点钟 120μm，5 点钟 99μm。颞侧象限（绿色）和鼻侧象限（绿色）的平均厚度分别为 64μm 和 61μm

VFI 24–2：96%，MD 24–2：–2.77 dB，*P*<1%
PSD 24–2：2.27 dB，*P*<5%

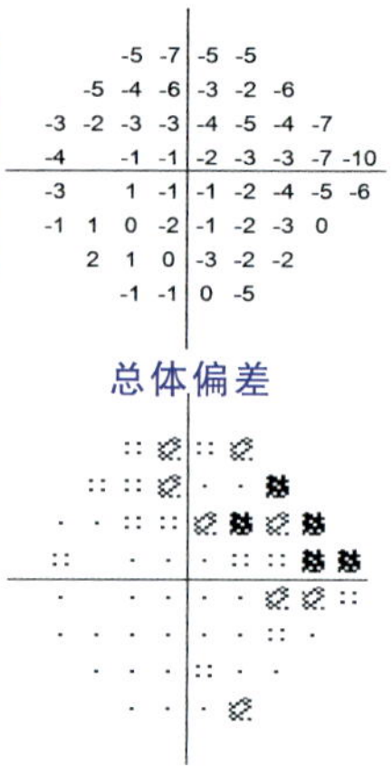

24–2 TDNP & TDPP

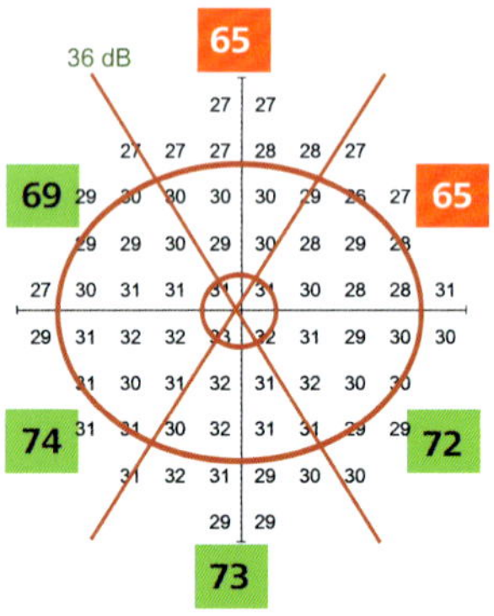

10–2 原始数值图

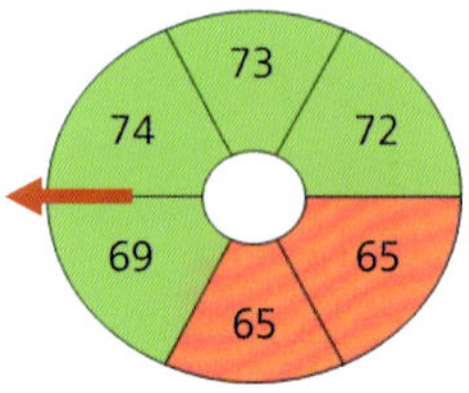

左眼 GCA 扇区值

黄斑扇形图数值如下：上方乳斑束 74μm，下方乳斑束 69μm，中下扇区 65μm（红色），颞下黄斑易损区 65μm（红色），颞上扇区 72μm，中上扇区 73μm

左眼

24–2 和 10–2 视野：结果可靠，24–2 视野鼻上象限相对暗点，10–2 视野正常

OCT–GCA 扫描报告：结果可靠，颞下和中下扇区厚度均为 65μm，红色，有神经节细胞的丢失。虽然视网膜神经节细胞层厚度变薄，但暂未出现功能丧失。红色区域的视网膜神经节细胞层厚度为 65μm 时，依旧具有相对完好的功能

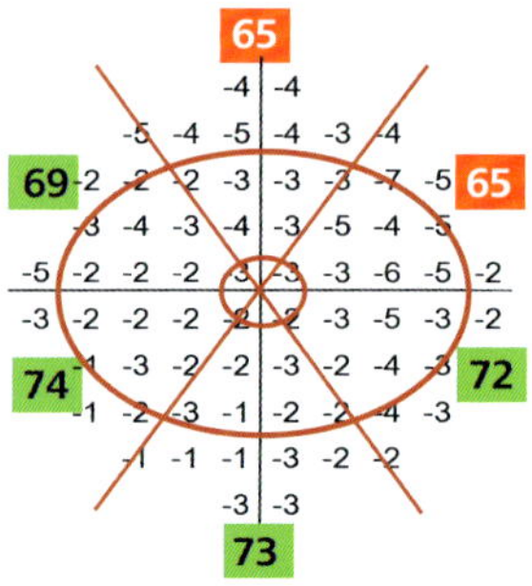

10–2 TDNP

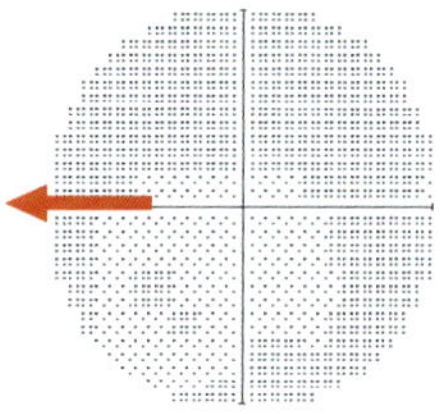

10–2 灰度图

MD：–3.00 dB，*P*<2%
PSD：1.31 dB

图 11.15

例 4

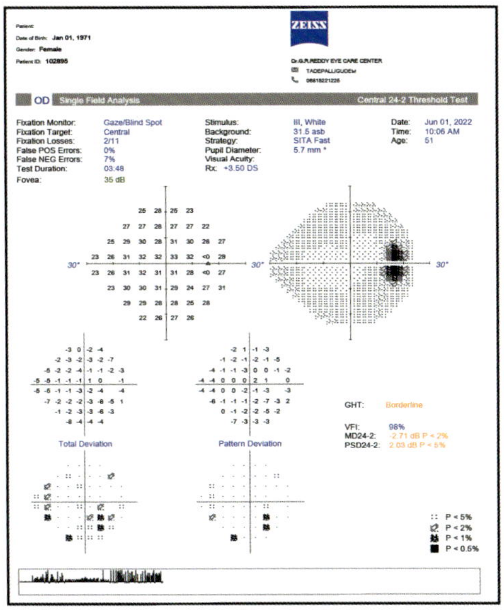

右眼 24–2 视野
假阳性率：0%
假阴性率：7%
固视丢失率：2/11

左眼 24–2 视野
假阳性率：4%
假阴性率：1%
固视丢失率：0/11

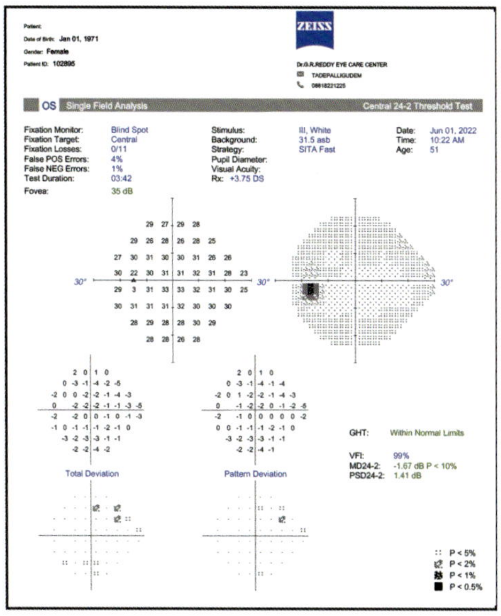

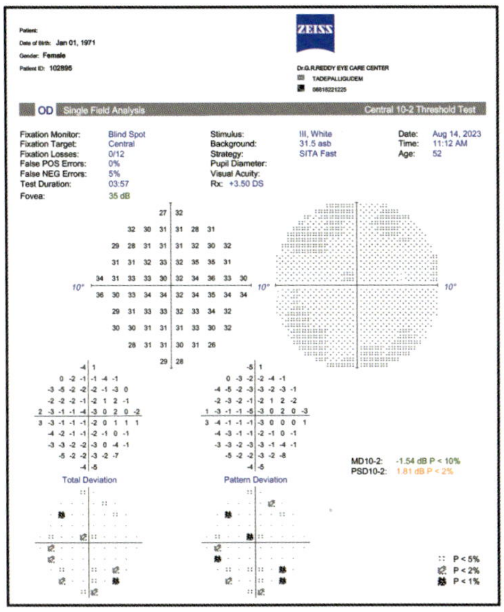

右眼 10–2 视野
假阳性率：0%
假阴性率：5%
固视丢失率：0/12

左眼 10–2 视野
假阳性率：0%
假阴性率：0%
固视丢失率：2/12

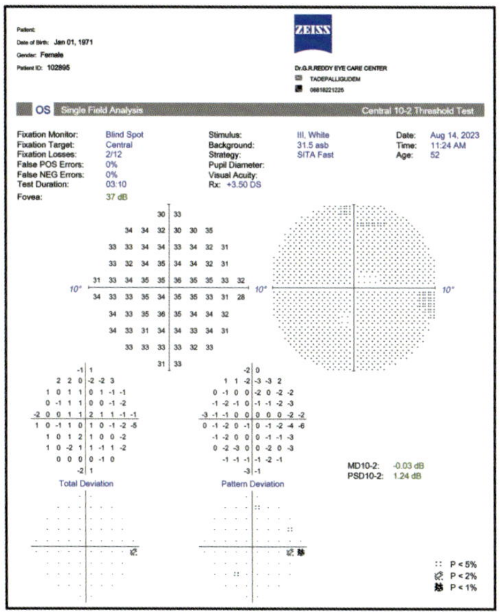

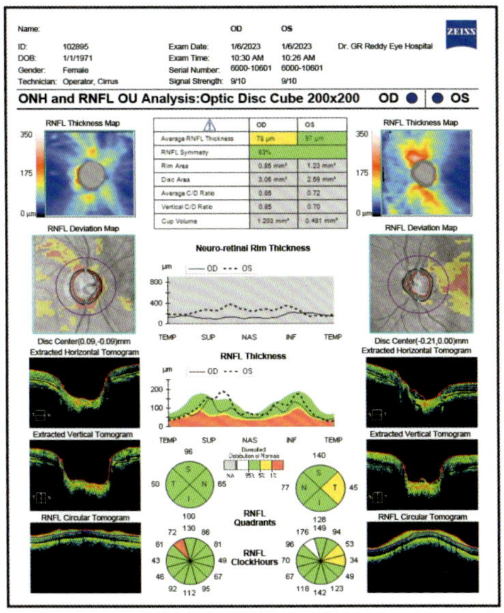

RNFL 信号强度
9/10 9/10

GCA 信号强度
9/10 10/10

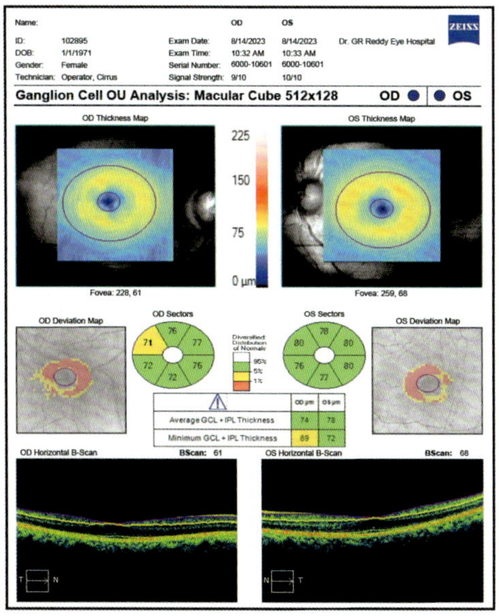

图 11.16

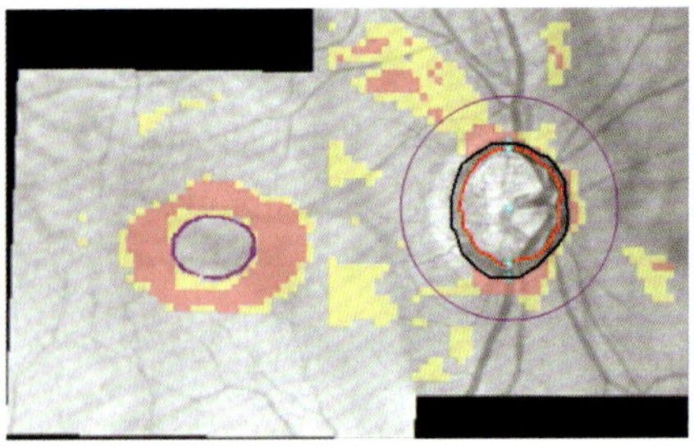

RNFL & GCC 全景分析报告

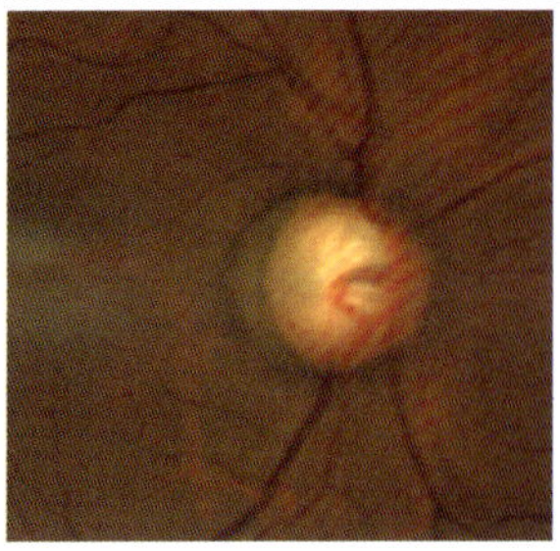

眼底照片

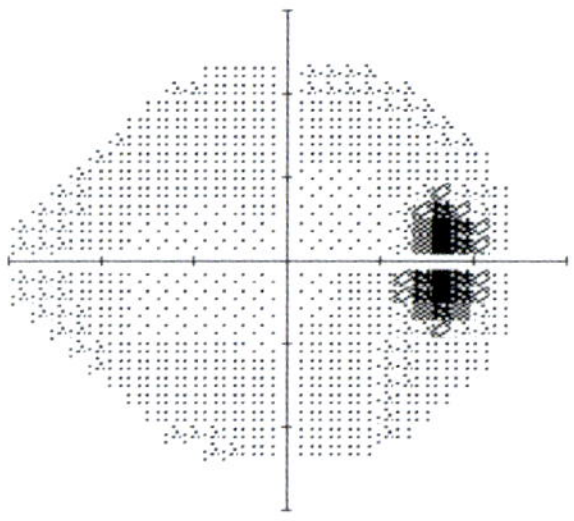

24-2 灰度图

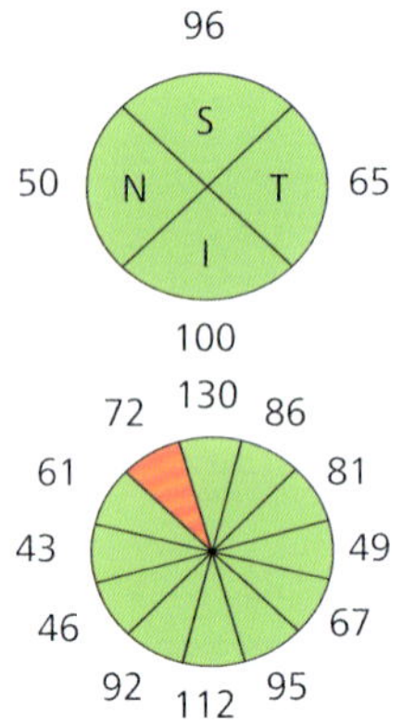

右眼 RNFL 象限值 & 钟点值

在 RNFL & GCC 偏差图全景报告中,可以更准确地观察到 RNFL 和 GCC 的变薄形态

OCT-RNFL 分析,结果可靠,RNFL 钟点图数值如下:12 点钟 130μm,6 点钟 112μm,11 点钟 72μm,7 点钟 92μm。颞侧象限(绿色)和鼻侧象限(绿色)的平均厚度分别为 50μm 和 65μm

VFI:98%,MD:-2.71 dB,*P*<2%
PSD:2.03 dB,*P*<5%

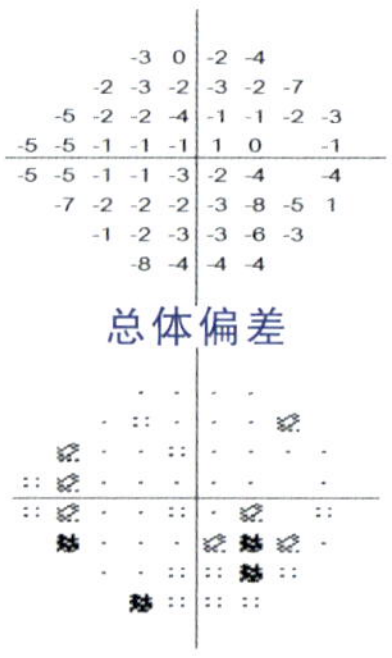

24-2 TDNP & TDPP

10-2 原始数值图

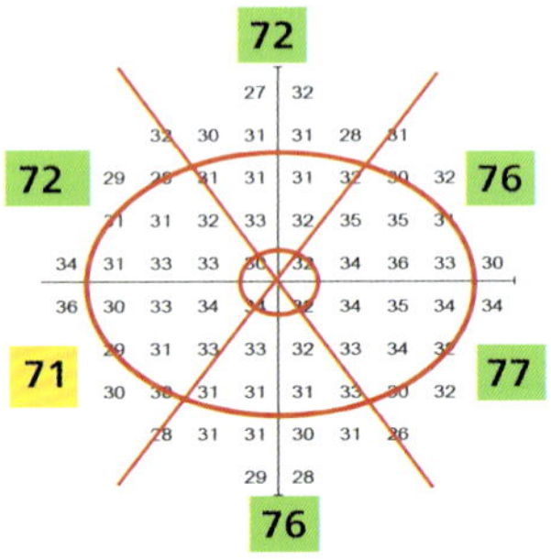

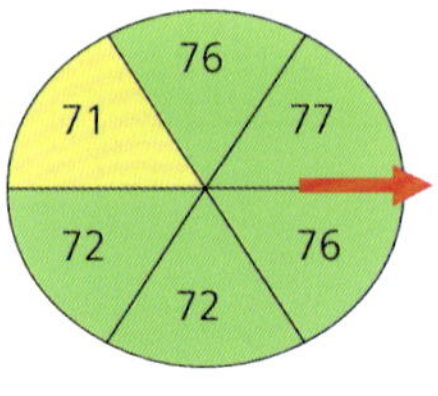

右眼 GCA 扇区值

黄斑扇形图数值如下:上方乳斑束 77μm,下方乳斑束 76μm,中下扇区 72μm,颞下黄斑易损区 72μm,颞上扇区 71μm,中上扇区 76μm

右眼

24-2 和 10-2 视野:结果可靠,视野正常

OCT-GCA 扫描报告:结果可靠,厚度为 71μm 的颞上扇区(黄色)有神经节细胞的缺失,与 RNFL 钟点值的 11 点钟位置相对应,值得注意的是,偏差图显示黄斑中心凹周围开始出现神经节细胞缺失

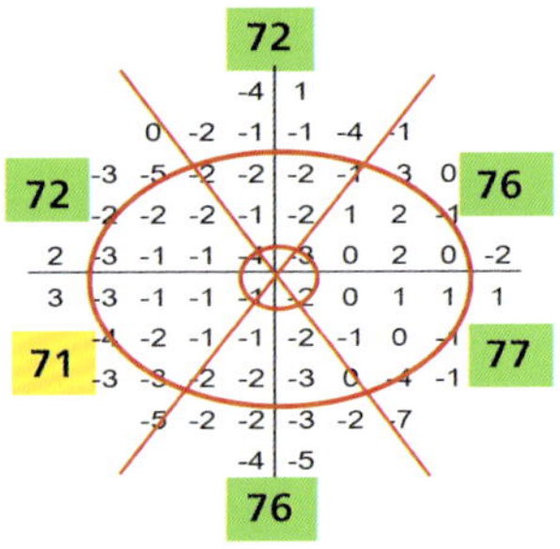

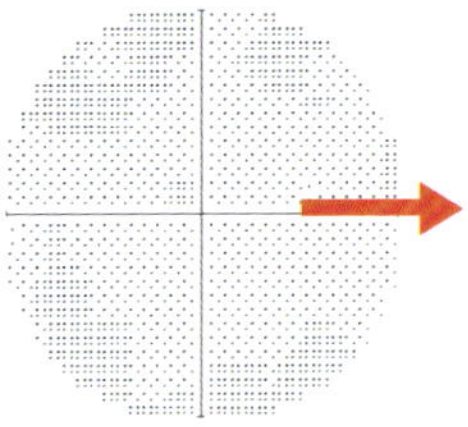

10-2 灰度图

MD:-1.54 dB,*P*<10%
PSD:1.81 dB,*P*<2%

10-2 TDNP

图 11.17

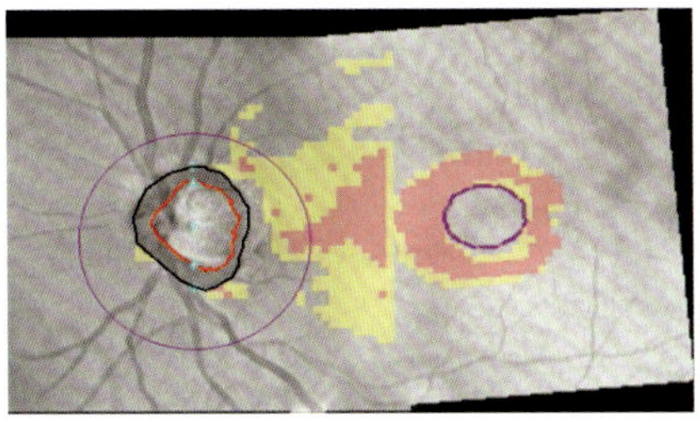

RNFL & GCC 全景分析报告

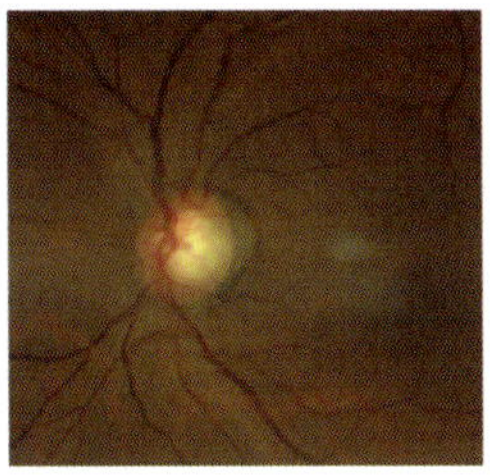

眼底照片

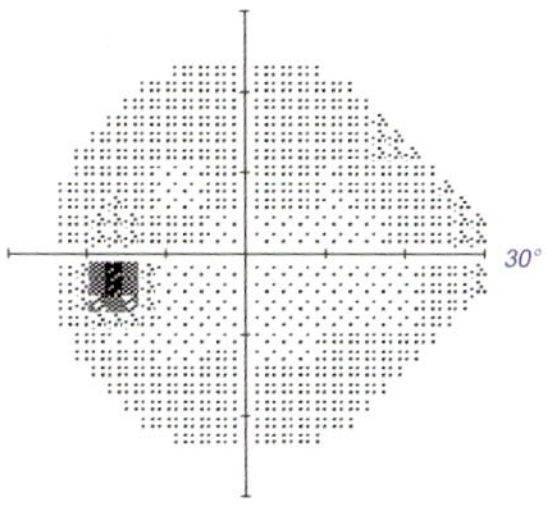

24-2 灰度图

在 RNFL & GCC 偏差图全景报告中，可以更准确地观察到 RNFL 和 GCC 的变薄形态

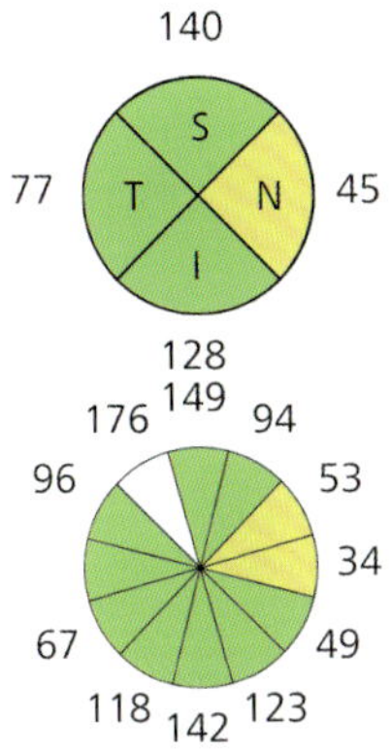

左眼 RNFL 象限值 & 钟点值

OCT-RNFL 分析，结果可靠，RNFL 钟点图数值如下：12 点钟 149μm，6 点钟 142μm，1 点钟 94μm，5 点钟 123μm。颞侧象限(黄色)和鼻侧象限(绿色)的平均厚度分别为 45μm 和 77μm

VFI：99%，MD：-1.67 dB，$P<10\%$
PSD：1.41 dB

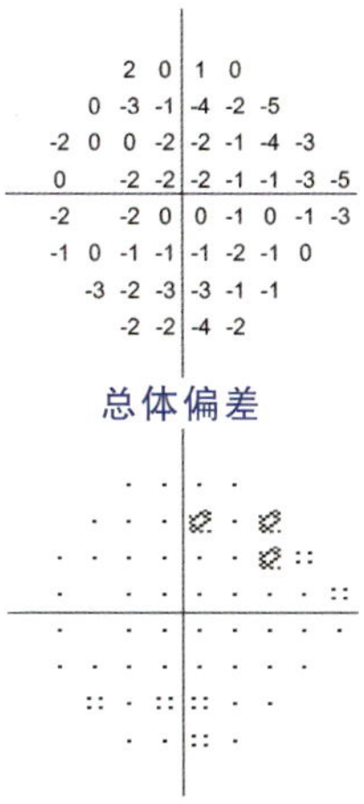

24-2 TDNP & TDPP

10-2 原始数值图

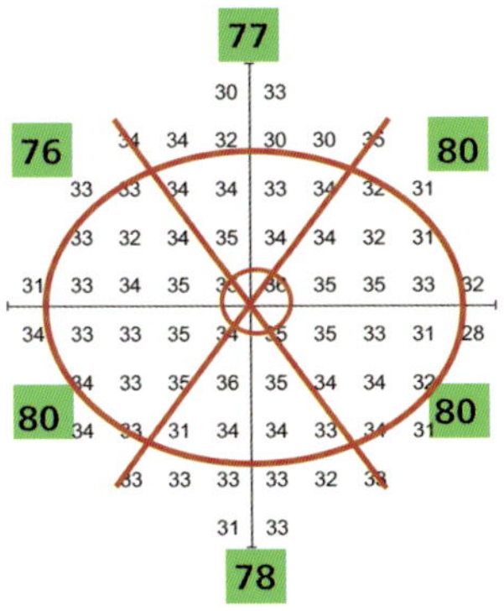

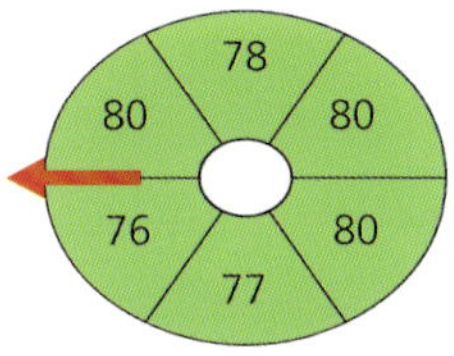

左眼 GCA 扇区值

黄斑扇形图数值如下：上方乳斑束 80μm，下方乳斑束 76μm，中下扇区 77μm，颞下黄斑易损区 80μm，颞上扇区 80μm，中上扇区 78μm

左眼

24-2 和 10-2 视野：结果可靠，视野正常

OCT-GCA 扫描报告：结果可靠，在正常范围内

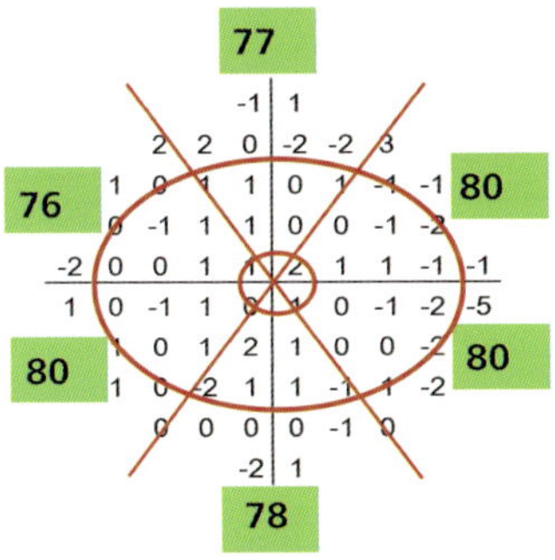

10-2 TDNP

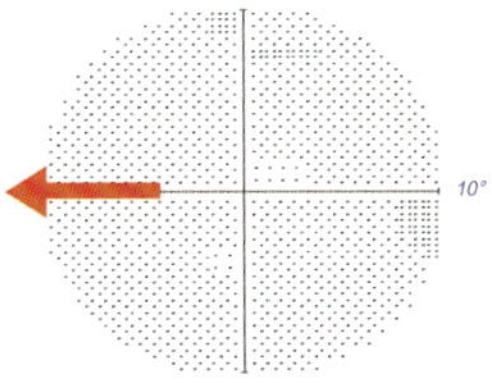

10-2 灰度图

MD：-0.03 dB
PSD：1.24 dB

图 11.18

例 5

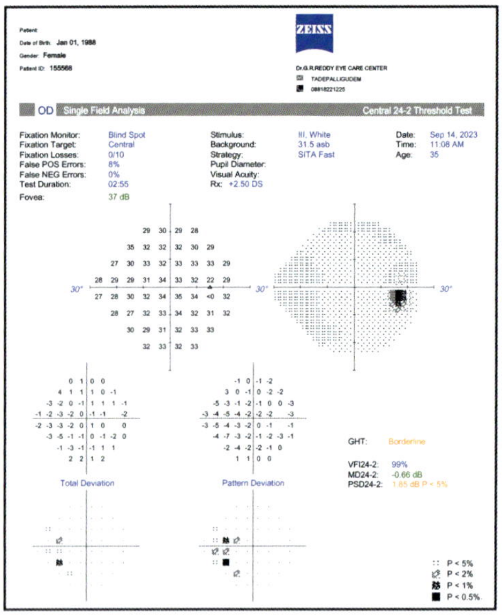

右眼 24-2 视野
假阳性率:8%
假阴性率:0%
固视丢失率:0/10

左眼 24-2 视野
假阳性率:11%
假阴性率:0%
固视丢失率:1/11

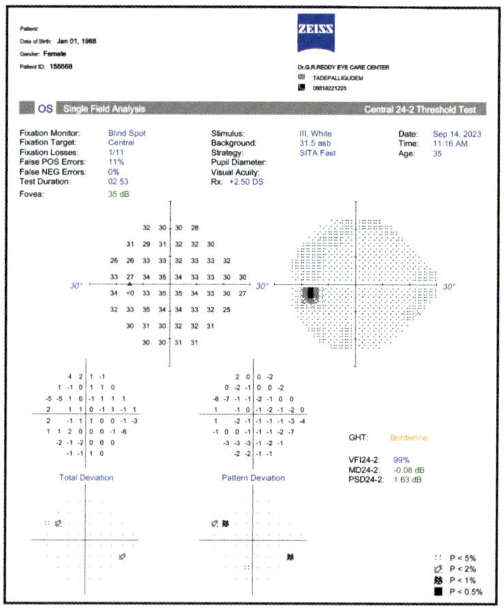

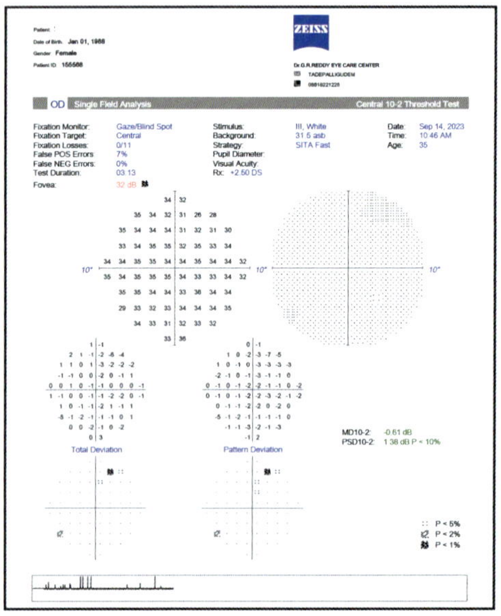

右眼 10-2 视野
假阳性率:7%
假阴性率:0%
固视丢失率:0/11

左眼 10-2 视野
假阳性率:4%
假阴性率:0%
固视丢失率:0/12

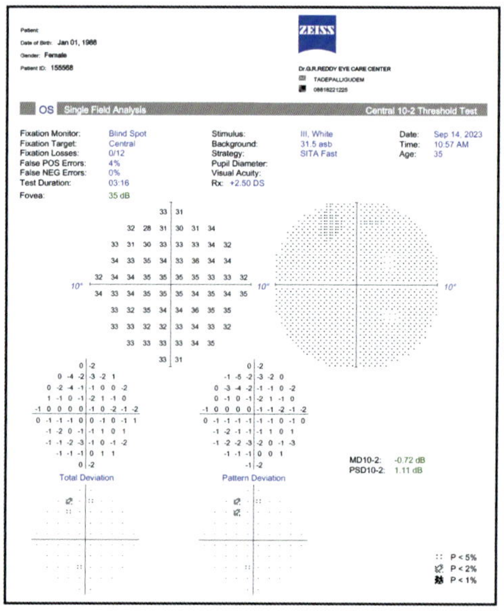

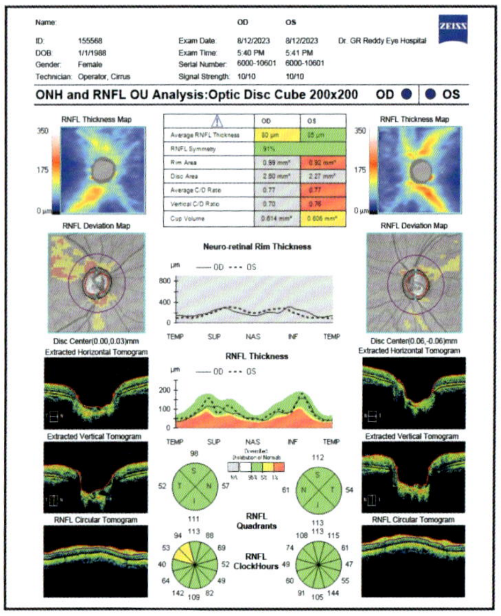

RNFL 信号强度
10/10 10/10

GCA 信号强度
10/10 10/10

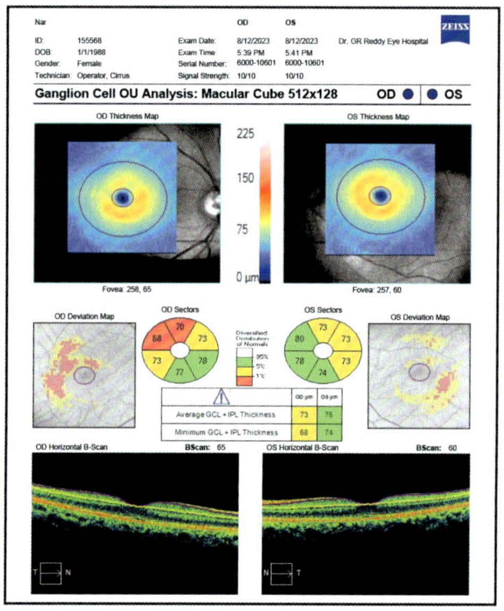

图 11.19

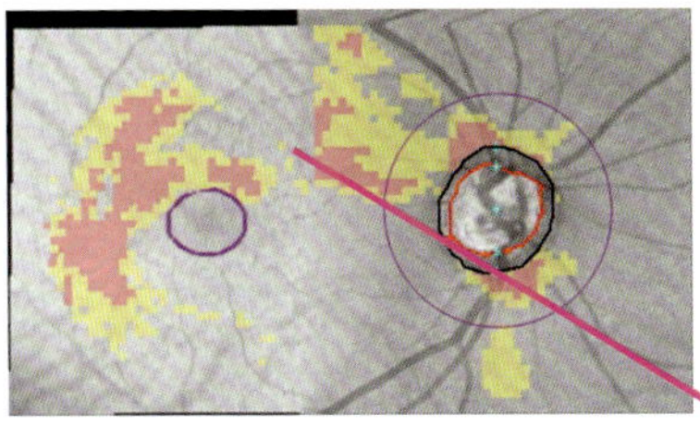

RNFL & GCC 全景分析报告

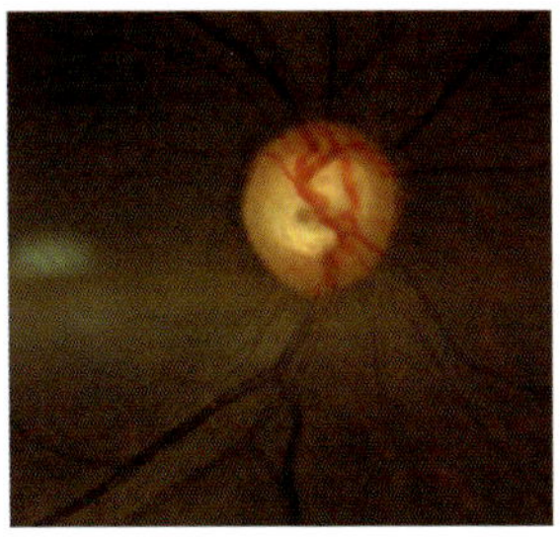

眼底照片

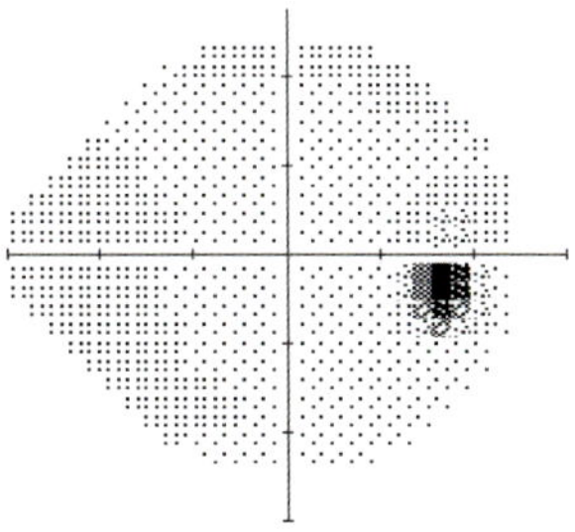

24-2 灰度图

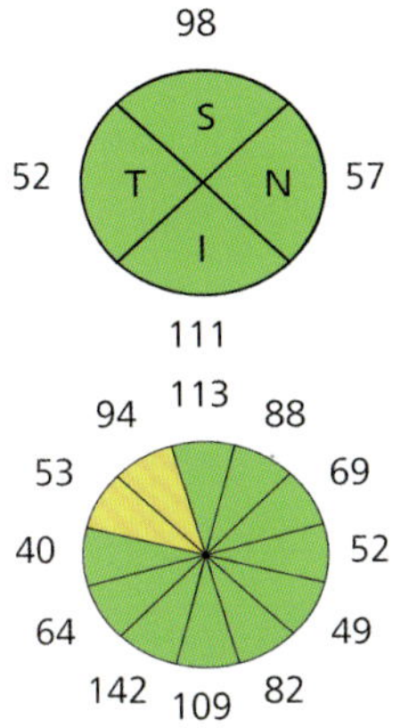

右眼 RNFL 象限值 & 钟点值

在 RNFL & GCC 偏差图全景报告中，可以更为准确地观察到 RNFL 和 GCC 的变薄形态

OCT-RNFL 分析，结果可靠，RNFL 钟点图数值如下：12 点钟 113μm，6 点钟 109μm，11 点钟 94μm，7 点钟 142μm。颞侧象限（绿色）和鼻侧象限（绿色）的平均厚度分别为 52μm 和 57μm。应关注 GCA 扇形图的数值，而不是仅关注 RNFL 钟点图颞侧象限的数值

VFI：99%，MD：-0.66 dB
PSD：1.85 dB，$P<5\%$

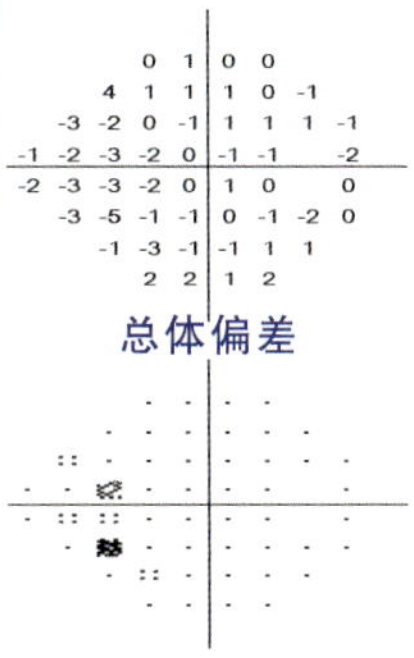

24-2 TDNP & TDPP

10-2 原始数值图

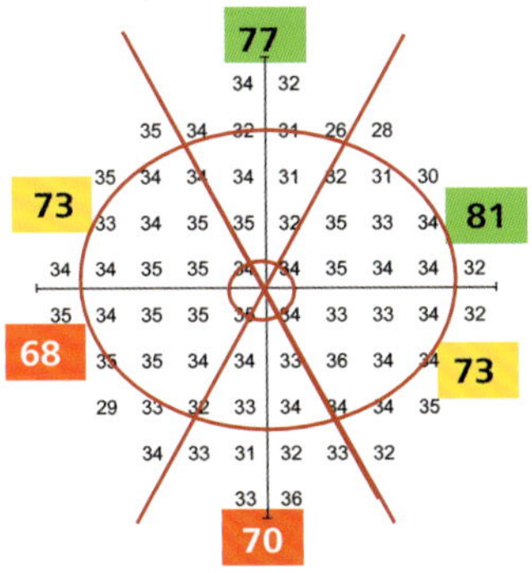

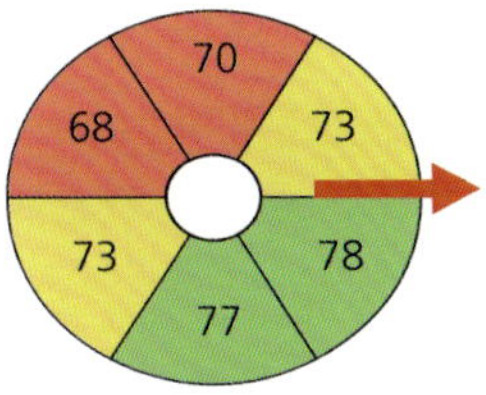

右眼 GCA 扇区值

黄斑扇形图数值如下： 上方乳斑束 73μm（黄色），下方乳斑束 78μm，下方扇区 77μm，颞下黄斑易损区 73μm（黄色），颞上扇区 68μm（红色），上方扇区 70μm（红色）

右眼

24-2 和 10-2 视野： 结果可靠，视野正常

OCT-GCA 扫描报告： 结果可靠，四个扇区有神经节细胞的丢失。即使部分扇区标记为红色或黄色，只要神经节细胞厚度在 68μm 以上，则仍有良好的功能

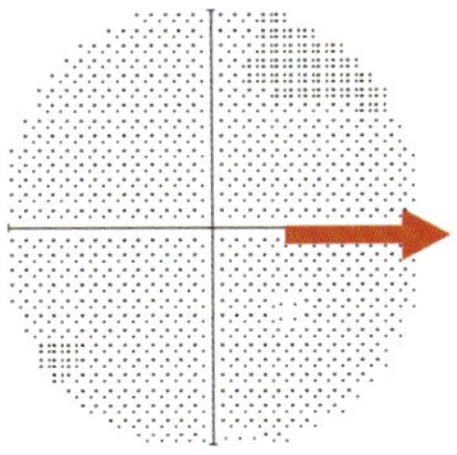

10-2 灰度图

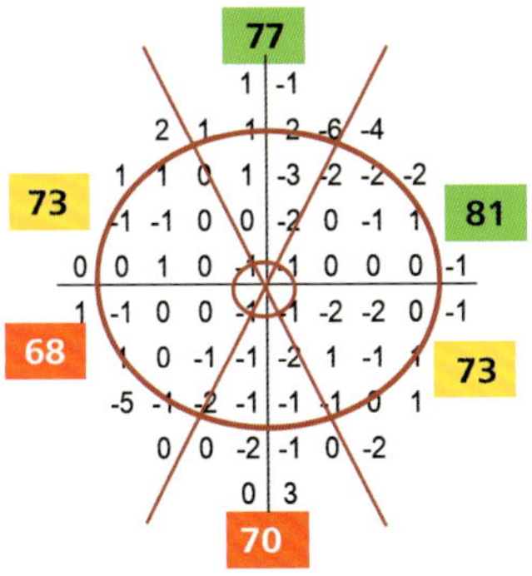

10-2 TDNP

MDI 10-2：-0.61 dB
PSD 10-2：1.38 dB，$P<10\%$

图 11.20

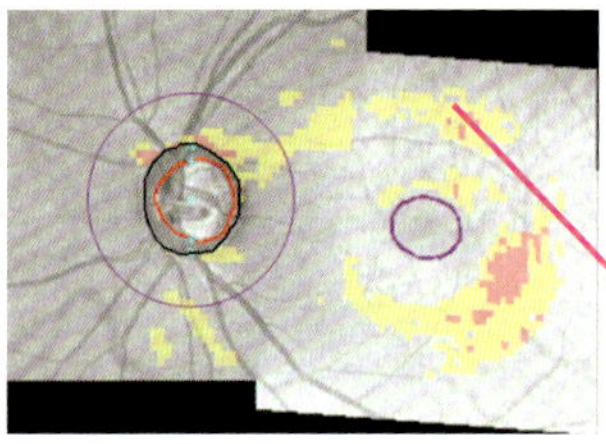

RNFL & GCC 全景分析报告

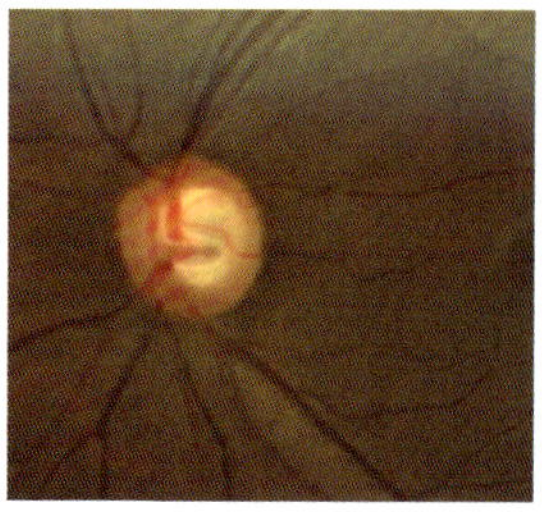

眼底照片

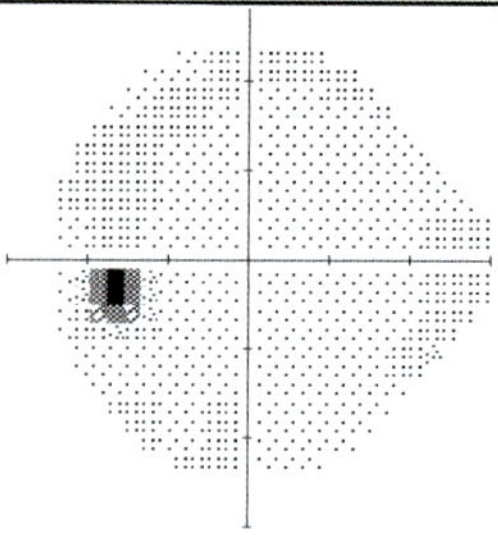

24–2 灰度图

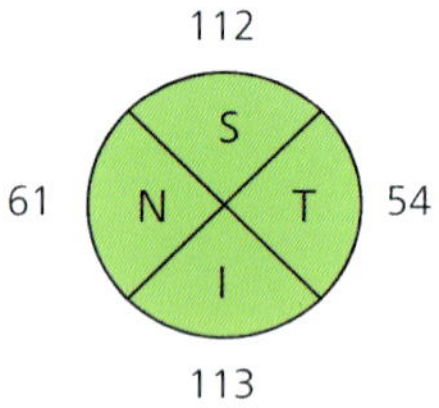

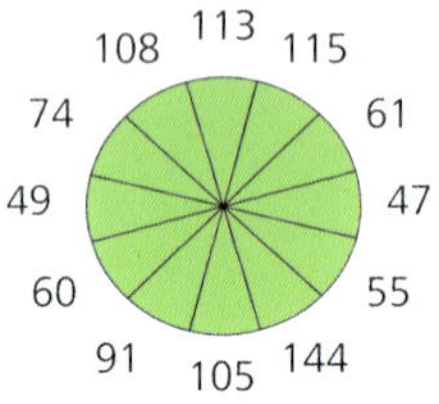

左眼 RNFL 象限值 & 钟点值

在 RNFL & GCC 偏差图全景报告中，可以更准确地观察到 RNFL 和 GCC 的变薄形态

OCT–RNFL 分析，结果可靠，RNFL 钟点图数值如下： 12 点钟 113μm，6 点钟 105μm，1 点钟 115μm，5 点钟 144μm。颞侧象限（绿色）和鼻侧象限（绿色）的平均厚度分别为 54μm 和 61μm

VFI：99%，MD：–0.08 dB

PSD：1.63 dB，*P*<5%

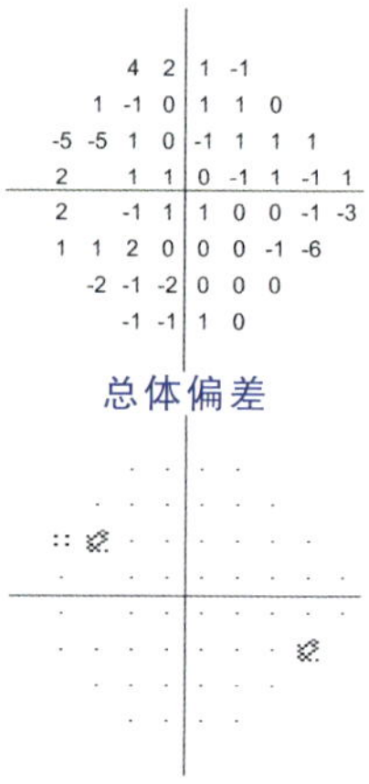

24–2 TDNP & TDPP

10–2 原始数值图

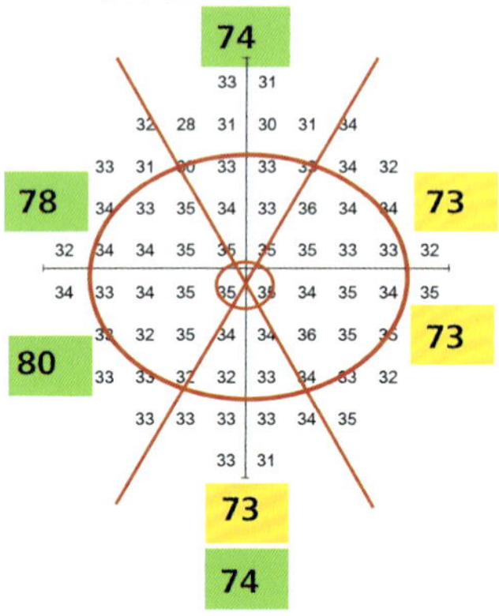

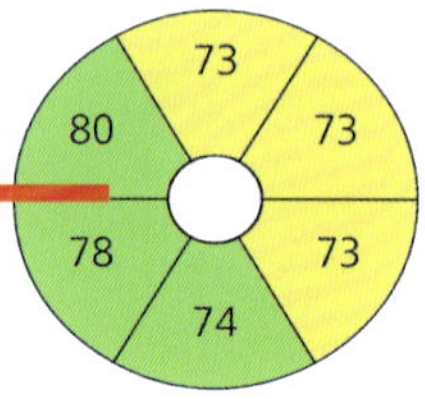

左眼 GCA 扇区值

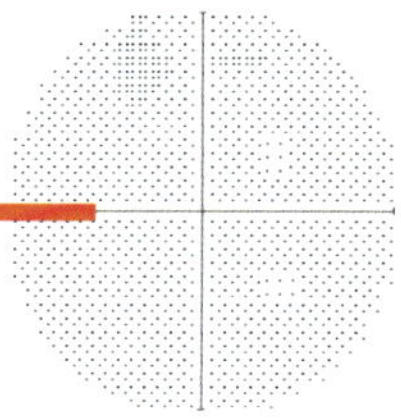

10–2 灰度图

MD：0.72 dB

PSD：1.11 dB

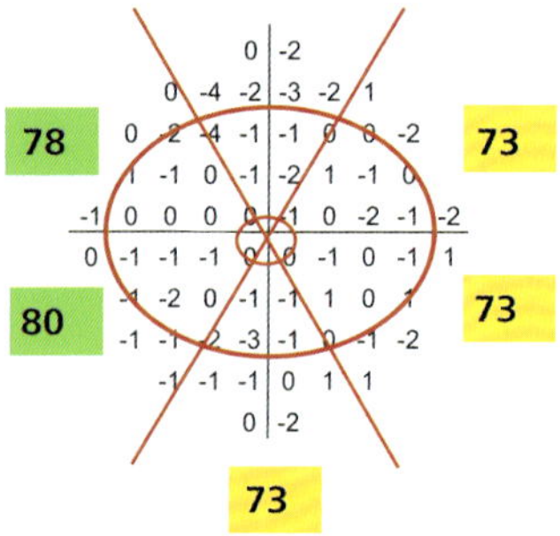

10–2 TDNP

黄斑扇形图数值如下： 上方乳斑束 80μm，下方乳斑束 78μm，中下扇区 74μm，颞下黄斑易损区 73μm（黄色），颞上扇区 73μm（黄色），中上扇区 73μm（黄色）

左眼

24–2 和 10–2 视野： 结果可靠，视野正常

OCT–GCA 扫描报告： 结果可靠，颞上、颞下扇区（均为 73μm，黄色）和中上扇区（73μm，黄色）有神经节细胞的缺失。即使部分扇区标记为红色或黄色，只要神经节细胞厚度在 68μm 以上，则仍有良好的功能

图 11.21

例 6

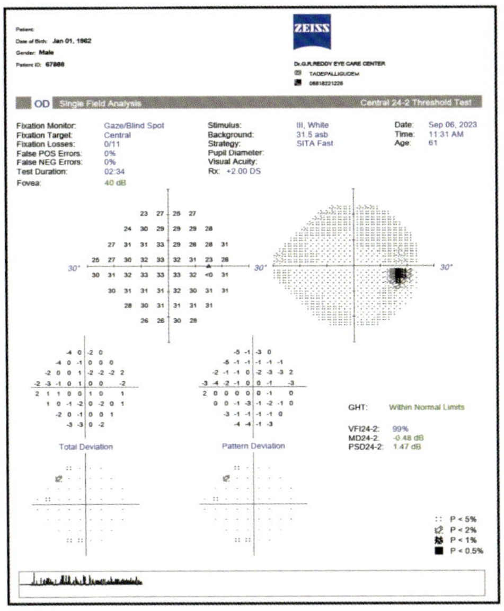

右眼 24–2 视野
假阳性率:0%
假阴性率:0%
固视丢失率:0/11

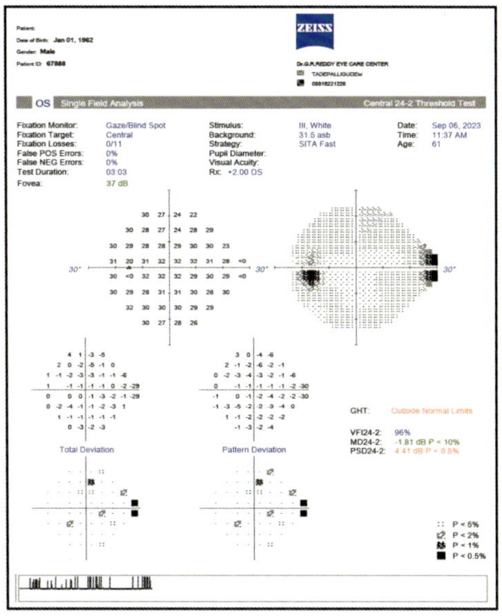

左眼 24–2 视野
假阳性率:0%
假阴性率:0%
固视丢失率:0/11

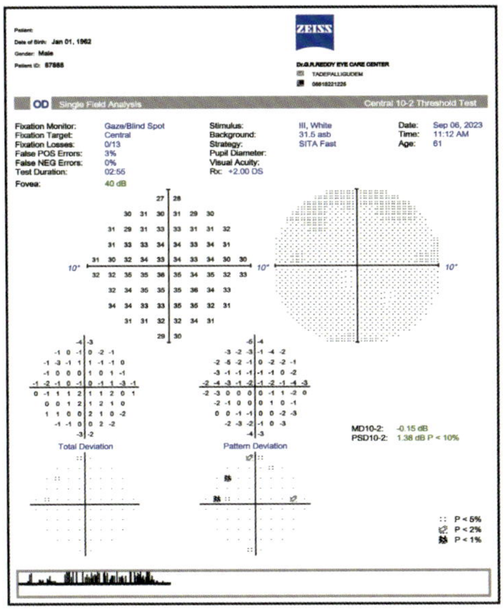

右眼 10–2 视野
假阳性率:3%
假阴性率:0%
固视丢失率:0/13

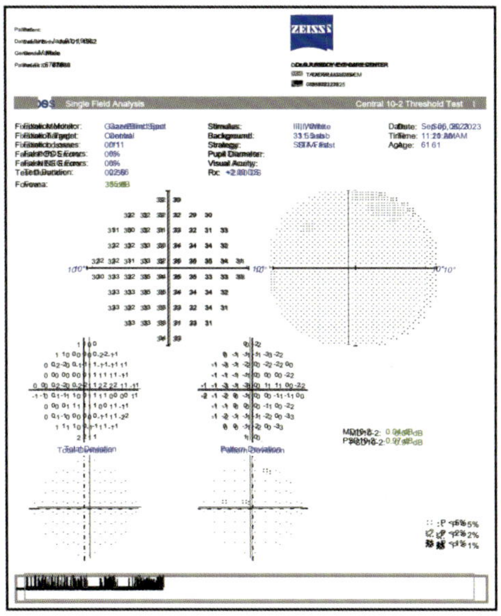

左眼 10–2 视野
假阳性率:0%
假阴性率:0%
固视丢失率:0/11

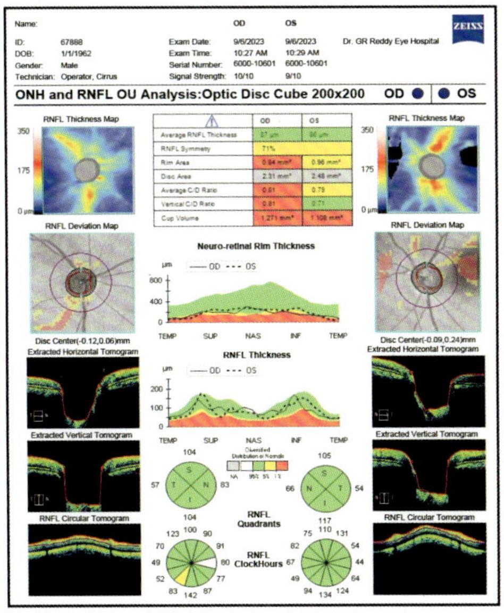

RNFL 信号强度
10/10 9/10

GCA 信号强度
10/10 10/10

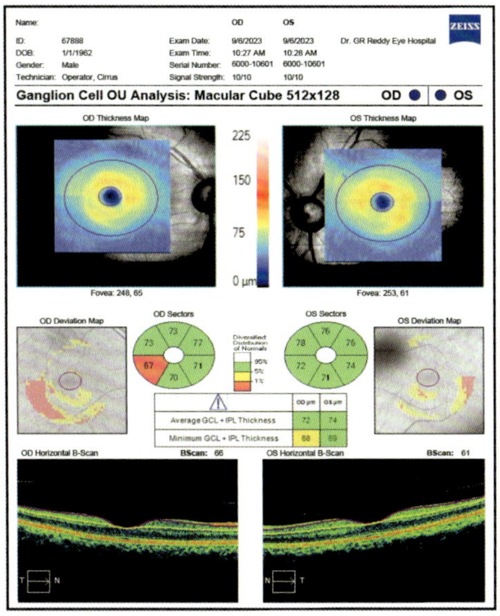

图 11.22

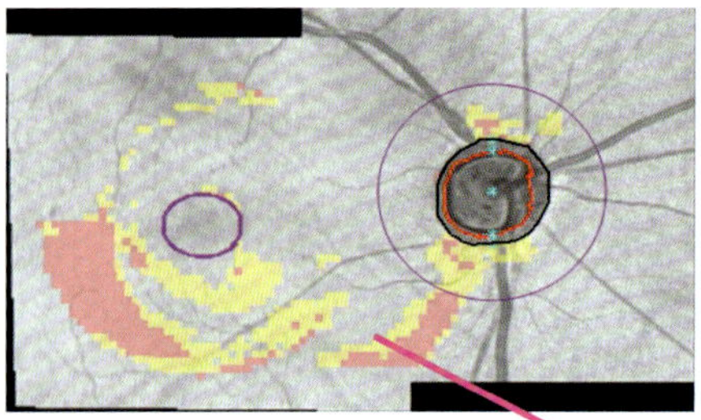

RNFL & GCC 全景分析报告

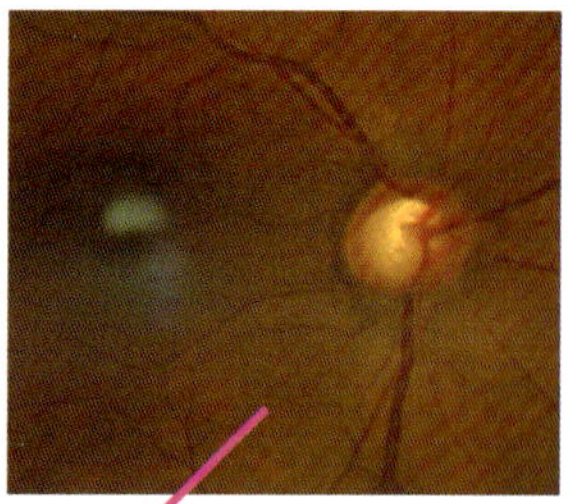

眼底照片

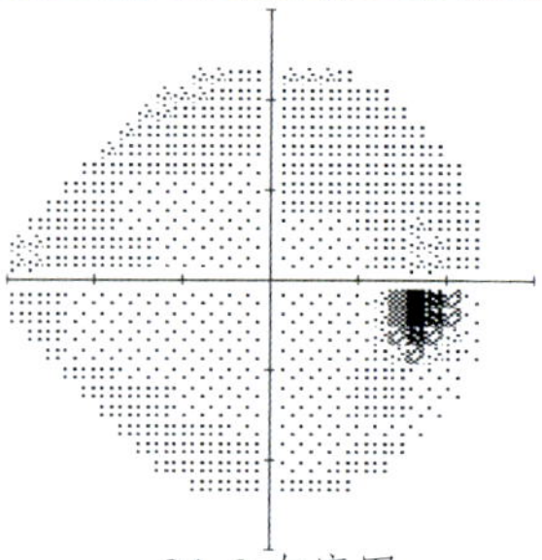

24－2 灰度图

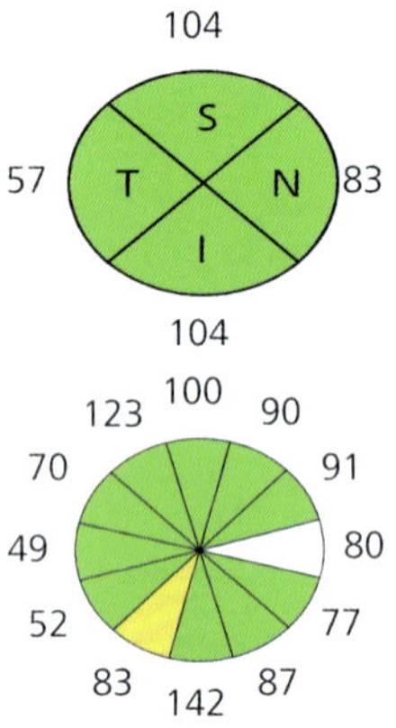

右眼 RNFL 象限值 & 钟点值

在 RNFL & GCC 偏差图全景报告中，可以更准确地观察到 RNFL 和 GCC 的变薄形态

OCT－RNFL 分析，结果可靠，RNFL 钟点图数值如下：12 点钟 100μm，6 点钟 142μm，11 点钟 123μm，7 点钟 83μm。颞侧象限（绿色）和鼻侧象限（绿色）的平均厚度分别为 57μm 和 83μm

VFI：99%，MD：－0.48 dB
PSD：1.47 dB

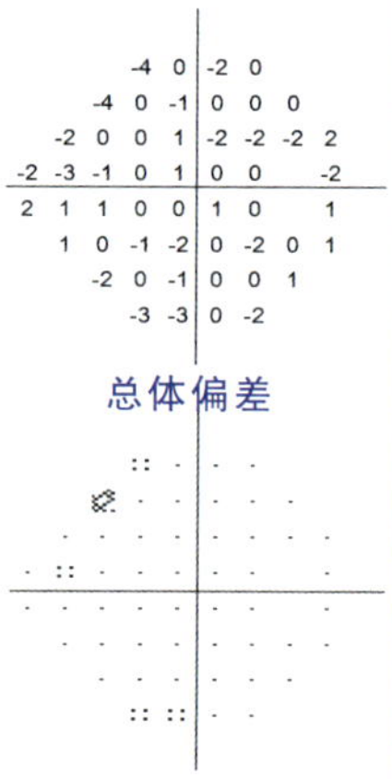

24－2 TDNP & TDPP

10－2 原始数值图

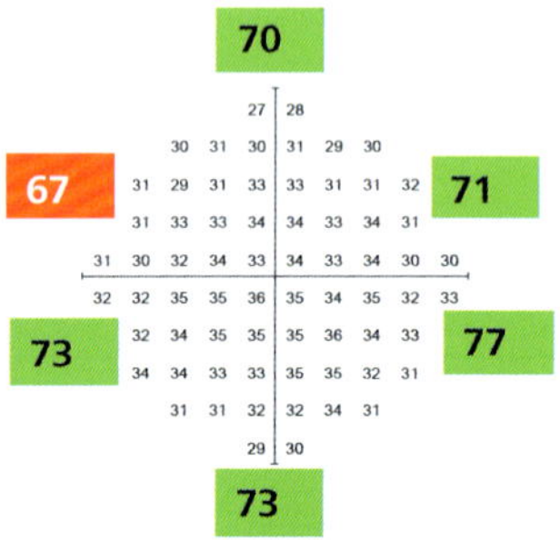

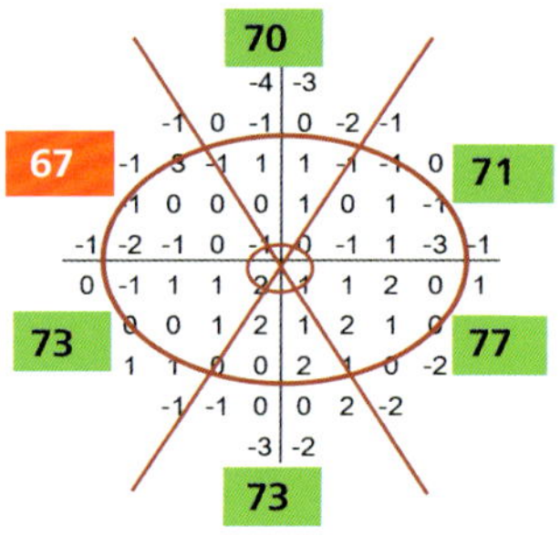

10－2 TDNP

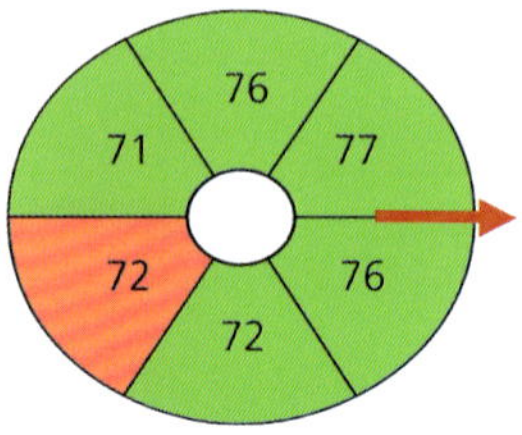

右眼 GCA 扇区值

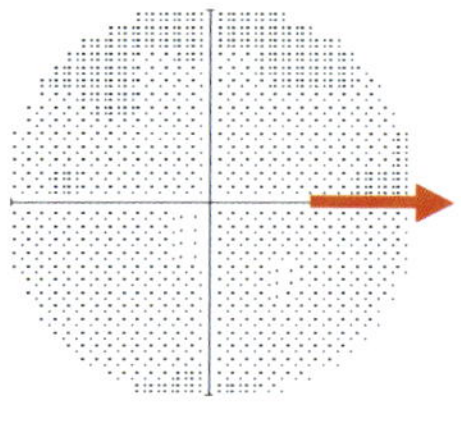

10－2 灰度图

MD：－0.15 dB
PSD：1.38 dB，$P<10\%$

黄斑扇形图数值如下：上方乳斑束 77μm，下方乳斑束 71μm，中下扇区 70μm，颞下黄斑易损区 67μm，颞上扇区 73μm，中上扇区 73μm

右眼

24－2 和 10－2 视野：结果可靠，视野正常

OCT－GCA 扫描报告：结果可靠，厚度为 67μm 的颞下扇区（红色）有神经节细胞的缺失，与 RNFL 钟点值 7 点钟位置相对应。值得注意的是，偏差图显示，靠近黄斑中心凹的颞下扇区开始有神经节细胞缺失

图 11.23

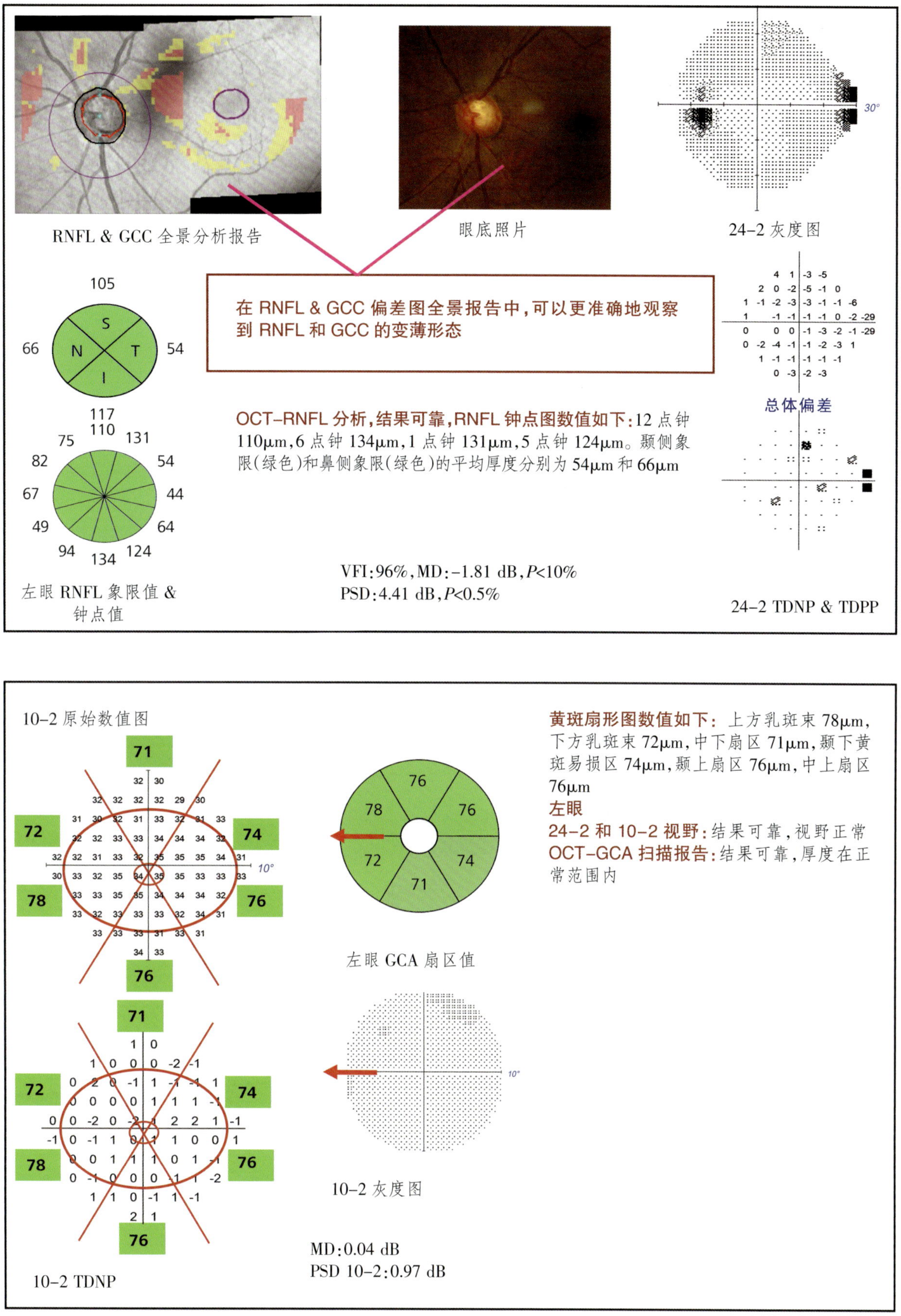
RNFL & GCC 全景分析报告
眼底照片
24-2 灰度图
30°
在 RNFL & GCC 偏差图全景报告中，可以更准确地观察到 RNFL 和 GCC 的变薄形态
105
S
66
N
T
54
I
117
OCT-RNFL 分析，结果可靠，RNFL 钟点图数值如下：12 点钟 110μm，6 点钟 134μm，1 点钟 131μm，5 点钟 124μm。颞侧象限（绿色）和鼻侧象限（绿色）的平均厚度分别为 54μm 和 66μm
110
75
131
82
54
67
44
49
64
94
134
124
左眼 RNFL 象限值 & 钟点值
总体偏差
VFI：96%，MD：-1.81 dB，P<10%
PSD：4.41 dB，P<0.5%
24-2 TDNP & TDPP
10-2 原始数值图
71
72
74
78
76
76
10°
黄斑扇形图数值如下：上方乳斑束 78μm，下方乳斑束 72μm，中下扇区 71μm，颞下黄斑易损区 74μm，颞上扇区 76μm，中上扇区 76μm
左眼
24-2 和 10-2 视野：结果可靠，视野正常
OCT-GCA 扫描报告：结果可靠，厚度在正常范围内
76
78
76
72
74
71
左眼 GCA 扇区值
71
72
74
78
76
76
10-2 灰度图
MD：0.04 dB
PSD 10-2：0.97 dB
10-2 TDNP

图 11.24

本例将重点强调全景报告在视野前期青光眼诊断中的作用

例 7

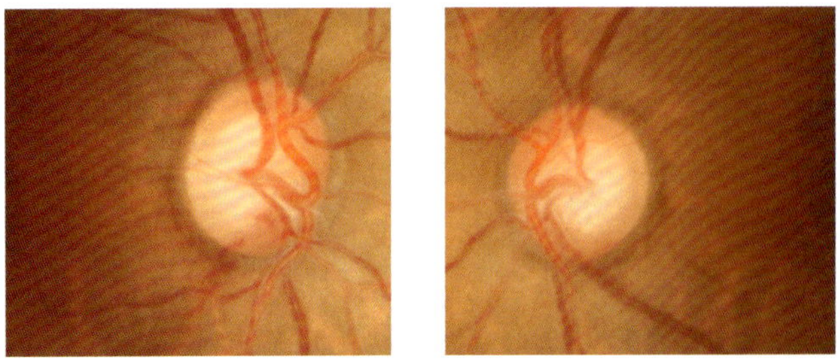

2019 年,右眼盘沿出血。
青光眼家族史,眼压 18mmHg

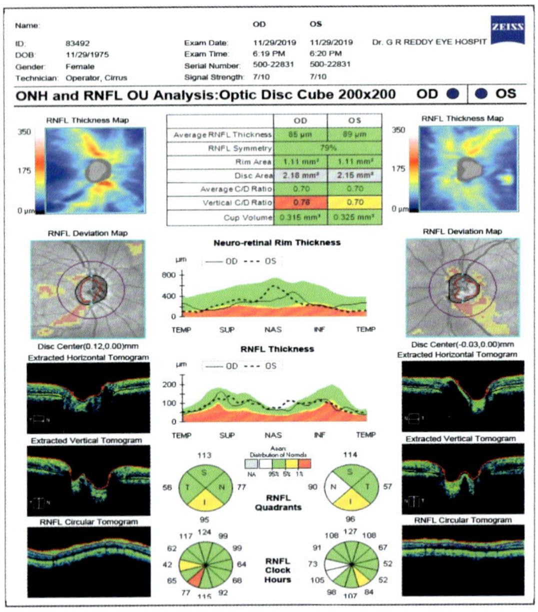

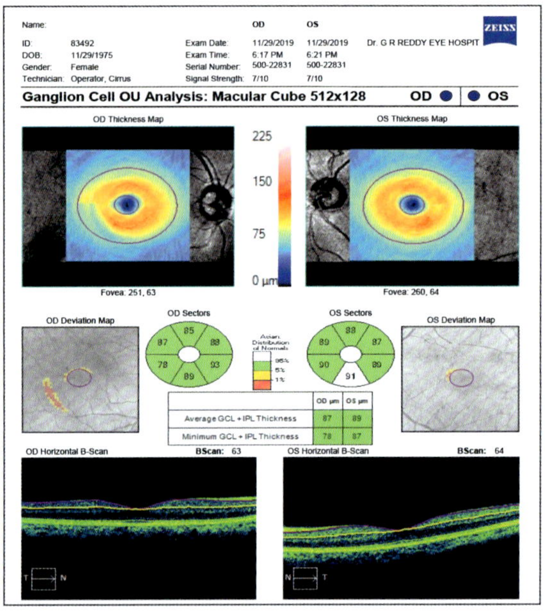

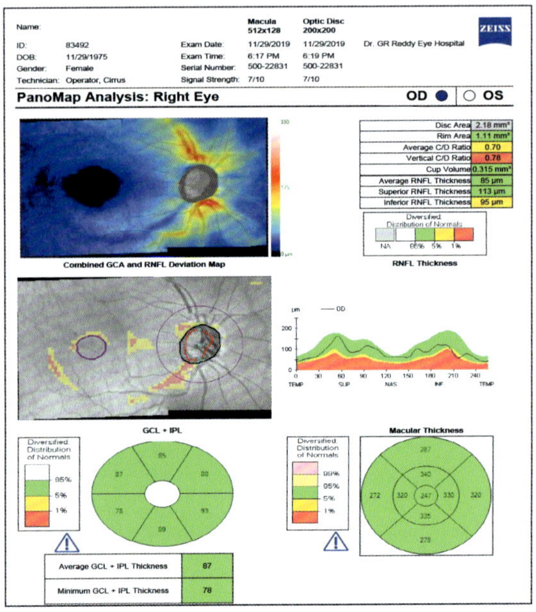

右眼全景分析报告

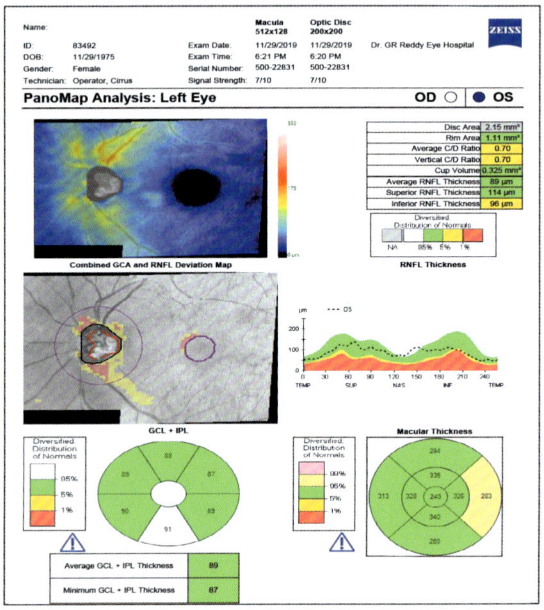

左眼全景分析报告

图 11.25 (待续)

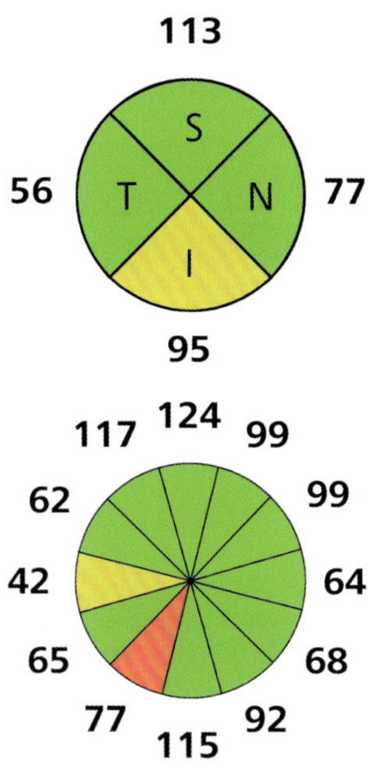

RNFL 钟点值

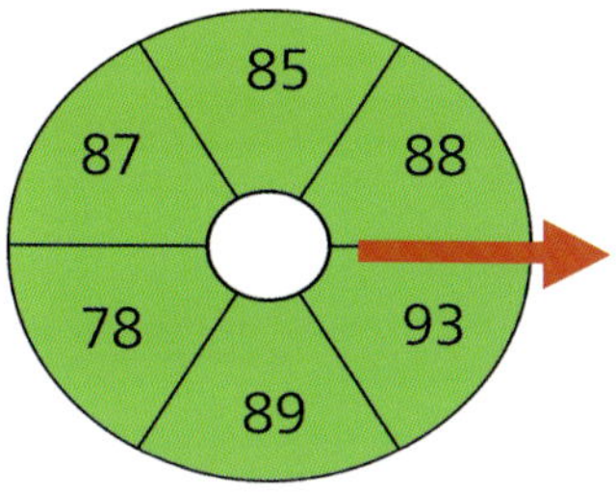

GCA 扇形图

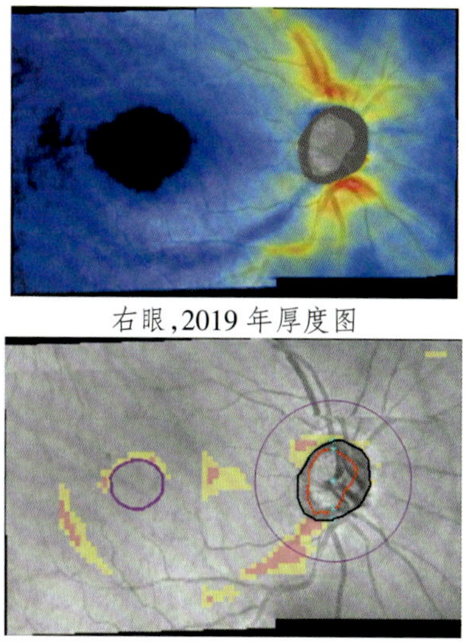

右眼,2019 年厚度图

右眼,2019 年偏差图

2019 年 RNFL 钟点值:颞侧 7 点钟 RNFL 厚度值 77μm,*P*<1%(红色)
2019 年,GCC 颞下扇区 78μm
右眼全景分析报告:从 GCC 颞下扇区变薄处至视盘颞下 7 点钟的 RNFL 弓形变薄,此为诊断本例视野前期青光眼的重要依据

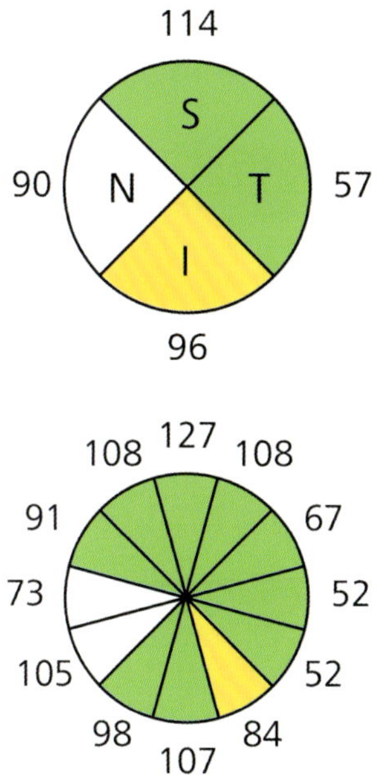

RNFL 钟点值

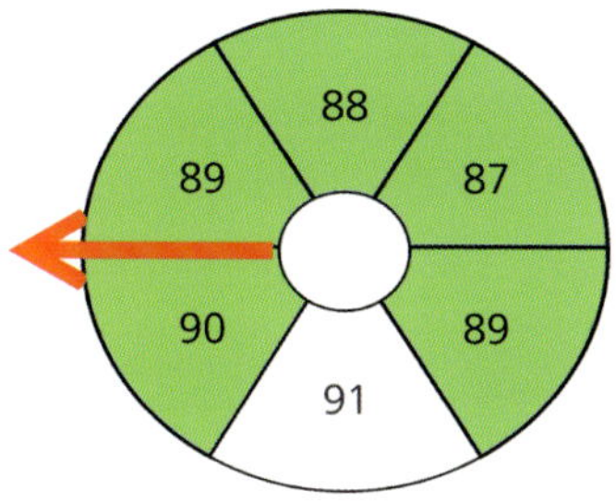

GCA 扇形图

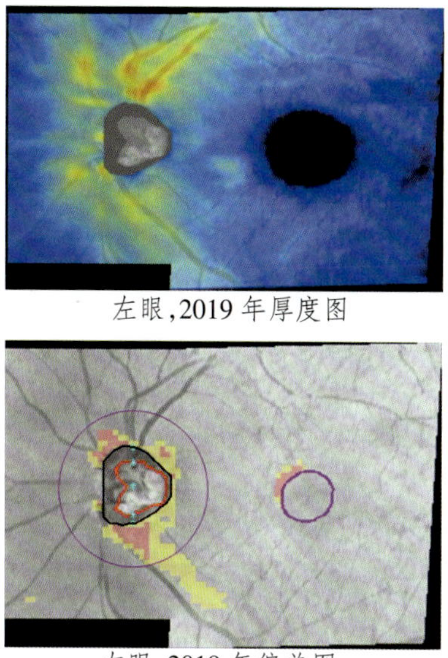

左眼,2019 年厚度图

左眼,2019 年偏差图

2019 年 RNFL 钟点值:颞侧 5 点钟 RNFL 厚度值 84μm,*P* 值 1%~5%(黄色)
2019 年,GCC 颞下扇区 89μm
左眼全景分析报告:从 GCC 颞下扇区变薄处至视盘颞下 5 点钟的 RNFL 弓形变薄,此为诊断本例视野前期青光眼的重要依据

图 11.25(续)

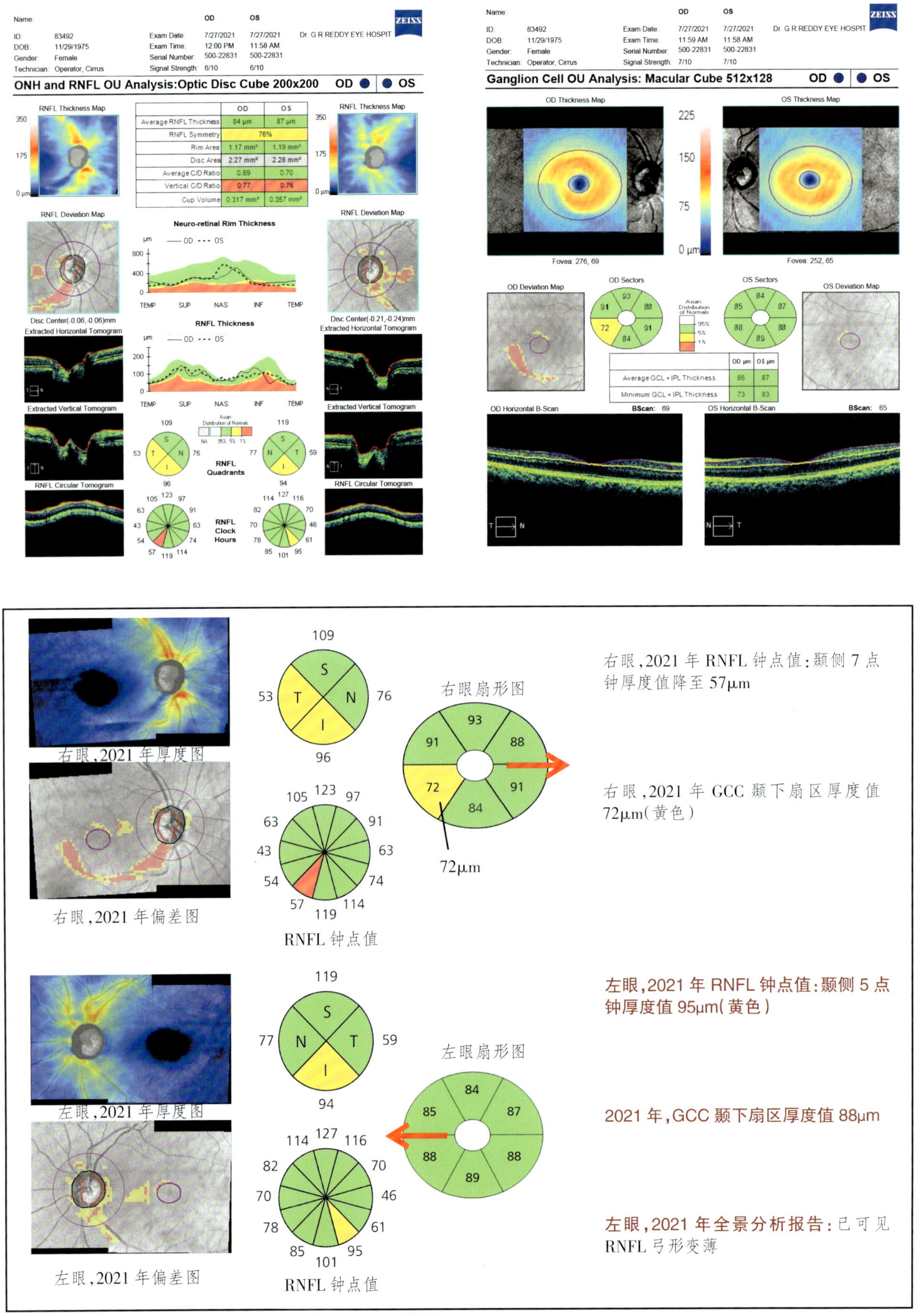
ONH and RNFL OU Analysis:Optic Disc Cube 200x200
Ganglion Cell OU Analysis: Macular Cube 512x128
109
53
76
96
右眼扇形图
93
91
88
72
91
84
72μm
105 123 97
63 91
43 63
54 74
57 119 114
RNFL 钟点值
右眼,2021 年厚度图
右眼,2021 年偏差图
右眼,2021 年 RNFL 钟点值:颞侧 7 点钟厚度值降至 57μm
右眼,2021 年 GCC 颞下扇区厚度值 72μm(黄色)
119
77
59
94
左眼扇形图
84
85
87
88
88
89
114 127 116
82 70
70 46
78 61
85 101 95
RNFL 钟点值
左眼,2021 年厚度图
左眼,2021 年偏差图
左眼,2021 年 RNFL 钟点值:颞侧 5 点钟厚度值 95μm(黄色)
2021 年,GCC 颞下扇区厚度值 88μm
左眼,2021 年全景分析报告:已可见 RNFL 弓形变薄

图 11.26

重点关注左眼

2022 年

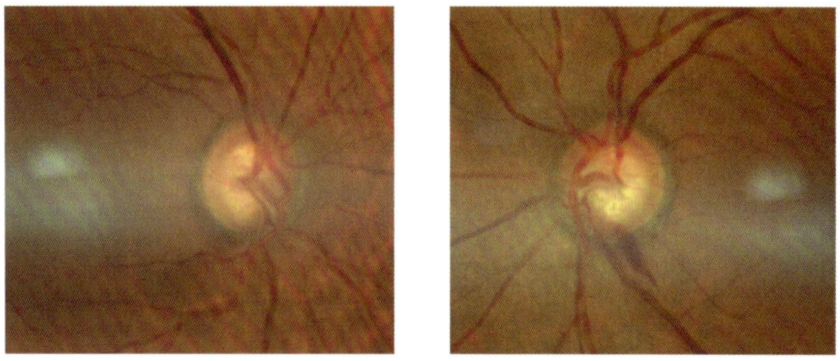

左眼盘沿出血

2019 年，双眼即开始抗青光眼治疗

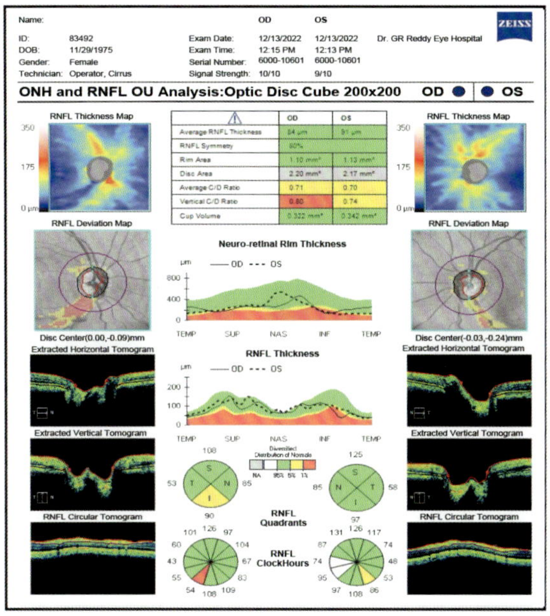

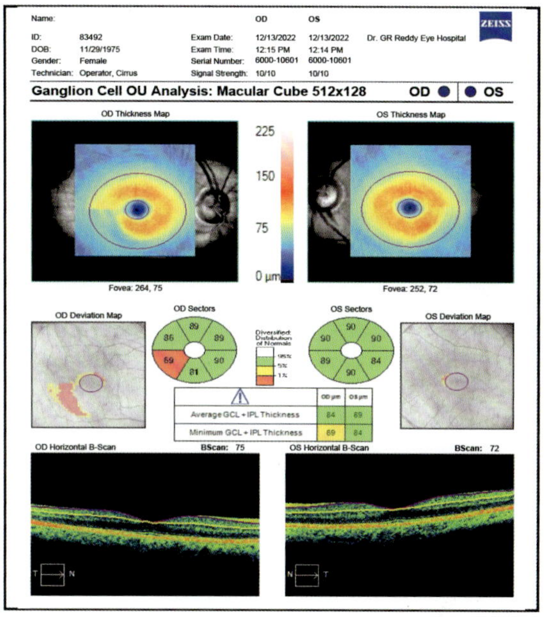

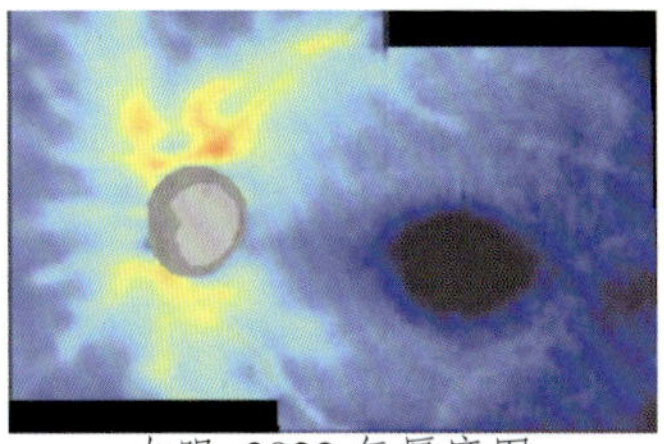

左眼，2022 年厚度图

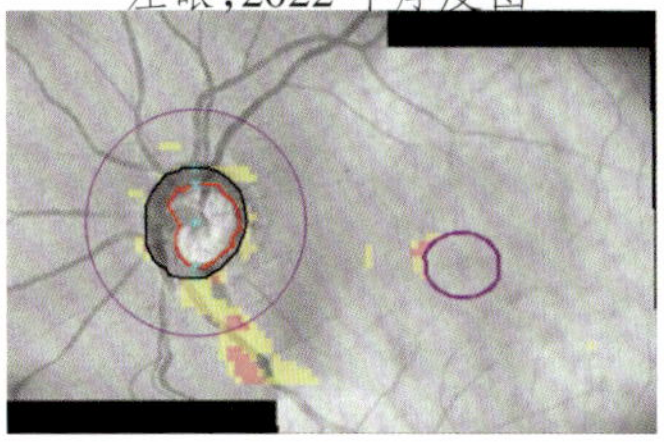

左眼，2022 年偏差图

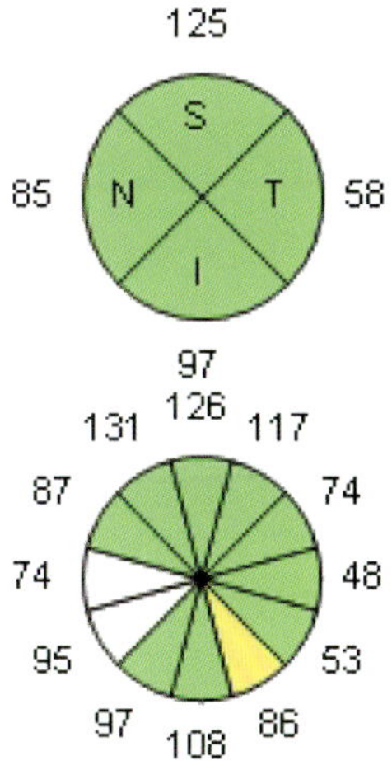

RNFL 钟点值

左眼扇形图

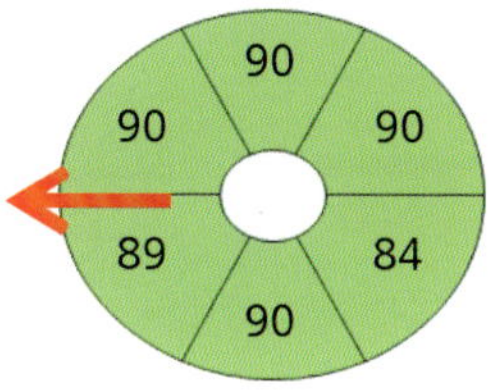

左眼，2022 年，RNFL 钟点值：颞侧 5 点钟厚度值 86μm，*P* 值 1%~5%（黄色）

GCC 颞下扇区厚度值，2021 年 88μm，2022 年降至 84μm

左眼，2022 年全景分析报告：厚度图已经可见 RNFL 弓形变薄

图 11.27

2023 年左眼

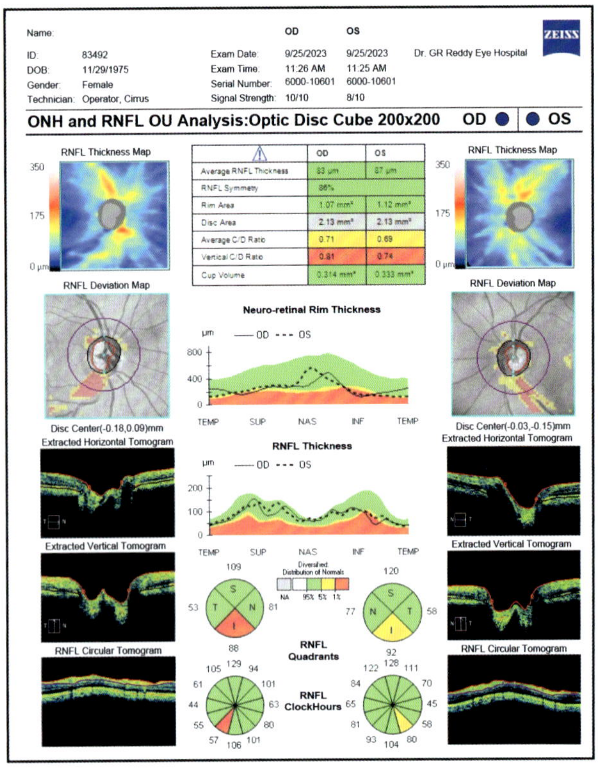

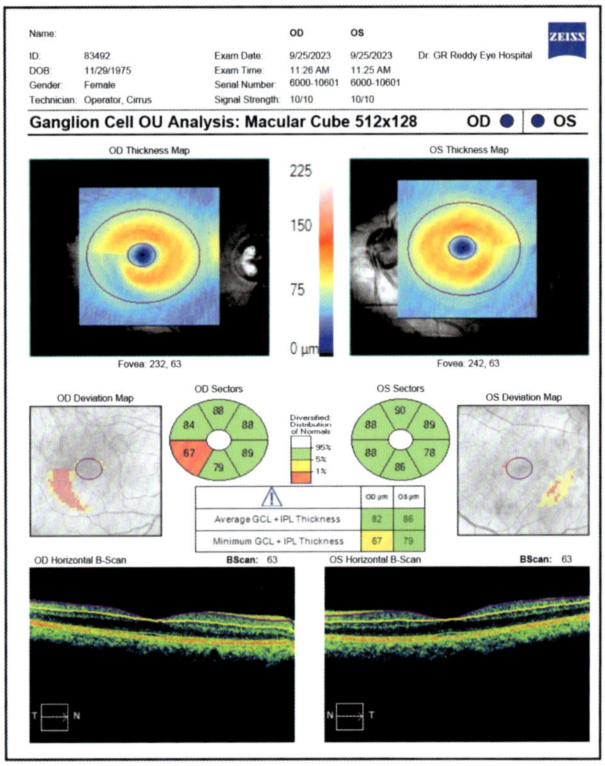

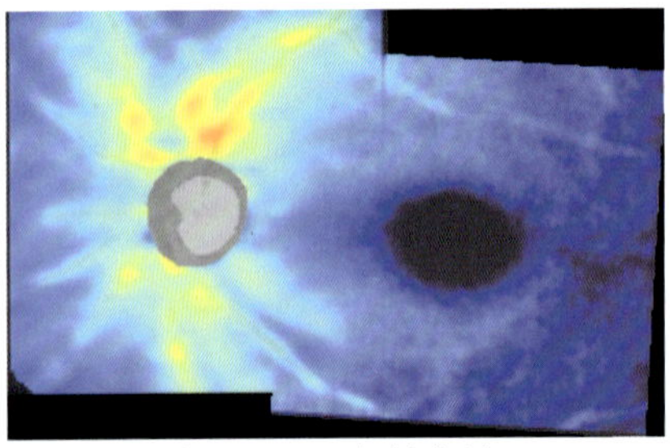

左眼,2023 年厚度图

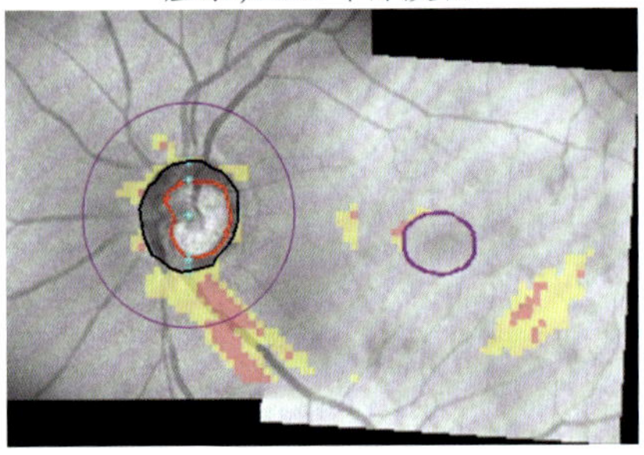

左眼,2023 年偏差图

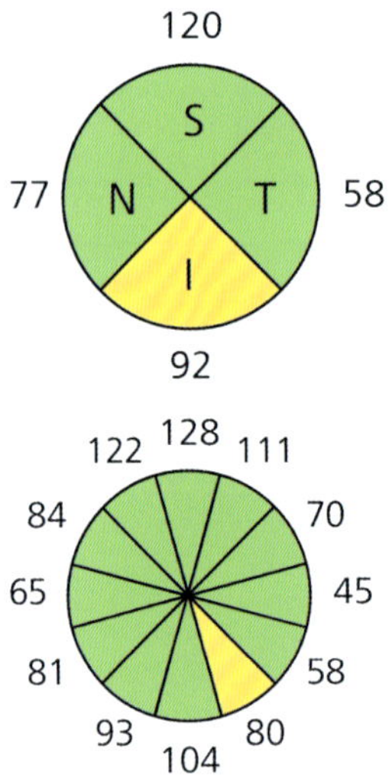

RNFL 钟点值

左眼扇形图

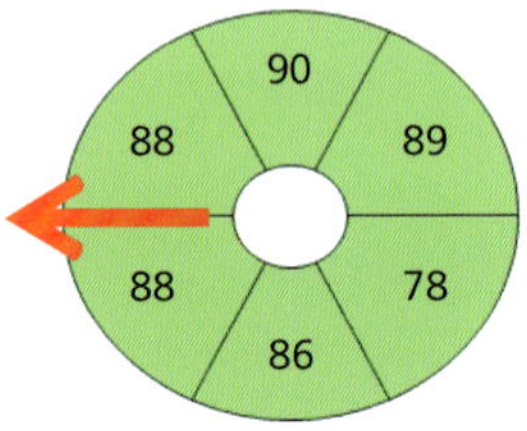

左眼,2023 年 RNFL 钟点值:颞侧 5 点钟厚度值已从 86μm(黄色)降至 80μm(黄色)

2023 年 GCC 颞下扇区厚度值 78μm

左眼,全景分析报告:厚度图和偏差图均可见 RNFL 弓形变薄

图 11.28

2024 年

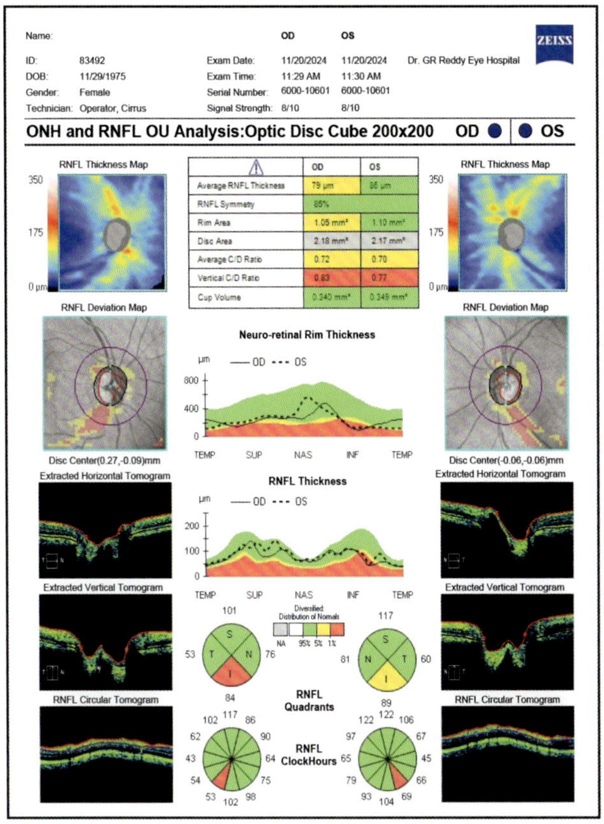

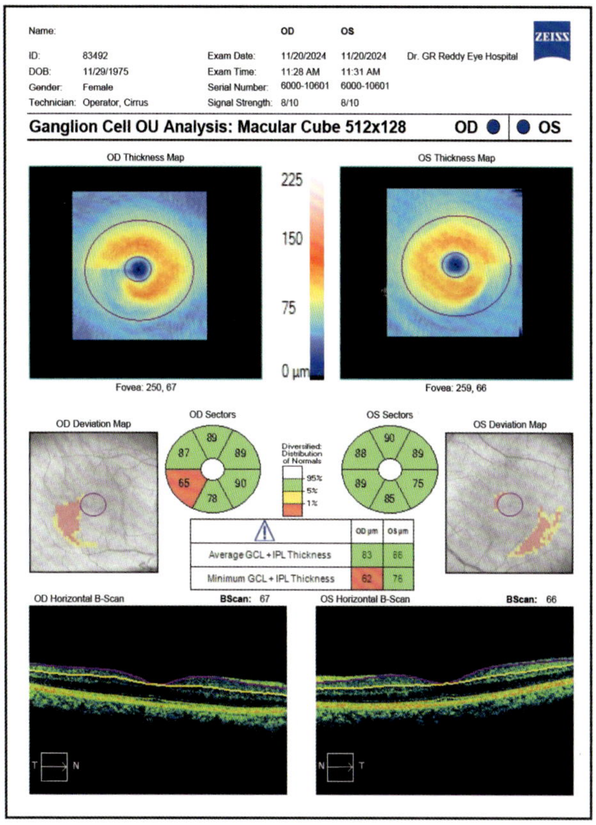

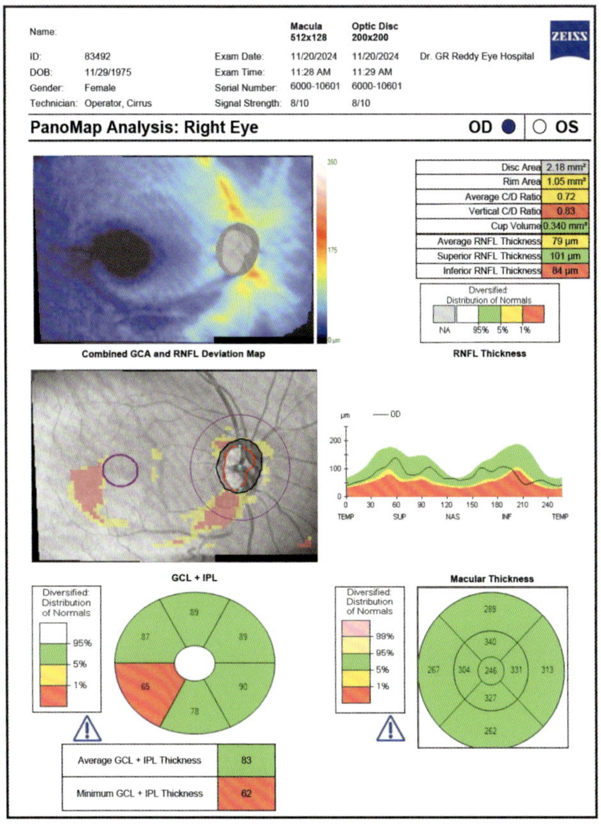

右眼 2024 年全景分析报告

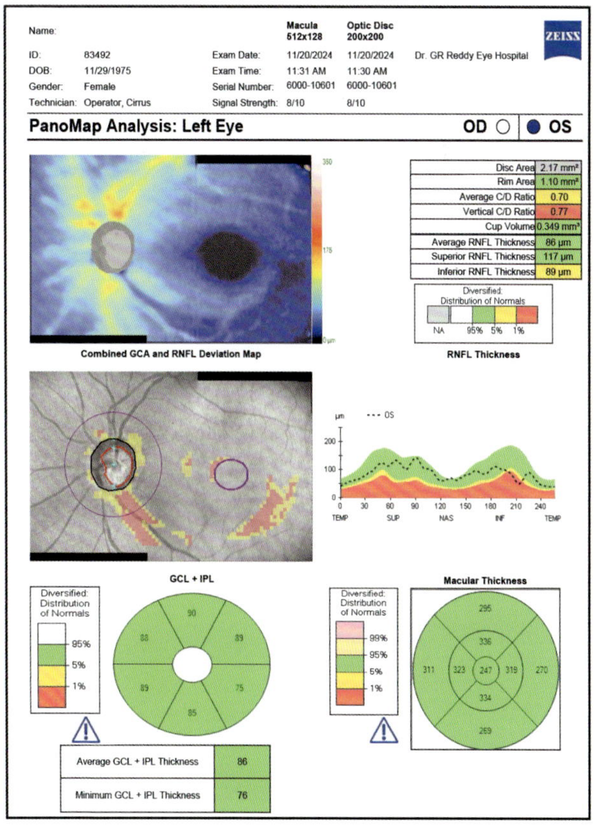

左眼 2024 年全景分析报告

图 11.29 （待续）

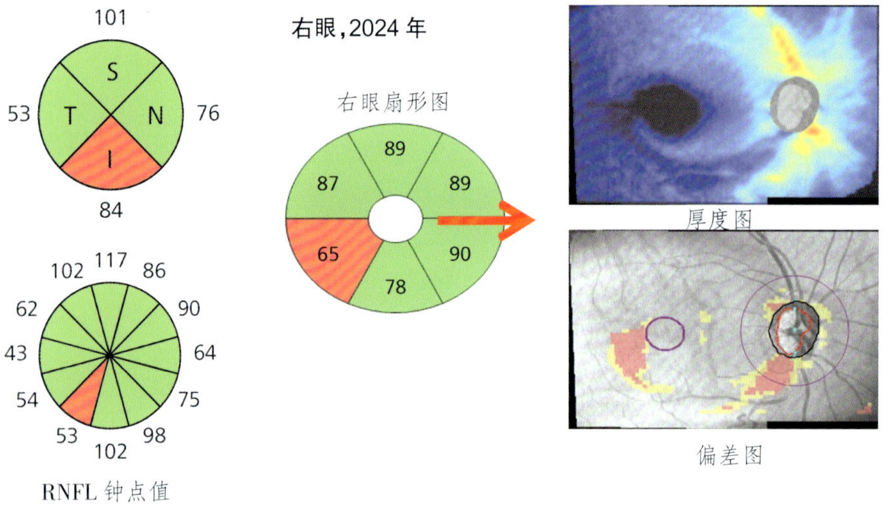

右眼,从 GCC 颞下扇区延伸至视盘颞侧 7 点钟的 RNFL 弓形变薄形态是诊断视野前期青光眼最重要的线索

右眼,RNFL 钟点值:2019 年颞侧 7 点钟厚度值 77μm,2024 年降至 53μm
右眼 GCC 颞下扇区厚度值从 78μm 降至 65μm

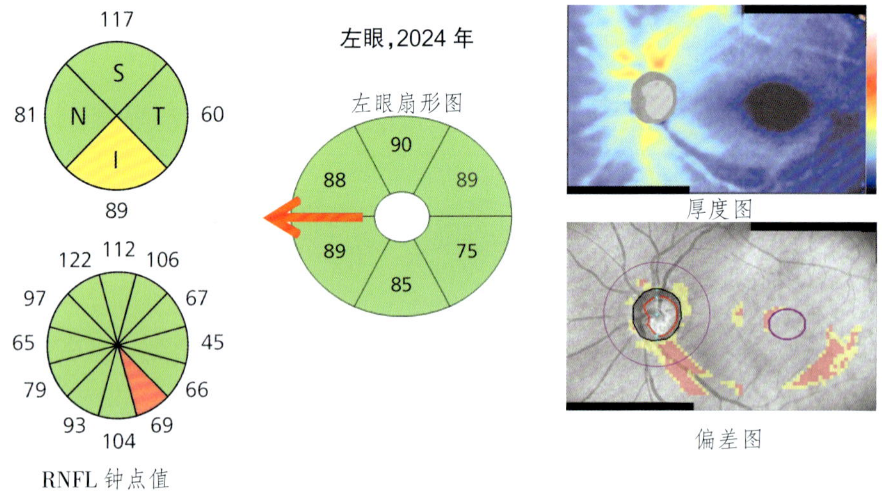

左眼,从 GCC 颞下扇区延伸至视盘颞侧 5 点钟的 RNFL 弓形变薄形态是诊断视野前期青光眼最重要的线索

左眼,RNFL 钟点值:颞侧 5 点钟厚度值从 84μm(黄色)降至 69μm(红色)
2019 年左眼 GCC 颞下扇区厚度值 89μm,2024 年降至 75μm

OCT–A 在诊断视野前期青光眼中的作用

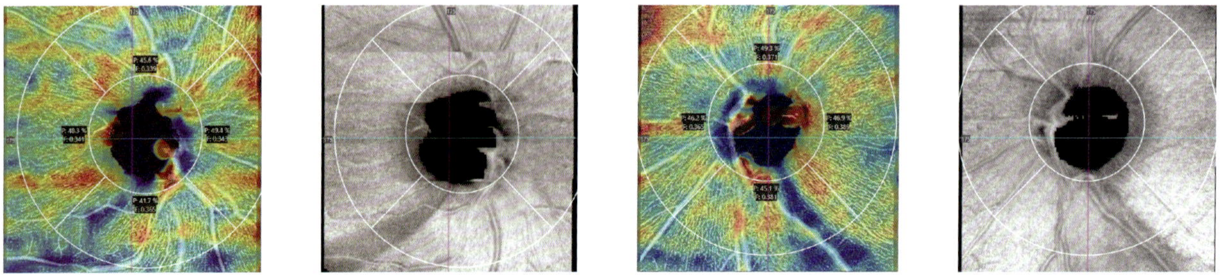

盘周放射状毛细血管 OCT–A 扫描中,可以看到早期的 RNFL 缺损,表现为局部缺血,这有助于诊断视野前期青光眼

图 11.29(续)

右眼 24-2 视野　　2022　　左眼 24-2 视野

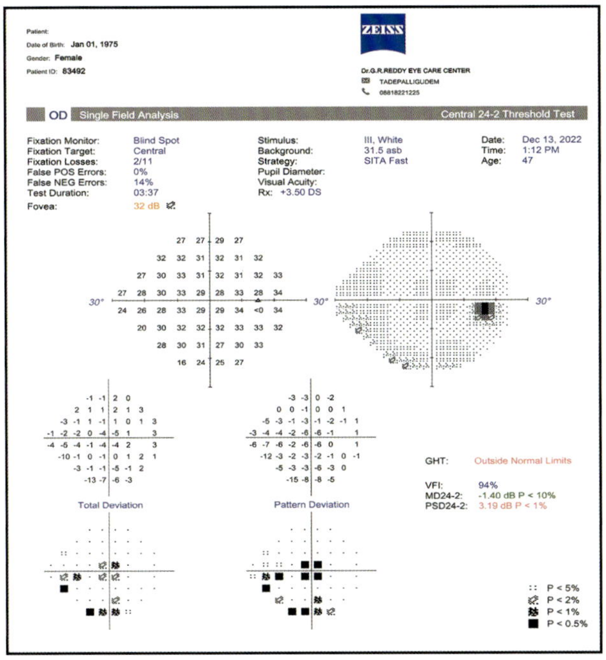

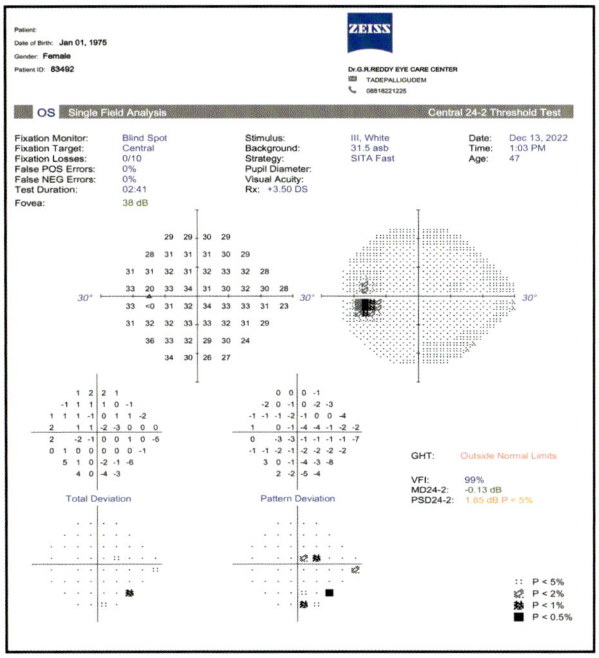

固视丢失率:2/11
假阳性率:0%
假阴性率:14%

GHT:超出正常范围
VFI:94%
M.D:−1.40 dB,*P*<10%
PSD:3.19 dB,*P*<1%

固视丢失率:0/10
假阳性率:0%
假阴性率:0%

GHT:超出正常范围
VFI:98%
M.D:−0.13 dB
PSD:1.85 dB,*P*<5%

右眼 10-2 视野　　2024　　左眼 10-2 视野

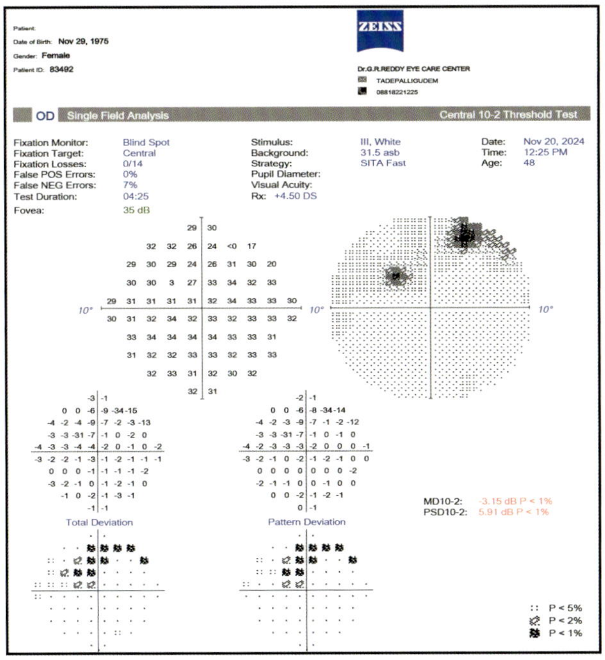

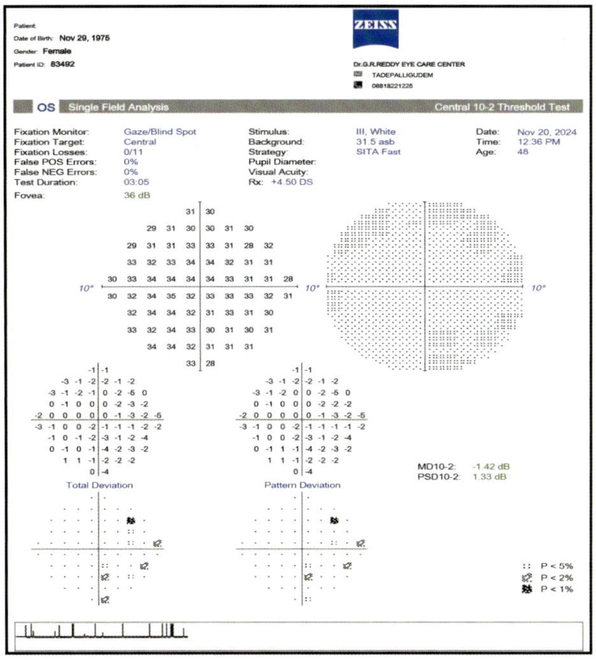

固视丢失率:0/14
假阳性率:0%
假阴性率:7%

M.D:−3.15 dB,*P*<1%
PSD:5.91 dB,*P*<1%

固视丢失率:0/11
假阳性率:0%
假阴性率:0%

M.D:−1.42 dB
PSD:1.33 dB

图 11.30 （待续）

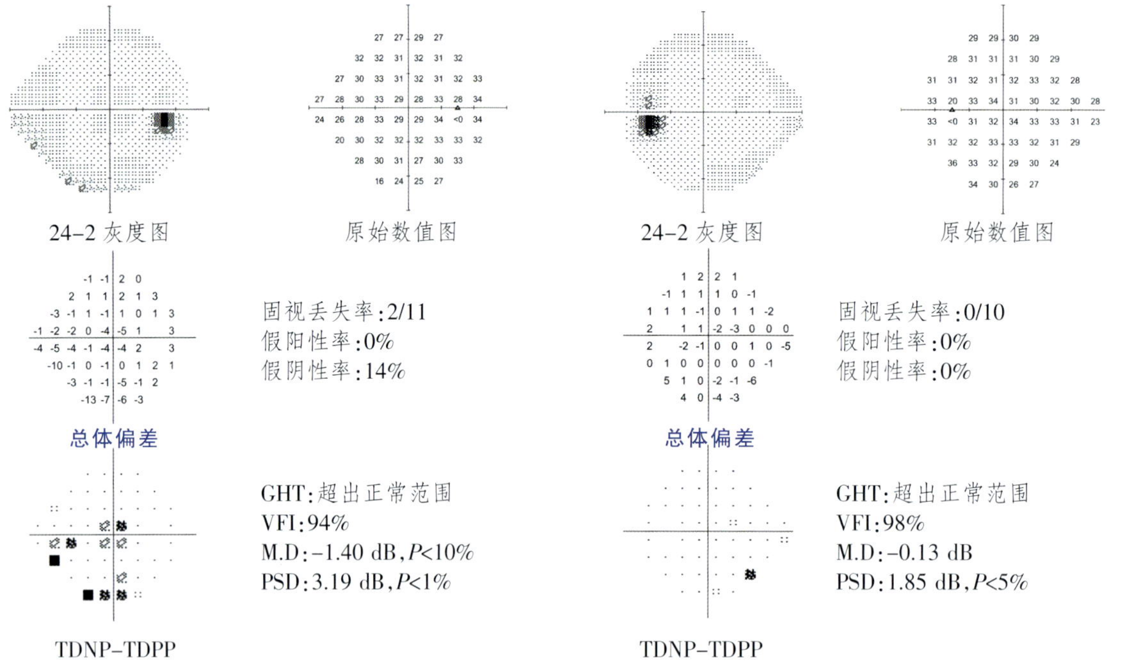

对疑似青光眼病例行视野检查时,应尽可能做到100%真实可靠。右眼固视丢失为2/11,假阳性14%,结合这些数据,可以假定视野正常。左眼视野检查则完全真实可靠,视野正常

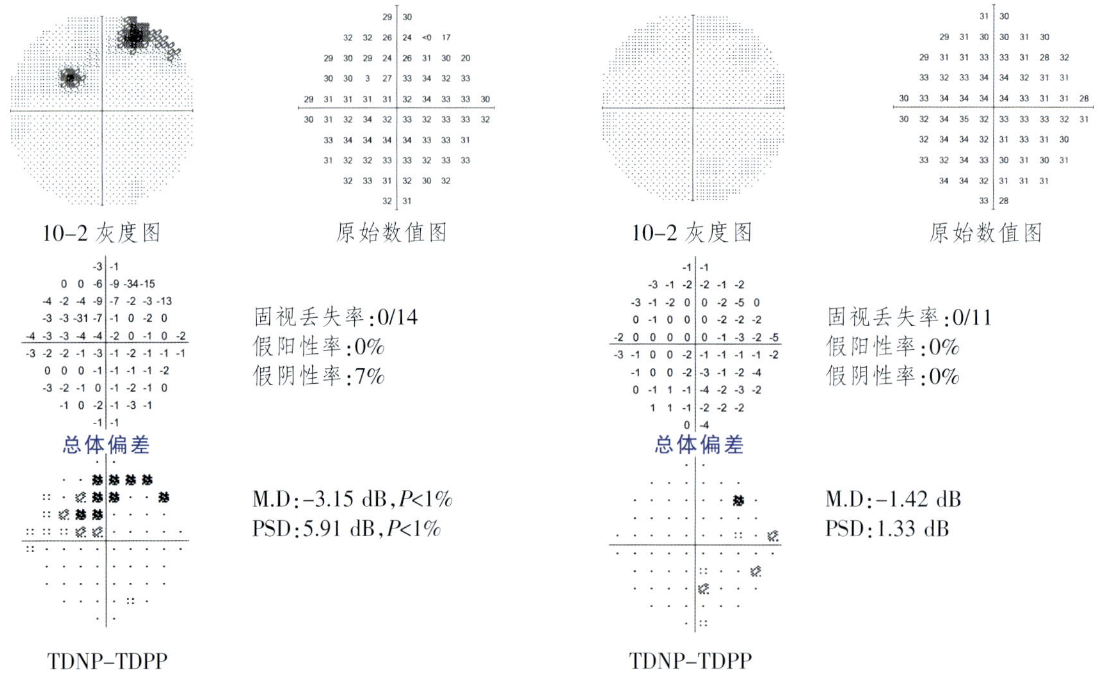

GCC 厚度值>65μm 时,即使标记为红色,如果 10-2 视野真实可靠,则视野通常正常或仅有表浅暗点。本例实际上没有必要检查 10-2 视野

图 11.30(续)

第12章 青光眼进展分析

青光眼进展的监测仍然是青光眼管理中最具挑战性的工作之一。这主要是因为青光眼病程进展缓慢且多变，判断疾病进展缺乏公认的参考标准。

OCT 分辨率高、可重复性好，已成为监测青光眼进展的重要工具，但借助 OCT 监测青光眼进展时，需要注意伪影的鉴别。RNFL 的测量值会持续下降，但不会降到 0，即所谓的“地板效应”，这是因为由 Müller 细胞、星形胶质细胞、小胶质细胞和血管组成的结构支撑不会随着神经节细胞轴突消亡而完全消失。Cirrus OCT 可检测的 RNFL 最低值为 45μm 甚至 55μm。当 RNFL 厚度降至下限时，疾病仍有可能进展，但 OCT-RNFL 无法检测。因此，临床医生应考虑使用黄斑 OCT 和 HVF 10-2 来监测晚期青光眼的进展。GCC 的颞下扇区是青光眼发生和进展的最常见部位，不仅用于青光眼和非青光眼的鉴别，在监测青光眼进展时也有重要作用。

分析方法可以是事件分析（event-based analysis）或趋势分析（trend-based analysis）（图 12.1）。

事件分析主要关注基线与随访数据之间的差异。平均 RNFL 厚度减少 5μm 或以上，RNFL 象限厚度减少 8μm 或以上，或钟点值厚度减少 12μm 或以上提示可能存在青光眼进展（图 12.2）。

趋势分析通过监测 RNFL 或 GCL+IPL 厚度值随时间的变化率来识别进展。Cirrus 提供了一种结合事件分析和趋势分析的青光眼进展算法，比较每个点的基线图像和随访图像之间的 RNFL 厚度变化。如果在单次或两次连续随访检查中，某个部位的 RNFL 厚度变化超过了预期的重复检测差异范围，则报告为 RNFL 厚度可能丢失（黄色标记）或极可能丢失（红色标记）（图 12.3）。

健康者的 RNFL 随年龄增长而逐渐变薄，Cirrus 的青光眼进展分析程序中，平均减少速度为每年 0.48μm。青光眼进展时，RNFL 的变薄速度更快，变薄速度约为每年 0.98μm。据报道，正常人 GCL+IPL 平均厚度为（82.1±6.2）μm，鼻上象限最厚，下方象限最薄。与 RNFL 一样，黄斑 GCL+IPL 厚度也会随着年龄增长而逐渐减少，平均速度约为每年 0.31μm。GCL+IPL 平均厚度变化超过 4μm，则提示有青光眼进展。

青光眼进展时，黄斑厚度的变化在厚度和进展变化图上表现为弧形缺损。黄斑相关参数也会受到地板效应的影响，但比 RNFL 出现得更晚。有研究表明，在晚期青光眼患者中，RNFL 厚度低于 55μm 时，GCL+IPL 厚度的改变仍然可能与 10-2 视野测量的功能损伤相关。黄斑 GCL+IPL 测量的地板效应在平均厚度约为 45μm 时出现。

此外，可以借助内置软件监测黄斑 OCT 的进展情况。Cirrus HD OCT 有一项“多次检查结果对比”（guided progression analysis）功能，同时基于事件分析和趋势分析得出结论，需要至少四次高质量的黄斑扫描（两次基线扫描和两次随访扫描）。如果在第一次随访扫描中检测到厚度下降，则将该部位标记为黄色。如果后续再次检测到厚度下降，则标记为红色。与 RNFL OCT 相似，黄斑 OCT 扫描也会出现伪影。常见的伪影之一是分层错误。另一个常见的伪影是扫描位置的偏移，导致测量结果过厚或过薄。如果测量值<40μm，则都可能存在伪影。本章将对三个病例进行详细的青光眼进展分析（图 12.4 至图 12.24）。

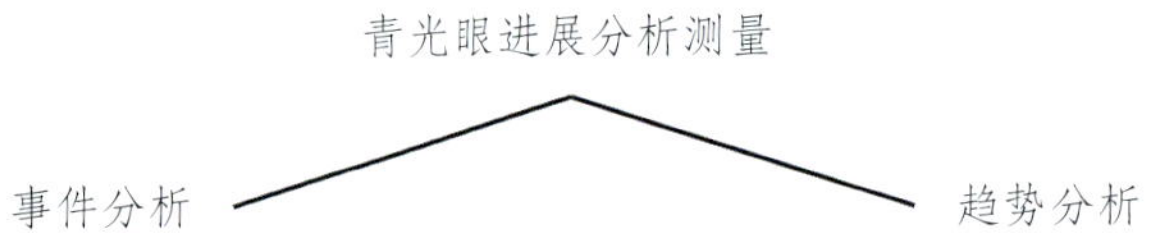

事件分析测量基线与随访之间的差异。平均 RNFL 厚度减少 5μm 或以上，RNFL 象限值厚度减少 8μm 或以上，钟点值厚度减少 12μm 或以上，则提示可能存在青光眼进展

趋势分析通过监测 RNFL 或 GCL+IPL 厚度测量值随时间变化的斜率情况，来识别青光眼进展

图 12.1

事件分析中，对上方象限的进展性分析，最好是右眼 12 点钟和 11 点钟位置，以及左眼 12 点钟和 1 点钟位置的 RNFL 厚度变化。同样，对于下方象限的 RNFL 进展，建议分析右眼 6 点钟和 7 点钟位置，以及左眼 6 点钟和 5 点钟位置的 RNFL 厚度变化

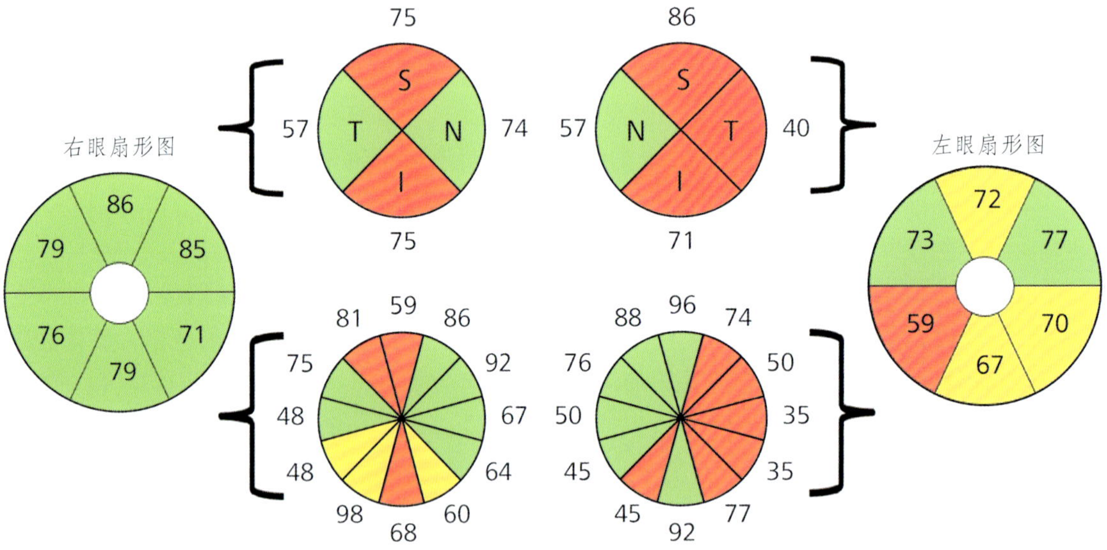

分析钟点值颞侧区域（右眼 10 点钟到 8 点钟范围，左眼 2 点钟到 4 点钟范围）厚度值的变化，最好结合 GCA 扇形图厚度值变化来进行。在青光眼中很少见鼻侧 RNFL（无论是象限值还是钟点值）厚度减少，因此，青光眼的管理中可以忽略鼻侧区域。GCL+IPL 厚度变化超过 4μm 提示青光眼进展

图 12.2

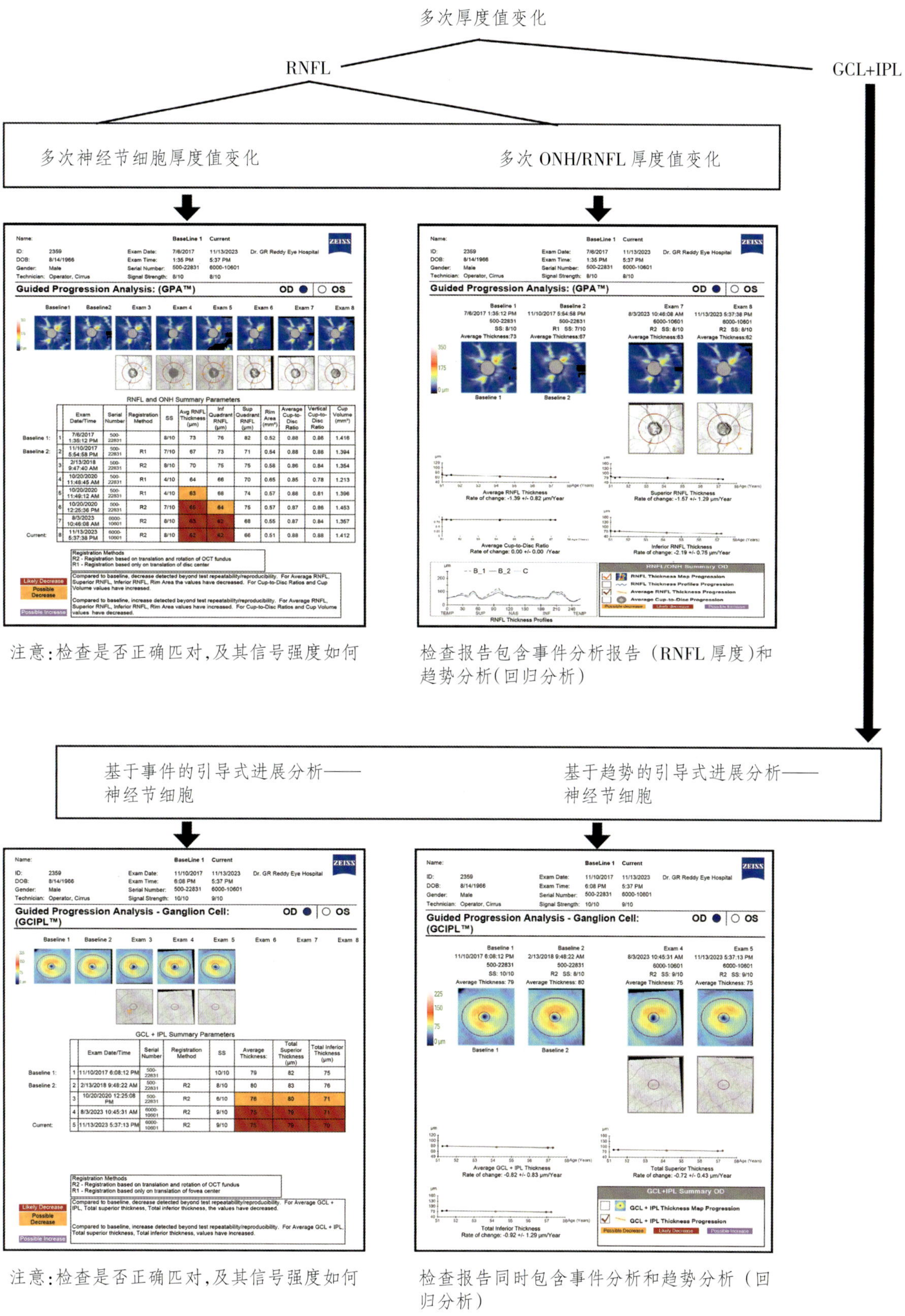
多次厚度值变化
RNFL
GCL+IPL
多次神经节细胞厚度值变化
多次 ONH/RNFL 厚度值变化
Guided Progression Analysis: (GPA™)
RNFL and ONH Summary Parameters
注意:检查是否正确匹对,及其信号强度如何
检查报告包含事件分析报告(RNFL 厚度)和趋势分析(回归分析)
基于事件的引导式进展分析——神经节细胞
基于趋势的引导式进展分析——神经节细胞
Guided Progression Analysis - Ganglion Cell: (GCIPL™)
GCL + IPL Summary Parameters
注意:检查是否正确匹对,及其信号强度如何
检查报告同时包含事件分析和趋势分析(回归分析)

图 12.3

例 1 进展分析（2018—2023）

2018 年 RNFL 报告

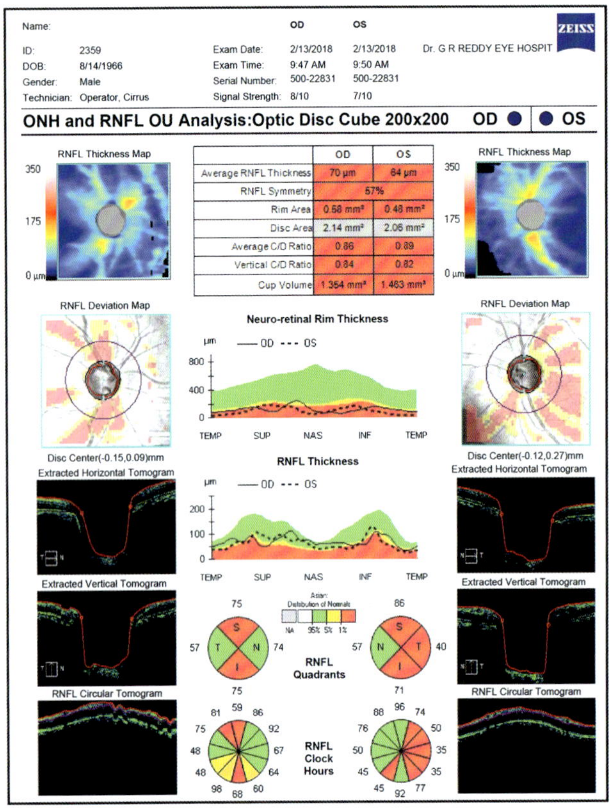

2023 年 RNFL 报告

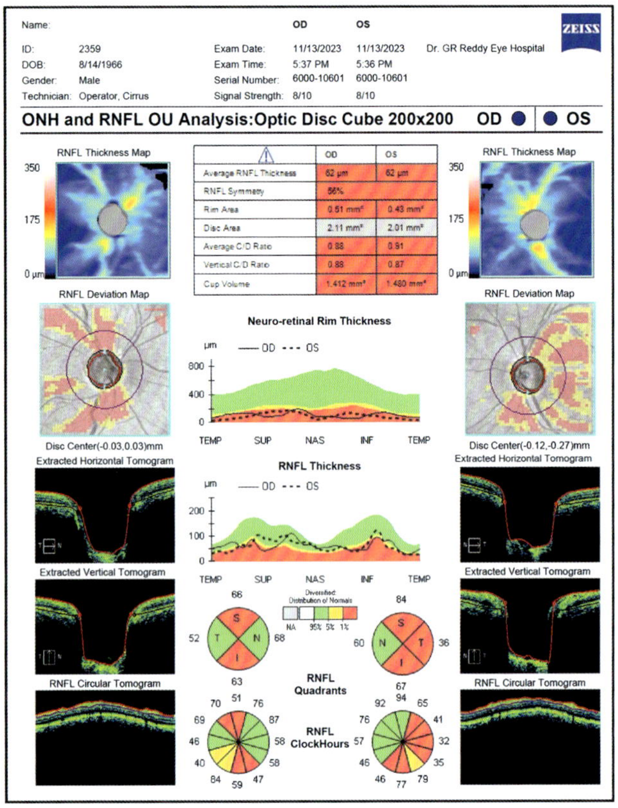

2018 年 GCA 报告

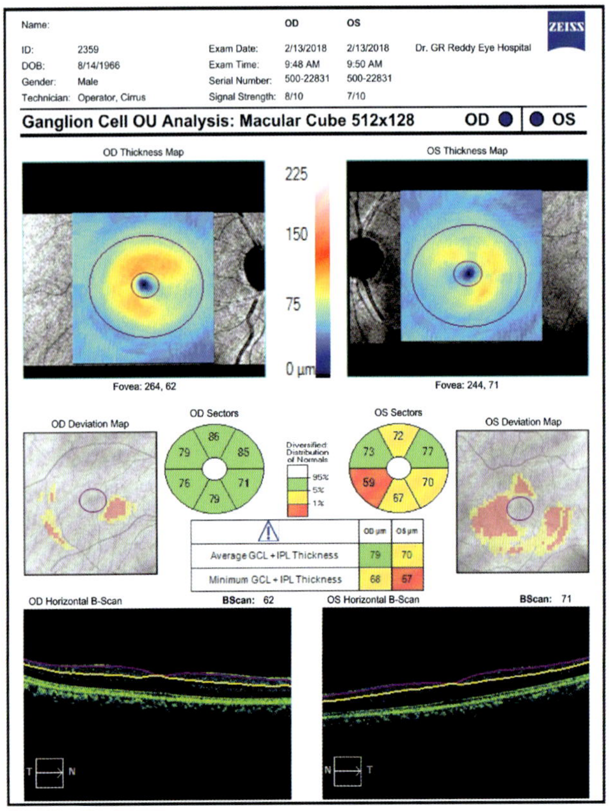

2023 年 GCA 报告

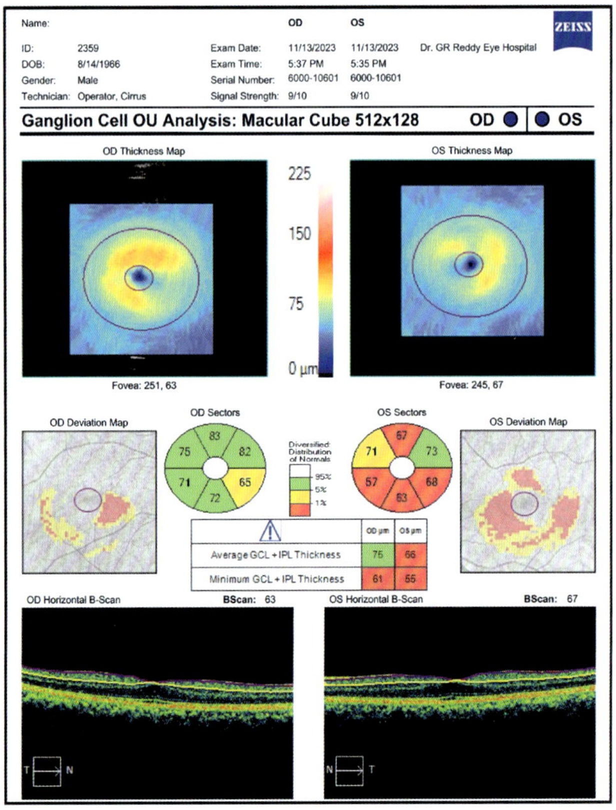

图 12.4

事件分析(2018—2023)

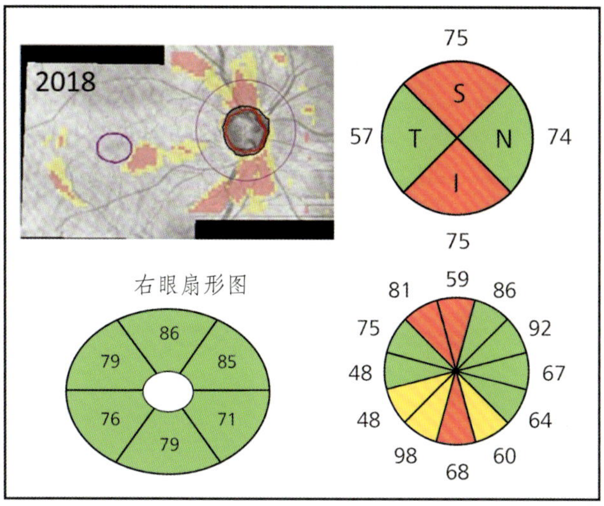

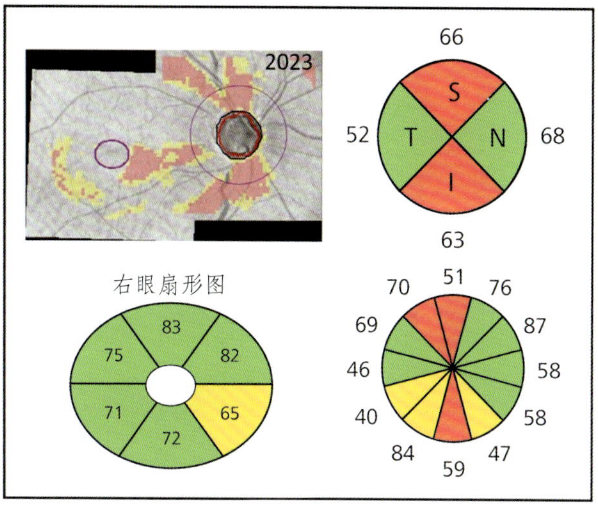

	2018 OD(μm)	2023 OD(μm)
GCL+IPL 平均厚度	79	75
GCL+IPL 最小厚度	68	61

右眼:
上方象限损失=75-66=9μm
下方象限损失=75-63=12μm
12 点钟和 11 点钟位置损失=140-121=19μm
6 点钟和 7 点钟位置损失=166-143=23μm
GCL+IPL 平均总损失 =79.33-74.66=4.67μm
上方平均损失=83.33-80.00=3.33μm
下方平均损失=75.33-69.33=6.00μm

多次神经节细胞厚度值变化(GPA)比较了视盘容积扫描中 RNFL 厚度值随时间的变化情况,判断是否发生了统计学意义上的显著变化。结果包括事件分析、趋势分析和变化速率

事件分析(2018—2023)

多次 ONH/RNFL 厚度值变化

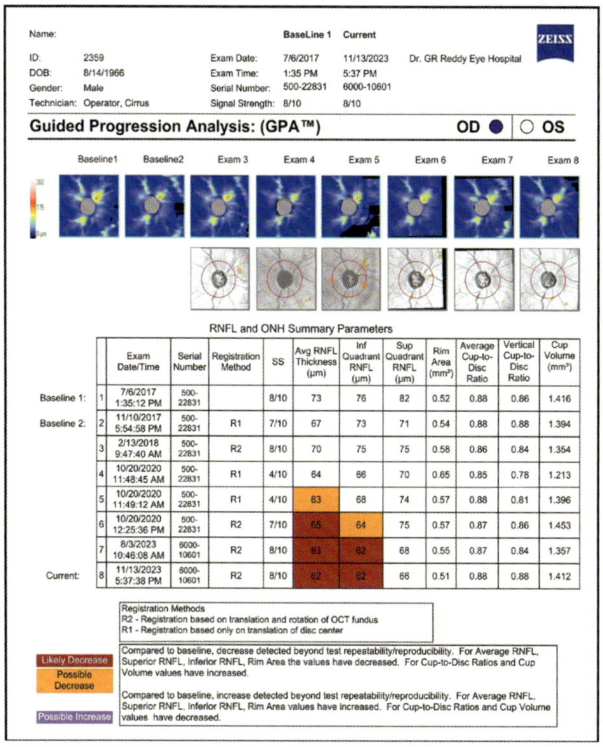
Name:
ID: 2359 DOB: 8/14/1966 Gender: Male Technician: Operator, Cirrus

	BaseLine 1	Current
Exam Date:	7/6/2017	11/13/2023
Exam Time:	1:35 PM	5:37 PM
Serial Number:	500-22831	6000-10601
Signal Strength:	8/10	8/10

Dr. GR Reddy Eye Hospital

ZEISS

Guided Progression Analysis: (GPA™) OD ● ○ OS

Baseline1 Baseline2 Exam 3 Exam 4 Exam 5 Exam 6 Exam 7 Exam 8

RNFL and ONH Summary Parameters

		Exam Date/Time	Serial Number	Registration Method	SS	Avg RNFL Thickness (μm)	Inf Quadrant RNFL (μm)	Sup Quadrant RNFL (μm)	Rim Area (mm²)	Average Cup-to-Disc Ratio	Vertical Cup-to-Disc Ratio	Cup Volume (mm³)
Baseline 1:	1	7/6/2017 1:35:12 PM	500-22831		8/10	73	76	82	0.52	0.88	0.86	1.416
Baseline 2:	2	11/10/2017 5:54:58 PM	500-22831	R1	7/10	67	73	71	0.54	0.88	0.88	1.394
	3	2/13/2018 9:47:40 AM	500-22831	R2	8/10	70	75	75	0.58	0.86	0.84	1.354
	4	10/20/2020 11:48:45 AM	500-22831	R1	4/10	64	66	70	0.65	0.85	0.78	1.213
	5	10/20/2020 11:49:12 AM	500-22831	R1	4/10	63	68	74	0.57	0.88	0.81	1.396
	6	10/20/2020 12:25:36 PM	500-22831	R2	7/10	65	64	75	0.57	0.87	0.86	1.453
	7	8/3/2023 10:46:08 AM	6000-10601	R2	8/10	63	62	68	0.55	0.87	0.84	1.357
Current:	8	11/13/2023 5:37:38 PM	6000-10601	R2	8/10	62	62	66	0.51	0.88	0.88	1.412

Registration Methods
R2 - Registration based on translation and rotation of OCT fundus
R1 - Registration based only on translation of disc center

Likely Decrease
Possible Decrease
Compared to baseline, decrease detected beyond test repeatability/reproducibility. For Average RNFL, Superior RNFL, Inferior RNFL, Rim Area the values have decreased. For Cup-to-Disc Ratios and Cup Volume values have increased.

Possible Increase
Compared to baseline, increase detected beyond test repeatability/reproducibility. For Average RNFL, Superior RNFL, Inferior RNFL, Rim Area values have increased. For Cup-to-Disc Ratios and Cup Volume values have decreased.

RNFL and ONH Summary Parameters

		Exam Date/ Time	Registration Method	SS	Avg RNFL Thickness (μm)	Inf Quadrant RNFL (μm)	Sup Quadrant RNFL (μm)
Baseline 1:	1	7/6/2017 1:35:12 PM		8/10	73	76	82
Baseline 2:	2	11/10/2017 5:54:58 PM	R1	7/10	67	73	71
	3	2/13/2018 9:47:40 AM	R2	8/10	70	75	75
	4	10/20/2020 11:48:45 AM	R1	4/10	64	66	70
	5	10/20/2020 11:49:12 AM	R1	4/10	63	68	74
	6	10/20/2020 12:25:36 PM	R2	7/10	65	64	75
	7	8/3/2023 10:46:08 AM	R2	8/10	63	62	68
Current:	8	11/13/2023 5:37:38 PM	R2	8/10	62	62	66

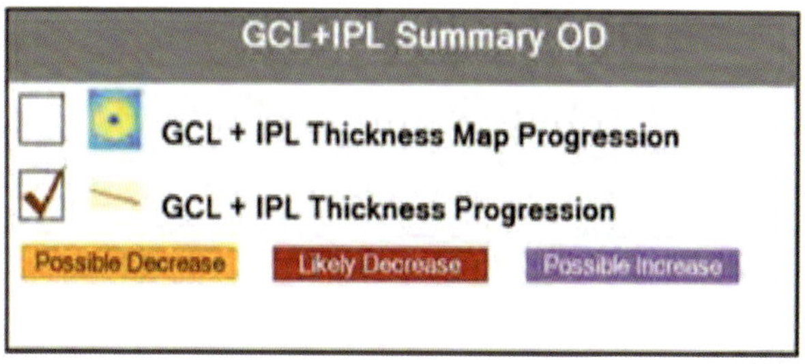

图 12.5

多次 ONH/RNFL 厚度值变化

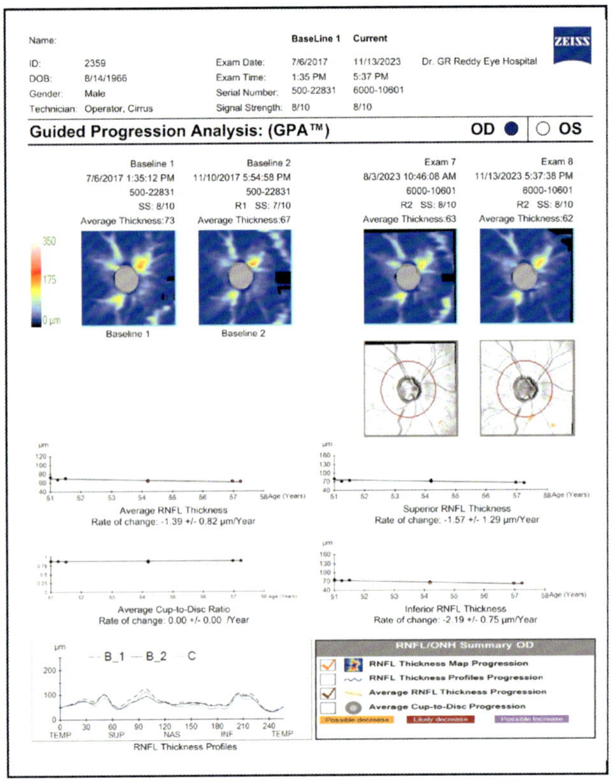

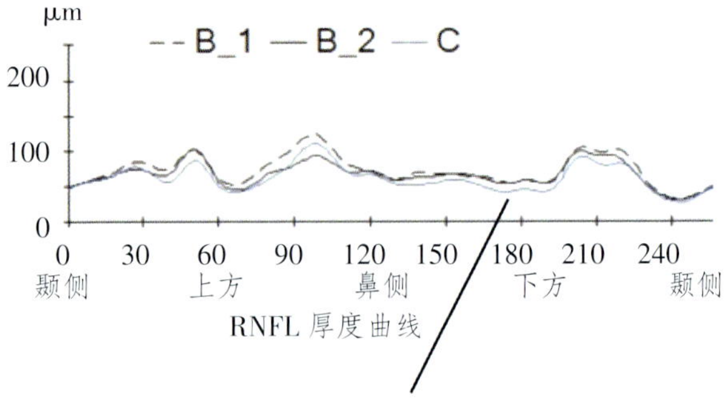

下方象限损失(2018—2023)=75-63=12μm

B1 右眼基线 1 RNFL 厚度曲线(未匹对)
B2 右眼基线 2 RNFL 厚度曲线
C 当前右眼基线 2 RNFL 厚度曲线
RNFL 厚度曲线
两条基线厚度测量图，以及当前厚度测量图

趋势分析(回归分析)

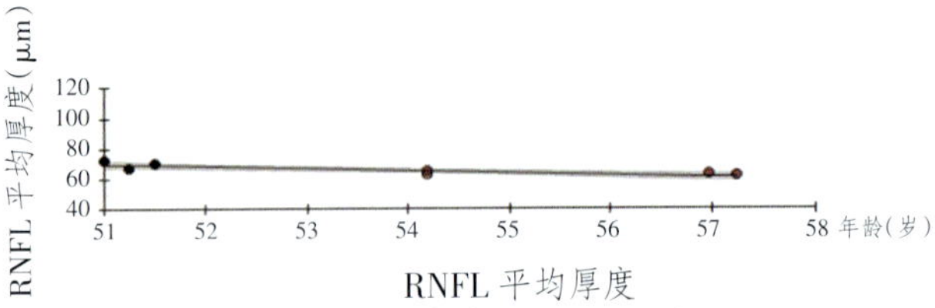

RNFL 平均厚度
变化率：每年(-1.39±0.82)μm

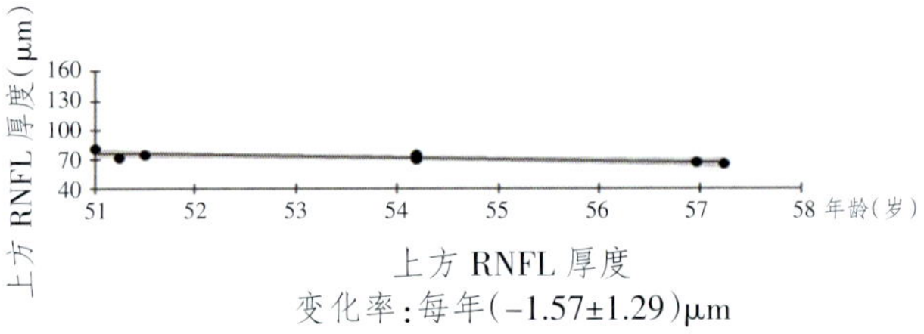

上方 RNFL 厚度
变化率：每年(-1.57±1.29)μm

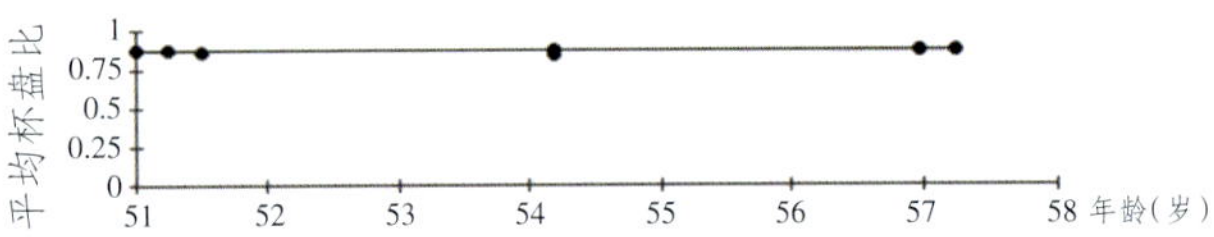

平均杯盘比
变化率：每年 0.00±0.00

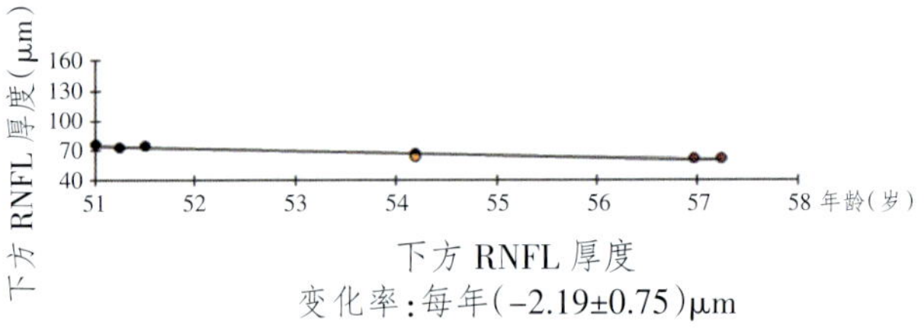

下方 RNFL 厚度
变化率：每年(-2.19±0.75)μm

RNFL 平均厚度
变化率每年(-1.39±0.82)μm
上方 RNFL 厚度
变化率每年(-1.57±1.29)μm
下方 RNFL 厚度
变化率每年(-2.19±0.75)μm
平均杯盘比
变化率每年 0.00±0.00

图 12.6

例 1 事件分析（2018—2023 年）趋势分析（回归分析）

多次神经节细胞厚度值变化

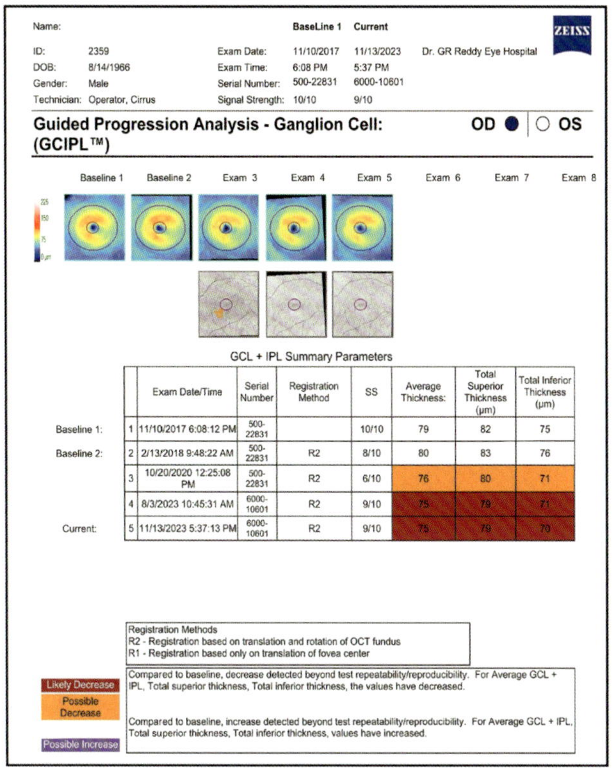

多次神经节细胞厚度值变化

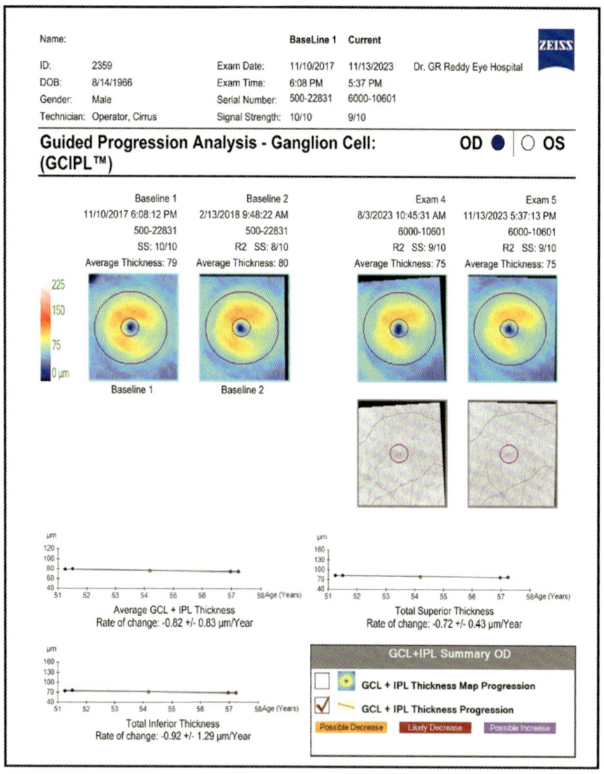

⚠	2018 OD(μm)	2023 OD(μm)
GCL+IPL 平均厚度	79	75
GCL+IPL 最小厚度	68	61

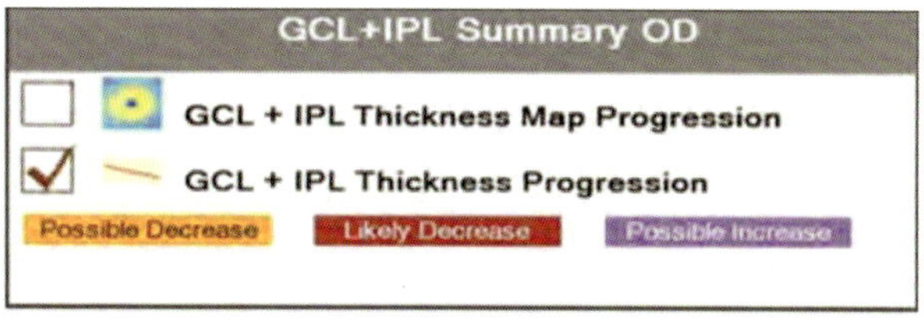

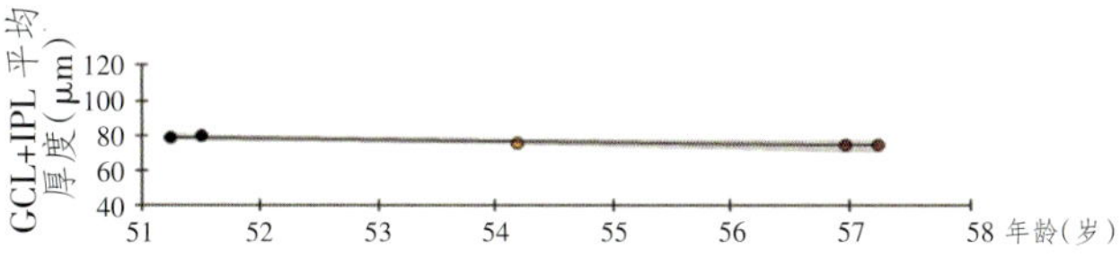

GCL+IPL 平均厚度
变化率：(−0.82±0.83)μm

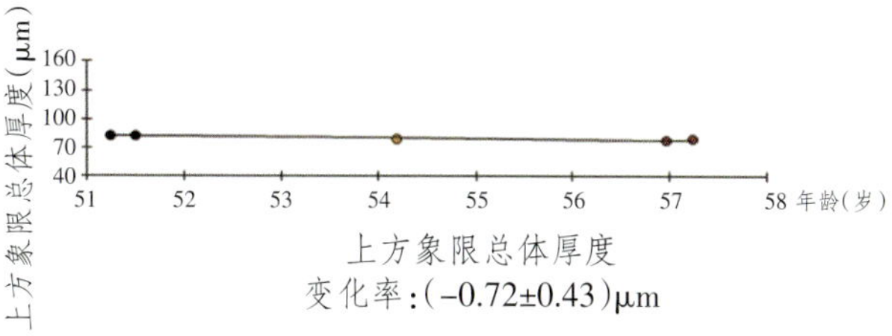

上方象限总体厚度
变化率：(−0.72±0.43)μm

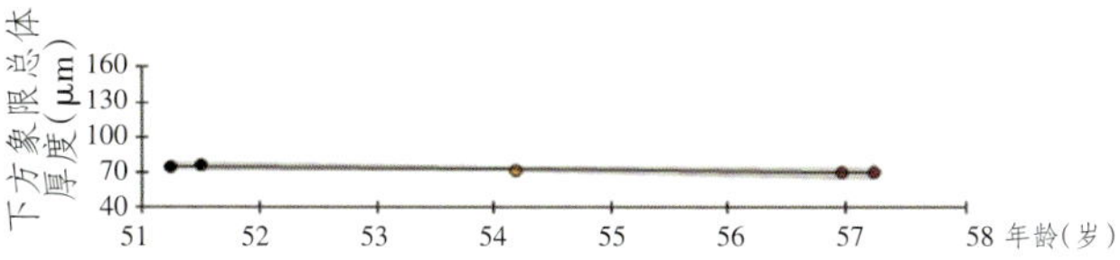

下方象限总体厚度
变化率：(−0.92±1.29)μm

右眼 GCL+IPL
总体平均变化率每年(−0.82±0.83)μm
右眼 GCL+IPL
上方象限总体平均变化率每年(−0.72±0.43)μm

右眼 GCL+IPL
下方象限总体平均变化率每年(−0.92±1.29)μm

图 12.7

例 1 事件分析(2018—2023)

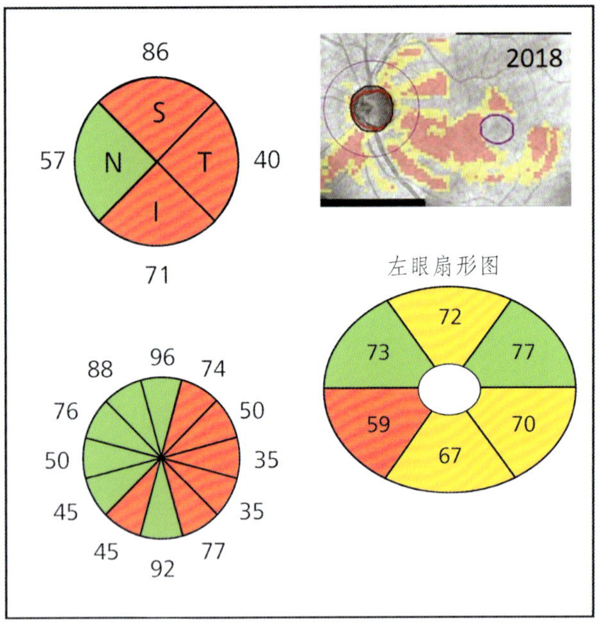

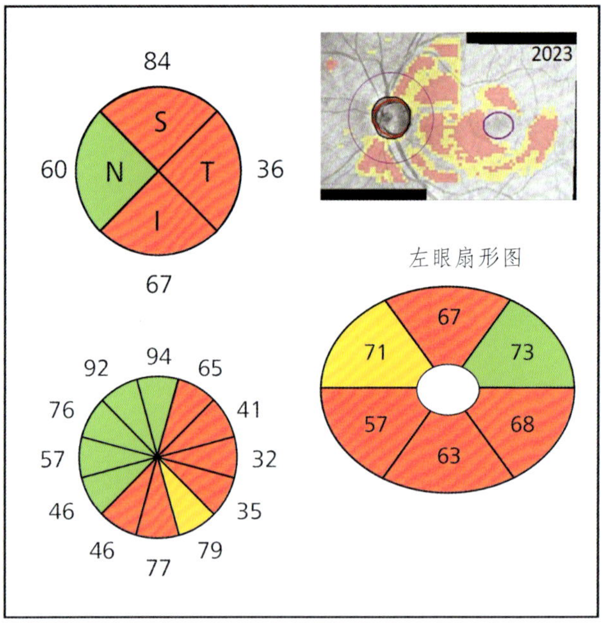

⚠	2018 OS(μm)	2023 OS(μm)
GCL+IPL 平均厚度	70	66
GCL+IPL 最小厚度	67	55

左眼:
上方象限损失=86–84=2μm
下方象限损失=71–67=4μm
12 点钟和 11 点钟位置损失=170–159=11μm
6 点钟和 5 点钟位置损失=169–156=13μm
GCL+IPL 平均总损失=69.66–66.50=3.16μm
上方平均损失=74.00–70.33=3.6μm
下方平均损失=65.33–62.66=2.67μm

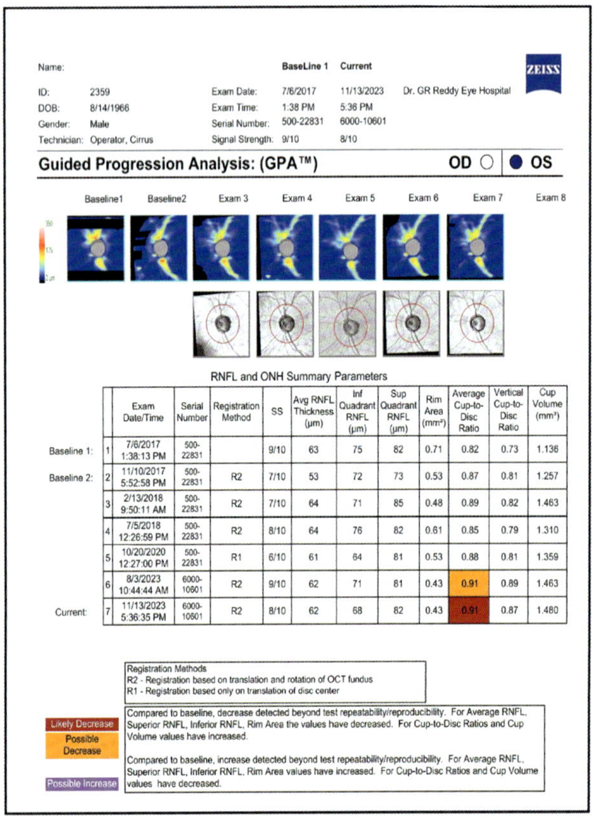

Name: BaseLine 1 Current

ID: 2359 Exam Date: 7/6/2017 11/13/2023 Dr. GR Reddy Eye Hospital
DOB: 8/14/1966 Exam Time: 1:38 PM 5:36 PM
Gender: Male Serial Number: 500-22831 6000-10601
Technician: Operator, Cirrus Signal Strength: 9/10 8/10

Guided Progression Analysis: (GPA™) OD ○ ● OS

Baseline1 Baseline2 Exam 3 Exam 4 Exam 5 Exam 6 Exam 7 Exam 8

RNFL and ONH Summary Parameters

		Exam Date/Time	Serial Number	Registration Method	SS	Avg RNFL Thickness (μm)	Inf Quadrant RNFL (μm)	Sup Quadrant RNFL (μm)	Rim Area (mm²)	Average Cup-to-Disc Ratio	Vertical Cup-to-Disc Ratio	Cup Volume (mm³)
Baseline 1:	1	7/6/2017 1:38:13 PM	500-22831		9/10	63	75	82	0.71	0.82	0.73	1.136
Baseline 2:	2	11/10/2017 5:52:58 PM	500-22831	R2	7/10	53	72	73	0.53	0.87	0.81	1.257
	3	2/13/2018 9:50:11 AM	500-22831	R2	7/10	64	71	85	0.48	0.89	0.82	1.463
	4	7/5/2018 12:26:59 PM	500-22831	R2	8/10	64	76	82	0.61	0.85	0.79	1.310
	5	10/20/2020 12:27:00 PM	500-22831	R1	6/10	61	64	81	0.53	0.88	0.81	1.359
	6	8/3/2023 10:44:44 AM	6000-10601	R2	9/10	62	71	81	0.43	0.91	0.89	1.463
Current:	7	11/13/2023 5:36:35 PM	6000-10601	R2	8/10	62	68	82	0.43	0.91	0.87	1.480

Registration Methods
R2 - Registration based on translation and rotation of OCT fundus
R1 - Registration based only on translation of disc center

Likely Decrease / Possible Decrease: Compared to baseline, decrease detected beyond test repeatability/reproducibility. For Average RNFL, Superior RNFL, Inferior RNFL, Rim Area the values have decreased. For Cup-to-Disc Ratios and Cup Volume values have increased.

Possible Increase: Compared to baseline, increase detected beyond test repeatability/reproducibility. For Average RNFL, Superior RNFL, Inferior RNFL, Rim Area values have increased. For Cup-to-Disc Ratios and Cup Volume values have decreased.

事件分析(2018—2023)

RNFL and ONH Summary Parameters

		Exam Date/Time	Registration Method	SS	Avg RNFL Thickness (μm)	Inf Quadrant RNFL (μm)	Sup Quadrant RNFL (μm)	Rim Area (mm²)	Average Cup-to-Disc Ratio
Baseline 1:	1	7/6/2017 1:38:13 PM		9/10	63	75	82	0.71	0.82
Baseline 2:	2	11/10/2017 5:52:58 PM	R2	7/10	53	72	73	0.53	0.87
	3	2/13/2018 9:50:11 AM	R2	7/10	64	71	85	0.48	0.89
	4	7/5/2018 12:26:59 PM	R2	8/10	64	76	82	0.61	0.85
	5	10/20/2020 12:27:00 PM	R1	6/10	61	64	81	0.53	0.88
	6	8/3/2023 10:44:44 AM	R2	9/10	62	71	81	0.43	0.91
Current:	7	11/13/2023 5:36:35 PM	R2	8/10	62	68	82	0.43	0.91

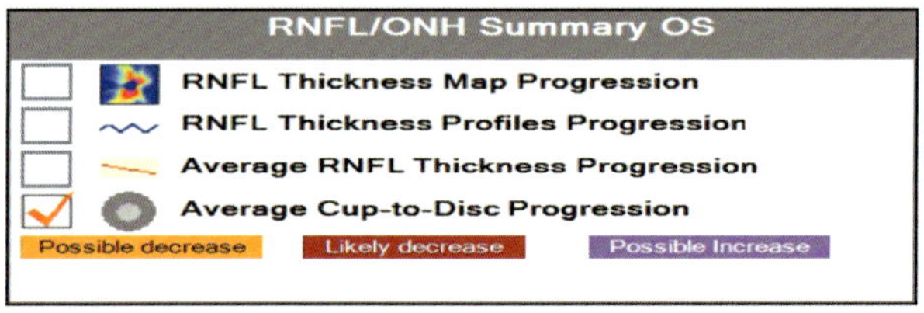

图 12.8

多次 ONH/RNFL 厚度值变化

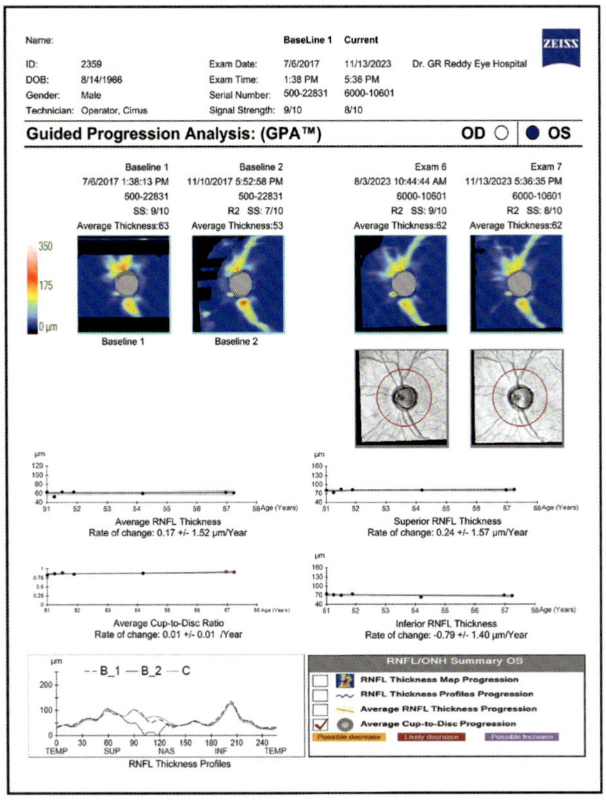

RNFL 厚度曲线

两条基线厚度测量图，以及当前厚度测量图

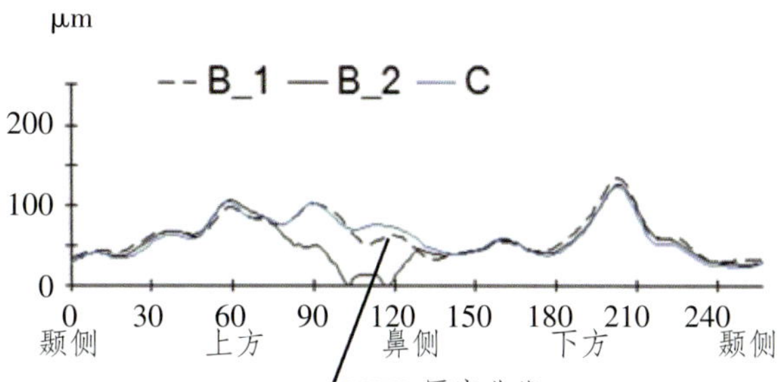

B1 左眼基线 1 **RNFL 厚度曲线（未匹对）**

B2 左眼基线 2 **RNFL 厚度曲线**

C 当前左眼基线 2 **RNFL 厚度曲线**

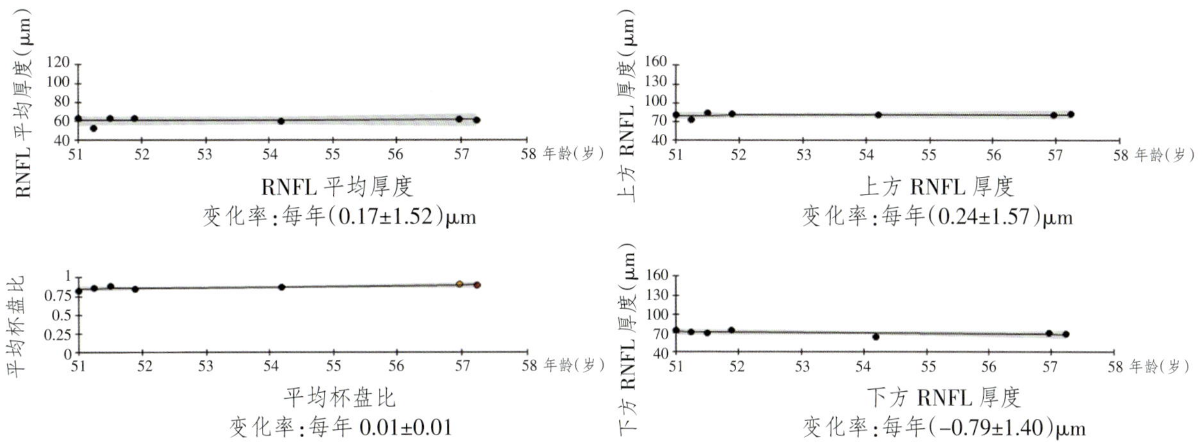

平均 RNFL 厚度

变化率每年（0.17±1.52）µm

上方 RNFL 厚度

变化率每年（0.24±1.57）µm

下方 RNFL 厚度

变化率每年（–0.79±1.40）µm

平均杯盘比

变化率每年 0.01±0.01

图 12.9

多次神经节细胞厚度值变化

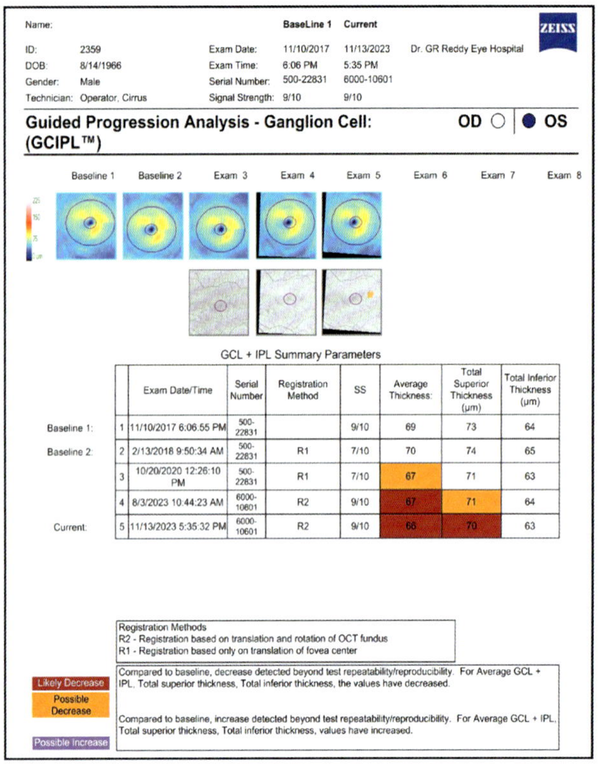
Name:

		BaseLine 1	Current
ID: 2359	Exam Date:	11/10/2017	11/13/2023
DOB: 8/14/1966	Exam Time:	6:06 PM	5:35 PM
Gender: Male	Serial Number:	500-22831	6000-10601
Technician: Operator, Cirrus	Signal Strength:	9/10	9/10

Dr. GR Reddy Eye Hospital

ZEISS

Guided Progression Analysis - Ganglion Cell: (GCIPL™) OD ○ | ● OS

Baseline 1　Baseline 2　Exam 3　Exam 4　Exam 5　Exam 6　Exam 7　Exam 8

GCL + IPL Summary Parameters

		Exam Date/Time	Serial Number	Registration Method	SS	Average Thickness:	Total Superior Thickness (μm)	Total Inferior Thickness (μm)
Baseline 1:	1	11/10/2017 6:06:55 PM	500-22831		9/10	69	73	64
Baseline 2:	2	2/13/2018 9:50:34 AM	500-22831	R1	7/10	70	74	65
	3	10/20/2020 12:26:10 PM	500-22831	R1	7/10	67	71	63
	4	8/3/2023 10:44:23 AM	6000-10601	R2	9/10	67	71	64
Current:	5	11/13/2023 5:35:32 PM	6000-10601	R2	9/10	66	70	63

Registration Methods
R2 - Registration based on translation and rotation of OCT fundus
R1 - Registration based only on translation of fovea center

Likely Decrease
Possible Decrease
Possible Increase

Compared to baseline, decrease detected beyond test repeatability/reproducibility. For Average GCL + IPL, Total superior thickness, Total inferior thickness, the values have decreased.

Compared to baseline, increase detected beyond test repeatability/reproducibility. For Average GCL + IPL, Total superior thickness, Total inferior thickness, values have increased.

多次神经节细胞厚度值变化

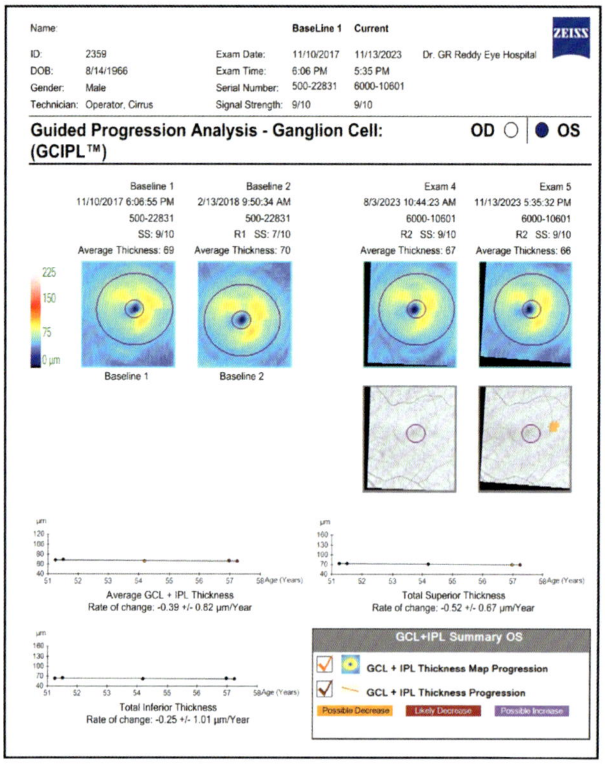

	2018 OS(μm)	2023 OS(μm)
⚠		
GCL+IPL 平均厚度	70	66
GCL+IPL 最小厚度	57	55

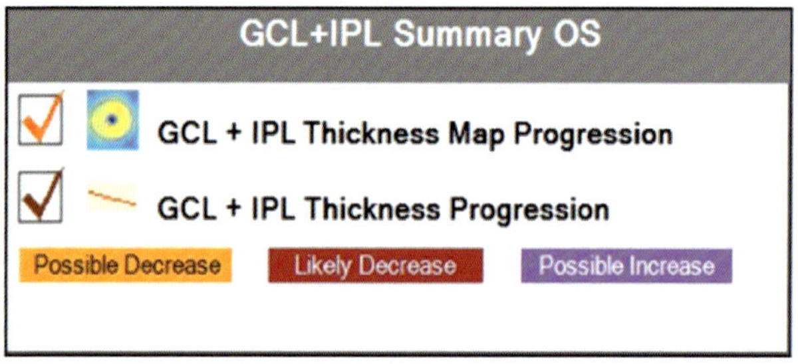

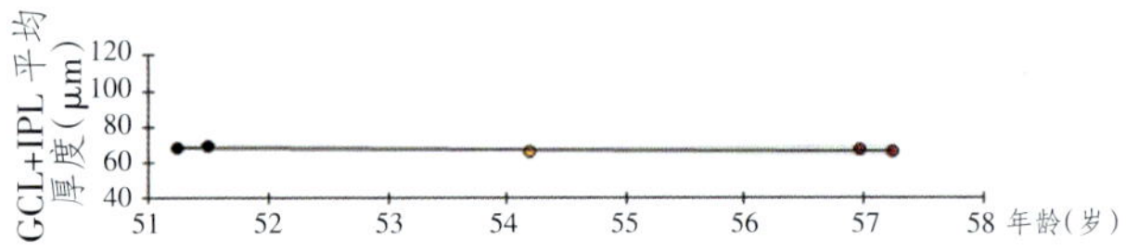

GCL+IPL 平均厚度
变化率:每年(−0.39±0.82)μm

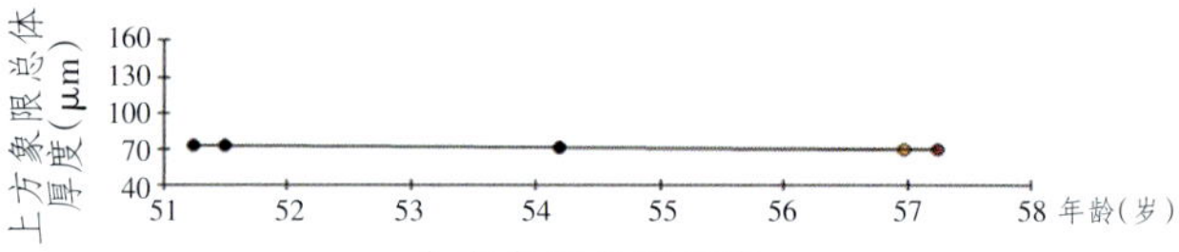

上方象限总体厚度
变化率:每年(−0.52±0.67)μm

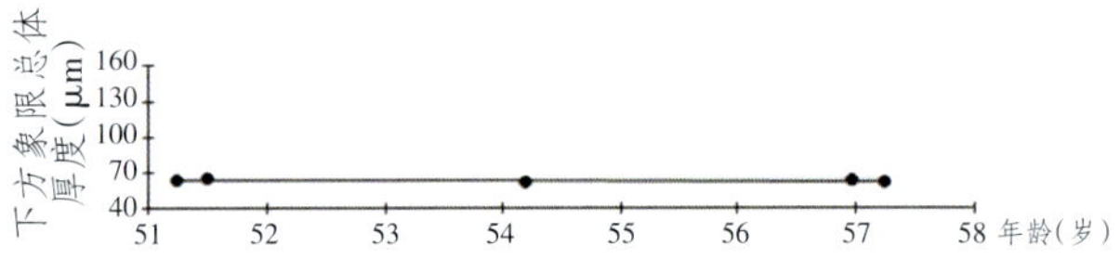

下方象限总体厚度
变化率:每年(−0.25±1.01)μm

左眼 GCL+IPL
总体平均变化率每年(−0.39±0.82)μm
左眼 GCL+IPL
上方象限总体平均变化率每年(−0.52±0.67)μm
左眼 GCL+IPL
下方象限总体平均变化率每年(−0.25±1.01)μm

图 12.10

例 2 进展分析(2019—2023)

2019 RNFL 报告

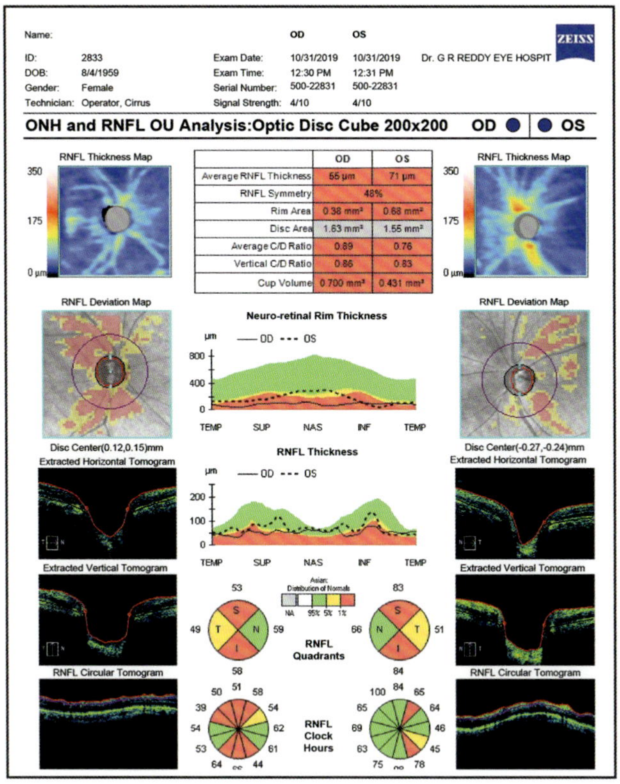

2023 RNFL 报告

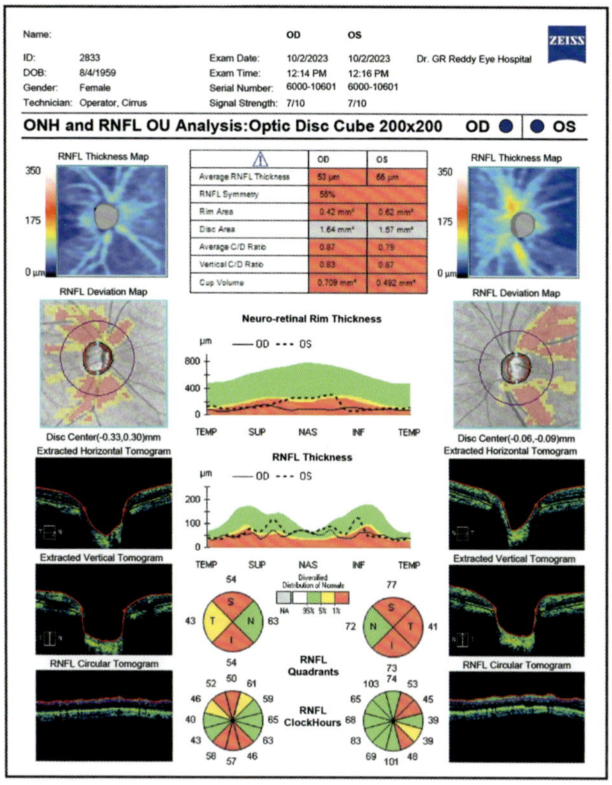

2019 GCA 报告

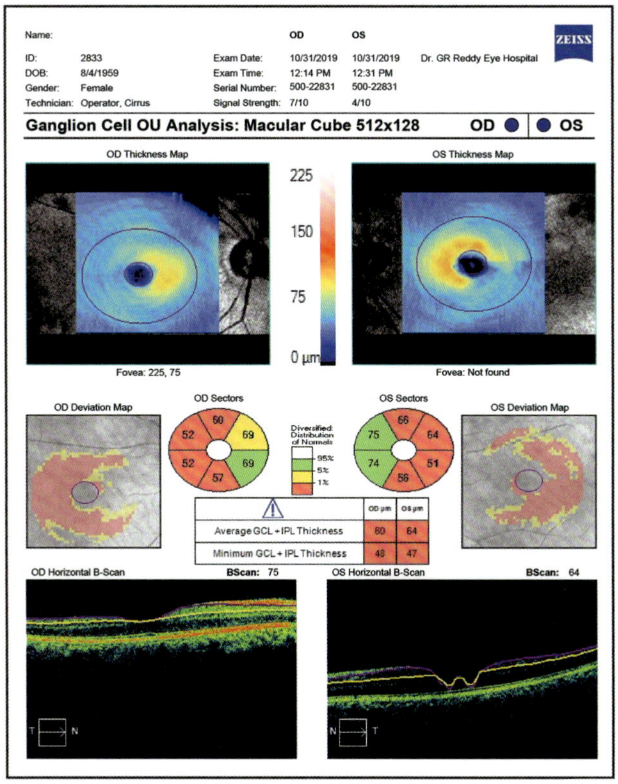

2023 GCA 报告

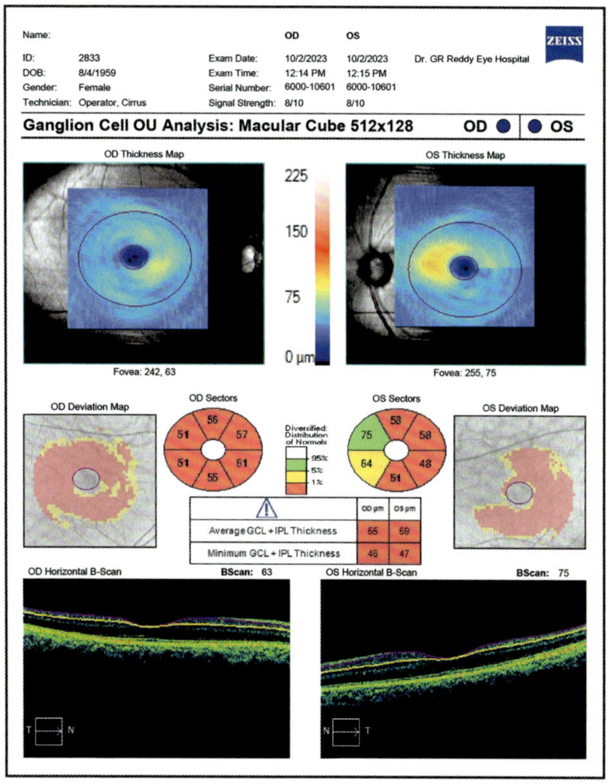

图 12.11

例 2 事件分析(2019—2023)

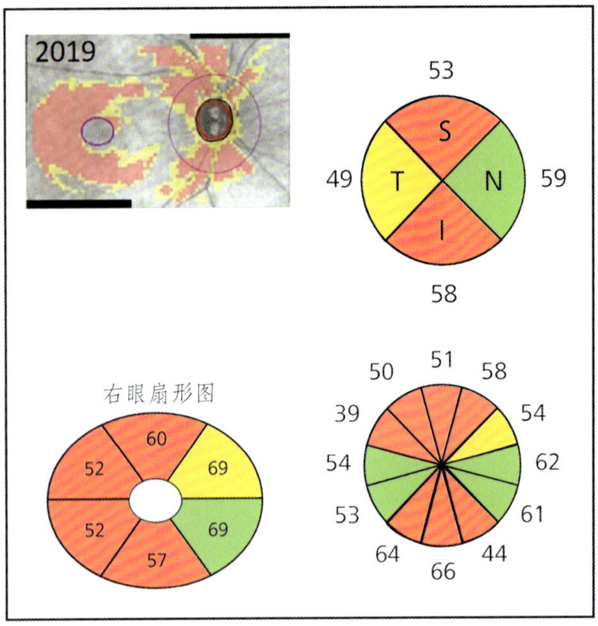

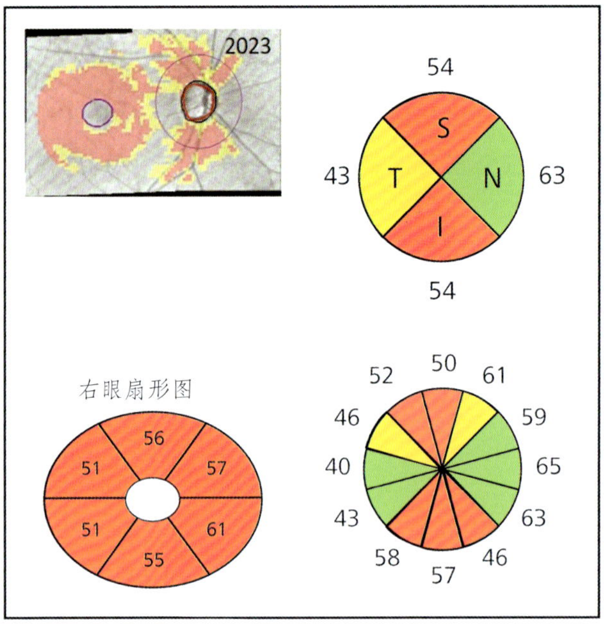

⚠	2019 OD(μm)	2023 OD(μm)
GCL+IPL 平均厚度	60	55
GCL+IPL 最小厚度	48	46

右眼：
上方象限损失(2019—2023)=53–54=–1μm
下方象限损失(2019—2023)=58–54=4μm
12 点钟和 11 点钟损失(2019—2023)=101–102=–1μm
6 点钟和 7 点钟损失(2019—2023)=130–115=15μm
GCL+IPL 平均总损失(2019—2023)=59.83–55.16=4.67μm
上方平均损失(2019—2023)=60.33–54.66=5.67μm
下方平均损失(2019—2023)=59.33–55.66=3.67μm

多次 ONH/RNFL 厚度值变化

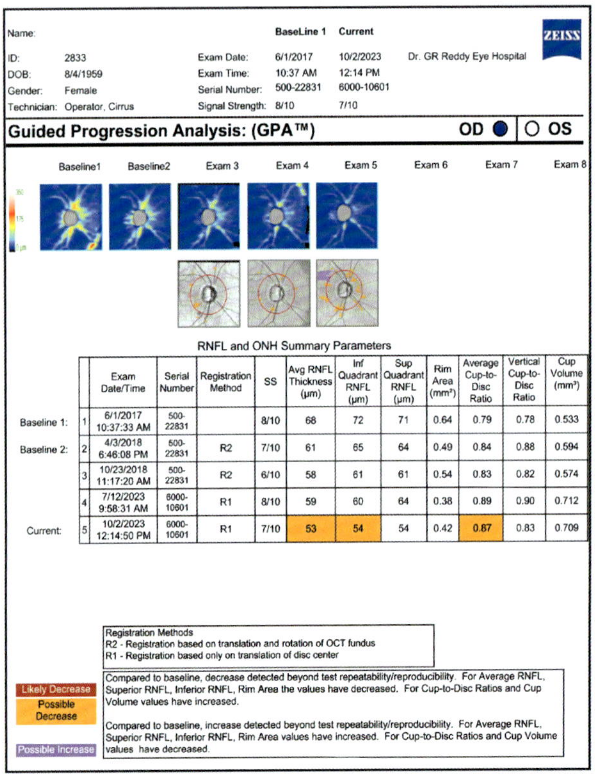
Name:
ID: 2833
DOB: 8/4/1959
Gender: Female
Technician: Operator, Cirrus

	BaseLine 1	Current
Exam Date:	6/1/2017	10/2/2023
Exam Time:	10:37 AM	12:14 PM
Serial Number:	500-22831	6000-10601
Signal Strength:	8/10	7/10

Dr. GR Reddy Eye Hospital

ZEISS

Guided Progression Analysis: (GPA™) OD ● ○ OS

Baseline1 Baseline2 Exam 3 Exam 4 Exam 5 Exam 6 Exam 7 Exam 8

RNFL and ONH Summary Parameters

		Exam Date/Time	Serial Number	Registration Method	SS	Avg RNFL Thickness (μm)	Inf Quadrant RNFL (μm)	Sup Quadrant RNFL (μm)	Rim Area (mm^2)	Average Cup-to-Disc Ratio	Vertical Cup-to-Disc Ratio	Cup Volume (mm^3)
Baseline 1:	1	6/1/2017 10:37:33 AM	500-22831		8/10	68	72	71	0.64	0.79	0.78	0.533
Baseline 2:	2	4/3/2018 6:46:08 PM	500-22831	R2	7/10	61	65	64	0.49	0.84	0.88	0.594
	3	10/23/2018 11:17:20 AM	500-22831	R2	6/10	58	61	61	0.54	0.83	0.82	0.574
	4	7/12/2023 9:58:31 AM	6000-10601	R1	8/10	59	60	64	0.38	0.89	0.90	0.712
Current:	5	10/2/2023 12:14:50 PM	6000-10601	R1	7/10	53	54	54	0.42	0.87	0.83	0.709

Registration Methods
R2 - Registration based on translation and rotation of OCT fundus
R1 - Registration based only on translation of disc center

Likely Decrease
Possible Decrease
Compared to baseline, decrease detected beyond test repeatability/reproducibility. For Average RNFL, Superior RNFL, Inferior RNFL, Rim Area the values have decreased. For Cup-to-Disc Ratios and Cup Volume values have increased.

Possible Increase
Compared to baseline, increase detected beyond test repeatability/reproducibility. For Average RNFL, Superior RNFL, Inferior RNFL, Rim Area values have increased. For Cup-to-Disc Ratios and Cup Volume values have decreased.

事件分析(2019—2023)

RNFL and ONH Summary Parameters

		Exam Date/Time	Serial Number	Registration Method	SS	Avg RNFL Thickness (μm)	Inf Quadrant RNFL (μm)
Baseline 1:	1	6/1/2017 10:37:33 AM	500-22831		8/10	68	72
Baseline 2:	2	4/3/2018 6:46:08 PM	500-22831	R2	7/10	61	65
	3	10/23/2018 11:17:20 AM	500-22831	R2	6/10	58	61
	4	7/12/2023 9:58:31 AM	6000-10601	R1	8/10	59	60
Current:	5	10/2/2023 12:14:50 PM	6000-10601	R1	7/10	53	54

RNFL/ONH Summary OD

- [x] RNFL Thickness Map Progression
- [ ] RNFL Thickness Profiles Progression
- [x] Average RNFL Thickness Progression
- [x] Average Cup-to-Disc Progression

Possible decrease　Likely decrease　Possible Increase

May result from measurement variability. Confirm with additional exams.

图 12.12

2019 多次 ONH/RNFL 厚度值变化

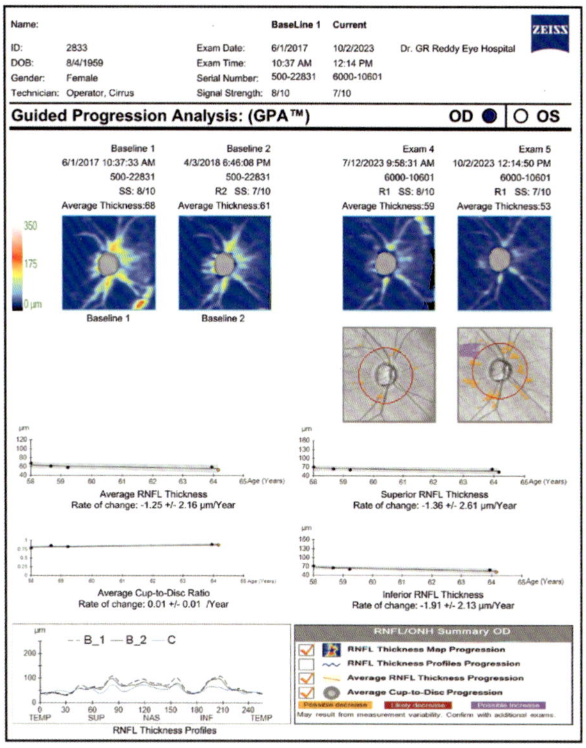

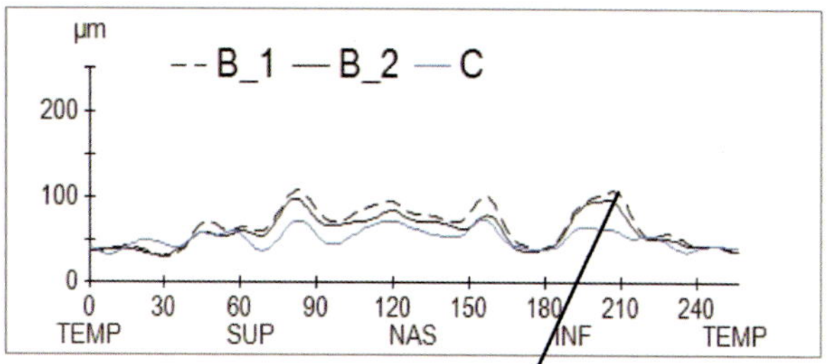

RNFL 厚度曲线

B1 右眼基线 1 **RNFL 厚度曲线(未匹对)**
B2 右眼基线 2 **RNFL 厚度曲线**
C 当前右眼基线 2 **RNFL 厚度曲线**
RNFL 厚度曲线
两条基线厚度测量图，以及当前厚度测量图

趋势分析(回归分析)

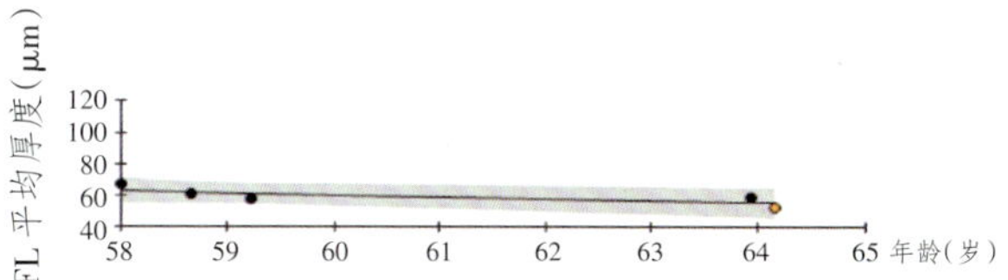

RNFL 平均厚度
变化率：每年(−1.25±2.16)µm

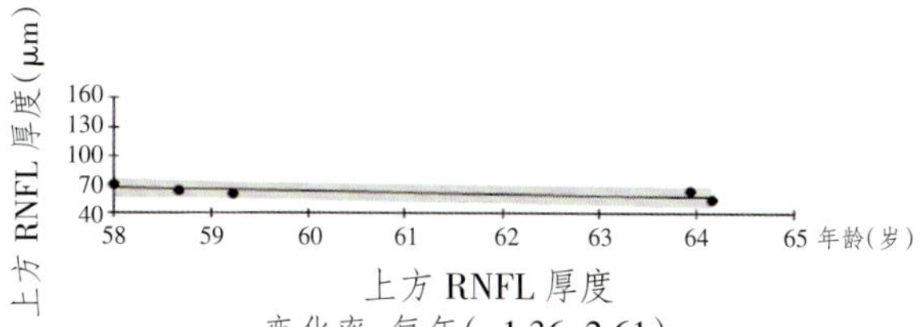

上方 RNFL 厚度
变化率：每年(−1.36±2.61)µm

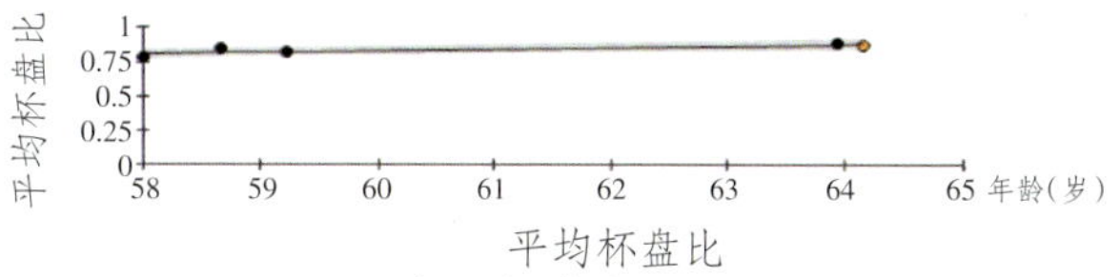

平均杯盘比
变化率：每年 0.01±0.01

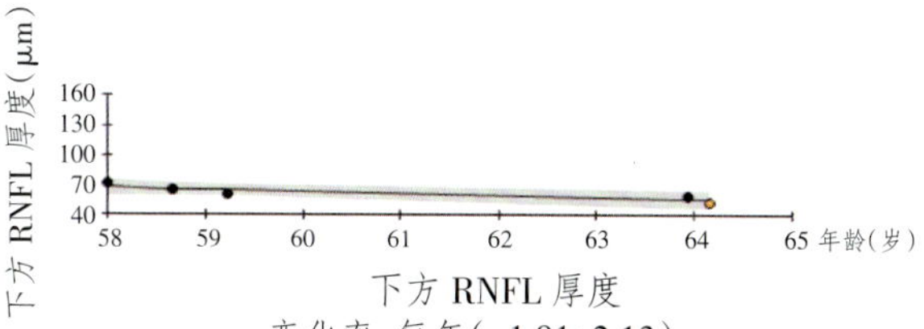

下方 RNFL 厚度
变化率：每年(−1.91±2.13)µm

平均 RNFL 厚度
变化率每年(−1.25±2.16)µm
上方 RNFL 厚度
变化率每年(−1.36±2.61)µm
下方 RNFL 厚度
变化率每年(−1.91±2.13)µm
平均杯盘比
变化率每年 0.01±0.01

图 12.12

多次神经节细胞厚度值变化

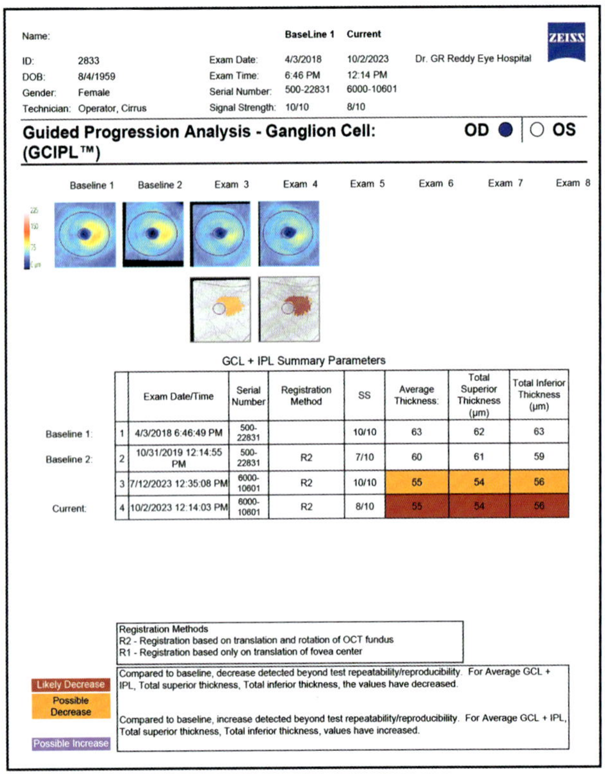

		Exam Date/Time	Serial Number	Registration Method	SS	Average Thickness	Total Superior Thickness (μm)	Total Inferior Thickness (μm)
Baseline 1:	1	4/3/2018 6:46:49 PM	500-22831		10/10	63	62	63
Baseline 2:	2	10/31/2019 12:14:55 PM	500-22831	R2	7/10	60	61	59
	3	7/12/2023 12:35:08 PM	6000-10601	R2	10/10	55	54	56
Current:	4	10/2/2023 12:14:03 PM	6000-10601	R2	8/10	55	54	56

多次神经节细胞厚度值变化

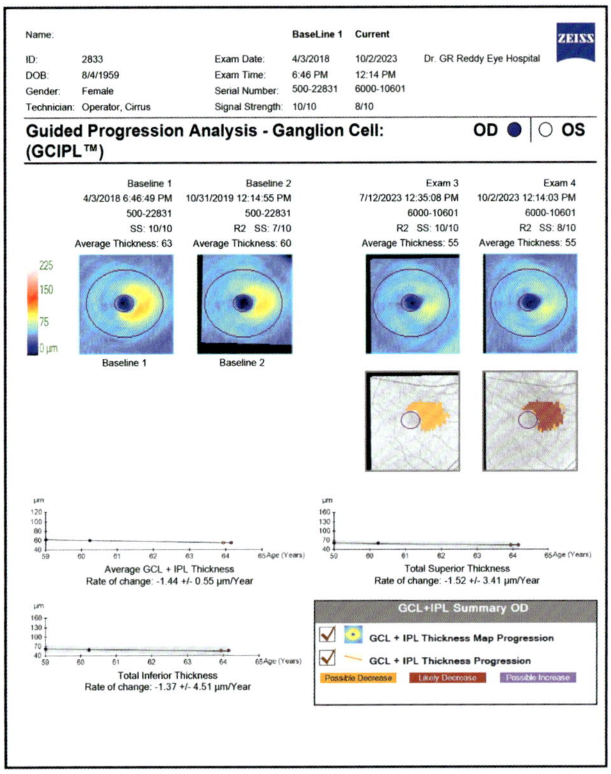

⚠	2019 OD(μm)	2023 OD(μm)
GCL+IPL 平均厚度	60	55
GCL+IPL 最小厚度	48	46

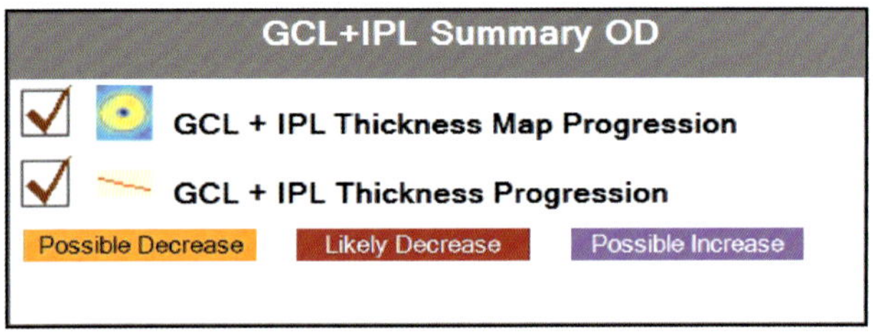

趋势分析(回归分析)

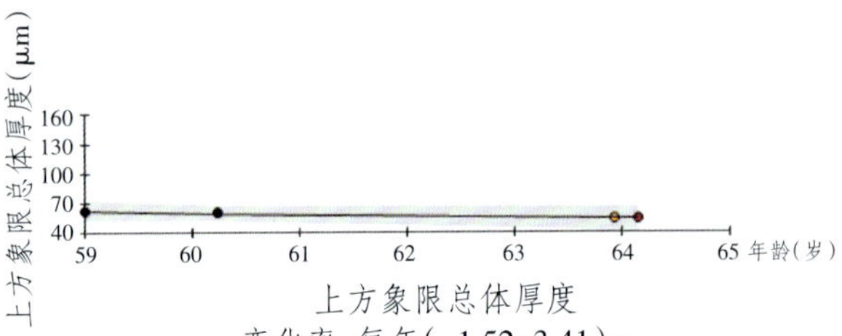

上方象限总体厚度
变化率：每年(–1.52±3.41)μm

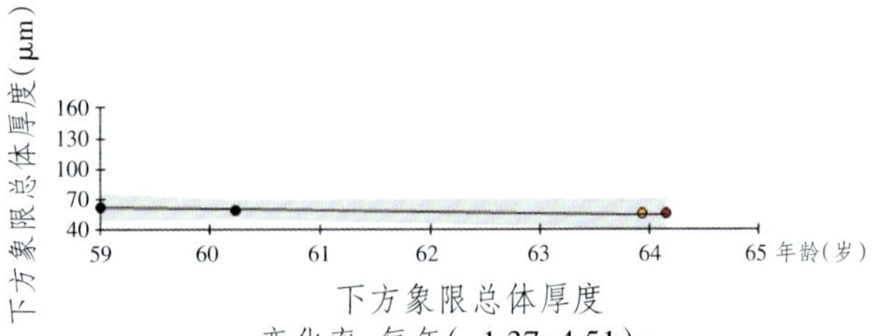

下方象限总体厚度
变化率：每年(–1.37±4.51)μm

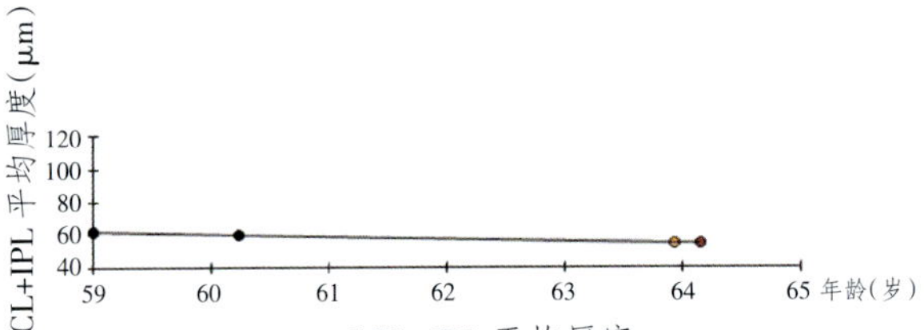

GCL+IPL 平均厚度
变化率：每年(–1.44±0.55)μm

上方象限
总体变化率每年(–1.52±3.41)μm
下方象限
总体变化率每年(–1.37±4.51)μm
平均 GCL+IPL 厚度
变化率每年(–1.44±0.55)μm

图 12.14

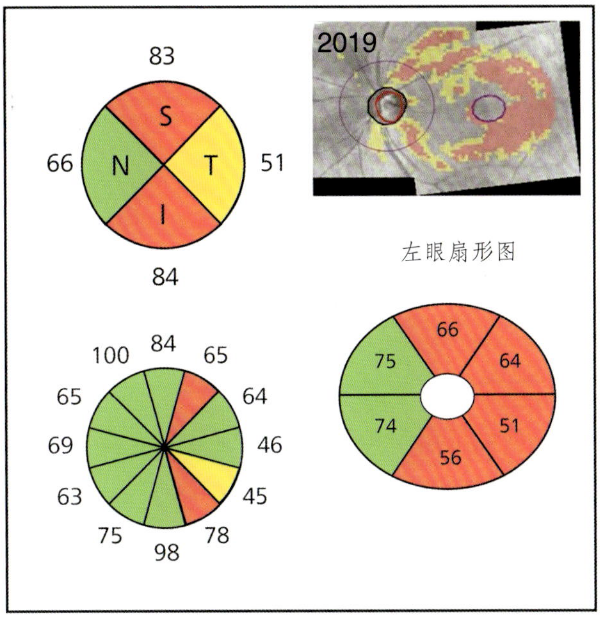

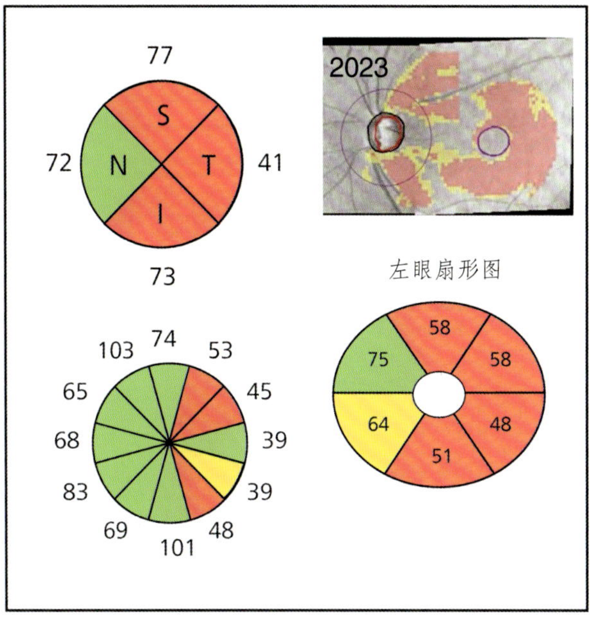

⚠	2019 OS(μm)	2023 OS(μm)
GCL+IPL 平均厚度	64	59
GCL+IPL 最小厚度	47	47

左眼
上方象限损失(2019—2023)83−77=6μm
下方象限损失(2019—2023)84−73=11μm
12 点钟和 1 点钟共损失(2019—2023)149−127=22μm
6 点钟和 5 点钟共损失(2019—2023)176−149=27μm

GCL+IPL
总平均损失(2019—2023)=5.33μm
上方平均损失(2019—2023)=4.67μm
下方平均损失(2019—2023)=6.00μm

Name:			BaseLine 1	Current	
ID:	2833	Exam Date:	6/1/2017	10/2/2023	Dr. GR Reddy Eye Hospital
DOB:	8/4/1959	Exam Time:	10:39 AM	12:16 PM	
Gender:	Female	Serial Number:	500-22831	6000-10601	
Technician:	Operator, Cirrus	Signal Strength:	8/10	7/10	

Guided Progression Analysis: (GPA™)　OD ○ | ● OS

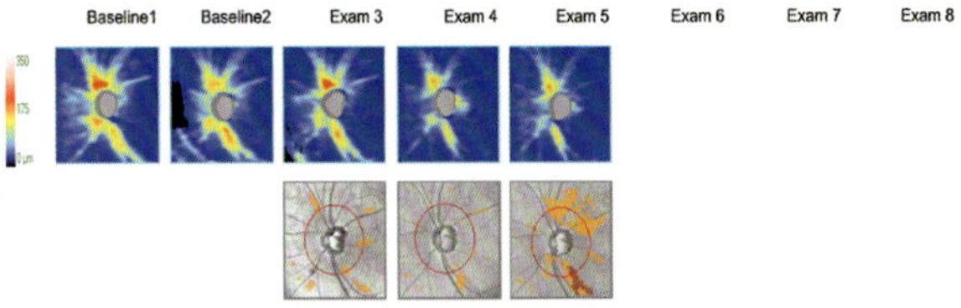

RNFL and ONH Summary Parameters

		Exam Date/Time	Serial Number	Registration Method	SS	Avg RNFL Thickness (μm)	Inf Quadrant RNFL (μm)	Sup Quadrant RNFL (μm)	Rim Area (mm²)	Average Cup-to-Disc Ratio	Vertical Cup-to-Disc Ratio	Cup Volume (mm³)
Baseline 1:	1	6/1/2017 10:39:09 AM	500-22831		8/10	85	96	103	0.69	0.75	0.83	0.411
Baseline 2:	2	4/3/2018 6:48:15 PM	500-22831	R1	8/10	80	95	96	0.73	0.73	0.79	0.376
	3	10/23/2018 11:19:07 AM	500-22831	R1	6/10	77	90	94	0.80	0.73	0.80	0.406
	4	7/12/2023 10:03:23 AM	6000-10601	R1	8/10	66	79	73	0.57	0.81	0.92	0.509
Current:	5	10/2/2023 12:16:05 PM	6000-10601	R1	7/10	66	73	77	0.62	0.79	0.87	0.492

Registration Methods
R2 - Registration based on translation and rotation of OCT fundus
R1 - Registration based only on translation of disc center

Likely Decrease / Possible Decrease: Compared to baseline, decrease detected beyond test repeatability/reproducibility. For Average RNFL, Superior RNFL, Inferior RNFL, Rim Area the values have decreased. For Cup-to-Disc Ratios and Cup Volume values have increased.

Possible Increase: Compared to baseline, increase detected beyond test repeatability/reproducibility. For Average RNFL, Superior RNFL, Inferior RNFL, Rim Area values have increased. For Cup-to-Disc Ratios and Cup Volume values have decreased.

事件分析(2019—2023)

RNFL and ONH Summary Parameters

		Exam Date/Time	Serial Number	Registration Method	SS	Avg RNFL Thickness (μm)	Inf Quadrant RNFL (μm)	Sup Quadrant RNFL (μm)
Baseline 1:	1	6/1/2017 10:39:09 AM	500-22831		8/10	85	96	103
Baseline 2:	2	4/3/2018 6:48:15 PM	500-22831	R1	8/10	80	95	96
	3	10/23/2018 11:19:07 AM	500-22831	R1	6/10	77	90	94
	4	7/12/2023 10:03:23 AM	6000-10601	R1	8/10	66	79	73
Current:	5	10/2/2023 12:16:05 PM	6000-10601	R1	7/10	66	73	77

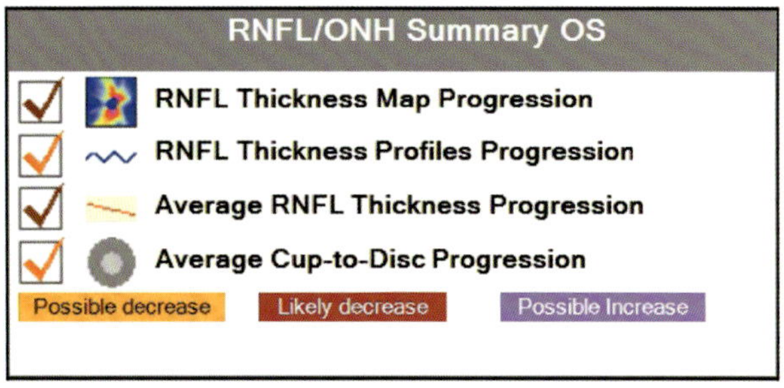

图 12.15

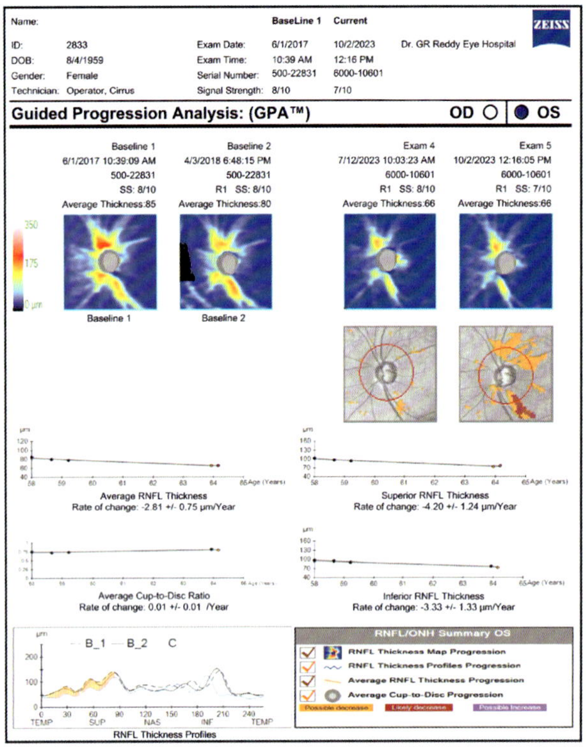

RNFL 厚度曲线

两条基线厚度测量图,以及当前厚度测量图

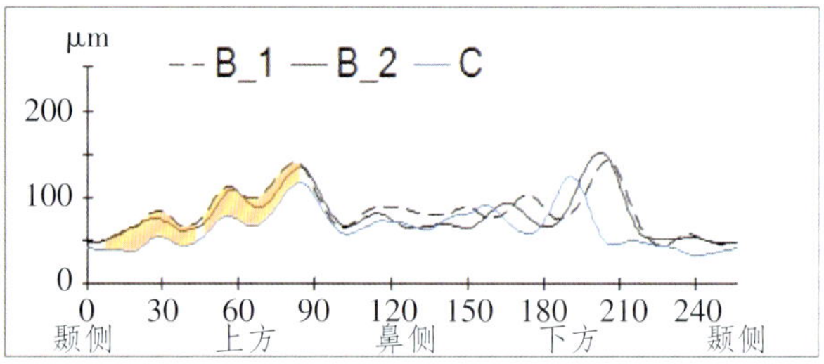

RNFL 厚度曲线

B1 左眼基线 1 **RNFL 厚度曲线(未匹对)**

B2 左眼基线 2 **RNFL 厚度曲线**

C 当前左眼基线 2 **RNFL 厚度曲线**

趋势分析(回归分析)

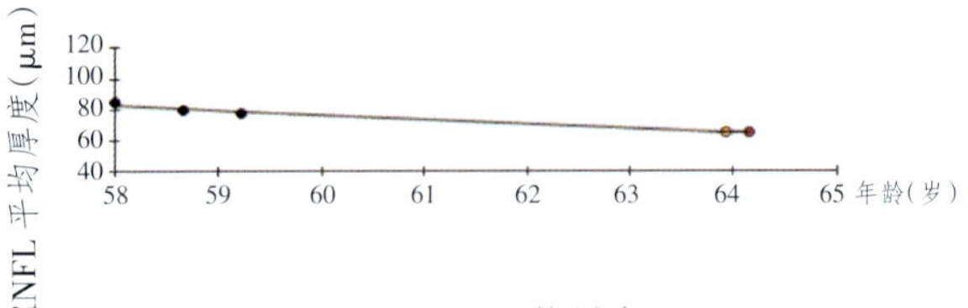

RNFL 平均厚度

变化率:每年(−2.81±0.75)μm

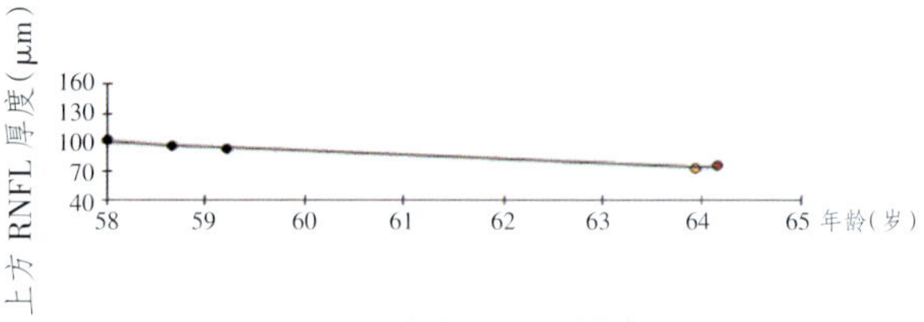

上方 RNFL 厚度

变化率:每年(−4.20±1.24)μm

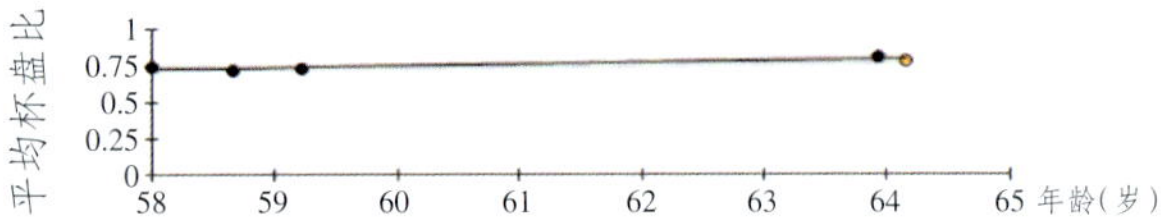

平均杯盘比

变化率:每年 0.01±0.01

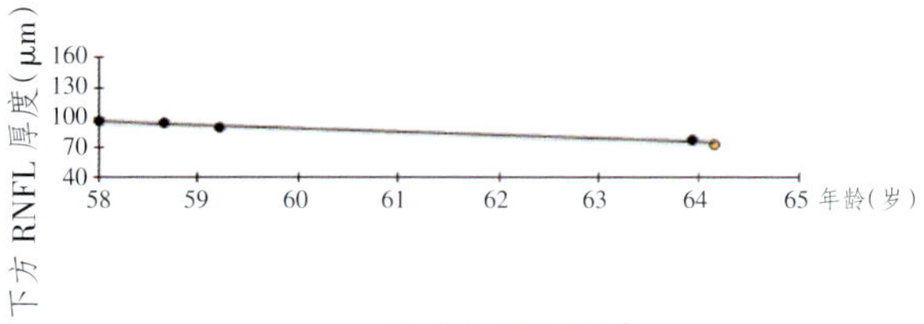

下方 RNFL 厚度

变化率:每年(−3.33±1.33)μm

平均 RNFL 厚度

变化率每年(−2.81±0.75)μm

上方 RNFL 厚度

变化率每年(−4.20±1.24)μm

下方 RNFL 厚度

变化率每年(−3.33±1.33)μm

平均杯盘比

变化率每年 0.01±0.01

图 12.16

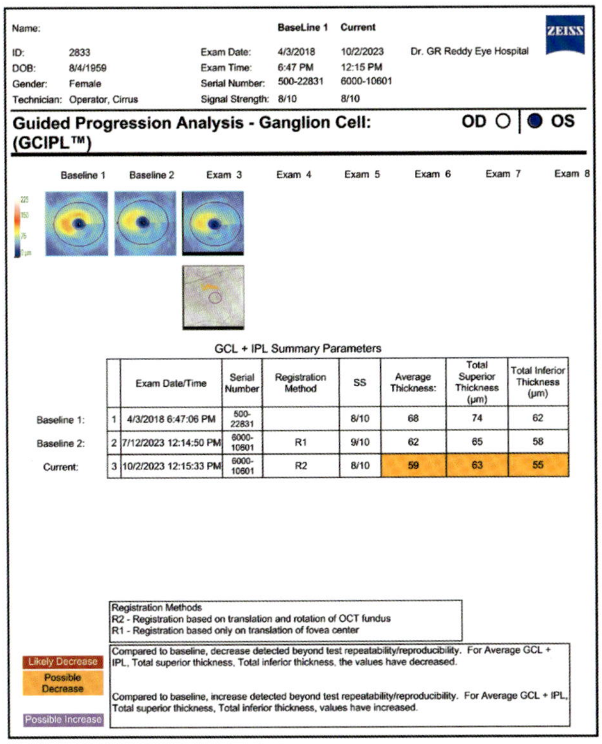

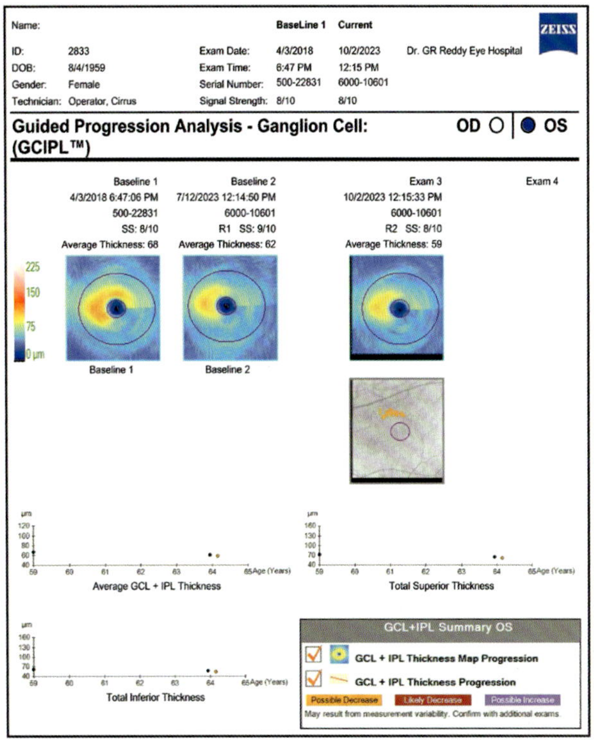

⚠	2019 OS(μm)	2023 OS(μm)
GCL+IPL 平均厚度	64	59
GCL+IPL 最小厚度	47	47

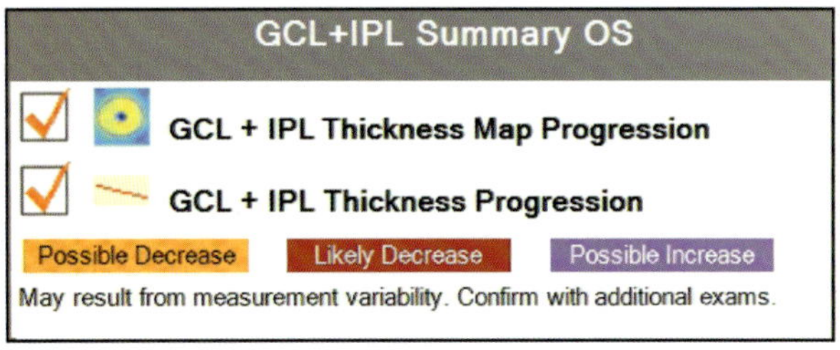

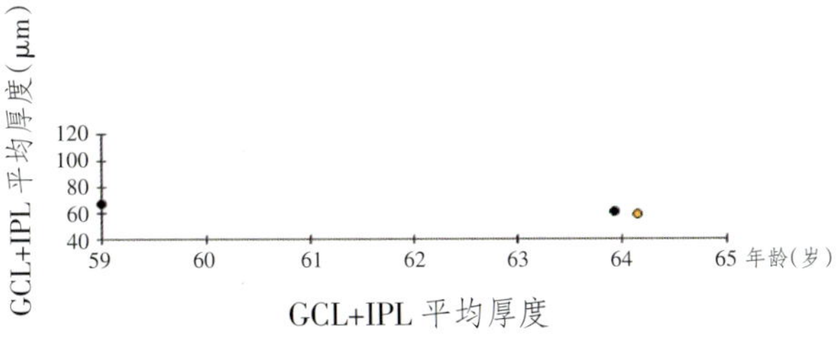

上方象限总体厚度

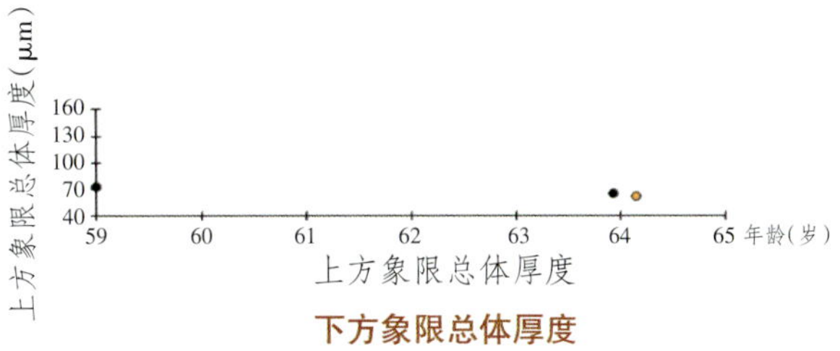

下方象限总体厚度

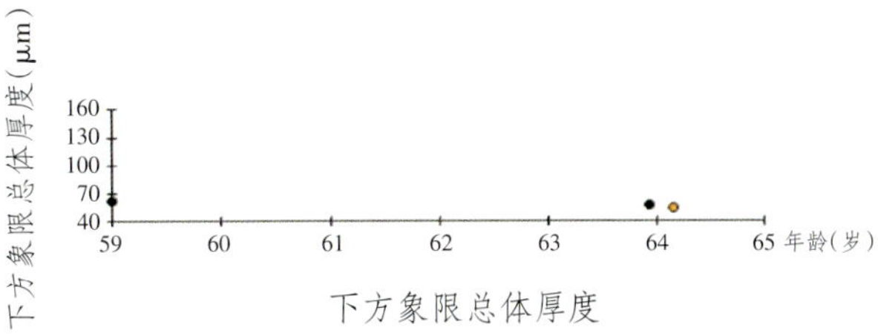

GCL+IPL 平均厚度

图 12.17

例 3 进展分析（2018—2023）

2018 年 RNFL 报告

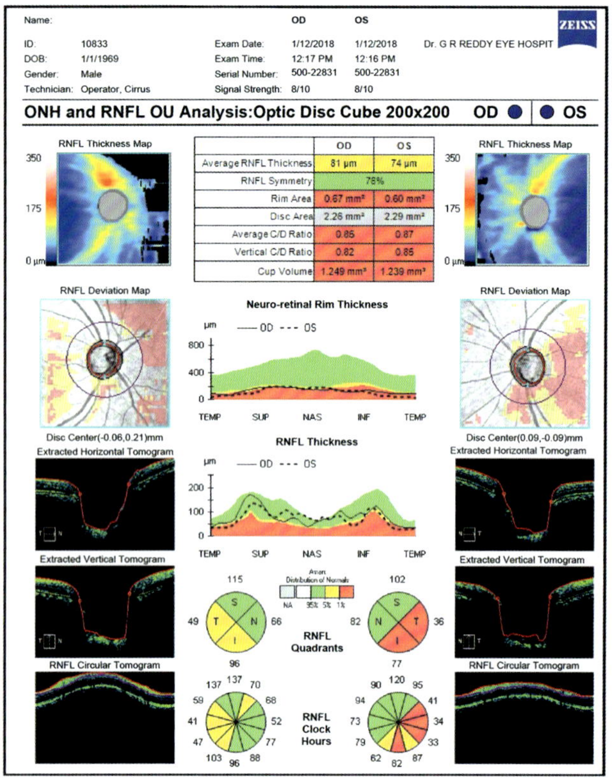

2023 年 RNFL 报告

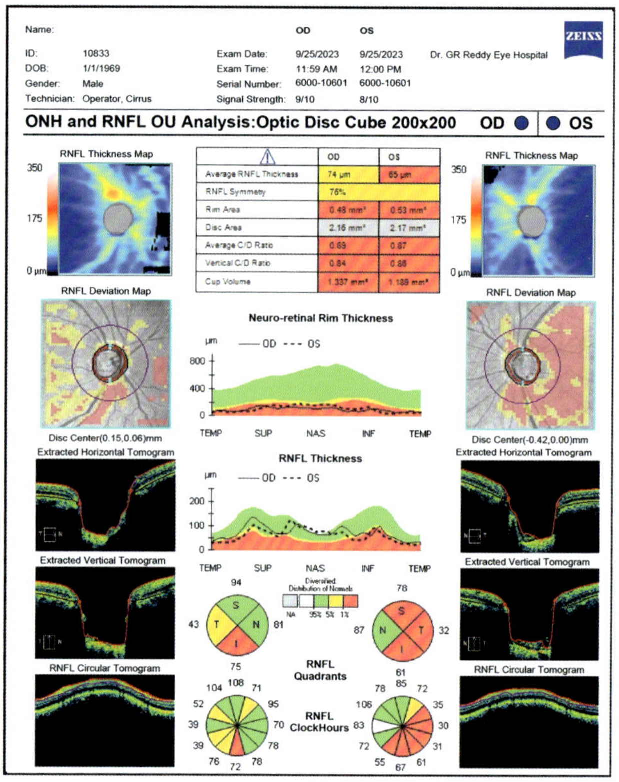

2018 年 GCA 报告

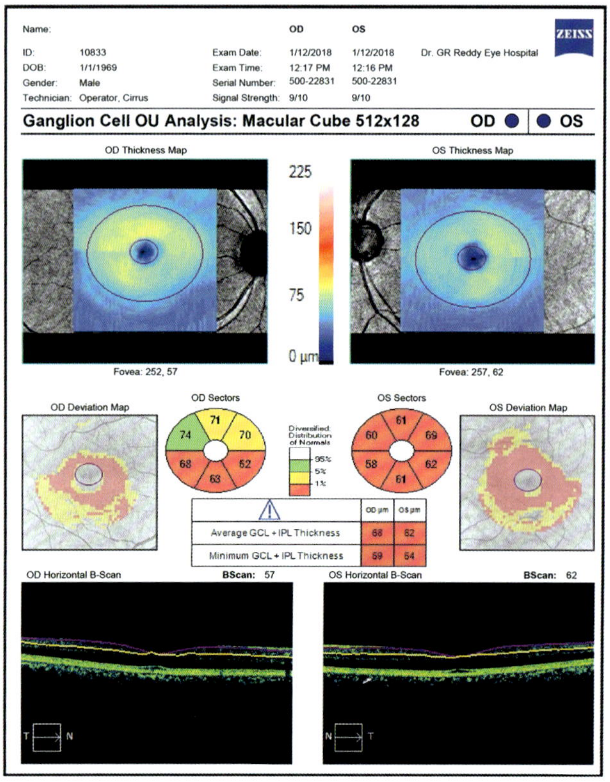

2023 年 GCA 报告

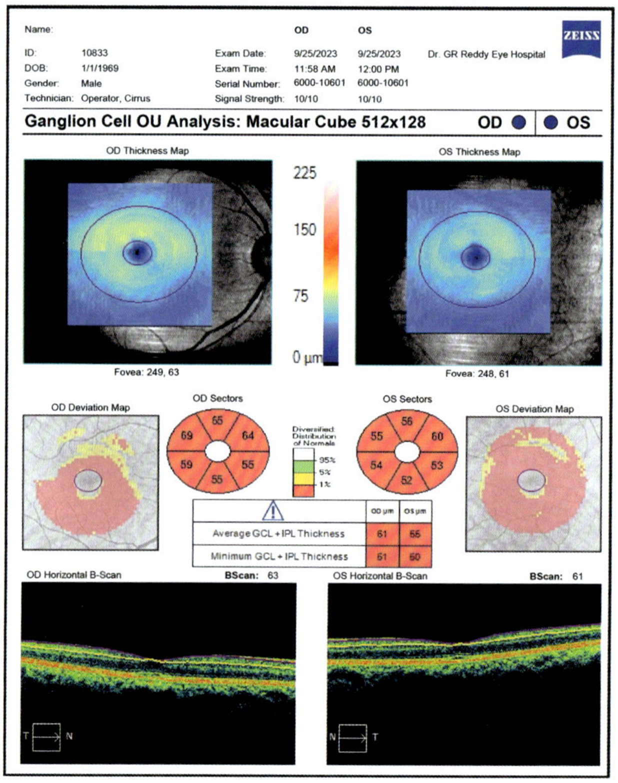

图 12.18

事件分析(2018—2023)

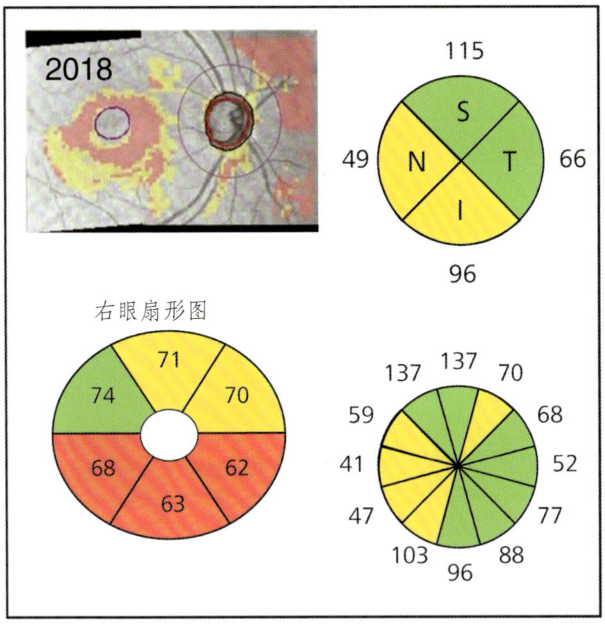

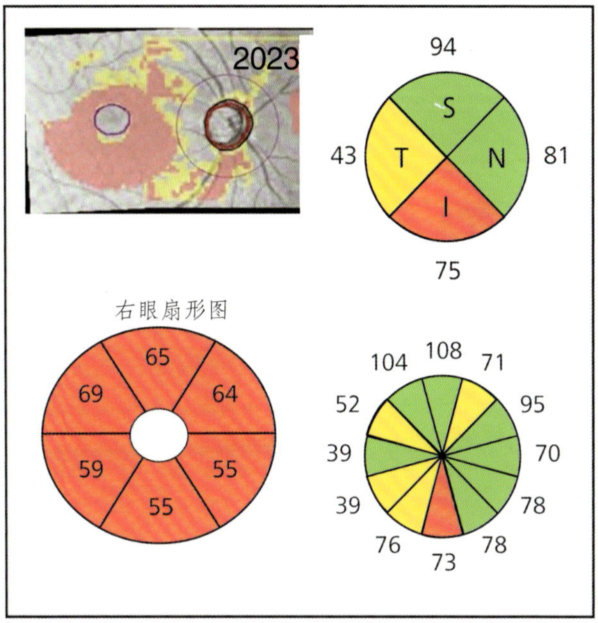

⚠	2018 OD(μm)	2023 OD(μm)
GCL+IPL 平均厚度	68	61
GCL+IPL 最小厚度	59	51

右眼：

上方象限损失(2018—2023)115-94=21μm

下方象限损失(2018—2023)96-75=21μm

12 点钟和 11 点钟位置共损失(2018—2023)274-212=62μm

6 点钟和 7 点钟位置共损失(2018—2023)199-148=51μm

GCL+IPL

总平均损失(2018—2023)=6.84μm

上方平均损失(2018—2023)=5.66μm

下方平均损失(2018—2023)=8.00μm

Name:　　BaseLine 1　Current

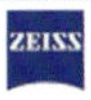

ID: 10833　Exam Date: 8/26/2017　9/25/2023　Dr. GR Reddy Eye Hospital

DOB: 1/1/1969　Exam Time: 12:52 PM　11:59 AM

Gender: Male　Serial Number: 500-22831　6000-10601

Technician: Operator, Cirrus　Signal Strength: 8/10　9/10

Guided Progression Analysis: (GPA™)　OD ● ○ OS

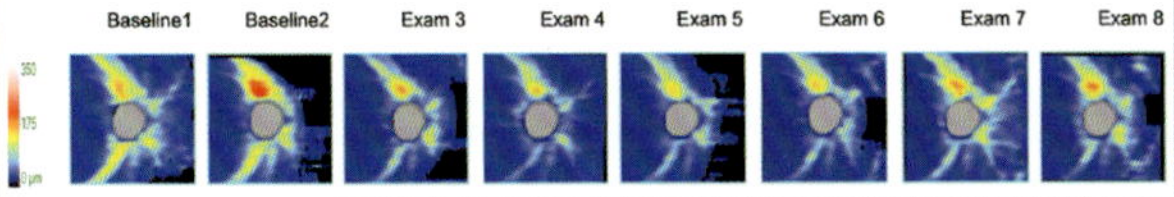

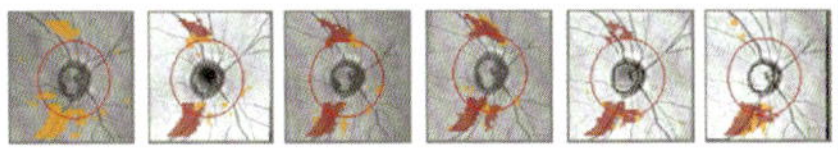

RNFL and ONH Summary Parameters

		Exam Date/Time	Serial Number	Registration Method	SS	Avg RNFL Thickness (μm)	Inf Quadrant RNFL (μm)	Sup Quadrant RNFL (μm)	Rim Area (mm²)	Average Cup-to-Disc Ratio	Vertical Cup-to-Disc Ratio	Cup Volume (mm³)
Baseline 1:	1	8/26/2017 12:52:28 PM	500-22831		8/10	82	96	104	0.57	0.87	0.85	1.263
Baseline 2:	2	1/12/2018 12:17:57 PM	500-22831	R2	8/10	82	93	117	0.67	0.85	0.82	1.249
	3	9/26/2019 5:18:55 PM	500-22831	R1	6/10	73	75	98	0.58	0.87	0.85	1.308
	4	1/10/2021 11:10:46 AM	500-22831	R2	6/10	67	70	86	0.56	0.87	0.82	1.314
	5	10/5/2021 11:11:03 AM	500-22831	R1	6/10	67	70	87	0.50	0.88	0.86	1.292
	6	6/5/2022 11:41:13 AM	500-22831	R1	6/10	68	71	91	0.50	0.89	0.87	1.423
	7	1/24/2023 11:43:09 AM	6000-10601	R2	10/10	77	76	103	0.50	0.89	0.86	1.391
Current:	8	9/25/2023 11:59:51 AM	6000-10601	R2	9/10	74	73	100	0.57	0.86	0.84	1.200

Registration Methods
R2 - Registration based on translation and rotation of OCT fundus
R1 - Registration based only on translation of disc center

Likely Decrease
Possible Decrease

Compared to baseline, decrease detected beyond test repeatability/reproducibility. For Average RNFL, Superior RNFL, Inferior RNFL, Rim Area the values have decreased. For Cup-to-Disc Ratios and Cup Volume values have increased.

Possible Increase

Compared to baseline, increase detected beyond test repeatability/reproducibility. For Average RNFL, Superior RNFL, Inferior RNFL, Rim Area values have increased. For Cup-to-Disc Ratios and Cup Volume values have decreased.

事件分析(2018—2023)

RNFL and ONH Summary Parameters

		Exam Date/Time	Serial Number	Registration Method	SS	Avg RNFL Thickness (μm)	Inf Quadrant RNFL (μm)	Sup Quadrant RNFL (μm)
Baseline 1:	1	8/26/2017 12:52:28 PM	500-22831		8/10	82	96	104
Baseline 2:	2	1/12/2018 12:17:57 PM	500-22831	R2	8/10	82	93	117
	3	9/26/2019 5:18:55 PM	500-22831	R1	6/10	73	75	98
	4	1/10/2021 11:10:46 AM	500-22831	R2	6/10	67	70	86
	5	10/5/2021 11:11:03 AM	500-22831	R1	6/10	67	70	87
	6	6/5/2022 11:41:13 AM	500-22831	R1	6/10	68	71	91
	7	1/24/2023 11:43:09 AM	6000-10601	R2	10/10	77	76	103
Current:	8	9/25/2023 11:59:51 AM	6000-10601	R2	9/10	74	73	100

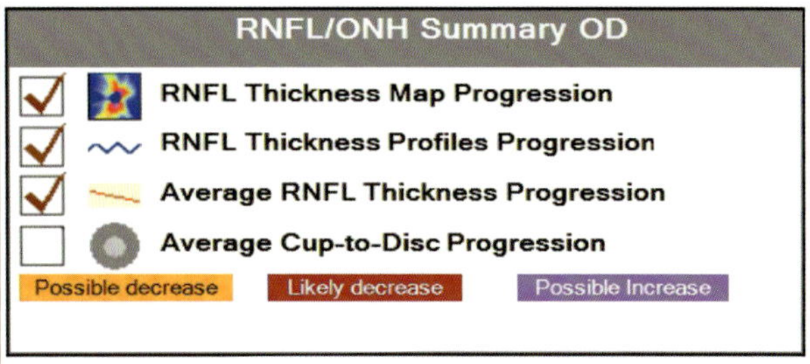

图 12.19

多次 ONH/RNFL 厚度值变化

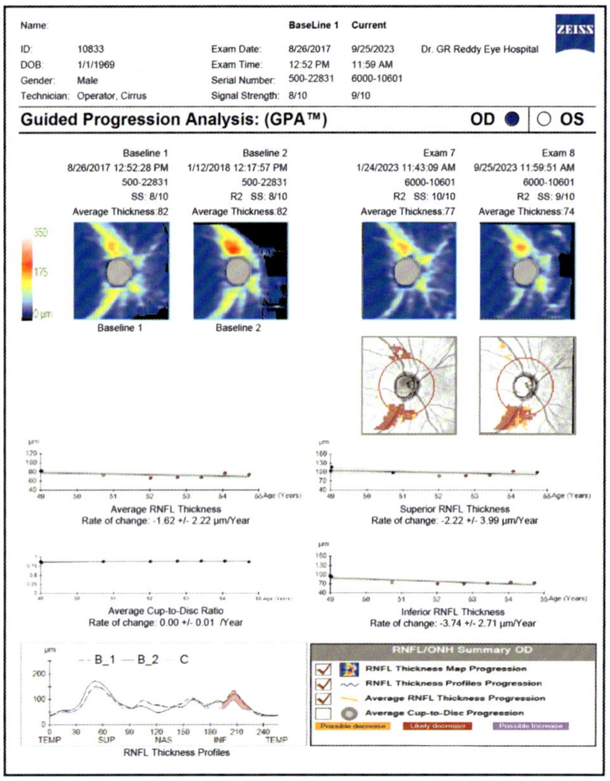

RNFL 厚度曲线

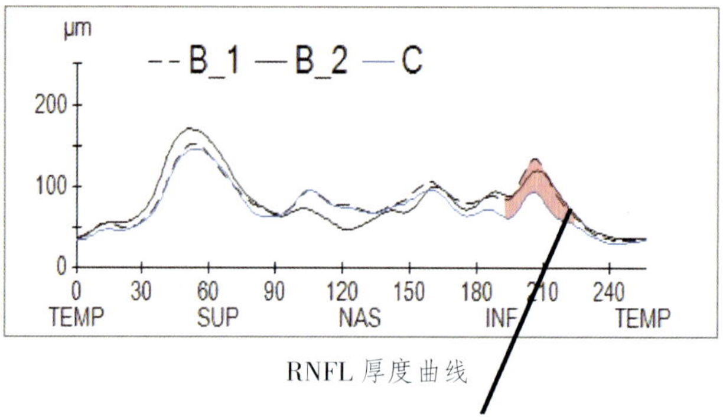

RNFL 厚度曲线

B1 右眼基线 1 **RNFL 厚度曲线(未匹对)**
B2 右眼基线 2 **RNFL 厚度曲线**
C 当前右眼基线 2 **RNFL 厚度曲线**

趋势分析(回归分析)

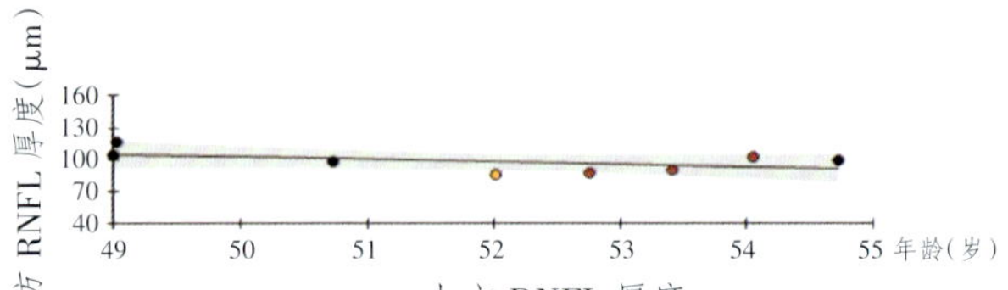

上方 RNFL 厚度
变化率:每年(−2.22±3.99)µm

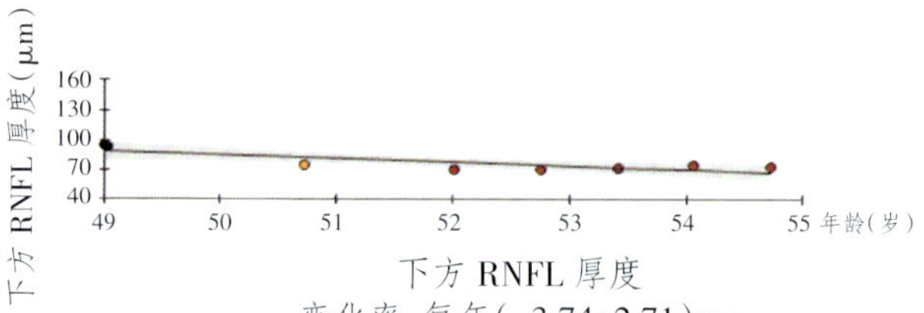

下方 RNFL 厚度
变化率:每年(−3.74±2.71)µm

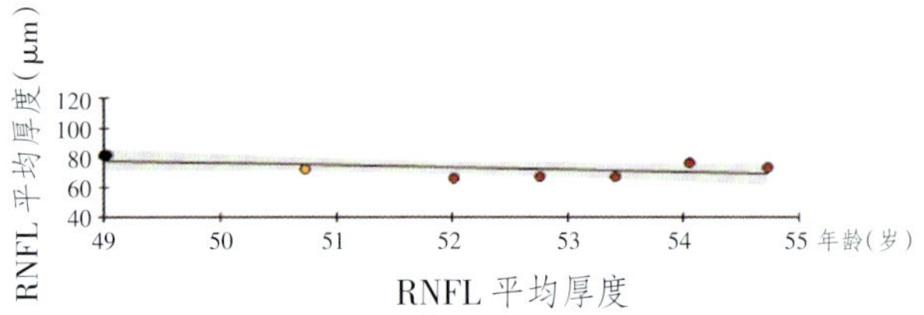

RNFL 平均厚度
变化率:每年(−1.62±2.22)µm

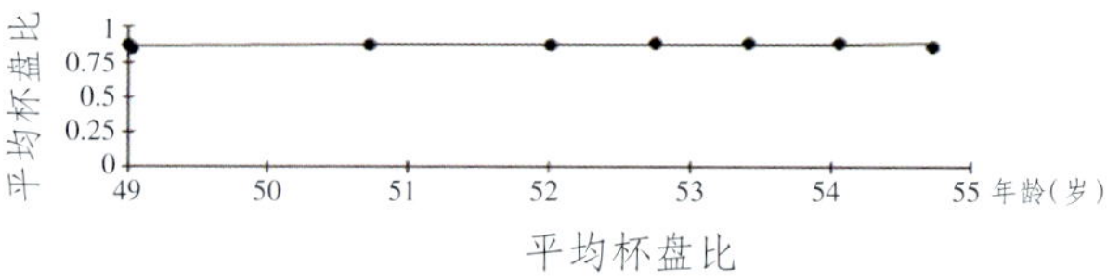

平均杯盘比
变化率:每年 0.00±0.01

平均 RNFL 厚度
变化率每年(−1.62±2.22)µm
上方 RNFL 厚度
变化率每年(−2.22±3.99)µm
下方 RNFL 厚度
变化率每年(−3.74±2.71)µm
平均杯盘比
变化率 0.01±0.01

图 12.20

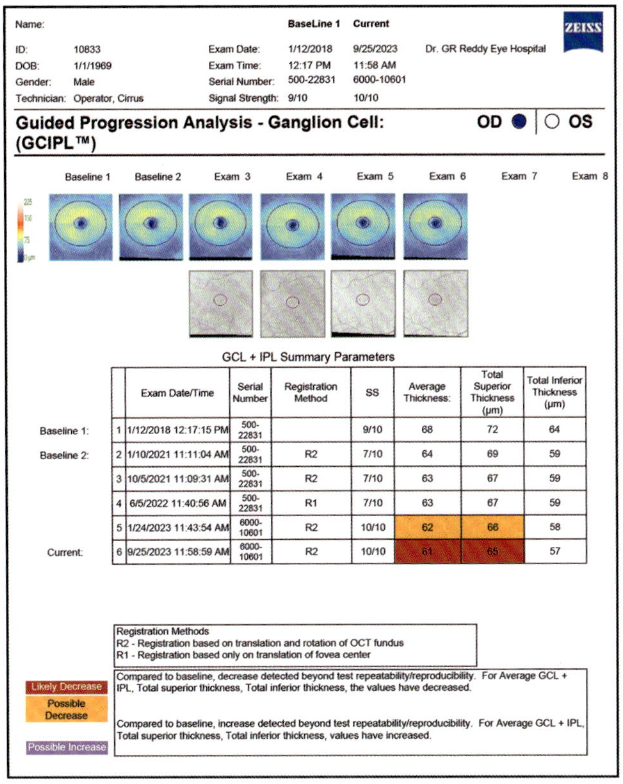

Name:　　BaseLine 1　Current

ID: 10833　Exam Date: 1/12/2018　9/25/2023　Dr. GR Reddy Eye Hospital

DOB: 1/1/1969　Exam Time: 12:17 PM　11:58 AM

Gender: Male　Serial Number: 500-22831　6000-10601

Technician: Operator, Cirrus　Signal Strength: 9/10　10/10

Guided Progression Analysis - Ganglion Cell: (GCIPL™)　OD ● | ○ OS

Baseline 1　Baseline 2　Exam 3　Exam 4　Exam 5　Exam 6　Exam 7　Exam 8

GCL + IPL Summary Parameters

		Exam Date/Time	Serial Number	Registration Method	SS	Average Thickness:	Total Superior Thickness (μm)	Total Inferior Thickness (μm)
Baseline 1:	1	1/12/2018 12:17:15 PM	500-22831		9/10	68	72	64
Baseline 2:	2	1/10/2021 11:11:04 AM	500-22831	R2	7/10	64	69	59
	3	10/5/2021 11:09:31 AM	500-22831	R2	7/10	63	67	59
	4	6/5/2022 11:40:56 AM	500-22831	R1	7/10	63	67	59
	5	1/24/2023 11:43:54 AM	6000-10601	R2	10/10	62	66	58
Current:	6	9/25/2023 11:58:59 AM	6000-10601	R2	10/10	61	65	57

Registration Methods
R2 - Registration based on translation and rotation of OCT fundus
R1 - Registration based only on translation of fovea center

Likely Decrease / Possible Decrease: Compared to baseline, decrease detected beyond test repeatability/reproducibility. For Average GCL + IPL, Total superior thickness, Total inferior thickness, the values have decreased.

Possible Increase: Compared to baseline, increase detected beyond test repeatability/reproducibility. For Average GCL + IPL, Total superior thickness, Total inferior thickness, values have increased.

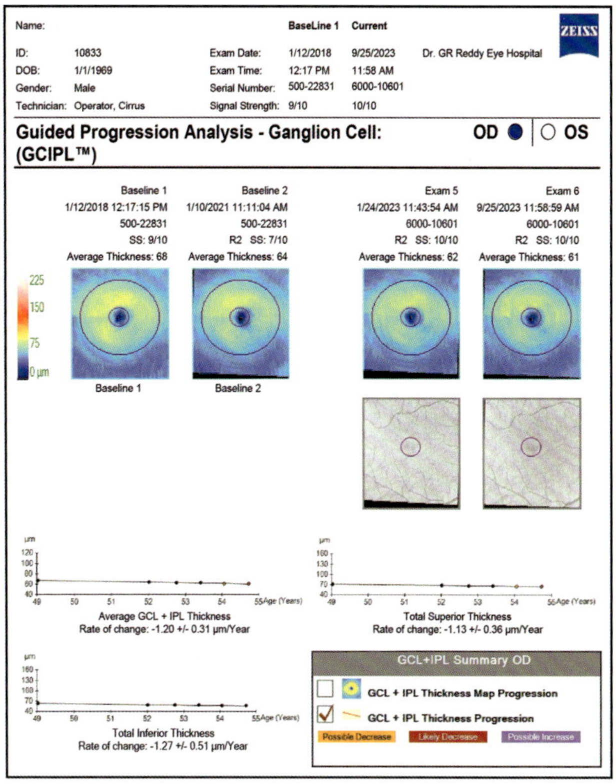

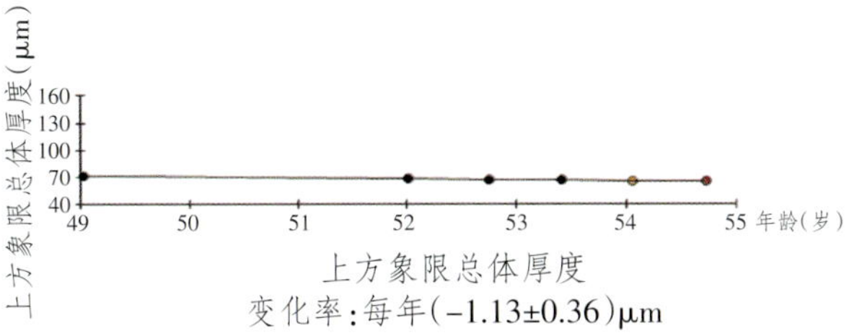

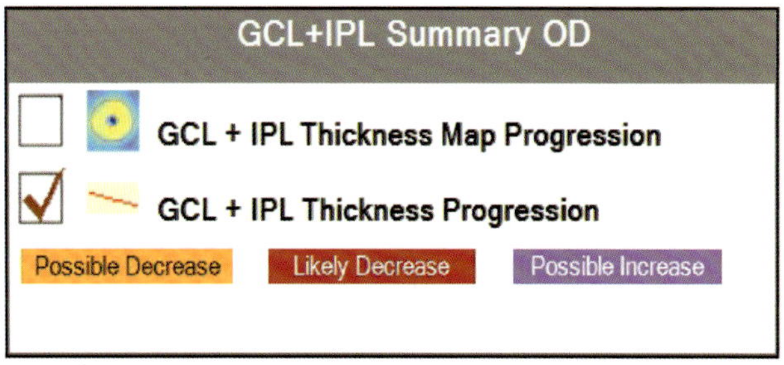

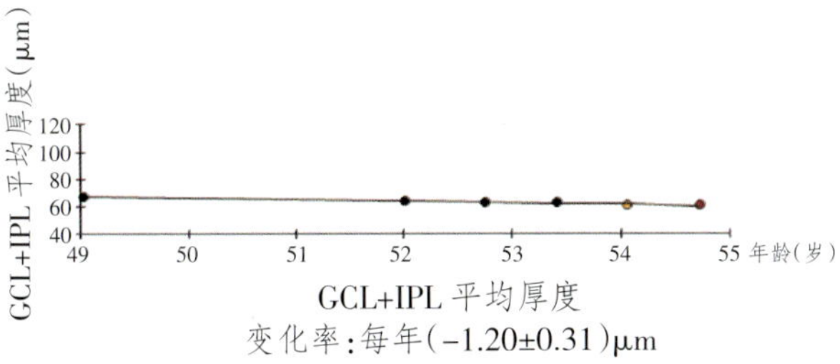

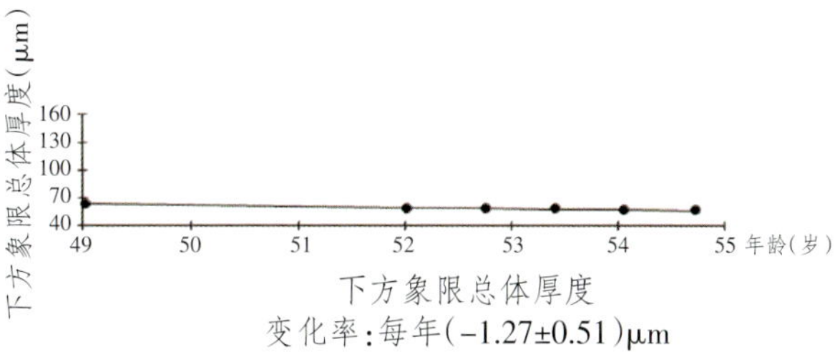

平均 GCL+IPL 厚度
变化率每年(−1.20±0.31)μm
上方象限总体厚度
变化率每年(−1.13±0.36)μm
下方象限总体厚度
变化率每年(−1.27±0.51)μm

图 12.21

例 3 事件分析(2018—2023)

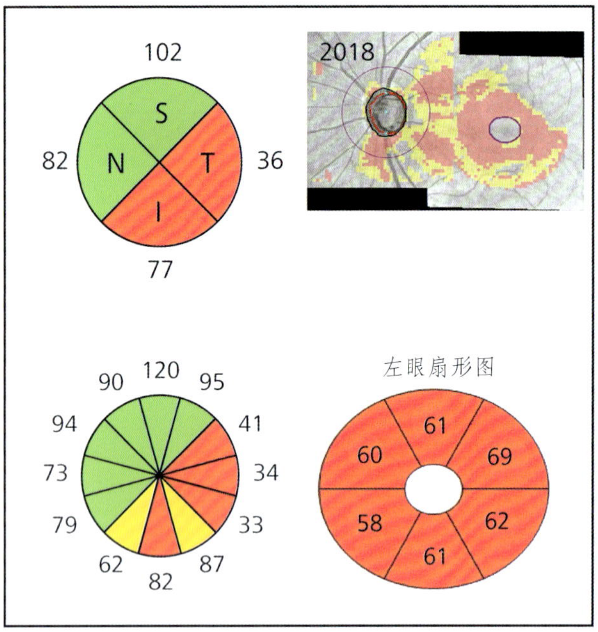

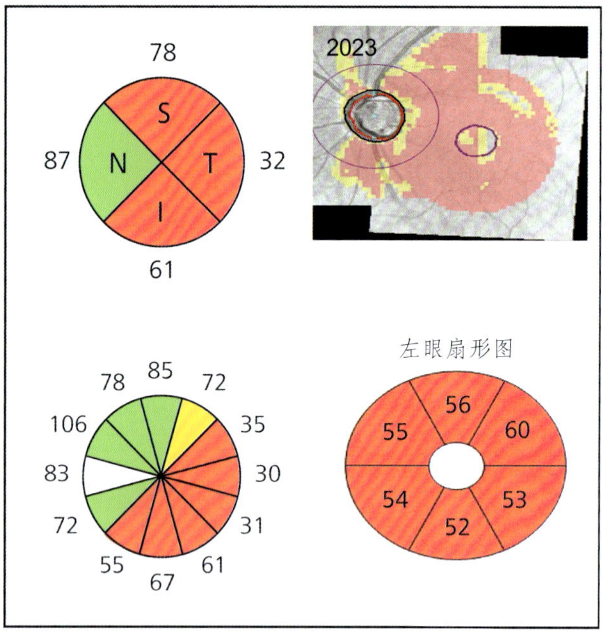

⚠	2018 OS(μm)	2023 OS(μm)
GCL+IPL 平均厚度	62	55
GCL+IPL 最小厚度	54	50

左眼
上方象限损失(2018–2023)102–78=24μm
下方象限损失(2018–2023)77–61=16μm
12 点钟和 1 点钟位置共损失(2018–2023)215–157=58μm
6 点钟和 7 点钟位置共损失(2018–2023)169–128=41μm

GCL+IPL
总平均损失(2018–2023)=6.83μm
上方平均损失(2018–2023)=6.33μm
下方平均损失(2018–2023)=7.33μm

多次 ONH/RNFL 厚度值变化

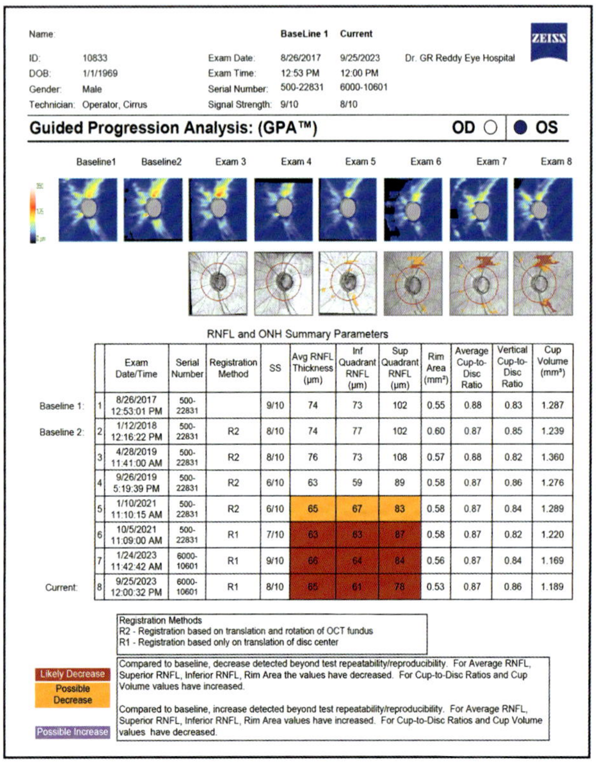
Name:
ID: 10833
DOB: 1/1/1969
Gender: Male
Technician: Operator, Cirrus

	BaseLine 1	Current
Exam Date:	8/26/2017	9/25/2023
Exam Time:	12:53 PM	12:00 PM
Serial Number:	500-22831	6000-10601
Signal Strength:	9/10	8/10

Dr. GR Reddy Eye Hospital
ZEISS

Guided Progression Analysis: (GPA™) OD ○ ● OS

Baseline1 Baseline2 Exam 3 Exam 4 Exam 5 Exam 6 Exam 7 Exam 8

RNFL and ONH Summary Parameters

		Exam Date/Time	Serial Number	Registration Method	SS	Avg RNFL Thickness (μm)	Inf Quadrant RNFL (μm)	Sup Quadrant RNFL (μm)	Rim Area (mm²)	Average Cup-to-Disc Ratio	Vertical Cup-to-Disc Ratio	Cup Volume (mm³)
Baseline 1:	1	8/26/2017 12:53:01 PM	500-22831		9/10	74	73	102	0.55	0.88	0.83	1.287
Baseline 2:	2	1/12/2018 12:16:22 PM	500-22831	R2	8/10	74	77	102	0.60	0.87	0.85	1.239
	3	4/28/2019 11:41:00 AM	500-22831	R2	8/10	76	73	108	0.57	0.88	0.82	1.360
	4	9/26/2019 5:19:39 PM	500-22831	R2	6/10	63	59	89	0.58	0.87	0.86	1.276
	5	1/10/2021 11:10:15 AM	500-22831	R2	6/10	65	67	83	0.58	0.87	0.84	1.289
	6	10/5/2021 11:09:00 AM	500-22831	R1	7/10	63	63	87	0.58	0.87	0.82	1.220
	7	1/24/2023 11:42:42 AM	6000-10601	R1	9/10	66	64	84	0.56	0.87	0.84	1.169
Current:	8	9/25/2023 12:00:32 PM	6000-10601	R1	8/10	65	61	78	0.53	0.87	0.86	1.189

Registration Methods
R2 - Registration based on translation and rotation of OCT fundus
R1 - Registration based only on translation of disc center

Likely Decrease
Possible Decrease
Compared to baseline, decrease detected beyond test repeatability/reproducibility. For Average RNFL, Superior RNFL, Inferior RNFL, Rim Area the values have decreased. For Cup-to-Disc Ratios and Cup Volume values have increased.

Possible Increase
Compared to baseline, increase detected beyond test repeatability/reproducibility. For Average RNFL, Superior RNFL, Inferior RNFL, Rim Area values have increased. For Cup-to-Disc Ratios and Cup Volume values have decreased.

例 3 事件分析(2018—2023)

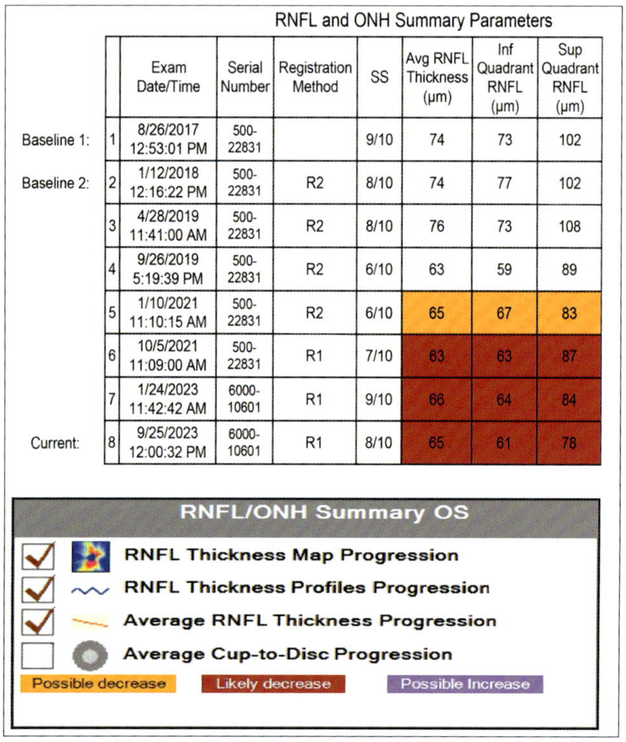
RNFL and ONH Summary Parameters

		Exam Date/Time	Serial Number	Registration Method	SS	Avg RNFL Thickness (μm)	Inf Quadrant RNFL (μm)	Sup Quadrant RNFL (μm)
Baseline 1:	1	8/26/2017 12:53:01 PM	500-22831		9/10	74	73	102
Baseline 2:	2	1/12/2018 12:16:22 PM	500-22831	R2	8/10	74	77	102
	3	4/28/2019 11:41:00 AM	500-22831	R2	8/10	76	73	108
	4	9/26/2019 5:19:39 PM	500-22831	R2	6/10	63	59	89
	5	1/10/2021 11:10:15 AM	500-22831	R2	6/10	65	67	83
	6	10/5/2021 11:09:00 AM	500-22831	R1	7/10	63	63	87
	7	1/24/2023 11:42:42 AM	6000-10601	R1	9/10	66	64	84
Current:	8	9/25/2023 12:00:32 PM	6000-10601	R1	8/10	65	61	78

RNFL/ONH Summary OS

- ☑ RNFL Thickness Map Progression
- ☑ RNFL Thickness Profiles Progression
- ☑ Average RNFL Thickness Progression
- ☐ Average Cup-to-Disc Progression

Possible decrease　Likely decrease　Possible Increase

图 12.22

多次 ONH/RNFL 厚度值变化

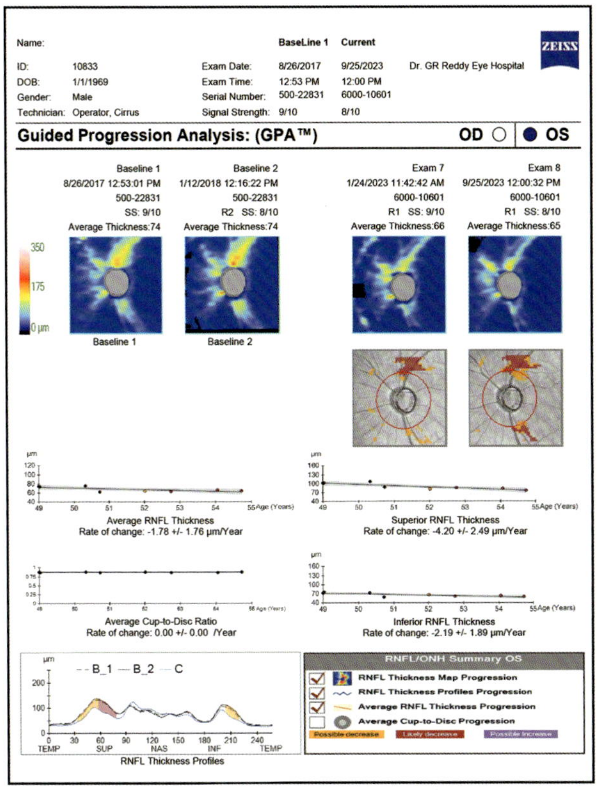

RNFL 厚度曲线

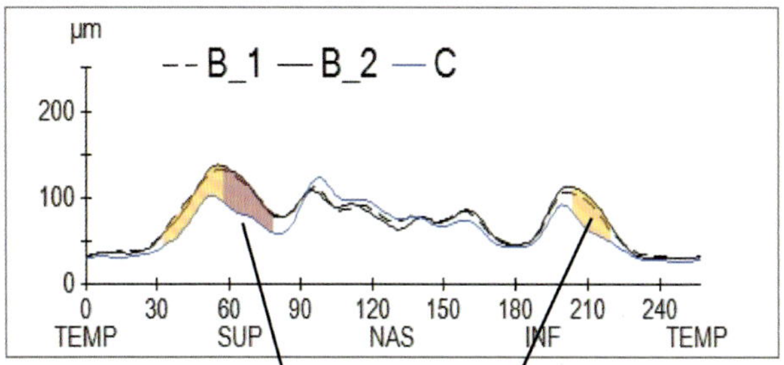

RNFL 厚度曲线

B1 左眼基线 1 RNFL 厚度曲线(未匹对)
B2 左眼基线 2 RNFL 厚度曲线
C 当前左眼基线 2 RNFL 厚度曲线

趋势分析(回归分析)

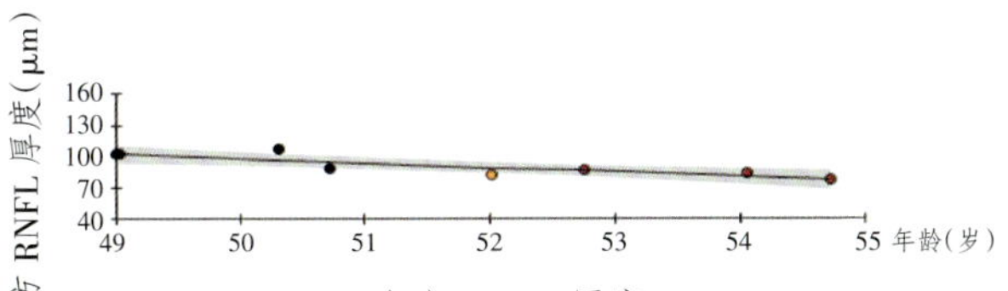

上方 RNFL 厚度
变化率:每年(−4.20±2.49)μm

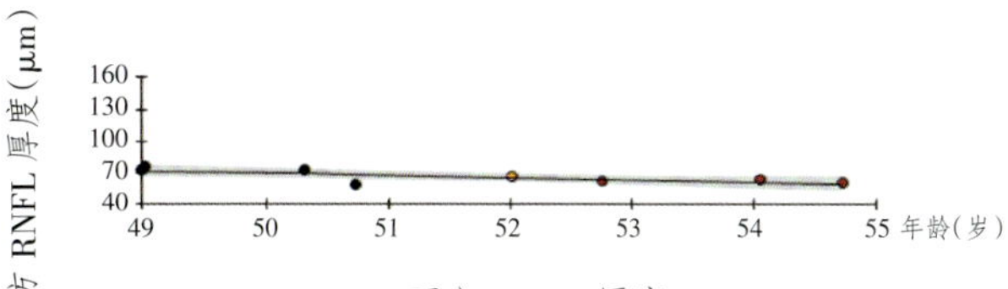

下方 RNFL 厚度
变化率:每年(−2.19±1.89)μm

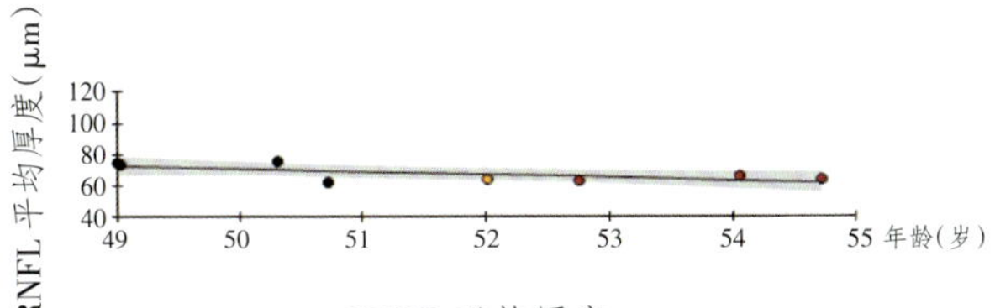

RNFL 平均厚度
变化率:每年(−1.78±1.76)μm

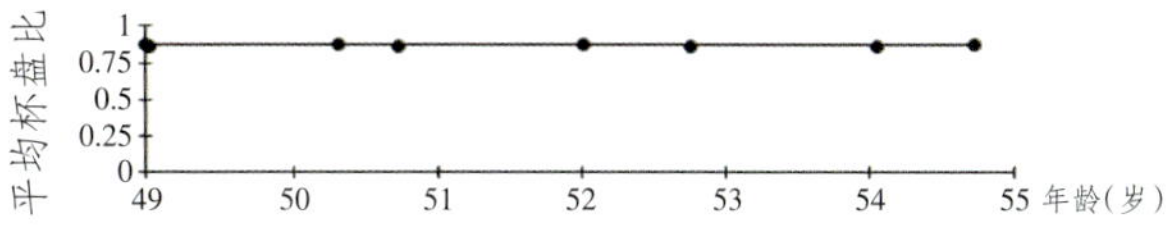

平均杯盘比
变化率:每年 0.00±0.00

平均 RNFL 厚度
变化率每年(−1.78±1.76)μm
上方 RNFL 厚度
变化率每年(−4.20±2.49)μm
下方 RNFL 厚度
变化率每年(−4.20±2.49)μm
平均杯盘比
变化率每年 0.00±0.00

图 12.23

多次神经节细胞厚度值变化

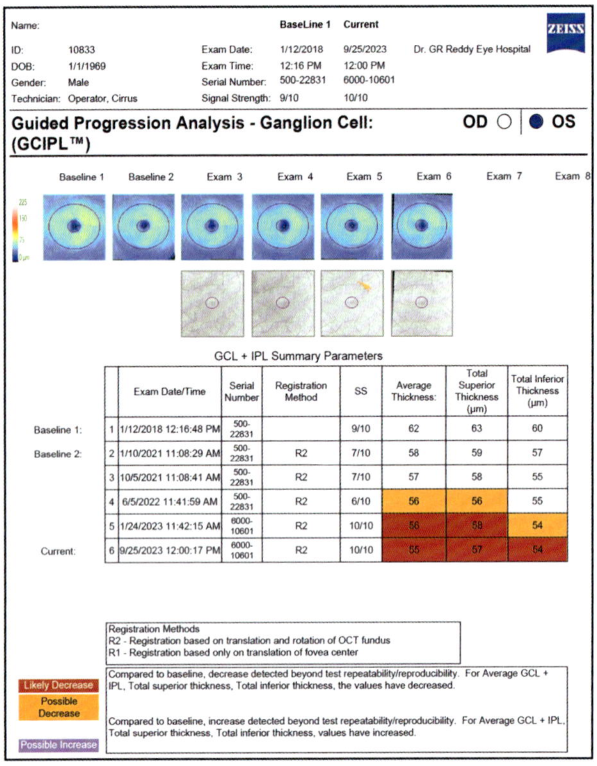

多次神经节细胞厚度值变化

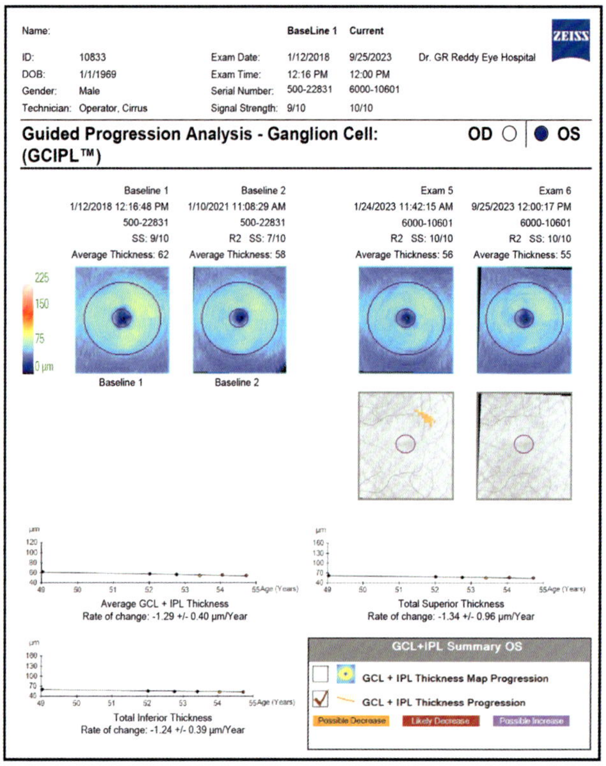

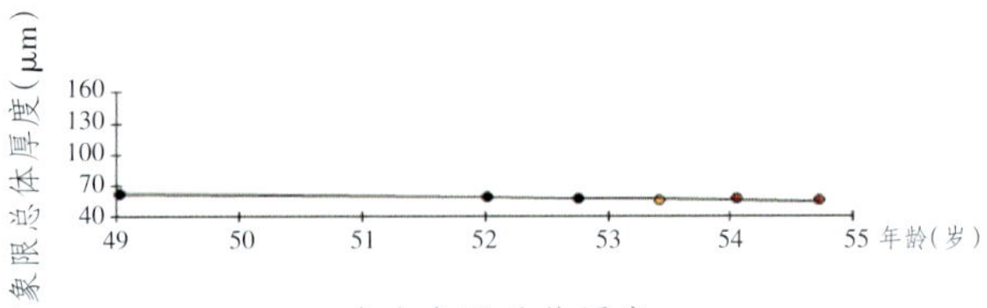

上方象限总体厚度

变化率：每年(−1.34±0.96)μm

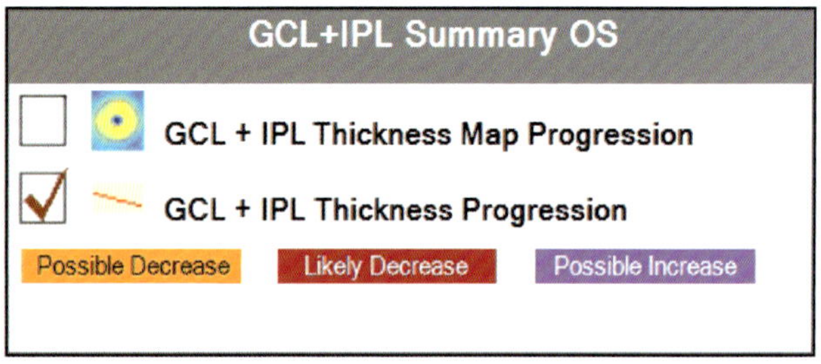

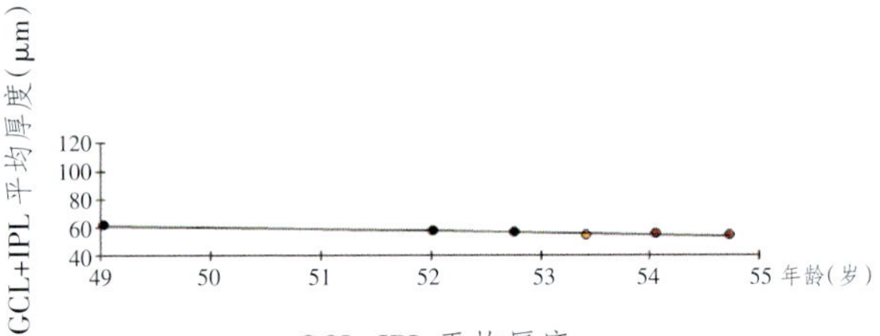

GCL+IPL 平均厚度

变化率：每年(−1.29±0.40)μm

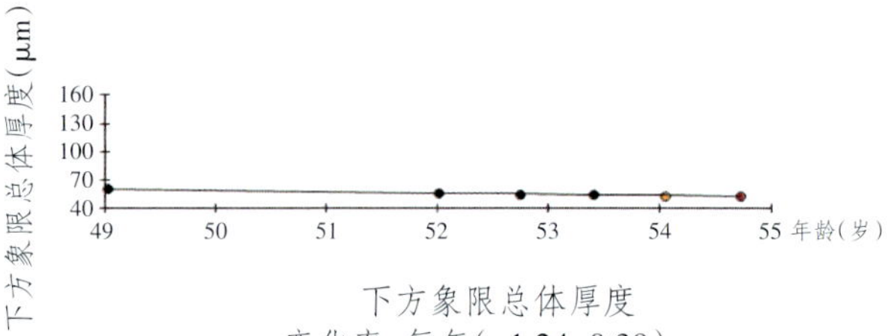

下方象限总体厚度

变化率：每年(−1.24±0.39)μm

平均 GCL+IPL 厚度

变化率每年(−1.29±0.40)μm

上方象限总体厚度

变化率每年(−1.34±0.96)μm

下方象限总体厚度

变化率每年(−1.24±0.39)μm

图 12.24

索　引